U0247666

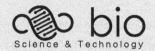

脑部疾病及
脑靶向递送技术

Brain Diseases and
Brain-targeted
Drug Delivery

杜丽娜　　刘曙晨　　金义光　　姜庆伟　主编

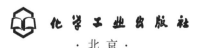

化学工业出版社

·北京·

内 容 简 介

《脑部疾病及脑靶向递送技术》全面阐述脑部疾病及脑靶向递送策略，内容涵盖从多样化脑部疾病到突破血脑屏障实现靶向递送，从建立不同机制脑部疾病动物模型到具体评价指标，从常用聚合物到脑靶向新剂型，从不同脑靶向给药途径到脑靶向效率评估等各方面。

《脑部疾病及脑靶向递送技术》在内容编排上体现条目化，各章内容相对独立，便于读者按需快速检索到感兴趣内容。本书可供神经科学等生命科学、基础医学和药学领域研究人员阅读参考。

图书在版编目（CIP）数据

脑部疾病及脑靶向递送技术/杜丽娜等主编.
—北京：化学工业出版社，2021.10
ISBN 978-7-122-39789-8

Ⅰ.①脑…　Ⅱ.①杜…　Ⅲ.①脑肿瘤-投药法
Ⅳ.①R739.41

中国版本图书馆 CIP 数据核字（2021）第 170943 号

责任编辑：傅四周　陶艳玲　　　　　　　　　文字编辑：朱雪蕊
责任校对：王佳伟　　　　　　　　　　　　　装帧设计：王晓宇

出版发行：化学工业出版社有限公司(北京市东城区青年湖南街 13 号　邮政编码 100011)
印　　装：北京建宏印刷有限公司
787mm×1092mm　1/16　印张 21　字数 484 千字　2022 年 1 月北京第 1 版第 1 次印刷

购书咨询：010-64518888　　　　　　　　　　售后服务：010-64518899
网　　址：http://www.cip.com.cn
凡购买本书，如有缺损质量问题，本社销售中心负责调换。

定　　价：148.00 元

编者名单

主　编：杜丽娜　刘曙晨　金义光　姜庆伟

编　委：金　旭　王晨宏　张树卓　宋　伦

　　　　黄　欣　袁伯川　韩　旻　王辰允

　　　　孙云波　宋仕永　迟　强　杨美燕

　　　　贾学丽　王　秀　庄　波　沈锦涛

　　　　欧　歌　朱　林　李　倩　张圆圆

　　　　李　祺　万德莲　胡静璐　李静菲

　　　　王椿清　李　璐　鲍　迪　王雅欣

　　　　梁　艺

前　言

脑作为人体最复杂的器官，人们对其生理学、病理学的研究从未停止，从脑控到控脑，脑科学研究可谓如火如荼。2018 年 3 月 22 日，北京脑科学与类脑研究中心成立，2018 年 8 月 7 日，上海脑科学与类脑研究中心成立，标志着我国在该领域的研究进入新纪元。

脑部疾病治疗归根结底还要依赖于药物高效递送到脑区。血脑屏障的存在对于脑部药物递送是一个巨大的挑战。笔者自从事脑靶向给药研究以来，深感该领域有许多科学问题尚未解决，有必要从临床脑部疾病需求出发，探讨不同层次脑靶向药物递送策略。笔者邀请了该领域一线临床医生和一线科研人员参与编写，本书共分为八章，涵盖了从多样化脑部疾病到突破血脑屏障实现靶向递送，从建立不同机制脑部疾病动物模型到具体评价指标，从常用聚合物到脑靶向新剂型，从不同脑靶向给药途径到脑靶向效率评估等各方面，试图多角度全面阐述脑部疾病及脑靶向药物递送策略。

本书在编撰格式上尽量体现条目化，各章内容相对独立，使读者能按需快速检索到感兴趣内容。由于篇幅所限，不能纳入全部内容，比如脑靶向评价细胞模型、促进脑靶向药物递送的物理技术等，希望今后有机会补充。

笔者仔细核对了每一章具体内容，尽量参考最新文献，为读者深入了解研究细节、追踪前沿提供便利，力求正确、规范。

感谢参与本书出版工作的编辑，与笔者详细探讨了很多细节。编辑的辛勤工作，使本书顺利出版。

希望本书的出版能为更多从事脑部疾病和脑靶向递送研究的相关人员提供帮助，为治愈更多脑部疾病提供希望，造福民众。

杜丽娜

2021 年 6 月

目　录

第一章
脑部生理结构及血脑屏障

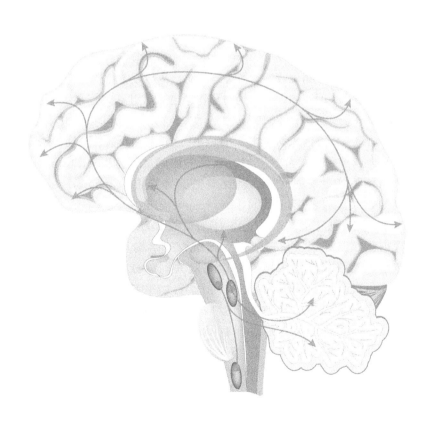

脑作为人体最复杂、最重要的器官，在视觉、触觉、痛觉、嗅觉、运动等各种生理功能以及在决策、学习、记忆、指挥、交流等社会、人际活动中均发挥了重要作用。同时，脑的结构受损和功能发生障碍后，会引起严重疾病，因此人们对于脑部生理、病理特点极为重视。

脑部疾病严重危害人类健康，全世界约有 15 亿人曾患有或患有脑部疾病，包括脑肿瘤、中枢神经退行性变性疾病［如帕金森病（Parkinson disease，PD）、阿尔茨海默病（Alzheimer's disease，AD）等］、脑血管病及脑部细菌病毒感染等。脑肿瘤发生率约为 1/10000，目前临床治疗效果不理想，患者 5 年生存率＜10%。AD 近年发病率呈上升趋势，成为继心脑血管疾病和癌症之后致死率第 3 位的疾病。

脑部疾病，除了手术等有创性治疗手段外，希望能通过高效、安全的药物递送实现无创性治疗。血脑屏障的存在对药物脑靶向递送带来巨大挑战。寻找适宜的药物递送剂型、给药途径结合其他脑靶向策略对脑部疾病尤其是中枢神经系统（Central nervous system，CNS）疾病治疗意义重大。

第一节　血脑屏障组成

血脑屏障由脑微血管内皮细胞、星形胶质细胞、周细胞、内皮基底膜及邻近神经元组成。脑内皮细胞具有紧密连接和黏附连接的复杂排列，在调节细胞旁通透性中起着关键作用。血脑屏障是一种动态界面，在限制和控制物质在外周血管循环和 CNS 之间通过的同时，也防止神经毒性血浆物质、血细胞和病原体进入大脑，从而保护 CNS 免受有害物质或过度免疫反应的影响。然而，这种复杂界面在保护大脑免受可能存在于全身循环中的有害化学物质或毒素伤害的同时，也导致治疗药物无法跨越血脑屏障。约 98%小分子药物和几乎所有的大分子生物药物，包括重组蛋白、单克隆抗体或基因药物不能穿过血脑屏障（Gao et al.，2013）。虽然增加药物剂量后可能增加脑内药物分布，但也会同时带来其他组织器官内药物增加，可能会带来胃肠道反应、心律失常等副作用。

血脑屏障主要分为三类：狭义的血脑屏障（Blood-brain barrier，BBB）指的是血液循环和脑组织间的屏障，还有血脑脊液屏障（Blood-cerebrospinal fluid barrier，BCSFB）、脑脊液-脑屏障（Cerebrospinal fluid-brain barrier，CSFBB）。BBB 是药物进入 CNS 的最主要障碍。BBB 作为血液循环和脑组织之间的屏障，主要是指毛细血管内阻止某些物质由血液进入脑组织的结构，它是由脑毛细血管内皮细胞、星形胶质细胞的终足、周细胞及血管基膜共同构成的严密结构（图 1-1）。

药物透过 BBB 进入 CNS，主要有以下几种方式，如图 1-2 所示：（A）低密度脂蛋白和转铁蛋白作为药物靶向载体实现跨细胞转运；（B）维生素、小分子药物、离子、尿素等可直接通过细胞间扩散；（C）亲脂性化合物可跨细胞扩散；（D）泵外排作用可将一部分药物、营养物质等外排出 BBB；（E）白蛋白和组蛋白可通过吸附实现跨细胞转运；（F）葡萄糖和氨基酸以转运子作为载体实现跨细胞转运（Orthmann et al.，2011）。

脑部患有疾病时，病灶部位和 BBB 的某些受体表达可能改变。例如，低密度脂蛋白受体相关蛋白（Low density lipoprotein receptor-related protein，LRP）在

BBB 和神经退行性变性疾病的病灶部位均有高表达，利用其配体——乳铁蛋白作为靶向分子，不仅有利于穿越 BBB，而且可能进一步在阿尔茨海默病（AD）和帕金森病（PD）的病灶部位浓集（表 1-1）。因此，选择 BBB 和脑内病灶组织共有受体的配体或抗体作为靶向功能分子，有利于递药系统在透过 BBB 后进一步浓集于病灶组织，提高治疗效果，降低毒副作用。

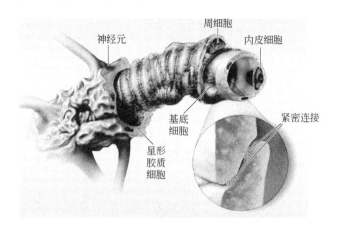

彩图 1-1

图 1-1　血脑屏障的构成

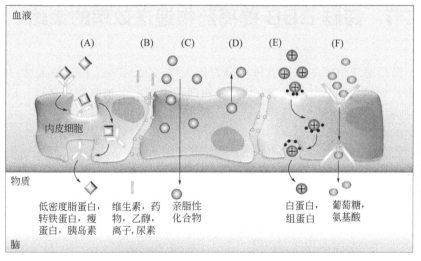

彩图 1-2

图 1-2　药物、营养和能量物质跨过 BBB 进入脑内的转运方式

表 1-1　基于不同脑部疾病的 BBB 改变而设计的脑靶向药物递送系统

脑部疾病	病变 BBB 部位上调的靶点	配体	实例	参考文献
AD	RAGE	KLVFFAED	活性氧（ROS）响应的姜黄素聚合物胶束能使氧化、炎性微环境正常化，通过清除 ROS、抑制 Aβ 而重构小神经胶质细胞	(Lu et al., 2018)
癫痫	黏附分子	单核细胞	单核细胞递送磁铁纳米粒到脑部致癫痫区消除炎症	(Han et al., 2019)

续表

脑部疾病	病变BBB部位上调的靶点	配体	实例	参考文献
卒中	整合素 αvβ3	环(Arg-Gly-Asp-D-Tyr-Lys) c (RGDyK)	c (RGDyK) 偶联外泌体递送姜黄素到缺血区以抑制炎症反应和细胞凋亡	(Tian et al., 2018)
卒中	黏附分子(如 P-选择蛋白、ICAM-1)	中性白细胞	中性白细胞膜来源的纳米囊泡载resolvinD2（DHA 的代谢产物）促进炎症消退，保护缺血卒中导致的脑损伤	(Dong et al., 2019)
胶质瘤	CD13	Cyclo (CRNGR GPDC) iNGR	聚阳离子 pOEI 和 siRNA（干扰小RNA）纳米球形复合物递送 siRNA 治疗胶质瘤	(An et al., 2015)
胶质瘤	整合素 αvβ3	c (RGDyK)	红细胞膜修饰纳米晶体递送药物治疗胶质瘤	(Chai et al., 2019)
脑转移	KATP	米诺地尔	米诺地尔海藻酸纳米粒通过血脑肿瘤屏障（BTB）上高表达 K_{ATP} 的活化提高跨 BTB 胞吞作用,将阿霉素递送至脑转移瘤	(Miao et al., 2019)

第二节　跨越 BBB 提高药物递送效率的策略

　　跨越 BBB 提高递送效率的方法具体可分为侵入性（Invasive）和非侵入性（Non-invasive）。前者比如脑室内植入、超声/电/光等物理技术辅助增加脑靶向递送，后者如药物修饰、新剂型、给药途径等（图 1-3）。

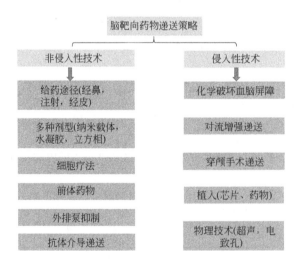

图 1-3　脑靶向药物递送的不同策略

　　策略不同脑靶向药物递送效率不同，技术路线不同，因此优缺点不同，需根据具体适应证、病理改变、具体需求而采取不同策略（表 1-2）。递送方法如下所述。

表 1-2 脑靶向药物递送不同技术之间的优劣势对比

方法	优势	劣势
鞘内注射	脑脊液（CSF）中浓度高	侵入性；分布差；顺应性差
常规递送	通过大流量增加分布	非侵入性；分布不可预测；导管设计和插入位置需优化；体内药物监测较困难
间隙植入剂	控释或缓释	侵入性；分布差；给药剂量受限于植入剂尺寸；长期应用可能存在安全问题
脂质化	非侵入性	药物分布不均匀；清除快
载体递送	非侵入性；特异性高	只能载较小药物；具有立体定向性
受体介导的胞吞	非侵入性；特异性高	易受外来配体影响；可能有脱靶副作用
病毒介导	高效；细胞趋向性	有致癌或致死的风险；潜在免疫反应
外泌体介导	载体稳定性提高；无免疫原性	缺少标准化分离、纯化规程
腔内给药	非侵入性；操作简单，吸收、起效快；生物利用度高	药物可能会被黏膜酶降解；仅适用于强效药物
渗透性 BBB 开放	临床可用	非选择性；神经毒性
低强度超声	暂时性、局部应用，可重复性高；本身具有生物效应	精确机制尚不明确；所需仪器复杂；尚需更好的监控措施

1. 药物的结构修饰

药物穿透 BBB 的过程是一个与膜蛋白和膜介质相互作用的过程，主要依赖于药物与细胞膜蛋白之间的静电作用和立体结构。因此可通过建立分子立体空间结构，静电场与药物透过能力之间的构效方程，从空间立体、亲脂性等方面考虑，设计可高效透过 BBB 的药物分子。

2. 化学传递系统

化学传递系统是一种将药物递送透过生理屏障到达靶部位，再经机体内生物转化释放药物的系统。其基本结构是药物与配体的复合体，这种复合体具有足够的亲脂性和一定的立体空间结构，能顺利透过 BBB，当转运入脑内后即发生离子化，不能再透过 BBB 返回体循环，接着进一步释放出活性药物和配体，达到脑内治疗目的。例如，亲水性四噻唑类化合物可通过闭环反应键合到配体上。利用 BBB 上转运受体作为靶点，如氨基酸转运载体、低密度脂蛋白载体、胆汁素转运载体等也可实现脑靶向递送（表 1-3）。

表 1-3 常用脑靶向分子及其作用配体或转运体

主动靶向分子	作用配体或转运体
血管肽素	低密度脂蛋白受体关联蛋白

续表

主动靶向分子	作用配体或转运体
载脂蛋白及其衍生肽	低密度脂蛋白受体
RVG92 肽	烟碱型乙酰胆碱受体
转铁蛋白	转铁蛋白受体
乳铁蛋白	乳铁蛋白受体
胰岛素样生长因子	胰岛素样生长因子受体
缓激肽类似物	B 缓激肽受体
谷胱甘肽	谷胱甘肽受体
葡萄糖及其衍生物	葡萄糖转运体

3. 脑靶向给药剂型

对脑靶向给药而言，剂型选择是重要一环，需根据药物理化性质、剂量、适应证等具体细节选择脑靶向剂型。常见剂型包括微针、脂质体、纳米粒、树枝状聚合物、乳剂、立方液晶、凝胶等（图 1-4）。

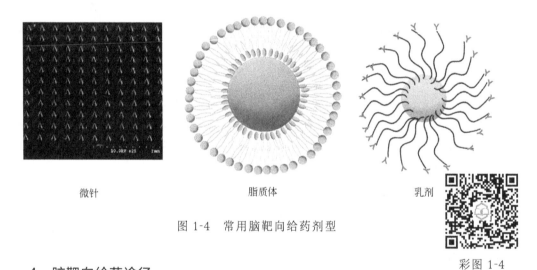

微针　　　　　　　　　　脂质体　　　　　　　　　　乳剂

图 1-4　常用脑靶向给药剂型

彩图 1-4

4. 脑靶向给药途径

利用机体生理解剖特点，采用不同给药途径可实现脑靶向递送。如低分子量药物或多肽，可通过鼻黏膜给药进入 CNS 或脑中各区。药物通过嗅觉上皮细胞转运的方式主要有三种：细胞内转运、细胞侧转运、嗅觉神经转运。眼内给药可通过视神经、鼻-泪道等途径达到脑内；经皮给药则可通过特定部位（如后颈部、腰椎）给药，通过脑脊液通路进入脑内。

5. 联合用药开启 BBB

无论经皮给药还是鼻黏膜给药，合用渗透促进剂可进一步开启 BBB，使活性药物透过 BBB 进入脑内已成为脑靶向给药的研究热点。

（1）联用高渗性物质

将尿素、甘露醇、阿拉伯糖、果糖、甘油等高渗溶液注入颈动脉内，使 BBB 内皮细胞发生紊乱，可暂时增加 BBB 通透性，提高脑中药物的浓度，达到治疗目的。

（2）中药芳香类物质的联用

《本草纲目》记载薄荷、冰片、麝香等中药芳香类物质具有"芳香开窍，引药上行"的功效。动物实验已证明它们均可提高 BBB 通透性。如大鼠灌服冰片后，能增加大鼠脑中庆大霉素浓度；冰片可延长大鼠体内磺胺嘧啶的分布相半衰期，增加脑中磺胺嘧啶的浓度。中药芳香开窍剂还具有对急性脑血管病意识障碍的促醒作用。中药芳香类物质能提高脑通透性，对 CNS 疾病治疗有积极作用。

（3）多药耐药性逆转剂的联用

BBB 毛细血管内皮细胞膜上 P-糖蛋白（P-gp）的结构和功能与肿瘤细胞 P-gp 相似，在脑内转运中起到重要作用。P-gp 是一种含有 1300 个氨基酸、分子量 1700 的能量依赖型载体蛋白，它与底物结合特异性较差，能与多种底物存在竞争性结合。多药耐药性（Multiple drug resistance，MDR）逆转剂由于竞争性结合 P-gp，能提高其他药物的脑内渗透性。目前发现的 MDR 逆转剂主要有天然产物（长春花碱、长春新碱、利血平等）、钙离子拮抗剂（硝苯地平、尼莫地平等）和内源性激素类物质（孕酮、睾酮等）。MDR 逆转剂不仅可提高脑内药物浓度，还可改变药物脑内动力学特征。

参考文献

An S, Jiang X T, Shi J S, et al., 2015. Single-component self-assembled rnai nanoparticles functionalized with tumor-targeting ingr delivering abundant sirna for efficient glioma therapy. Biomaterials, 53: 330-340.

Chai Z, Ran D, Lu L, et al., 2019. Ligand-modified cell membrane enables the targeted delivery of drug nanocrystals to glioma. ACS Nano, 13: 5591-5601.

Dong X Y, Gao J, Zhang C Y, et al., 2019. Neutrophil membrane-derived nanovesicles alleviate inflammation to protect mouse brain injury from ischemic stroke. ACS Nano, 13: 1272-1283.

Gao H, Pang Z, Jiang X, 2013. Targeted delivery of nano-therapeutics for major disorders of the central nervous system. Pharm Res, 30: 2485-2498.

Han H, Eyal S, Portnoy E, et al., 2019. Monocytes as carriers of magnetic nanoparticles for tracking inflammation in the epileptic rat brain. Curr Drug Deliv, 16: 637-644.

Lu Y, Guo Z, Zhang Y, et al., 2018. Microenvironment remodeling micelles for Alzheimer's disease therapy by early modulation of activated microglia. Adv Sci, 6: 1801586.

Miao T, Ju X, Zhu Q, et al., 2019. Nanoparticles surmounting blood-brain tumor barrier through both transcellular and paracellular pathways to target brain metastases. Adv Funct Mater, 29: 1900259.

Orthmann A, Fichtner I, Zeisig R, 2011. Improving the transport of chemotherapeutic drugs across the blood-brain barrier. Expert Rev Clin Pharmacol, 4: 477-490.

Tian T, Zhang H, He C, et al., 2018. Surface functionalized exosomes as targeted drug delivery vehicles for cerebral ischemia therapy. Biomaterials, 150: 137-149.

第二章

主要脑部疾病

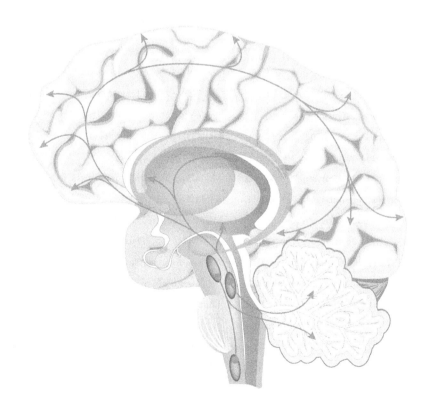

脑是人体最复杂的器官，目前仍未完全阐明其结构和功能。大脑作为中枢神经系统，支配视觉、触觉、痛觉、嗅觉、运动等各种生理功能，还担负着学习、记忆、认知、指挥、决策等重要职责。脑部疾病的发生发展直接决定着工作、生活质量。在实现脑靶向递送治疗药物之前，需要详细了解脑部疾病类型及其主要发病机制。脑部疾病类型繁多，本章仅对主要脑部疾病进行概述。

第一节　头痛与偏头痛

头痛（Headache）通常指眉弓、外耳道上缘与枕外隆突连线以上部位的疼痛，是最常见的神经系统疾病，也是全球第三大致残原因。颅内外的痛觉感受器受到刺激后，经痛觉传导通路传导到大脑皮层均可引发头痛（Jensen and Stovner, 2008）。头痛是严重威胁生命的疾病的继发症状之一，如颅内占位、脑血管疾病、感染、中毒、外伤等，但更多情况下表现为原发性的良性疾病，常见的类型包括偏头痛、紧张性头痛、丛集性头痛等。

偏头痛是常见的发作性神经系统疾病，属原发性头痛的一种，女性的发病率约为男性的 3 倍，发病高峰在 35 至 39 岁之间，多于儿童及青春期起病。40 岁前，发病率随着年龄增加而增加；40 岁后，发病率随年龄增加而降低。本病表现为反复发作的单侧或双侧的中重度搏动性头痛，发作时可伴随恶心、呕吐、畏光、畏声等症状，部分患者可出现先兆症状，如视觉或单侧感觉障碍等局灶性神经功能异常。关于偏头痛的发病机制尚未完全阐明，目前研究认为与三叉神经血管系统舒缩功能异常有关，且具有遗传倾向。治疗以药物治疗为主，主要包括缓解头痛与伴发症状的治疗及预防性治疗（Ashina, 2020）。

一、病因分类

头痛分类的国际标准（ICHD-Ⅲ）根据发病原因，将头痛分为三大类：原发性头痛，继发性头痛，脑神经痛、中枢和原发性颜面痛及其他头痛。原发性头痛是一种独立的疾病，而继发性头痛多为其他原发疾病的症状之一。

1. 原发性头痛

原发性头痛（Primary headaches）包括偏头痛（Migraine）、紧张性头痛（Tension-type headache）、三叉神经自主神经性头痛（Trigeminal autonomic cephalalgias）、其他原发性头痛疾病（Other primary headache disorders）。

2. 继发性头痛

继发性头痛（Secondary headaches）包括头、颈部外伤引起的头痛，头、颈部血管疾病引起的头痛，非血管性颅内疾病引起的头痛，物质或物质戒断引起的头痛，感染引起的头痛，内环境紊乱引起的头痛，由头、颈、眼、耳、鼻、鼻窦、牙、口或其他头面部结构病变引起的头痛，精神疾病引起的头痛。

3. 脑神经痛、中枢和原发性颜面痛及其他头痛

脑神经痛、中枢和原发性颜面痛及其他头痛（Painful cranial neuropathies, other

facial pains and other headaches）主要包括脑神经痛和中枢性颜面痛及其他头痛。

二、发病机制

目前研究认为头痛的发病与脑血管的舒缩功能、三叉神经传导通路以及某些神经递质如 5-羟色胺（5-Hydroxytryptamine，5-HT）、P 物质和神经肽的释放有关。继发性头痛、颅神经痛、中枢和原发性颜面痛有相应明确的病因和病理生理过程，而原发性头痛的发病机制复杂，多未完全阐明，下面介绍三种较为常见的原发性头痛的发病机制：

1. 偏头痛

包括三叉神经-脑血管系统激活、皮质扩散性抑制（Cortical spreading depression，CSD）在内的多种学说被认为与偏头痛的发生有关。多项研究表明 CSD 与有先兆的偏头痛密切相关，当脑皮质收到刺激信号后，出现局部脑电活动抑制，并向周围组织扩散，到达感觉运动区域时可引起相应的感觉异常和运动障碍。有先兆偏头痛的常表现为闪光或暗点从视野中央逐步向颞部蔓延扩大的视觉先兆，其他感觉先兆和躯体先兆症状也有类似地逐渐蔓延扩布的特征性表现，与 CSD 的扩布一致（Aizawa et al.，2020）。

三叉神经-脑血管系统的激活与降钙素基因相关肽（Calcitonin gene-related peptide，CGRP）的释放引发偏头痛是目前最为广泛接受的学说（Moskowitz，1984）。颅内外的刺激引发三叉神经-脑血管系统激活，三叉神经节内和神经末梢释放 CGRP，作用于血管平滑肌和胶质细胞的 CGRP 受体，引发系列级联反应，促使硬脑膜和颅内的血管舒张以及炎症因子的释放，相应痛敏结构受到刺激，再经三叉神经上行传导至三叉神经节，形成恶性循环，进一步加重神经源性炎症和血管舒张。三叉神经节内的一级终末神经元投射至脑干的三叉神经脊束尾侧核（Trigeminal nucleus caudalis，TNC），再进一步投射到丘脑上传到大脑皮质，产生偏头痛（Tepper，2018）。相关区域如图 2-1（A）所示。此外，在偏头痛发作期间，大脑不同区域有不同的活动水平，如图 2-1（B）的单光子发射计算机断层成像（Single photon emission computed tomography，SPECT）扫描所示，其中红色和黄色表示高活跃度区域，绿色和蓝色表示低活跃度区域，高低活动水平区域的划分可能对发病机制的研究具有一定提示作用。

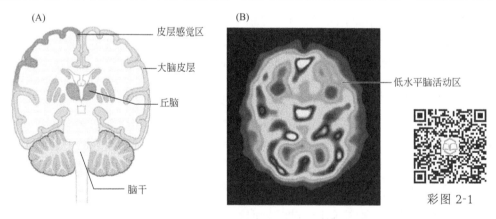

图 2-1 （A）偏头痛发病机制可能涉及区域；（B）偏头痛期脑部 SPECT 扫描

2. 紧张性头痛

紧张性头痛（TTH）是最常见的原发性头痛，目前研究认为 TTH 的发病与颅周肌肉障碍、神经介质代谢紊乱、中枢调节机制异常及心理因素有关。TTH 患者颅周肌肉痛觉敏感增加且痛阈降低，存在明显的颅周肌肉紧张和肌肉压痛，且先于头痛发生；炎症因子的释放、外周感觉刺激传入和中枢敏化可能在其中起着重要作用（Bendtsen et al., 2016）。慢性 TTH 患者唾液中 P 物质的增加、血小板一氧化氮合酶活性和谷氨酸含量的增加，以及 5-HT 含量的降低都反映出脊髓和三叉神经参与了伤害性刺激的调节，调节过程中发生的神经介质代谢紊乱在 TTH 的发病过程中也起到了重要作用。中枢性疼痛调节机制的异常也是 TTH 发生的重要机制之一，外感受试验抑制模式（Exteroceptive suppression patterns, ESP）发现 TTH 患者的 ESP 缩短或消失，表明 TTH 患者存在抑制性中间神经元的兴奋性降低或过度抑制，导致边缘系统释放的神经冲动不能正常下传（Arendt-Nielsen et al., 2016）。另外，焦虑、紧张、抑郁情绪等心理和遗传因素也与 TTH 的发病密切相关（Puca et al., 1999）。

3. 丛集性头痛

三叉神经自主神经性头痛（TAC）指三叉神经分布区域伴有自主神经症状的原发性头痛（Drummond and Lance, 1992）。包括丛集性头痛（Cluster headache, CH）、阵发性偏头痛、持续性偏头痛，伴有结膜充血和流泪的单侧短暂神经痛样头痛发作（SUNCT 综合征）等。CH 是最常见和研究最为广泛的 TAC，研究发现由下丘脑视上核负责调节的生长激素、雌二醇和催乳激素呈现周期性变化，在 CH 发作期分泌减少，于缓解期恢复正常，表明下丘脑周期性内分泌功能变化在 CH 发作中起着重要作用（Jürgens et al., 2009）。

三、治疗措施

头痛的治疗主要包括对症处理和消除原发病因，可分为药物治疗和非药物治疗两部分。对于急性发作和不能立即祛除病因的头痛可给予止痛等对症治疗以终止或减轻头痛症状，同时亦可针对头痛伴随症状如眩晕、恶心、呕吐等予以适当治疗缓解。对于病因明确的继发性头痛应在对症处理的基础上尽早祛除病因，如颅内感染应进行抗感染治疗、高颅压者应进行脱水降颅压、颅内肿瘤应尽快手术切除等。

原发性头痛发病机制复杂，大多尚未明确病因，不能完全根治，故治疗多以消除、缓解及预防头痛及相关伴随症状的药物治疗为主（Steiner et al., 2019）。

1. 偏头痛

药物治疗可以有效地控制偏头痛，主要包括急性期治疗和预防性治疗。为了获得最佳治疗效果，急性期治疗应在症状起始时立即服药，常用的治疗药物有非特异性的非甾体抗炎药（Nonsteroidal anti-inflammatory drugs, NSAIDs）、镇静药和阿片类药物，以及特异性药物如麦角类制剂和曲普坦类药物（de Vries et al., 2020）。

（1）急性期治疗

① NSAIDs：通过抑制环氧合酶影响花生四烯酸代谢，阻碍前列腺素合成酶作用，减少前列腺素合成，发挥解热、镇痛、抗炎的作用，既能够缓解头痛，又可以减轻三叉神经节的神经性炎症。阿司匹林、双氯芬钠、布洛芬和萘普生等不良反应较少，可作为轻至中度偏头痛急性发作治疗的一线药物。

② 麦角碱类：一类 5-HT 受体激动剂，可通过受体激动剂 5-HT$_{1A}$ 产生收缩血管的作用，本身亦可直接使血管收缩，可有效减少舒张脑血管的搏动缓解偏头痛。但因其也可作用于肾上腺素受体和多巴胺受体，在体内蓄积可引起恶心呕吐、肌肉疼痛、周围血管痉挛等不良反应，禁用于有心血管、肝、肾疾病的患者及孕产妇。

③ 曲普坦类：选择性的 5-HT$_{1B}$ 和 5-HT$_{1D}$ 受体激动剂，通过收缩脑血管以及对三叉神经和三叉神经颈复合体系统的抑制，阻滞神经敏感化，发挥治疗作用。该类药是临床治疗急性偏头痛最有效的药物之一，在发作期的任何时间使用均有效，且越早使用效果越好，但合并心肺疾病患者慎用，此外不主张在先兆期使用曲普坦类药物。常用药物包括如琥珀酸舒马曲坦、佐米曲坦、那拉曲坦、苯甲酸利扎曲普坦、阿莫曲坦、依来曲坦和琥珀酸夫罗曲坦等。

④ CGRP 受体拮抗剂：作用于 CGRP 或其受体上的单克隆抗体是目前预防偏头痛的新药，通过竞争性结合 CGRP 受体抑制三叉神经血管系统的活性，与麦角碱类和曲普坦类药物相比，不会引发血管收缩带来的相关不良反应，表现出更加专一和持久的偏头痛治疗作用，为临床治疗偏头痛提供了新思路。

（2）预防性用药

对于每月发作 2 次或以上、发作持续 72h 以上、连续 3 月每月急性期治疗 6～8 次以上或急性药物治疗无效或患者无法耐受的，以及特殊类型的偏头痛，包括偏头痛性梗死、偏瘫性偏头痛、基底型偏头痛的患者，可使用偏头痛预防性治疗以降低发作频率、减轻发作程度、减少功能损害、增加急性发作期治疗的疗效。目前，预防性治疗偏头痛的药物主要包括 5 类：β-受体阻滞剂、钙离子通道阻滞剂、抗癫痫剂、抗抑郁剂和 NSAIDs。

2. 紧张性头痛

轻度紧张性头痛多可通过休息或服用 NSAIDs（阿司匹林、对乙酰氨基酚、萘普生、布洛芬等）缓解。此外，由于 TTH 患者多伴有颅周和颈部肌肉的紧张度增加、压痛和压痛阈值降低，肌肉松弛药物的使用理论上有助于缓解 TTH 的症状。研究表明中枢性肌肉松弛药物对改善和预防 TTH 有一定作用。目前急性期 TTH 治疗首选盐酸乙哌立松片（妙纳）一日 3 次、每次 50mg，疗程 2～3 周。三环类抗抑郁药、肉毒毒素和单胺氧化酶抑制剂等对 TTH 的预防性治疗也有一定的作用（Fumal and Schoenen, 2008）。

3. 丛集性头痛

《美国头痛学会指南》推荐 CH 的急性期治疗主要以琥珀酸舒马曲坦和高流量吸氧为主。琥珀酸舒马曲坦是 CH 急性期发作的一线用药，大多数患者皮下注射琥珀酸舒马曲坦可有效终止疼痛。高流量吸氧也是急性期治疗的首选方法，在发病后尽快通过无重复吸入面罩吸入 100%氧气，流量 7～12L/min，15min 内可有效缓解疼痛。该治疗方法无不良反应，特别适用每日发作两次以上，以及妊娠和哺乳期患者。口服糖皮质激素和枕大神经阻滞被认为是有效的过渡期治疗方法，对 CH 的急性发作有预防作用。维拉帕米和锂制剂常用于 CH 的预防性治疗，能够有效缩短 CH 发作的时间，减轻 CH 发作程度。维拉帕米较锂制剂治疗效果更好且副作用少，维拉帕米的推荐剂量为 360 mg/d，锂制剂的推荐剂量为 900mg/d，锂制剂使用时应严格监测血药浓度防止锂中毒（Hoffmann and May，2018）。

第二节　慢性疲劳综合征

慢性疲劳综合征（Chronic fatigue syndrome，CFS），又称肌痛性脑脊髓炎（Myalgic encephalomyelitis，ME），是一组以长期持续或反复发作的严重疲劳为主要症状的多系统综合征，常合并躯体疼痛、免疫功能异常，以及失眠、抑郁、记忆减退等神经精神症状，严重影响患者的工作及生活质量。该病好发于 30 ~ 50 岁、受教育程度较高、从事脑力劳动、长期处于精神紧张状态和心理压力较大的人群，女性发病率高于男性。

一、发病机制

关于 CFS 发病机制及病理生理过程尚未完全阐明，目前研究表明可能与慢性感染、免疫功能异常、神经内分泌紊乱、氧化应激和遗传等因素有关（Komaroff，2019）。

与健康对照组相比，CFS 患者体内 EB 病毒（Epstein-Barr virus，EBV）的抗原和抗体滴度都有不同程度的升高，EBV 可在人体内长期甚至终身存在，其引起的慢性感染可能为 CFS 的触发因素之一（Pedersen et al.，2019）。此外人类单纯疱疹病毒 6 型（HHV6）、单纯疱疹病毒 1 型（HSV1）、博纳尔病毒、流感病毒、肠道病毒，以及革兰氏阴性细菌等也被认为是可能引起 CFS 的病因。

CFS 患者大都存在不同程度的免疫功能异常，特别是在中枢神经系统，可出现包括小胶质细胞激活并持续分泌 IL-10、γ-干扰素、肿瘤坏死因子等细胞因子，神经免疫反应向自身免疫模式转化，脑脊液检测可发现与神经系统相关的自身抗体滴度增加，及自然杀伤细胞数量和活性下降，幼稚 T 细胞的比例上升等免疫失衡相关改变，但尚不能作为 CFS 的特异性诊断指标（Abbasi，2019）。

神经内分泌功能紊乱主要与 5-羟色胺（5-HT）系统的活性增强与下丘脑-垂体-肾上腺轴（Hypothalamic-pituitary-adrenal axis，HPA）的活性降低有关，动物和临床试验都发现 5-HT 增多可加重中枢疲劳，HPA 活性降低导致的低代谢状态也与患者的疲劳密切相关（Abbasi，2019）。

CFS 的发生通常伴随着氧化应激反应的增加，CFS 患者氧化应激介质核转录因子 NF-κβ、环氧化酶-2（COX-2）、诱导性一氧化氮合酶（iNOS）增加，活性氧（ROS）及一氧化氮（NO）聚集，线粒体功能障碍紊乱等表现都说明氧化应激反应参与了 CFS 的病理生理过程（Morris et al.，2018）。

遗传因素为导致各系统功能异常的根本原因，基因序列分析已经证明，与健康对照组相比，CFS 患者在免疫、神经内分泌、昼夜节律等方面存在潜在遗传差异（Helliwell et al.，2020）。

二、临床表现

CFS 患者的临床表现以突然起病的持续性或反复发作的严重疲劳为主，休息也不能使疲劳完全缓解，并且任何脑力和体力劳动都会使疲劳进一步加重。本病常合并多种躯体和精神症状。多数患者精神症状包括注意力不集中、抑郁情绪、认知功能减退、记忆力下降、焦虑、易激惹、睡眠障碍等。精神症状多早于躯体症状出现，随病程进展可逐渐加重（Sandler and Lloyd，2020）。

躯体症状可累及全身多个器官和系统，除不能完全缓解的持续或反复发作的严重疲劳外，绝大多数患者都有肌肉和关节疼痛、淋巴结压痛、周身不适感等类似流感的症状。头痛、胸痛、咽喉痛、腹部痉挛、眩晕、耳鸣、视物模糊等症状也较为常见。病程长的患者还可出现体重减轻、食欲减退、二便异常等。但临床检查多无明显器质性病变，各项实验室指标也多无异常。部分常见症状如图 2-2 所示。

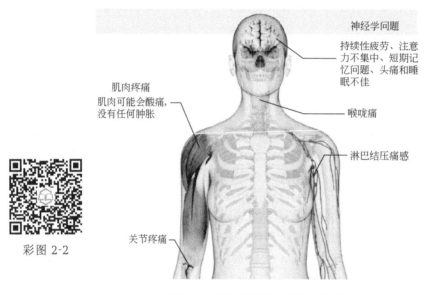

彩图 2-2

图 2-2　慢性疲劳综合征常见症状

三、治疗措施

目前尚无特效治疗方法可以完全治愈 CFS，多为对症支持治疗，主要包括行为治疗和药物治疗两方面（Castro-Marrero et al.，2017）。

一些研究认为行为治疗可能对 CFS 患者产生益处，其中认知行为治疗（Cognitive behavioral therapy，CBT）和递增负荷运动治疗（Graded exercise therapy，GET）是目前比较推崇的安全有效的改善 CFS 症状的治疗方法（Larun et al.，2019）。CBT 可改善 CFS 患者的疲劳症状和运动功能，也对睡眠障碍和疼痛有缓解作用。GET 也可减轻患者的疲劳症状，患者应达到一周 5 次，一次 30min 轻度运动，并在之后逐渐增加运动的强度和氧耗。但应避免心率超过 100 次/分，并在专业人员的监督指导下进行。关于 CBT

和 GET 对 CFS 的疗效仍有争议，因为在治疗过程中会告知患者 CBT 和 GET 对改善其相关症状有益，而疗效评估多为患者主观感受，缺乏客观的测量指标，从而可能产生偏倚，过分夸大 CBT 和 GET 的治疗效果。睡眠障碍、抑郁情绪及认知功能减退等症状还可以通过心理咨询、患者教育、认知功能训练等方法获得一定程度的改善。

药物治疗主要用于对症治疗严重影响患者工作和生活质量的临床症状。

1. 睡眠障碍治疗

针对严重睡眠障碍伴焦虑的患者可适当给予苯二氮䓬类药物。

① 地西泮（安定）：成人每日于睡前口服 5～10mg 安定，可起到镇静催眠抗焦虑的效果。

② 奥沙西泮：成人一般性失眠可于睡前口服 15mg 奥沙西泮。

③ 司戊巴比妥（速可眠）：根据患者耐受情况可于睡前一次口服 50～200mg。

使用苯二氮䓬类药物应注意避免长期大量使用而成瘾，停药时应逐渐减量，不宜骤停，药物过量或中毒时可用氟马西尼拮抗。

2. 抗抑郁治疗

CFS 患者常合并抑郁情绪，必要时可给予抗抑郁药物，主要包括：

① 单胺氧化酶抑制剂（Monoamine oxidase inhibitor, MAO）：主要通过抑制中枢神经系统内的单胺类神经递质的氧化代谢发挥抗抑郁效果。由于其副作用较多，且与其他药物共同服用时可致严重不良反应，目前临床上已很少使用。

② 三环类抗抑郁药（Tricyclic antidepressants, TCAs）：常用药物有盐酸阿米替林、丙咪嗪、氯丙咪嗪等。目前已被更安全的选择性 5-HT 再摄取抑制剂（Selective serotonin reuptake inhibitors, SSRIs）所替代，TCAs 仅用于难治性抑郁症的治疗。除抗抑郁外，TCAs 还可作用于中枢神经系统阿片受体，对 CFS 患者的慢性疼痛有一定缓解作用。

③ 5-HT 再摄取抑制剂：SSRIs 是目前常用的一线抗抑郁药物，能够选择性抑制神经细胞突触前膜对 5-HT 的再摄取，从而增加突触间隙 5-HT 的浓度，改善抑郁症状。代表药物包括：盐酸舍曲林、氟西汀和帕罗西汀。成人患者可每日口服 50mg 盐酸舍曲林或 20mg 氟西汀/帕罗西汀，根据患者病情及药物耐受情况再逐渐调整用量，禁与 MAO 同时服用。

3. 疼痛治疗

伴有躯体疼痛的病人可口服 NSAIDs 类药物，如阿司匹林、布洛芬、对乙酰氨基酚等药物缓解。

4. 抗病毒治疗

除非实验室检查显示 CFS 病人有明确的病毒感染，一般不推荐使用抗病毒药物进行治疗，包括阿昔洛韦、更昔洛韦、盐酸金刚烷胺等。

5. 营养支持

对 CFS 患者应注意维生素，特别是 B 族维生素，电解质及必需脂肪酸的补充，可能对其功能恢复有一定的益处。

6. 中药治疗

中药疗法可从整体上调养和治疗 CFS，并且越来越多的研究证明了中药确实可以有效地改善和控制 CFS 症状，特别是对长病程的 CFS 患者有着不可替代的效果。

第三节　脑损伤

脑损伤（Head injury）是临床中常见的急症，多由暴力、高处坠落、交通事故等外伤因素作用于头部造成相关器质性损伤。颅内大量出血及合并严重神经功能损害的患者往往病情危重紧急且预后不佳，应根据患者损伤的部位、性质、严重程度迅速做出诊断，并尽快采取相应治疗措施，尽可能改善患者预后，减少并发症。

一、分类与分级

根据硬脑膜是否完整可分为闭合性脑损伤和开放性脑损伤。开放性脑损伤往往由火器伤或锐器伤造成，均伴有头皮裂伤、颅骨骨折、硬脑膜破裂、脑脊液和脑组织外溢，开放性脑损伤颅内压增高不明显，但脑血管破损程度和局灶症状较重，可继发颅内感染、异物残留、癫痫、血肿、偏瘫、失语等后遗症；闭合性脑损伤多因钝性伤或间接暴力所致，往往头皮组织、颅骨、硬脑膜连续完整，但颅内有不同程度的器质性损伤，根据损伤严重程度与损伤部位可分为脑震荡、脑挫裂伤和脑干损伤等（杨哲和党介一，2002）。

两种闭合性脑损伤的形成过程如图 2-3 所示。当快速运动的头部因为撞击等原因突然停止，头部由快速运动状态转为静止状态后可能会出现脑损伤，即减速性脑损伤。由于颅骨和大脑以相同的速度移动，在颅骨停止运动的瞬间，大脑会因惯性作用继续向前，撞到颅骨形成第一次撞击，在着力点附近出现脑损伤；而后反弹到着力部位对侧，形成第二次撞击，形成对冲脑损伤 [图 2-3 （A）]。当一个人静止的情况下，如果头部被突然击中，大脑依旧是静止状态，颅骨则会由静止变为加速状态，其前部被推到大脑上，造成加速性脑损伤；然后大脑反弹，撞到颅骨的后部，出现对冲损伤 [图 2-3 （B）]。

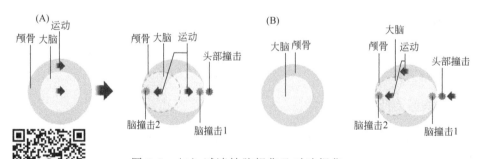

图 2-3　（A）减速性脑损伤及对冲损伤；
　　　　（B）加速性脑损伤及对冲损伤

彩图 2-3

根据损伤机制可将脑损伤分为原发性脑损伤和继发性脑损伤。原发性脑损伤指外伤因素作用于头部后，立即产生的对脑组织的直接损害，包括脑震荡和脑挫裂伤；继发性脑损伤指在原发性脑损伤的基础上进一步产生的病理生理改变，主要是由颅内压升高、脑缺血、缺氧等因素引起，常见的病变包括脑水肿、脑出血和血肿等（裘五四等，2003）。

脑损伤的伤情分级可使用国际通用的格拉斯哥昏迷评分法（Glasgow coma scale，GSC），如表 2-1 所示。其中 13～15 分，伤后意识障碍在 30min 以内为轻型脑损伤；9～12 分，伤后意识障碍在 30min～6h 为中型脑损伤；3～8 分，伤后意识障碍在 6h 以上，或在伤后 24h 内病情恶化再次昏迷 6h 以上为重型脑损伤。

表 2-1　格拉斯哥昏迷评分量表（GCS）

睁眼反应（Eye opening，E）	语言反应（Verbal response，V）	肢体运动（Motor response，M）
4 分：自然睁眼（Spontaneous）	5 分：说话有条理（Oriented）	6 分：按指令动作（Obey commands）
3 分：呼唤睁眼（To speech）	4 分：可应答，但答非所问（Confused）	5 分：能够定位刺激（Localize）
2 分：有刺激或疼痛时睁眼（To pain）	3 分：可说出单字（Inappropriate words）	4 分：对疼痛刺激有肢体躲避（Withdrawal）
1 分：对刺激无反应（None）	2 分：可发出声音（Unintelligible sounds）	3 分：对疼痛刺激有肢体屈曲（Decorticate flexion）
C 分：因骨折、肿胀等无法睁眼（Closed）	1 分：无任何反应（None）	2 分：对疼痛刺激有肢体伸直（Decerebrate extension）
	T 分：因气管插管或切开无法正常发声（Tube）	1 分：无任何反应（No response）
	D 分：平素有语言障碍（Dysphasic）	

我国于 1960 年首次提出，经 1964 年和 1978 年两次修订完善的急性闭合性颅脑损伤的分型，目前为国内公认的分型标准，按伤后昏迷时间及体格检查分为 4 型：

（1）轻型（单纯脑震荡伴或不伴颅骨骨折）
① 伤后昏迷时间为 0～30min；
② 伴有轻微头痛、头晕等自觉症状；
③ 神经系统查体和脑脊液检查均无明显异常改变。

（2）中型（轻度脑挫裂伤，伴或不伴颅骨骨折及蛛网膜下腔出血，无脑受压者）
① 伤后昏迷时间为 2h 以内；
② 查体有轻度神经系统阳性体征；
③ 体温、呼吸、血压、脉搏等生命体征有轻微改变。

（3）重型（广泛颅骨骨折伴广泛脑挫裂伤及脑干损伤或颅内血肿）
① 伤后昏迷为 2h 以上深昏迷，或意识障碍逐渐加重出现再次昏迷；
② 查体有明显的神经系统阳性体征；
③ 体温、呼吸、血压、脉搏等生命体征有明显改变。

（4）特重型（重型患者中更加危急者）

① 脑原发损伤重，伤后深昏迷，有去大脑强直或伴有其他部位的脏器损伤、休克等；

② 已有晚期脑疝征象，包括双侧瞳孔散大、生命体征严重紊乱或呼吸已近停止。

二、临床表现

脑损伤患者可因损伤的类型、部位、程度，出现不同程度的意识障碍、颅内压升高、神经系统阳性体征和生命体征的改变（裘五四等，2003；杨哲和党介一，2002）。

1. 脑震荡

表现为头部外伤造成的短暂的一过性脑功能障碍，可伴或不伴有意识丧失，意识丧失多在数分钟内恢复，一般不超过 30min。大多数患者可表现为短暂的平衡、协调能力丧失，精细动作和灵敏度下降，记忆和认知功能减退，伤后数日内可伴有轻度的眩晕、头痛及恶心呕吐等不适感，但无神经系统阳性体征，神经影像学检查脑部结构无异常（Shaw，2002）。

2. 脑挫裂伤

可发生在着力部位或对冲部位。脑挫伤时脑组织破坏较轻，软脑膜仍保持完整；脑裂伤时脑组织、血管、软脑膜均有不同程度的破裂，且常伴有蛛网膜下腔出血。由于二者常同时存在，故合称为脑挫裂伤。损伤好发于额叶、颞叶和基底部，可单发或多处损伤合并存在，因损伤部位和严重程度不同患者临床症状和神经系统体征往往差别较大。

① 大多数患者伤后立即发生意识障碍，且时间往往超过 30min。脑皮质损伤范围较大或合并脑干损伤者可长期昏迷。

② 颅内压升高也是脑挫裂伤的常见表现，患者可表现为伤后持续性剧烈头痛和喷射性呕吐，合并蛛网膜下腔出血者可有脑膜刺激征，颅内压持续升高者有发生脑疝的风险。

③ 患者生命体征早期因大量出血可表现为血压下降、脉搏细速、呼吸浅快等休克体征，随着病情进展，可出现"Cushing 反射"，表现为心率减慢、呼吸运动加深减慢、血压升高。这表明颅内压已升高到与舒张压一致，应警惕颅内血肿和脑水肿的发生。

④ 局灶症状和神经系统阳性体征：发生在功能区的损伤可即刻出现肢体活动不利、感觉障碍、偏瘫、失语等；但发生在额叶前端的损伤往往仅表现出轻度意识障碍和精神症状，没有特别的神经系统阳性体征，非常容易被忽视，其实这类患者，特别是低位损伤时病情更易恶化，应给予足够的重视（崔新民等，2004；裘五四等，2003）。

3. 脑干损伤

可分为原发性和继发性，原发性脑干损伤由外伤因素直接引起，症状在伤后立刻出现，继发性脑干损伤是原发脑损伤形成血肿、水肿、脑疝时发生脑组织移位压迫脑干所致，症状可逐渐加重或于好转后突然加重。脑干由中脑、脑桥、延髓三部分组成，有多支颅神经发出及神经传导束经过。多数患者表现为伤后持续昏迷、去皮质强直、眼球活动受限、瞳孔改变、多支颅神经麻痹和双侧锥体束体征阳性等症状和体征。此外，呼吸循环中枢均位于脑干，脑干的损伤可造成呼吸循环功能紊乱，出现呼吸节律改变，血压、心率等血流动力学参数剧烈变化，延髓严重受损时可直接出现呼吸心跳骤停致患者死亡。

4. 颅内血肿

颅内血肿是常见的继发性脑损伤。根据血肿发生的部位可以分为硬膜外血肿、硬膜下血肿和脑内血肿。患者可因占位效应表现出相应的神经系统定位体征和颅内压升高的症状，包括头痛、喷射性呕吐等，慢性血肿患者可有视神经乳头水肿和精神异常。不同类型的血肿导致的意识障碍表现不同，硬膜外血肿有明显的中间清醒期，硬膜下和脑内血肿一般表现为意识障碍逐渐加重，无中间清醒期。迟发血肿常在伤后 24～72h 出现，患者可表现为意识障碍突然加重，或由清醒突然转为昏迷。

图 2-4 的彩色 CT 增强扫描显示了由于头部受伤出血引起的凝血团-硬膜外血肿（图中橙色部分）。如果不治疗，它可能会压迫大脑，导致大脑损伤或死亡。

5. 脑水肿

常继发于脑挫裂伤之后，可引起和加剧颅内压升高，加重原有症状和神经系统定位体征，额叶、颞叶和丘脑前部的脑水肿可引起精神障碍，持续性脑水肿有发生脑疝的风险（Marmarou et al., 2006）。

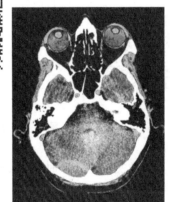

彩图 2-4

图 2-4　脑部血肿的彩色 CT 增强扫描

三、治疗措施

脑损伤的治疗分为手术治疗和非手术治疗。当患者有大范围的脑挫裂伤、血肿和脑水肿压迫脑室、中线移位，出现难以控制的颅内压升高时，应尽早行开颅手术清除血肿或坏死的脑组织，减轻并发症。无明确手术指征时，应行非手术治疗控制症状，降低死亡率并改善预后，主要治疗措施如下（Naredi et al., 2003）：

1. 一般处理

损伤较轻的患者应密切观察病情进展及生命体征，常规行体格及颅脑 CT 检查，脑震荡及轻度的脑挫裂伤一般可自行恢复。损伤较重的患者，特别是有脑干损伤的患者应注意维持其呼吸循环稳定，保持呼吸道通畅，纠正休克，必要时可行气管插管或气管切开（Tisherman and Stein, 2018）。

2. 控制颅内压、改善脑水肿

进行性和难以控制的颅内压升高和广泛的脑水肿是脑损伤病人预后不良和病死率

增加的重要原因，使用甘露醇脱水、过度换气、大剂量激素冲击等方法控制颅内压和脑水肿的发展在脑损伤处理中具有重要意义，伤情严重者可酌情使用低温冬眠疗法（Pickard and Czosnyka，1993）。

3. 支持治疗

给予患者充分的营养支持，注意维持水、电解质的平衡，可使用神经营养药物促进患者神经功能的恢复（Tschoe et al.，2020）。

4. 减少并发症的发生

脑损伤，特别是脑干损伤的患者多有意识障碍和神经功能异常，需长期卧床及辅助呼吸，常见并发症包括呼吸系统、泌尿系统感染及压疮。应严密观察，加强护理，必要时应用抗生素抗感染治疗。

5. 恢复期治疗

当患者病情稳定后，可进行恢复期功能锻炼，给予促进神经功能恢复的药物，或通过针灸、按摩等改善肢体运动功能，脑干损伤患者可行高压氧舱治疗。

彩图 2-5

第四节　癫痫

癫痫（Epilepsy）是一类由脑部神经元异常放电引起的慢性脑部疾病，具有发作性、短暂性、反复性的特点。本病可发生于全年龄段，但儿童发病率通常高于成人，且首次发病多发生于儿童时期。大部分患者有明确的病因，临床表现具有多种发作性形式，可表现为意识、感觉、运动、自主神经以及精神障碍。脑电图是诊断和定位癫痫病灶的重要手段，在特定年龄人群发生的一组有特定的症状、体征和脑电图表现的一类疾病可诊断为某种癫痫综合征。对癫痫患者进行彩色增强脑部扫描，发现其中癫痫发作活动的焦点在右侧额叶，如图 2-5 右上角橙色大簇所示。明确诊断后可以药物治疗为主，有明确指征者可行手术治疗，本病预后一般较好，部分患者可完全治愈（Thijs et al.，2019）。

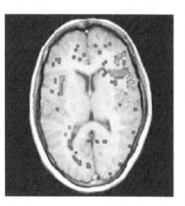

图 2-5　癫痫患者的脑部扫描

一、病因及分类

根据癫痫的发病原因可将其分为原发性癫痫和继发性癫痫。原发性癫痫好发于青少年时期，一般无明确的发病原因，也无脑部器质性病变和神经系统阳性体征，多由先天性因素造成，有一定的遗传性，抗癫痫药物治疗效果好。继发性癫痫又称症状性癫痫，可发生于任何年龄段，多伴有脑部器质性病变，常见的病因包括脑血管病、脑肿瘤、脑外伤、颅内感染、中毒、自身免疫性脑炎以及代谢性脑病等。此类癫痫对抗癫痫药物的反应较差，祛除病因可彻底治愈（Beghi，2017）。

二、发病机制

目前研究认为癫痫的发病机制与中枢神经系统兴奋与抑制作用失衡所致的异常放电有关。离子通道、突触传递、神经胶质细胞改变，以及感染与免疫异常是这种失衡的病理生理基础（Moshé et al.，2015；罗厚江和陈兰举，2018）。

1. 离子通道

已有研究证明癫痫的发生与离子通道的基因突变存在相关性，基因编码的离子通道蛋白质异常使中枢神经系统电活动改变，神经元的兴奋性与抑制性电位失衡，导致异常同步化放电，引发癫痫。特别是钠、钾、钙离子通道的基因编码异常，与各种癫痫综合征的发生及发作表型密切相关。

2. 突触传递

突触传递在中枢神经系统神经电传导的过程中发挥重要作用，其中谷氨酸和 γ-氨基丁酸（γ-aminobutyric acid，γ-GABA）分别是最重要兴奋性和抑制性神经递质，这两大系统的异常通常是癫痫发病的重要原因。谷氨酸受体可分为代谢型和离子型受体，分别与 G 蛋白通道和离子通道耦联。谷氨酸与离子型受体结合增多，与代谢性受体结合减少，可引起突触过度兴奋诱发癫痫。γ-GABA 是中枢神经系统重要的抑制性神经递质，研究表明 γ-GABA 和 γ-GABA 受体的减少或结合力下降可诱发癫痫，且下降程度与癫痫发作的程度一致。此外，其余氨基酸类神经递质如牛磺酸、天冬氨酸，以及单胺类和乙酰胆碱类神经递质在癫痫的发病过程中也起到了一定作用。

3. 神经胶质细胞改变

神经系统微环境的稳定是各种神经功能得以正常实现的基础，神经胶质细胞是维持这种稳定微环境的重要成分。特别是星形胶质细胞参与细胞间离子的交换，维持细胞内外各种离子的平衡和细胞外谷氨酸的低浓度，为神经元提供稳定的微环境。慢性癫痫患者小胶质细胞和星形胶质细胞增生，造成细胞内外钠离子和钾离子失衡，谷氨酸摄取增多，γ-GABA 摄取减少，降低了神经细胞兴奋的阈值，可诱发癫痫发作。

4. 感染与免疫

中枢神经系统感染是癫痫发生的危险因素，有部分癫痫患者存在免疫炎性改变和细胞因子的异常。感染和免疫反应可以在一定程度上降低癫痫发作阈值，损伤血脑屏障，刺激神经胶质细胞的增生，最终导致癫痫症状发生。

三、临床表现

癫痫患者由于异常放电的起始部位及传导通路不同，发作时的表现形式多种多样，主要可分为（Scheffer et al.，2017；李静波等，2019）：

1. 全面强直–阵挛性发作

又称为大发作，可见于各类癫痫和癫痫综合征，患者表现为突发的意识障碍及全身强直伴肌肉抽搐，可分为如下三个阶段。

① 强直期：患者突发意识丧失倒地，全身骨骼肌持续性收缩，喉部痉挛发出尖叫，口先强张而后紧闭，常咬破舌尖。颈部和躯干先屈曲后反张，上肢内收前旋，下肢强烈伸直，此期持续 10 ~ 20s。

② 阵挛期：患者出现全身震颤，肌肉节律性抽动，但频率逐渐降低，在最后一次强烈阵挛后抽搐可停止，此期 1 ~ 3min，常伴口吐白沫、二便失禁。

③ 恢复期：患者仍可存在短暂的强直痉挛，恢复时呼吸首先恢复，之后心率、血压、瞳孔可逐渐恢复，最后肌肉松弛，肌张力恢复正常，意识转醒。此期可持续 5 ~ 10min，患者醒后常感全身酸痛，对发作没有记忆。

2. 单纯部分性发作

一般是局部脑皮质放电引起相应部位的功能异常，患者不伴有意识障碍，始终保持清醒，发作可持续 20s 以上，但很少超过 1min。可分为四型：①部分运动性发作；②部分感觉（体觉或特殊感觉）性发作；③自主神经性发作；④精神性发作。具体可表现出身体一侧抽搐、麻木或刺痛，手臂、腿和面部肌肉僵硬，视觉、味觉或嗅觉的幻觉以及突然的强烈情绪。

3. 复杂部分性发作

又称为精神运动性发作，可由单纯部分性发作发展而来。发作时伴有不同程度意识障碍，发作前多有特殊感觉或自主神经异常症状为先兆，可能包括闻到奇怪的气味或味道、不祥的预感、似曾相识的感觉，还有一种不真实的感觉。本型发作一般持续数分钟，可表现为患者突然的意识丧失，呼之不应，但不跌倒。患者可继续原先的动作或出现不自主、无意识的运动，且通常对癫痫发作没有记忆。

在部分性癫痫发作中，癫痫发作可能开始于大脑的一部分，并且只影响到一部分[图 2-6（A）]。有时癫痫发作也可能从部分性发作开始，然后发展扩散为全面性发作[图 2-6（B）]。

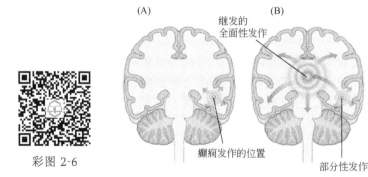

彩图 2-6

图 2-6　癫痫部分性发作的位置

4. 失神发作

又称为小发作，多见于儿童和青少年，不伴有先兆症状，表现为短暂的意识丧失，正在进行的活动中断，双目凝视，眼球上翻，一般无或仅有轻微的运动症状。发作一般持续不到30s，有时一天发作数次。

5. 癫痫持续状态

癫痫持续状态是指单次癫痫发作超过30min，或者癫痫频繁发作，间歇期意识不能恢复，总时间超过30min。癫痫持续状态是神经科常见的需要紧急抢救的危急重症，如处理不及时可继发严重缺氧、肺水肿、颅内压升高、脑水肿、脑疝等严重并发症，导致患者死亡（Trinka et al., 2015）。

四、治疗措施

癫痫的药物治疗主要以对症治疗、消除病因为主，处于发作期的病人应首先控制癫痫发作。常用的抗癫痫药物主要包括（Perucca and Tomson, 2011; Schmidt and Schachter, 2014）：

1. 巴比妥类

苯巴比妥为临床常用的广谱抗癫痫药物，通过抑制病灶神经元的异常放电来控制癫痫的发作，增强γ-GABA。系统的抑制性作用，常用于控制全面强直-阵挛性发作。

2. 苯妥英钠

苯妥英钠是临床常用的乙内酰脲类抗癫痫药物，用于治疗复杂部分性发作、单纯部分性发作、全身强直-阵挛性发作和癫痫持续状态。其机制主要是通过膜稳定作用、抑制突触传递的强直后增强（PTP）、增强γ-GABA系统的抑制作用阻止癫痫的异常放电向周围正常脑组织扩散。

3. 卡马西平

卡马西平是临床常用的亚氨芪类抗癫痫药物，能够降低神经细胞膜对Na^+和Ca^{2+}的通透性，从而降低神经元的兴奋性；还能增强γ-GABA系统的抑制作用，通过抑制癫痫病灶及其周围神经元异常放电，达到治疗癫痫的目的。卡马西平是一种安全的广谱抗癫痫药物，常用于治疗单纯部分性发作和全身强直-阵挛性发作，对复杂部分性发作和小发作也有较好的治疗作用。

4. 乙琥胺

乙琥胺是琥珀酰亚胺类抗癫痫药物，首选用于失神性发作，目前抗癫痫机制尚未明确，可能与离子通道的抑制有关。

5. 丙戊酸钠

属于侧链脂肪酸类抗癫痫药物，也是一种临床常见的广谱抗癫痫药，主要通过抑制 γ-GABA 的分解，提高脑内抑制性递质的浓度，降低神经元的兴奋性，阻止异常放电的扩散来实现抗癫痫作用。

6. 苯二氮䓬类

目前用于抗癫痫的苯二氮䓬类药物主要是长效的地西泮，静注地西泮是控制癫痫持续状态的首选药物，但使用后应注意病人可能出现呼吸抑制。

7. 其他药物

包括糖皮质激素、磺胺类和水合氯醛等。

癫痫的非药物治疗主要包括神经电刺激和癫痫病灶的切除，目前对神经电刺激治疗癫痫的效果尚未达成共识，手术切除癫痫病灶应有明确的定位和指征，对于颅内肿瘤引起的继发性癫痫一般在肿瘤切除后可完全治愈。

第五节　脑膜炎

脑膜炎（Meningitis）指发生于软脑膜或蛛网膜的弥漫性炎症病变，是中枢神经系统常见的感染性疾病。常见的致病因素包括细菌、病毒、真菌、螺旋体、寄生虫等（贺斌，2006），也有少数是由于化学或药物因素的刺激形成无菌性脑膜炎症改变（Reuter et al.，2018）。有些情况下，感染细菌可能会引起败血症，继而影响到大脑和其他器官，有致命危险。除此以外，脑膜炎也可能由开放性头部损伤后脑膜直接感染引起。脑膜炎可作为多种其他疾病的并发症发生，包括莱姆病、脑炎、肺结核和钩端螺旋体病。其常见易感染部位包括脑组织、硬脑膜、软脑膜、蛛网膜等（图 2-7），典型的临床表现包括高热、头痛、呕吐、颈项强直等和脑膜刺激征。及时正确的治疗对脑膜炎患者的结局转归十分重要。

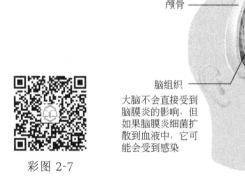

彩图 2-7

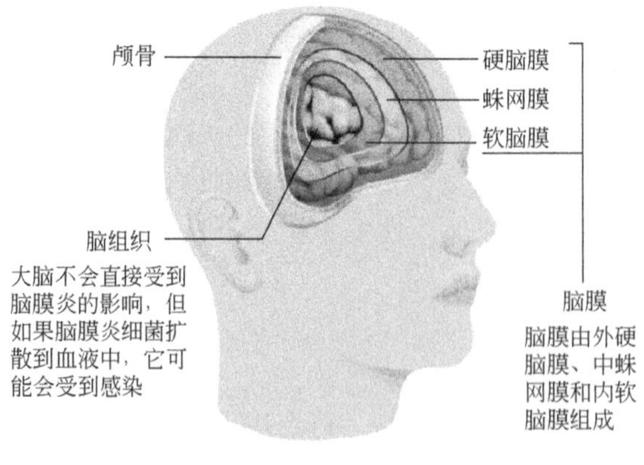

图 2-7　脑部可能感染的部位

一、分类和临床表现

根据致病因素的不同，可将脑膜炎分为化脓性脑膜炎、结核性脑膜炎、病毒性脑膜炎，以及其他病原体和非感染因素所致的脑膜炎。

1. 化脓性脑膜炎

也称为细菌性脑膜炎，其中以脑膜炎奈瑟菌的感染最常见，其次为肺炎链球菌、流感嗜血杆菌、大肠杆菌等。本病可发生于全年龄段，但由于儿童免疫力低下，血脑屏障发育不完善，发病率高于成人，且往往起病急，进展快，突起高热可至 39℃以上。新生儿和婴幼儿由于无法主诉头痛，脑膜刺激征不明显，常表现为拒奶、吐奶、肌张力低下、表情呆滞或烦躁不安、高热惊厥等非特异性症状和精神症状。年长儿和成人可主诉剧烈头痛，乏力，伴有高热、寒战、呕吐、抽搐、意识障碍等，查体表现为颈项强直、克尼格征（Kernig 征）和布鲁津斯基征（Brudzinski 征）阳性。累及脑实质时可出现局灶性神经功能损害症状如偏瘫、失语等。脑膜炎奈瑟菌感染时，部分患者可出现躯干、下肢、黏膜以及结膜的皮肤瘀点（罗厚江和陈兰举，2018）。如果不及时治疗，细菌会进入脑脊液，引发免疫反应，导致颅内压升高，进而导致脑损伤。脑膜炎奈瑟菌（也称脑膜炎球菌）显微照片如图 2-8 所示。

2. 结核性脑膜炎

指由结核分枝杆菌引起的脑膜炎，近年来发病率逐渐增高，虽然也属于细菌感染，但其病程进展缓慢且无典型化脓症状。患者一般有脑外结核病史，早期表现为原有结核病症状加

彩图 2-8　　图 2-8　脑膜炎奈瑟菌

重，如低热、盗汗、消瘦、食欲不振等，部分患者出现一些不典型神经精神症状，如性情改变、烦躁易怒、睡眠不安等。随病程进展进入脑膜刺激期，表现为颅内压中重度增高，头痛进行性加重，呕吐逐渐变为喷射性，出现淡漠、嗜睡、意识障碍、脑膜刺激征呈阳性，常有单侧颅神经受累症状。若未及时处理则进入昏迷期，患者意识障碍进一步加重，常因呼吸循环衰竭而死亡（Wilkinson et al., 2017）。

3. 病毒性脑膜炎

多由肠道病毒引起，也可由流行性腮腺炎病毒、埃可病毒、疱疹病毒引起。通常为急性起病，虽由多种特异性病毒引起，但临床症状相似，除发热、头痛、呕吐、颈项强直、脑膜刺激征等典型表现，可有全身不适、肌肉酸痛、咽喉痛、淋巴结增大、精神萎靡、腹痛腹泻等病毒感染的非特异性表现。本型神经系统损害症状较少见，重者可出现昏迷、频繁抽搐、偏瘫等症状（Harvala and Simmonds, 2016; Logan and MacMahon, 2008）。

4. 其他类型的脑膜炎

其他病原体，如隐球菌、螺旋体、寄生虫等所致的脑膜炎表现与上述脑膜炎症状

相似，但往往起病隐匿，病程较长，需通过临床症状和体征，结合各项实验室检查及影像学检查仔细鉴别诊断。此外，癌细胞脑膜转移，一些刺激性药物的使用也可以引起脑膜的无菌性炎症。

二、治疗方案

当出现发热、头痛、呕吐、颈项强直等脑膜炎症状时，应及时就医，立即接受治疗。脑膜炎的治疗主要是针对病因的治疗，化脓性脑膜炎起病急、进展快，应尽快使用广谱抗生素控制感染，可首选青霉素，待腰穿结果确定致病菌后，改用敏感抗生素，对脑膜炎奈瑟菌和肺炎链球菌仍可继续应用青霉素治疗，耐药者改用头孢曲松钠或头孢唑肟钠，必要时可联合应用万古霉素治疗。结核性脑膜炎确诊后，应立即开始早期、联合、规律、适量和全程的抗结核治疗。病毒性脑膜炎及早进行抗病毒治疗可明显缩短病程和缓解症状（Corbeel et al., 1979；Molyneux et al., 2011；罗厚江和陈兰举，2018）。

及时正确的对症处理十分关键，应保持患者的呼吸道通畅，吸氧，对颅内压升高者，可使用 20%甘露醇脱水降颅压，高热者可使用冬眠疗法配合物理降温，并限制液体入量，防治脑水肿。有剧烈头痛者可给予镇痛药，剧烈呕吐者应注意维持其水、电解质和酸碱平衡，癫痫发作时立即给予抗癫痫治疗（Corbeel et al., 1979）。

腰椎穿刺是一种将中空针插入下背部蛛网膜下腔以获取脑脊液样本或有时进行注射药物或其他物质，如用于特殊扫描的染料的操作。通过腰椎穿刺提取的液体，可用于检查是否有脑膜炎或其他神经系统疾病，如多发性硬化症。手术在局部麻醉下进行，大约需要 15min。除偶尔头痛外，一般无后遗症。图 2-9 为中空针插入蛛网膜下腔抽取脑脊液样本示意图。

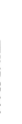

彩图 2-9

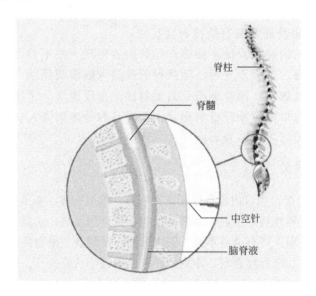

图 2-9　腰椎穿刺示意图

脊柱

脊髓

中空针

脑脊液

第六节　脑炎

一、病因及分类

脑炎（Encephalitis）是指各种因素导致的脑实质的炎症性病变，严重程度从轻微的、几乎不明显的疾病到可能危及生命的疾病不等。大部分患者发病原因不明确，有明确病因者多为病毒感染，包括乙脑病毒、肠道病毒、疱疹病毒、腺病毒、巨细胞病毒、EB病毒等。若同时合并脑膜受累，则称为病毒性脑膜脑炎，可发生在全年龄段。流行性乙型脑炎以儿童多见，可通过蚊虫叮咬传播；单纯疱疹病毒型脑炎以成人多见，发病前常出现口唇、皮肤黏膜、生殖道疱疹。细菌、真菌、螺旋体、立克次氏体、寄生虫感染也引起脑炎（Koyanagi et al., 2017；潘晓玲和梁国栋，2006）。自身免疫性脑炎为一种非感染性脑炎，是因免疫功能紊乱导致的中枢神经系统自身免疫性疾病，当免疫系统攻击大脑时，就会导致炎症和脑损伤。该病发病率逐年上升，因其临床表现与病毒性脑炎相似，常被误诊为病毒性脑炎。自身免疫性脑炎主要包括3种类型：①抗NMDAR脑炎；②边缘性脑炎；③其他自身免疫性脑炎综合征（Balu，2016）。

二、临床表现

病毒性脑炎多为急性或亚急性起病，最常见诱因之一为单纯疱疹病毒。其早期症状较轻，常表现为胃肠道或上呼吸道感染等前驱症状，包括发热、腹痛腹泻、恶心呕吐、咽喉痛、肌肉酸痛、食欲不振、精神萎靡等。随病情进展，逐渐出现中枢神经系统症状，可表现为剧烈头痛、意识障碍加重、喷射性呕吐、肌肉抽搐；部分患者出现神经系统异常体征，如偏瘫、失语、癫痫发作，还可表现为精神行为障碍，出现幻视、幻听、认知功能障碍、记忆力减退等（Tyler，2018）。自身免疫性脑炎也可出现发热、头痛等前驱症状，但主要表现为精神行为异常、认知障碍、记忆减退、癫痫发作等，自身免疫性脑炎可继发于病毒性脑炎，单从临床表现不能对二者进行区分（Balu，2016）。在非常严重的情况下，脑炎会造成永久性的脑损伤，甚至会致命。

三、治疗及预后

抗病毒治疗是病毒性脑炎治疗的关键，阿昔洛韦、更昔洛韦等抗病毒药物疗效肯定，因其能够通过血脑屏障，对病毒复制起到抑制作用。重症患者应加用糖皮质激素，如地塞米松，起到降低毛细血管通透性、减轻水肿、抗炎、稳定溶酶体系统防止有害物质产生的作用，一般主张在病程早期短程应用。对症支持治疗十分重要，注意保持患者呼吸道通畅，让患者安静卧床并吸氧。对有颅内压升高者进行脱水治疗，减轻脑水肿控制颅内压，注意维持患者水、电解质及酸碱平衡，给予充分的营养支持。

病毒性脑炎一经确诊，应立刻进行早期、全面、综合、有效的治疗控制病情，其预后根据病情轻重差异很大。轻者可以自行缓解，预后良好；病情严重的患者，特别是低龄儿童，早期出现意识障碍、发热和惊厥时间较长、颅脑核磁共振异常的患者常常留有智力减退、难治性癫痫、肢体瘫痪等后遗症，甚至死亡（陶三菊，2002）。

自身免疫性脑炎的治疗主要为免疫治疗，一线治疗包括输注免疫球蛋白，使用糖皮质激素冲击和进行血浆置换，二线治疗包括免疫抑制剂，如利妥昔单抗、环磷酰胺的使用。一线治疗无效者应尽早启动二线治疗改善预后。自身免疫性脑炎患者的预后大都良好，少数合并肿瘤的患者预后不佳（Iizuka et al., 2013）。

第七节　脑水肿

脑水肿（Brain edema）常常继发于各种颅内外疾病出现，颅脑创伤、脑出血、脑梗死、脑肿瘤、颅内感染、癫痫持续状态、严重缺氧、全身性感染和中毒都可引起脑水肿。病理改变表现为脑体积增大、质量增加，脑组织内水分增多，可引起颅内压升高、脑功能障碍，增加脑疝发生的风险，若未及时处理，会对患者的生命造成严重威胁（Carvalho et al., 2014）。

一、病因分类

1. 血管源性脑水肿

颅脑外伤所致的早期脑水肿主要为血管源性脑水肿，与微血管的通透性增高有关。正常情况下，由于 BBB 的存在，脑毛细血管的通透性很低。当各种致病因素使 BBB 完整性遭到破坏，毛细血管通透性增加，可使水分渗出增加，血浆内的大分子物质透过毛细血管进入到脑细胞间隙，进一步加重脑细胞间隙的水潴留，形成细胞外脑水肿（Laursen et al., 1993）。

2. 细胞毒性脑水肿

缺血、缺氧、中毒等因素导致脑细胞代谢功能障碍，线粒体功能受损，ATP 产生减少，细胞膜上的 Na^+-K^+泵、Ca^{2+}泵功能异常，Na^+、Ca^{2+}潴留在脑细胞内，使水分进入脑细胞，引起脑细胞内的水肿（Vardjan et al., 2016）。

3. 间质性脑水肿

多见于梗阻性脑积水，先天或后天的因素导致脑脊液的生成或回流受阻，积聚在脑室系统中，使脑室扩大、室内压力上升。当压力过高致室管膜通透性增高甚至破裂时，脑脊液从脑室内进入附近间质，引起间质性脑水肿（Hupp et al., 2012）。

4. 渗透性脑水肿

可见于各种因素引起的细胞外液渗透压过低所致，如急性中毒、急性低钠血症、下丘脑下部-垂体轴损伤使抗利尿激素释放增多等，使水分进入脑细胞内，引起细胞内的渗透性脑水肿。

二、发病机制

脑水肿的发病机制复杂，往往是多种机制共同作用的结果，目前研究认为脑水肿形成主要与以下机制有关（邱文娟等，2014）：

1. 血脑屏障的破坏

血脑屏障由毛细血管内皮细胞（连续型，内皮细胞间有紧密连接）、基膜（完整）、星形胶质细胞的足端共同组成，生理状态下仅允许部分小分子物质通过，维持脑组织内环境的稳定。当脑损伤、炎症、肿瘤占位等因素造成脑血管发生相应的机械性损伤，血脑屏障结构和功能遭到破坏，屏障作用消失，脑组织微循环功能紊乱，毛细血管通透性增加，水、电解质和蛋白质等物质能自由透过毛细血管壁到达细胞间隙，但水分的吸收或清除障碍，进而导致细胞外脑水肿的发生，目前认为这是血管源性脑水肿的病理生理基础。

2. 细胞内 Ca^{2+} 超载

在钙泵、Na^+-Ca^{2+}交换体、内质网、线粒体、钙结合蛋白、钙调蛋白等机制的调节下，脑细胞内 Ca^{2+} 的浓度为 $0.1\mu mol/L$，而细胞外 Ca^{2+} 的浓度为 $1.5mmol/L$。损伤、缺血、缺氧等因素使细胞代谢功能障碍、乳酸堆积，Na^+-H^+交换和 Na^+-Ca^{2+}交换增加，从而使细胞内 Ca^{2+} 异常增加，形成钙超载。钙超载可引起细胞内正常的氧化磷酸化过程障碍，ATP 产生进一步减少，Na^+、Ca^{2+} 潴留在细胞内形成细胞毒性脑水肿，加重脑细胞的缺血缺氧性损害。细胞内增多的 Ca^{2+} 激活磷脂酶、蛋白酶等，引起级联反应，使膜磷脂降解，产生大量游离脂肪酸，游离脂肪酸进一步代谢生成多种自由基、血栓素等，加重血脑屏障损伤和微循环障碍，再加上血管内皮细胞内 Ca^{2+} 增加使脑血管痉挛、内皮间隙扩大，加重血管源性脑水肿。

3. 兴奋性氨基酸释放

在脑细胞破坏时，兴奋性氨基酸（Excitatory amino acids，EAA）大量释放到细胞外，激活与 *N*-甲基-D-天冬氨酸（*N*-Methyl-D-Aspartic acid，NMDA）受体耦联的 Ca^{2+} 通道和 Na^+ 通道，使 Na^+、Ca^{2+} 内流增加加重细胞毒性脑水肿。脑缺血、脑外伤、癫痫持续状态、严重低血糖症等都可能与 EAA 激活 NMDA 受体的作用有关。EAA 本身也可作为中枢性兴奋毒性物质，破坏神经细胞。

4. 氧自由基产生过多

脑创伤、脑缺血和脑出血等病理条件下，氧自由基大量产生，而体内的抗氧化物酶活性下降。过多的氧自由基可以损伤血管内皮细胞，使毛细血管通透性增加；破坏细胞膜及线粒体、溶酶体和微粒体等细胞器，使能量代谢障碍并产生更多的自由基，还可引起血小板积聚和毛细血管痉挛，进一步加重脑损伤，形成脑水肿。

三、临床表现

脑水肿常作为各种颅内外病变的继发性病理过程，症状往往表现为各种原发性病变的加重，主要包括：

1. 颅内压升高

患者常出现剧烈头痛、喷射性呕吐、视神经乳头水肿，严重时可出现嗜睡、昏迷等意识障碍。

2. 脑损害症状

原发性病变周围的局限性脑水肿可进一步加重原有的神经功能异常，意识障碍、肢体瘫痪、失语、癫痫等症状恶化，如发生在额叶、颞叶等部位可出现或加重精神障碍。

3. 脑疝

严重的脑水肿可继发脑疝，患者出现严重的意识障碍、双侧瞳孔改变、高热惊厥、肢体瘫痪、癫痫持续状态、呼吸循环衰竭等，如不及时处理可严重威胁生命。

四、治疗措施

1. 祛除病因

脑水肿的治疗最重要的是消除原发病因。针对原发病因，及时地清除血肿、切除肿瘤、取出异物、解除梗阻、控制感染等可使脑水肿逐渐消退。

2. 对症支持治疗

针对颅内高压的病人，可使用甘露醇、速尿等降低颅内压，限制盐和水分摄入量；梗阻性脑积水可行侧脑室持续引流或脑室腹腔分流术；高热的病人可采用物理降温或冬眠疗法。全身状态的调整十分重要，应维持患者各项生命体征平稳，控制血压在正常范围内，保持足够的氧摄入量，纠正酸中毒和电解质紊乱（Halstead and Geocadin, 2019）。

3. 激素治疗

大剂量糖皮质激素对血管源性脑水肿和细胞源性脑水肿都有良好的治疗效果，能抑制炎症反应、降低毛细血管通透性、稳定细胞膜、改善线粒体功能。目前研究认为大剂量甲泼尼龙冲击的治疗效果优于地塞米松，且不良反应更少（Olson et al., 1992）。

4. 其他治疗

钙通道阻滞剂、氧自由基清除剂、脑代谢保护剂、兴奋性氨基酸拮抗剂、细胞因子拮抗剂等药物的应用也对脑水肿有积极的治疗作用。

第八节　短暂性脑缺血发作

短暂性脑缺血发作（Transient ischemic attack，TIA）也被称为"小中风"，是指局灶性脑、脊髓或视网膜缺血引起的，不伴急性梗死或组织损伤的短暂性神经功能障碍发作（Easton et al.，2009）。TIA 的临床症状持续时间多为数秒或数分，一般不超过 1h，最多不超过 24h（Fisher，2002）。

一、病因

（1）微栓塞：动脉或心脏来源的栓子进入脑动脉系统，阻塞血管引起 TIA 发作。如果供应大脑的动脉，如颈动脉，被栓子（起源于身体其他部位的血块）或血栓（在动脉本身形成的血块）暂时阻塞时，短暂的动脉阻塞就会剥夺大脑的氧气和营养，产生 TIA 的症状 [图 2-10 （A）]。当血液流动打破了障碍，氧气和营养物质再次到达大脑时，大脑的血液供应恢复，症状消失 [图 2-10 （B）]。微栓塞引起的 TIA 发作频率较稀疏，持续时间较长，临床症状较多变。

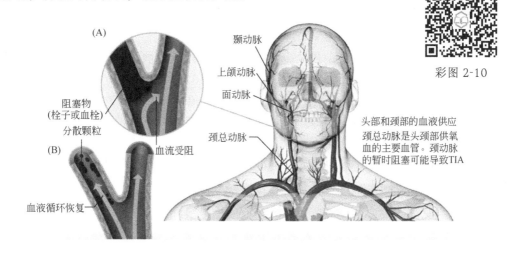

彩图 2-10

图 2-10　血流受阻及恢复过程

（2）血流动力学改变：在动脉严重狭窄的基础上因血压波动出现的一过性脑缺血，如动脉粥样硬化（动脉壁上脂肪沉积）导致的动脉过度狭窄而引发 TIA。图 2-11 中 X 线片显示颈部颈动脉有一个狭窄的区域(图中白色圈部分)，如果栓塞暂时停留在这里，可能就会导致 TIA。血流动力学引起的 TIA 发作较密集，持续时间短暂，临床症状较为刻板。

（3）血液成分改变：血液高凝状态或血液中有形成分增多都可能引起 TIA。

（4）其他：颅内动脉炎和脑盗血综合征等也会引起 TIA。此外还有许多危险因素也会导致 TIA 的发生，如糖尿病、心脏病发作、高血脂、高血压和吸烟。

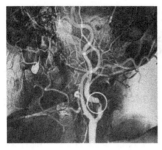
彩图 2-11

图 2-11　颈动脉狭窄

二、临床表现

TIA 具有发作性、短暂性、可逆性、反复性的临床特征，TIA 的临床症状取决于受累血管的所在部位（Lavallee et al., 2013; Lavallee et al., 2017），主要分为颈内动脉系统 TIA 和椎-基底动脉系统 TIA。

颈内动脉系统 TIA：常表现为病变对侧发作性的肢体单瘫、偏瘫和面瘫。特征性症状包括病变侧单眼一过性黑矇或失明，对侧偏瘫及感觉障碍；同侧霍纳（Horner）征，对侧偏瘫及感觉-障碍；优势半球受累可表现为失语，非优势半球受累可表现为体象障碍。

椎-基底动脉系统 TIA：常表现为眩晕、恶心和呕吐。特征性症状包括交叉性感觉障碍和脑神经交叉性瘫痪。

如果症状持续超过 24h，就可以被归为脑卒中。并且 TIA 倾向于复发，一次或多次 TIA 发作卒中风险增加。

三、诊断

TIA 诊断为回忆性诊断，多数患者在就诊时，症状已消失，因此需要详细询问病史并结合患者的影像学检查（Sorensen and Ay, 2011），若检查结果提示正常或未发现责任病灶，在排除其他疾病后，可诊断为 TIA。值得注意的是，不伴有后循环（椎-基底动脉系统）障碍的其他体征，如意识丧失、强制性和阵挛性痉挛发作、躯体多处持续进展性症状、闪光暗点等不属于 TIA 症状。

此外，确诊为 TIA 后，还需对 TIA 发生部位进行定位，积极寻找其发病病因，并进行危险分层（Easton et al., 2009）。

四、治疗

对非心源性栓塞性 TIA 患者不推荐进行抗凝治疗，建议给予抗血小板治疗，可选择阿司匹林（50～325mg/d）和盐酸氢氯吡格雷（75mg/d）（Halkes et al., 2006）。

当非心源性 TIA 患者 ABCD^2 评分≥4 分且发病在 24h 内，可采用阿司匹林联合盐酸氢氯吡格雷的双重抗血小板治疗。TIA 的入院标准和治疗策略都以 ABCD^2 评分作为重要的评估工具，包括年龄（A）、血压（B）、临床症状（C）、症状持续时间（D）和糖尿病（D），共 7 分。ABCD^2 评分≥4 具有高卒中复发风险。需要注意的是，双抗治疗的持续时间应少于 3 周（Coutts, 2017；王拥军和王伊龙，2011）。同时，还应积极探寻病因，进行干预，如降血压、降脂质、控制血糖、戒烟以及改变饮食和生活方式等（Amarenco, 2020）。严重者也可进行手术治疗，如颈动脉内膜切除术和动脉血管成形术。

第九节 卒中

卒中 (Stroke) 又称中风，分为出血性脑卒中 (脑出血) 和缺血性脑卒中 (脑梗死) 两大类。出血性脑卒中是由脑内血管破裂引起的，缺血性脑卒中则是由脑动脉阻塞引起的。这两种情况都会引起局部缺氧，从而损害大脑组织，造成严重后果，其中缺血性脑卒中的发生更为普遍 (Barthels and Das, 2020)，故本节主要描述缺血性脑卒中。

一、病因及分型

年龄、吸烟史、高血压、高血脂水平、动脉粥样硬化、糖尿病、心脏瓣膜损伤、心脏病发作史、某些心律失常和镰状细胞病等都是危险因素。目前常用的是急性卒中分型，主要分为 5 型，包括大动脉粥样硬化型、心源性栓塞型、小动脉闭塞型、其他明确病因型和不明原因型 (Nor et al., 2004)。部分类型的形成过程如图 2-12 所示。

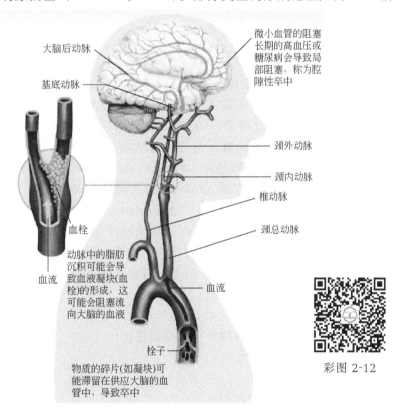

彩图 2-12

图 2-12 缺血性脑卒中

二、临床表现

卒中的临床特征在很大程度上与梗死的部位、范围和数目有关 (Meschia and Brott,

2018)。卒中的典型症状包括突然的单侧无力、麻木或视力丧失、复视、语言改变、共济失调，以及非直立性眩晕。卒中的非典型症状包括孤立性眩晕、双眼失明、健忘症、失语症、构音障碍、吞咽困难、喘鸣、外地口音或头痛、偏瘫、外来手综合征、精神错乱和意识改变等（Hankey and Blacker，2015）。如果严重的话，卒中会导致意识丧失、昏迷和死亡。

三、诊断

急性发病的局灶性神经功能损失，少数可为全面性神经功能丧失。头颅电子计算机断层扫描（Computer tomography，CT）/核磁共振（MRI）证实脑部相应梗死灶，或症状体征持续 24h 以上，或在 24h 内导致死亡。

卒中量表可用来评估病情严重程度，包括美国国家卫生研究院卒中量表（the National Institutes of Health Stroke Scale，NIHSS）、中国脑卒中患者临床神经功能缺陷程度评分量表（1995）、斯堪的纳维亚卒中量表（Scandinavian Stroke Scale，SSS）（彭斌和吴波，2018）等。

四、治疗

除了一般治疗，如控制血压、血糖、体温，吸氧，积极预防并发症等，最主要的目的是改善脑血循环，其关键在于尽早开通闭塞血管、恢复血流以挽救缺血半暗带组织。对于早期血管开通的治疗方法主要是静脉溶栓。目前，组织型纤溶酶原激活剂(tPA)是一种可分解血凝块的溶栓药，是美国食品药品监督管理局（Food and Drug Administration，FDA）批准的唯一治疗缺血性卒中的药物。但是，卒中患者必须在症状发作后的 4.5h 内接受这种治疗（Fukuta et al.，2017）。我国目前使用的溶栓药包括重组组织型纤溶酶原激活剂（rt-PA）和尿激酶，研究表明 3h 内 rt-PA 溶栓治疗后，患者神经功能恢复的效果较好（Koroshetz，1995）。此外，还可以通过血管内介入治疗进行溶栓、取栓及血管成形。其他治疗包括抗血小板聚集治疗、抗凝治疗、降纤治疗及扩容治疗。研究表明，他汀类药物可以改善卒中患者的预后（Al-Khaled et al.，2014；Hong and Lee，2015）。3h 内 rt-PA 静脉溶栓的适应证、禁忌证及相对禁忌证如下所述。

（1）适应证
① 有缺血性脑卒中导致的神经功能缺损症状；
② 症状出现＜3h；
③ 年龄≥18 岁；
④ 患者或家属签署知情同意书。

（2）禁忌证
① 颅内出血（包括脑实质出血、脑室内出血、蛛网膜下腔出血、硬膜下/外血肿等）；
② 既往颅内出血史；
③ 近 3 个月有严重头颅外伤史或卒中史；
④ 颅内肿瘤、巨大颅内动脉瘤；
⑤ 近期（3 个月）有颅内或椎管内手术；

⑥ 近 2 周内有大型外科手术；

⑦ 近 3 周内有胃肠或泌尿系统出血；

⑧ 活动性内脏出血；

⑨ 主动脉弓夹层；

⑩ 近 1 周内有在不易压迫止血部位的动脉穿刺；

⑪ 血压升高，收缩压≥180mmHg，或舒张压≥100mmHg；

⑫ 急性出血倾向，包括血小板计数低于 $100×10^9$ 个/L 或其他情况；

⑬ 24h 内接受过低分子肝素治疗；

⑭ 口服抗凝剂且凝血酶原国际标准化比率>1.7 或凝血酶原时间>15s；

⑮ 48h 内使用凝血酶抑制剂或 Xa 因子抑制剂，或各种实验室检查异常 [如活化部分凝血活酶时间、凝血酶原国际标准化比率、血小板计数、发射计算机断层成像（Emission computed tomography，ECT）、凝血酶时间或 Xa 因子活性测定等]；

⑯ 血糖<2.8mmol/L 或>22.22mmol/L；

⑰ 头部 CT 或 MRI 提示大面积梗死（梗死面积>1/3 大脑中动脉供血区）。

（3）相对禁忌证

下列情况需谨慎考虑和权衡溶栓的风险与获益（即虽然存在一项或多项相对禁忌证，但并非绝对不能溶栓）：

① 轻型非致残性卒中；

② 症状迅速改善的卒中；

③ 惊厥发作后出现的神经功能损害（与此次卒中发生相关）；

④ 颅外段颈部动脉夹层；

⑤ 近 2 周内有严重外伤（未伤及头颅）；

⑥ 近 3 个月内有心肌梗死史；

⑦ 孕产妇；

⑧ 痴呆；

⑨ 既往疾病遗留较重神经功能残疾；

⑩ 未破裂且未经治疗的动静脉畸形、颅内小动脉瘤（<10mm）；

⑪ 少量脑内微出血（1～10 个）；

⑫ 使用违禁药物；

⑬ 类卒中。

第十节　硬膜下出血及蛛网膜下腔出血

一、硬膜下出血

硬膜下出血（Subdural hemorrhage）主要是脑皮质血管破裂，导致环绕大脑的两个靠外的脑膜（硬脑膜和蛛网膜）之间出血，而引起的颅内血肿，相关区域如图 2-13 所示。

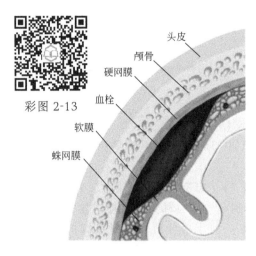

彩图 2-13

头皮
颅骨
硬网膜
血栓
软膜
蛛网膜

图 2-13　硬膜下出血部位

1. 病因

常见于外伤，大多是对冲性脑挫裂伤所致（Bullock et al.，2006）。此外，营养不良、缺乏维生素 C 或血管性疾病也可能与硬膜下出血相关，但具体发病机制仍未明确。

2. 临床表现

多属于急性或亚急性，急性硬膜下出血可在几分钟内迅速出血，慢性硬膜下出血可在数天或数周内缓慢出血。被截留的血液在颅骨内形成凝块，压缩脑组织并引起硬膜下出血症状。这些症状都是可变的，会随着受影响的大脑区域而波动。主要表现为意识障碍、颅内压增高、瞳孔改变及神经系统症状。

患者可出现昏迷并进行性加重，可有中间清醒期；颅内压升高可导致患者头痛、恶心、呕吐；若病情进展加重，可出现脑疝，引起瞳孔改变；此外，因血肿出现的位置不同，可表现出不同的局灶性神经系统症状，如偏瘫、失语等。长期的影响作用也取决于出血的大小和位置，且严重的硬膜下出血可能会致命。

3. 治疗

硬膜下出血的患者大多数需要进行手术治疗，其目的是清除血肿及止血，主要包括：钻孔引流术、开颅血肿清除术和去骨瓣减压术（Bullock et al.，2006）。生命体征稳定、血肿较小的硬膜下出血患者可采用非手术治疗（Servadei et al.，1998），可使用维生素 K、新鲜冰冻血浆等进行逆转抗凝治疗（Cartmill et al.，2000）。

二、蛛网膜下腔出血

蛛网膜下腔出血（Subarachnoid hemorrhage，SAH）是指脑底部或脑表面血管破裂后，血液流入蛛网膜下腔引起相应临床症状的一种脑卒中。

1. 病因

SAH 最常见的病因为颅内动脉瘤，因为其形状以及几个动脉瘤常会聚生在一起，所以它们又被称之为浆果样动脉瘤。浆果样动脉瘤［图 2-14（A）］是在血管的薄弱部位形成的肿胀，通常从出生起就存在。其次是脑血管畸形，其动静脉正常与畸形对比如图 2-14（B）。动静脉畸形是大脑表面的一种异常血管结，也是从出生起就存在，容易破裂，当破裂时就会导致蛛网膜下腔出血。

此外还有烟雾病、血液病、高血压动脉硬化、肿瘤、感染性疾病、抗凝治疗后等因素。蛛网膜下腔出血可引起颅内压增高，严重者可致脑疝；血细胞破坏后释放出的炎性因子可引起化学性炎性反应；若血液凝固，造成脑脊液回流障碍，也可出现梗阻性脑积水。

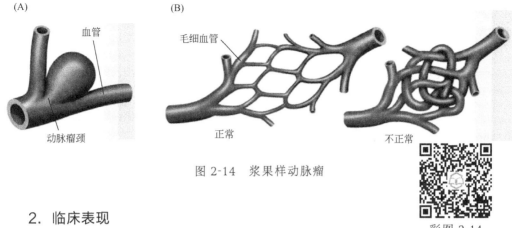

图 2-14 浆果样动脉瘤

彩图 2-14

2. 临床表现

SAH 发病突然，无先兆症状，且经常迅速发展（几分钟内），多有明显诱因。常表现为突发的剧烈头痛（Ducros and Bousser，2013），可伴有恶心呕吐、意识障碍、癫痫发作、局灶性神经功能缺损和脑膜刺激征等。

对于 SAH 患者，需要进行临床分级，有助于指导治疗及评估预后。常用的临床分级量表有 Hunt-Hess 量表、改良 Fisher 量表、格拉斯哥昏迷量表（Glasgow Coma Scale，GSC）等。

常用于预测 SAH 患者预后的量表有格拉斯哥预后量表（Glasgow Outcome Scale，GOC），世界神经外科医师联盟量表（World Federation of Neurological Surgeons，WFNS）及动脉瘤性蛛网膜下腔出血入院患者预后量表（Prognosis on Admission of Aneurysmal Subarachnoid Hemorrhage，PAASH）。

3. 治疗

SAH 病死率高，应积极查找病因，及时治疗。治疗原则是预防再出血，降低颅内压，控制血压，防止并发症，去除病因。出血的急性期需要绝对卧床，密切观察生命体征，避免用力及情绪激动，维持血压平稳，可酌情选用抗纤溶药物，必要时可进行手术治疗或介入治疗。对于剧烈头痛，可应用止痛药、镇静剂等，控制血糖，注意液体管理，避免水、电解质平衡紊乱。颅内压增高者，可使用甘露醇、高渗盐水等渗透性脱水剂治疗（董漪等，2019）。此外，还应防治脑血管痉挛、脑积水及 SAH 后迟发脑缺血。

第十一节 颅内肿瘤

颅内肿瘤（Intracranial tumors）是指位于颅腔内的肿瘤，可以发生于颅骨、脑膜组织、脑组织（原发性）以及其他系统肿瘤的颅内转移（继发性）（Louis et al.，2007；McFaline-Figueroa and Lee，2018）。原发性颅内肿瘤在大脑自身发育，有恶性的，也有良性的。它们可以出现在各种类型的脑细胞和大脑的任何部位，但成人最常见的是大脑半球前部的三分之二。继发性颅内肿瘤是由身体其他部位的恶性肿瘤扩散（转移）引起，最常见的是肺部、皮肤、肾脏、乳房或结肠。几种继发性颅内肿瘤可同时发生，但大多数颅内肿瘤的病因尚不清楚。因颅内肿瘤会挤压周围的脑组织，使颅内压升高，如果不及时治疗，可能会致命。

一、病因

颅内肿瘤的病因尚未明确，电离辐射是唯一明确的胶质瘤和脑膜瘤的发病危险因素（Braganza et al.，2012；McNeill，2016）。

二、临床症状

颅内肿瘤的临床表现多种多样，主要取决于肿瘤的位置及生长速度。颅内肿瘤引起的症状可分为颅内压增高、神经系统症状和全身症状（Lapointe et al.，2018）。

① 颅内压增高：多数表现为头痛（Valentinis et al.，2010），典型头痛为弥散性，多发生在清晨睡醒后，严重者可伴有恶心、呕吐、展神经麻痹等症状。

② 神经系统症状：为局灶性症状，如视力、视野缺损，听力障碍，偏瘫和失语，吞咽困难，步态不稳，认知功能障碍，等。

③ 全身症状：多出现在鞍区和松果体区肿瘤，该部位肿瘤可影响神经内分泌系统，引起生长发育迟缓、性早熟等症状。

三、常见颅内肿瘤

彩图 2-15

常见的颅内肿瘤有以下几种（Jordan and Plotkin，2018；Louis et al.，2016；van den Bent et al.，2017）：

① 神经上皮组织肿瘤：亦称胶质瘤，是最常见的颅内恶性肿瘤。常表现为头痛，癫痫发作，局灶性神经系统症状，如记忆丧失、语言障碍等。病理学检查是胶质瘤分级的依据，其组织分型是决定预后的重要因素。

② 听神经瘤：多为良性、单侧，大多起源于前庭神经上支施万（Schwann）细胞，发生在内听道段。主要表现为单侧高频耳鸣，进展缓慢，而后听力逐渐丧失。若肿瘤过大压迫脑神经，则会出现相应的症状。

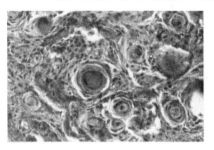

图 2-15　脑膜瘤切片显微照片

③ 脑膜瘤：起源于脑膜组织及其衍生物，好发于大脑半球凸面、颅底和鞍区等，多数生长缓慢，临床症状由肿瘤压迫周围神经组织引起。MRI 特征性表现为"脑膜尾征"（图 2-15）。

④ 生殖细胞肿瘤：生殖细胞瘤、胚胎性癌、卵黄囊瘤、绒毛膜癌、畸胎瘤和混合性生殖细胞肿瘤。多发生在间脑中线部位，常见于松果体区和鞍上区。与其相关的生物标志物有甲胎蛋白、绒毛膜促性腺激素等。

⑤ 表皮样囊肿和皮样囊肿：先天性良性肿瘤，好发于桥小脑角，由于其生长缓慢，

多无明显症状。经手术切除后很少复发。

⑥ 蝶鞍区肿瘤：常见垂体腺瘤及颅咽管瘤。脑下垂体是一个豌豆大小的结构，在大脑底部，由一根神经纤维柄连接它和上方的下丘脑。垂体腺瘤又可分为功能性垂体腺瘤和无功能性垂体腺瘤，功能性可出现肢端肥大、停经泌乳等表现，无功能性多以压迫症状为主，特别是视神经，可出现视力下降、偏盲甚至失明，可通过垂体腺及靶腺功能检查区分。垂体腺瘤的位置如图 2-16 所示。颅咽管瘤多发于儿童，以颅内压增高、内分泌功能障碍和视力视野障碍为主要表现。

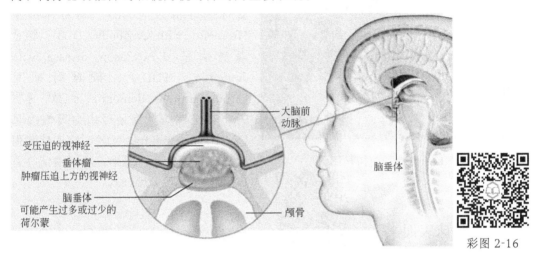

彩图 2-16

图 2-16　垂体腺瘤

⑦ 脑转移瘤：常见肺、乳腺和胃腺癌出现脑转移。多数脑转移瘤位于大脑中动脉分布区。常以脑实质功能损害或软脑膜的癌性脑膜炎为主要表现（Posner，1992）。

四、治疗

以手术切除肿瘤病灶为主（Hatiboglu et al.，2020），其次是对症治疗，如降低颅内压、抗癫痫治疗等，也可根据患者病情进行放射治疗及化学药物治疗（Perkins and Liu，2016）。

第十二节　痴呆

痴呆（Dementia）是一种获得性认知功能障碍综合征。认知功能障碍可影响患者的记忆、学习、理解等能力，造成日常生活、工作、学习和社交能力减退，同时也可伴有精神异常和人格改变（陈晓春等，2018）。年龄、遗传特征和系统性血管疾病的恶化是痴呆症的主要危险因素（Baumgart et al.，2015；Gale et al.，2018）。全球 65 岁以上痴呆症的患病率估计高达 7%，发达国家由于人群寿命更长，患病率可达 8%～10%（Prince et al.，2013）。

一、病因及分类

痴呆由脑组织的显微损伤导致萎缩引起。脑组织萎缩后其代谢活动水平也会减少，如图 2-17 这两个 PET 扫描显示了正常大脑 [图 2-17 (A)] 和痴呆症患者大脑 [图 2-17 (B)] 的代谢活动水平，黄色和红色表示高活动区，蓝色和紫色表示低活动区，黑色表示最少活动或没有活动。造成痴呆的病因多种多样，多数由痴呆性疾病引起，在少数情况下，也可能是由于缺乏维生素或激素，或某些药物的副作用。但痴呆很少由遗传的基因突变引起。痴呆主要可分为变性病性痴呆和非变性病性痴呆。变性病性痴呆与 AD、路易体痴呆 (Dementia with lewy body, DLB)、帕金森病痴呆 (Parkinson disease with dementia, PDD)、额颞叶痴呆 (Frontotemporal dementia, FTD) 等有关。非变性病性痴呆可由血管性痴呆 (Vascular dementia, VD)、常压性脑积水、占位性病变、感染、颅脑损伤等造成 (陈晓春等, 2018)。

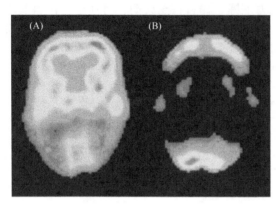

图 2-17　脑活动扫描对比图

彩图 2-17

二、临床表现

由于痴呆多呈缓慢进展，故早期很难发现，主要表现是认知功能受损，早期可出现记忆障碍及学习能力下降，随着疾病的发展，症状多进行性加重，也可伴有精神行为的异常和人格改变。由于造成痴呆的病因不同，临床表现也各有侧重。大多数形式是渐进的，患者最终可能需要全面的护理。

三、常见痴呆性疾病

1. 阿尔茨海默病

阿尔茨海默病 (Alzheimer's disease, AD) 以缓慢的进行性记忆减退开始，少数变异型以行为、视觉空间或语言症状占主导地位 (Gale et al., 2018)。AD 模型包括"临床前"阶段，其特征是在症状发作前至少 20 年开始逐渐积累富含 β-淀粉样蛋白的神经斑和神经原纤维缠结 (Dubois et al., 2016; Sperling et al., 2014)。Tau 蛋白是神经纤维斑块的"神经原纤维缠结"和 β-淀粉样蛋白的主要成分。早期患者可能表现出轻微健忘或偶尔重复诉说，还可能表现出烦躁、冷漠或情绪低落，这一阶段被称为前驱性 AD 或轻度认知障碍 (Langa and Levine, 2014; Vos et al., 2015)。

2. 路易体痴呆

路易体痴呆 (Dementia with lewy body, DLB) 回忆及再认功能相对保留，而语言流畅性、视觉感知及执行功能损害更严重。波动性认知障碍、帕金森综合征和反复出现的视幻觉是 DLB 的特征性表现。DLB 早期会出现快速眼动期睡眠行为障碍,可出现肢体运动和梦呓。此外,DLB 患者还可伴有睡眠障碍、自主神经功能紊乱和性格改变等症状(McKeith et al., 2017)。

3. 帕金森病痴呆

帕金森病(Parkinson disease, PD)患者的认知功能可达到痴呆程度,PD 患者的执行功能受损更为严重,视空间功能受损也较常见,也可出现多种神经精神症状和行为症状。不同于其他类型的痴呆,PDD 患者存在 PD 的核心运动特征,即运动迟缓和不能运动、肌强直、静止性震颤和姿势不稳(Gelb et al., 1999)。

4. 额颞叶痴呆

额颞叶痴呆(Frontotemporal dementia, FTD)为神经病理诊断,以额叶和/或颞叶进行性萎缩为特征,包括以人格和行为改变为主的行为变异型额颞叶痴呆以及以语言功能隐匿性下降为主的原发性进行性失语。行为变异型额颞叶痴呆主要表现为行为异常进行性加重、沟通和执行能力下降等。原发性进行性失语又分为进行性非流利性失语、语义性痴呆和 logopenic 型进行性失语三种。其中进行性非流利性失语患者沟通时流畅性受损、语法结构错误,但是能够理解词语;语义性痴呆患者则表现为语言理解障碍,而流畅性及语法功能正常;logopenic 型进行性失语患者对于词语提取和复述受损,可伴有言语和命名错误,但理解能力及语法功能正常(Gorno-Tempini et al., 2011)。

5. 血管性痴呆

血管性痴呆(Vascular dementia, VD)可由缺血性或出血性脑血管病、心脏和循环障碍引起的低血流灌注所致,多为突然发作(数天或数周)、波动性进展、阶梯样发展。VD 有两种临床类型,一种以皮质区的病理改变和临床特征为主,另一种以皮质下区的病理改变和临床特征为主(Staekenborg et al., 2008)。临床表现与脑血管病变部位有关,可有头痛、眩晕、肢体麻木等症状,也可伴有局灶性神经系统症状体征。

多发性脑梗死性痴呆是 VD 最常见的类型,是由于血块堵塞了一系列供应大脑的血管而发生。当多个血块同时阻止含氧血液到达大脑,就会导致受影响区域的组织死亡(梗死)(图 2-18)。

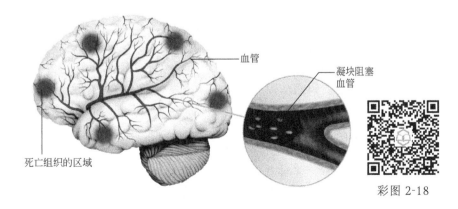

血管

凝块阻塞血管

死亡组织的区域

彩图 2-18

图 2-18 血块阻塞血管

四、治疗

对于痴呆的治疗，需根据病因采取不同的治疗方案，但主要目的是改善症状、阻止痴呆进一步发展。

1. 药物治疗

药物治疗可以减缓精神功能的恶化，改善行为症状，为目前治疗痴呆的主要方法。目前抗痴呆的药物主要包括：①胆碱酯酶抑制剂，盐酸多奈哌齐、利斯的明、加兰他敏（Li et al.，2018）；②兴奋性氨基酸受体拮抗剂，美金刚（王伟等，2018）。

2. 非药物治疗

以康复和营养等支持治疗为主，制订认知康复训练和技能训练能够提高患者的生活能力，有效延缓疾病的发展。

第十三节　阿尔茨海默病

阿尔茨海默病（Alzheimer's disease，AD），是一种以老年人为主要发病群体的神经系统退行性变性疾病，起病和病程进展均较为隐匿，主要症状为记忆功能障碍、视空间障碍、失语、失用、失认，以及人格和行为改变等认知功能损害的表现，临床又称"老年性痴呆"，病因和发病机制迄今尚未完全阐明（Liu et al.，2019）。AD 患者由于行为能力、空间认知能力与记忆能力的退化严重影响其生活质量，本病发病年龄多在 60 岁以后，<60 岁为早发性 AD，多有遗传病史且预后不佳，AD 的早期预防、早期发现和早期治疗非常重要。

一、危险因素

1. 遗传性危险因素

除年龄外，家族史是较为明确的 AD 发病的危险因素，一级亲属患有痴呆病史，则 AD 发病风险会增加 10%～30%。目前研究发现多个基因位点与 AD 的发病密切相关，淀粉样肽前体蛋白（APP）基因、早老素-1（PS-1）和早老素-2（PS-2）基因是早发性家族性 AD 的重要致病基因。在迟发和散发性 AD 中只有载脂蛋白 E4（APOE4）等位基因是 AD 明确的危险因素，但并非必要条件（Tanzi et al.，1996）。

2. 获得性危险因素

根据流行病学研究，多种获得性因素均为增加 AD 患病率风险的危险因素。高血压、高血脂、糖尿病本身即为脑血管疾病的高危因素，可引起脑血管的病理性改变，管腔硬化、变窄、内皮损伤等，造成脑组织缺血缺氧，进一步损伤神经元，发生神经元退行性变性及脑萎缩等改变，最终发生认知功能障碍，发展为痴呆。严重及反复的颅脑创伤可使脑内淀粉样物质与 tau 蛋白增加，也与 AD 的病理改变有关。苯二氮草类、抗胆碱能药、抗组胺药、阿片类药物在高龄人群中的使用也被认为与认知功能障碍相关。此外，有不良的饮食与生活习惯，如吸烟、喝酒、作息不规律，以及焦虑、抑郁等精神心理因素的患者，AD 的发生率也相对较高（Semba et al., 2020）。

二、发病机制

1. β-淀粉样蛋白（Aβ）沉积

Aβ 的生成过量、降解减少及清除异常导致的脑内沉积是 AD 发病的重要原因。Aβ 由 *APP* 基因翻译的成熟蛋白质经 β-分泌酶和 γ-分泌酶降解而来，早老素是 γ-分泌酶复合体的组成部分，APOE 则与 Aβ 的代谢清除有关，相关基因突变可能导致 Aβ 过量沉积，Aβ 可激活小胶质细胞释放炎症因子，引发中枢神经系统炎症反应；促进促凋亡蛋白（如 Bcl-2 蛋白家族）的表达，诱使神经细胞过早凋亡；还可使脑血管壁发生淀粉样变及纤维素样坏死，促进血管硬化，使脑组织缺血缺氧（John and Reddy, 2020）。

2. tau 蛋白磷酸化

Tau 蛋白磷酸化也是 AD 重要的发病机制之一。Tau 蛋白是一种辅助微管装配和稳定的相关蛋白，tau 蛋白过度磷酸化会聚集在神经元内形成神经纤维缠结，这种蛋白质的聚集对神经元具有毒性，并且 Aβ 的神经毒性作用也需要通过 tau 蛋白介导实现，表明 tau 蛋白在 AD 患者神经元退行性变性及记忆功能减退的发生发展中起着重要作用（Kang et al., 2020）。

3. 中枢神经胆碱能系统功能减退

中枢神经系统中乙酰胆碱（Acetylcholine, ACh）的浓度与学习记忆功能相关，AD 患者胆碱能神经元明显减少，神经纤维发生退行性变性，ACh 浓度降低，并以海马区域最为明显（Aghourian et al., 2017）。胆碱能学说认为中枢神经系统 ACh 水平降低是导致 AD 患者学习记忆等认知功能减退的最主要原因（Quirion et al., 1989）。

4. 兴奋性氨基酸的毒性作用

兴奋性氨基酸特别是谷氨酸（Glutamic acid, Glu）和天冬氨酸参与中枢神经系统的兴奋性突触传递，与脑的学习记忆等功能有关。在脑缺血缺氧的损伤状态之下，AD 患者中枢神经系统兴奋性氨基酸释放增加，激活神经元上的相应受体引起神经兴奋毒性，增加开放的 Ca^{2+} 通道，使 Ca^{2+} 过度内流，发生钙超载，产生大量自由基，使海马区神经元的线粒体发生中毒性损伤，导致学习记忆功能减退（Advokat and Pellegrin, 1992）。

5. 氧化应激反应

氧化应激由活性氧（Reactive oxygen species, ROS）的产生和清除失衡引起，参与和加速其他 AD 发病机制的发生发展过程，加速 Aβ 沉积导致的神经元毒性，增加兴奋性氨基酸的释放及与 NMDA 受体结合，使 Ca^{2+} 通道开放增多，Ca^{2+} 内流进一步加速活性氧的产生。ROS 还能够使钙稳态失调，导致蛋白激酶过度活化，加速 tau 蛋白异常磷酸化。

三、临床表现

AD 患者以学习记忆功能减退、视空间和定向障碍、失语、失认、失用、智力障碍、精神和人格改变等全面痴呆症状为主要临床表现。根据患者的认知功能、日常生活能力和身体机能减退及病理检查情况，国际上将 AD 分为临床前期、临床早期、AD 型痴呆 3 期。

临床前期：表现为情绪改变，但无明显认知功能减退。病理检查为无症状大脑淀粉样变性，Aβ 和 tau 蛋白可有阳性改变（Jack et al.，2011）。

临床早期：又称轻度认知损害（Mild cognitive impairment，MCI）期，认知功能轻度下降，记忆障碍加重，对时间和地点的定向能力减退，逻辑思维、综合分析能力减退，言语重复，命名困难，计算力下降。病理检查出现早期神经元退行性变性，Aβ 和 tau 蛋白表现阳性。

AD 型痴呆期：表现为严重的认知或行为障碍，记忆力丧失，出现哭笑无常、情感淡漠，丧失言语能力，肢体僵直，日常生活不能自理，穿衣、行走、进食等均需帮助，丧失与外界接触的能力。病理检查 Aβ 和 tau 蛋白显著阳性。

四、治疗措施

AD 患者的治疗主要在于改善认知功能，控制伴发症状，延缓疾病进展，应先进行心理干预、智力训练、行为疗法等非药物治疗，治疗无效的患者可选择药物治疗，主要包括以下药物（Benek et al.，2020；Desai and Grossberg，2005）：

1. 胆碱酯酶抑制剂

胆碱能假说认为额、颞叶和边缘系统胆碱能神经元减少和 ACh 合成下降是引起 AD 患者认知障碍和痴呆的主要原因。乙酰胆碱酯酶抑制剂（AChE-I）选择性地抑制脑皮质等部位 ACh 的降解，使其作用增强，是目前常用的 AD 治疗药物，盐酸多奈哌齐、加兰他敏和利斯的明用于中度痴呆的治疗均取得了较好的疗效（Fisher，2008）。

石杉碱甲（Huperzine A）是从中草药千层塔中提取得到的生物碱，是一种高效、可逆的乙酰胆碱酯酶抑制剂，通过抑制脑皮层和海马区的乙酰胆碱酯酶发挥疗效，我国已批准其作为治疗 AD 的药物。但由于其缺乏脑选择性，现有的片剂、胶囊剂、注射剂等制剂对外周胆碱能系统均有较大副作用，且副作用随剂量增加而增大。因此石杉碱甲鼻用制剂的研究很多，包括原位凝胶喷雾剂（陶涛等，2006）、磷脂复合物原位凝胶（Cai et al.，2012）、原位凝胶（Zhao et al.，2007）、脂质体（张彦青等，2009）、纳米粒（张瑞华等，2014a；张瑞华等，2014b）、微球（Fu et al.，2005）等。

2. N-甲基-D-天冬氨酸受体拮抗剂

该拮抗剂通过减缓兴奋性神经递质谷氨酸的传递，降低中枢神经系统的持续兴奋性传导，发挥神经细胞保护作用，代表药物为美金刚，目前已经成为治疗 AD 的一线推荐用药，神经心理学量表评分可获得改善，对减轻易激惹、暴力行为以及妄想症状也有明确疗效（Malinow，2012）。

3. 抗精神病药

小剂量使用抗精神病药能够有效减轻 AD 患者的激越、攻击性行为和幻觉与妄想。但应注意监测血药浓度并及时停药，以防发生毒副反应。近年临床常用一些新型抗精神病药物如利培酮、奥氮平等疗效较好，心血管及锥体外系副作用较少，适合于控制老年 AD 患者的精神伴发症状。

4. 抗抑郁药

AD 患者中有很多合并抑郁症状，心理疏导和行为治疗无效时，可加用药物治疗。目前的新型抗抑郁药物 5-羟色胺再摄取抑制剂（SSRI），包括氟西汀、帕罗西汀、盐酸舍曲林等心血管不良反应较少，适合于老年 AD 患者的抑郁症状治疗（Galts et al.，2019）。

5. 抗氧化药物

氧自由基的增多可以通过对神经细胞的直接毒性以及加速 AD 病理生理过程加重痴呆症状。褪黑素等药物可以对抗由于细胞氧化而出现的损伤现象，产生神经保护作用，减轻氧化应激损伤，改善认知功能，但其疗效有待进一步研究。

6. 钙拮抗剂药物

钙拮抗剂药物有较强的脑保护功能，可以增加 AD 患者的脑血流，从而改善缺血缺氧导致的认知功能障碍，对于中度、重度 AD 患者的临床治疗存在较好效果，目前主要使用的药物为尼莫地平与盐酸氟桂利嗪。

7. 其他

神经生长因子可用于治疗 AD 模型的记忆缺陷（De Rosa et al.，2005），鼻腔给予胰岛素可提高 AD 模型动物和 AD 患者的记忆、认知能力（Freiherr et al.，2013）。

第十四节　克-雅脑病

克罗伊茨费尔特-雅各布病（克-雅脑病，Creutzfeldt-Jakob disease，CJD）是一种由朊蛋白感染引起的中枢神经系统变性疾病，属于朊粒病（Prion disease），其他人类朊蛋白病包括库鲁病（Kuru disease）、变异型克-雅脑病（Variant Creutzfeldt-Jakob disease，vCJD）、格斯特曼-施特劳斯勒尔-沙因克尔综合征（Gerstmann-Sträussler-Scheinker syndrome，GSS）和致死性家族型失眠症（Fatal familial insomnia，FFI）

(Haywood, 1997; Iwasaki, 2017; Prusiner, 2001)。

CJD 最早在 1920 年由 Hans Gerhard Creutzfeldt 报道，而后在 1921 年和 1923 年由 Alfons Jakob 描述。本病主要累及皮质、基底核和脊髓，又称皮质-纹状体-脊髓变性（Cortex-stri-atal-spinal degeneration），也称亚急性海绵状脑病（Subacute spongiform encephalopathy）。

一、病因及分型

CJD 由感染致病性朊蛋白或基因突变引起自身朊蛋白改变所致。朊蛋白（Prion）是一种具有感染性的特殊蛋白质，简称 PrP。PrP 可以直接指导宿主细胞的核酸合成变异朊蛋白，该变异朊蛋白不可溶，大量变异朊蛋白沉积在细胞中 可导致细胞死亡。并且这些蛋白质可能会异常扭曲，在大脑中形成簇并破坏脑组织，使其看起来像海绵状，并导致各种神经功能障碍，使患者痴呆，最终死亡。健康人体中枢神经系统细胞存在的朊蛋白（PrPC）在神经系统信息传递上发挥作用，当发生基因突变时，可溶性的 PrPC 转变为不可溶的 PrPC（Caughey and Raymond, 1991），从而引发疾病。

CJD 主要分为 4 种，包括散发型、遗传型、医源型和变异型，其中以散发型最多见，其次是遗传型。散发型克-雅脑病，也被称为经典或自发型克-雅脑病，是该病最常见的形式，主要影响 50 岁以上的人，通常进展迅速（在几个月的时间内）。遗传型克-雅脑病，由基因突变引起，首先出现在 20～60 岁之间，通常病程很长，一般在 2～10 年之间。医源型克-雅脑病，比较罕见，是某些医疗操作（如脑外科手术或某些激素治疗）导致受感染者的血液、组织或其他物质污染而引起。变异型克-雅脑病，是食用被牛海绵状脑病（Bovine spongiform encephalopathy, BSE, 即疯牛病）感染的肉类引起的，通常情况下，会持续大约一年的时间才会死亡。因为人们通过采取一系列措施，防止受感染的肉类进入食品供应，变异型克-雅脑病目前也很少见。

二、临床表现

CJD 多为慢性或亚急性，呈进行性发展。主要表现为皮层功能损害、小脑功能障碍、脊髓前角损害和锥体束受损等症状及体征。依据其临床表现大体可分为三个阶段，初期表现以精神与智力障碍为主，类似神经衰弱样或抑郁症表现，如情绪低落、易疲劳、注意力降低、记忆减退、失眠、易激动等；中期以进行性痴呆、肌阵挛、精神异常、锥体束征和锥体外系表现为最常见，部分患者可能出现视觉症状且常常是首发症状，肌阵挛常被认为是此期特征性临床表现；晚期出现二便失禁、无动性缄默、昏迷或去皮质强直状态（Haywood, 1997）。

三、治疗及预后

目前为止，对于 CJD 尚无有效治疗方法，只能采取对症治疗。CJD 患者预后极差，死亡率达 100%，绝大多数患者在发病 1 年内死亡（Haywood, 1997; Heinemann et al., 2007）。

第十五节　亨廷顿病

亨廷顿病（Huntington disease, HD）又称亨廷顿舞蹈症（Huntington chorea），是一种以舞蹈样运动、精神障碍和认知功能障碍为特征的单基因常染色体显性遗传性进行性神经变性疾病。症状隐匿性出现且病程缓慢，认知和运动功能会持续不断的恶化，最终在首次出现症状 10～30 年后死亡。研究证实该病由于第 4 号染色体短臂上亨廷顿蛋白（Huntingtin, HTT）基因突变，致病性三核苷酸[胞嘧啶-腺嘌呤-鸟嘌呤（CAG）]重复扩增，使蛋白质构象发生改变并异常聚集在细胞内。一个人是否患上此病取决于 CAG 重复次数，其重复次数及影响如表 2-2 所示。

表 2-2　亨廷顿病与 CAG 重复次数关系

重复次数/次	影响
0～15	没有不良影响；亨廷顿蛋白功能正常
16～39	亨廷顿病可能会发展，也可能不会发展
40～59	亨廷顿蛋白功能不正常，亨廷顿病最终会发展
60 或更多	亨廷顿蛋白功能不正常，亨廷顿病最终会发展

HD 病理性改变主要累及中枢神经系统，导致神经元死亡以及进行性退行病变，引起基底神经节（主要是尾状核、壳核和苍白球）神经元变性，以尾状核和壳核（新纹状体）萎缩最为突出。此外还与额叶和颞叶退化有关。其相关构造示意图如图 2-19 所示。本病发病年龄不一，但最常见于 35～45 岁起病。目前该病尚无治愈方法，治疗以经验性的对症支持为主。对于舞蹈样运动的控制可用第 2 代抗精神病药物奥氮平，改善抑郁等精神方面的症状借助抗抑郁药，心理疗法为主加以干预认知功能障碍（Walker，2007）。

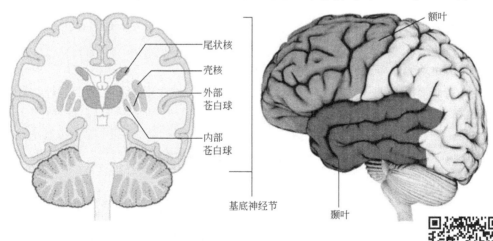

图 2-19　亨廷顿病脑部相关构造位置

彩图 2-19

一、临床症状

HD 典型临床特征为舞蹈样的不自主运动，为诊断时决定性症状，特征为面部、躯干和四肢突发不自主性短暂的非刻板运动。患者的症状表现为多种不同运动障碍的组合症状，其中包括舞蹈样症状、肌张力障碍、抽动症、共济失调以及帕金森综合征。运动功能随病程的进展逐渐发展为少动-强直状态和运动迟缓（Elizabeth et al., 2013）。

（1）精神症状

HD 患者可能早在运动障碍出现前数年就表现出记忆力、计算力以及理解力的下降，伴随焦虑、抑郁心境、暴躁和易激惹等精神障碍，且精神症状与疾病持续时间、存在痴呆或运动症状无关（McGarry et al., 2019；Wetzel et al., 2011）。

（2）认知损害和痴呆

HD 患者必然会发生认知功能减退，主要表现为执行功能障碍、言语流利性降低和思维反应迟钝，其他典型皮质功能障碍不常见，例如失语症和失用症。研究表明 HD 早期就有认知异常，但是记忆丧失通常是晚期表现，认知障碍会随着 CAG 片段的重复长度与患者年龄的增长而加重。

（3）其他

体重减轻和恶病质等（Paulsen, 2011）。

二、治疗

与大多数神经变性疾病一样，目前该病尚无治愈方法，治疗以经验性的对症支持为主：

① 舞蹈样运动的控制：HD 患者脑内 γ-GABA 减少，胆碱能活动受抑制，而多巴胺活动过度，可用对抗多巴胺能药物或多巴胺受体抑制剂。主要治疗药物如第 2 代抗精神病药物丁酰苯类药物，提高胆碱含量的胆碱酯酶抑制剂毒扁豆碱等，γ-氨基丁酸转移酶抑制剂，等。

② 精神障碍的治疗：可用抗抑郁剂改善患者的抑郁症状，抗精神病药物对人格改变具有一定疗效。而对智力障碍目前尚无理想的药物。

③ 认知功能障碍：以心理疗法为主加以干预。

④ 其他治疗：可配合应用神经系统促代谢药物、维生素类和能量合剂等。此外细胞移植和基因治疗尚在探索中。

第十六节　多发性硬化

多发性硬化（Multiple sclerosis，MS）是一种中枢神经系统慢性炎性脱髓鞘性疾病，是遗传易感性个体在病毒感染等环境因素作用下出现的免疫调节功能紊乱所致，本病最常累及的部位为脑室周围白质、视神经、脊髓的传导束、脑干和小脑等处。特征性病理改变是中枢神经系统白质内多发性脱髓鞘斑块，多位于侧脑室周围，伴反应性胶质增生，也可有轴突损伤（Swanton et al., 2007）。在 MS 早期阶段，围绕神经轴突的脂肪髓鞘受损，巨噬细胞去除受损区域，导致沿轴突的脱髓鞘斑块，损害神经传导［图 2-20（A）］。随着疾病发展，髓鞘损伤量不断增加，更多神经受到影响，脱髓鞘区域上形成变硬的（硬化）斑块，最终神经退化［图 2-20（B）］。

(A)
巨噬细胞
髓鞘
神经轴突
(B)
胞体
脱髓鞘区域
受损的髓鞘

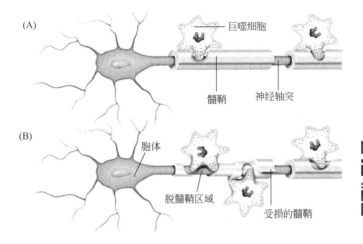

彩图 2-20

图 2-20　MS 不同阶段受损的髓鞘

其主要临床特点为中枢神经系统白质散在分布的多病灶与病程中呈现缓解复发，症状和体征的空间多发性和病程的时间多发性。该病好发于青壮年，年龄多在 20～40 岁，首发症状以视神经损害最常见，可导致活动性障碍和残疾。起病形式以亚急性起病多见，急性和隐匿起病仅见于少数病例（Brownlee et al.，2017）。

一、临床表现

由于 MS 患者大脑、脑干、小脑、脊髓可同时或相继受累，故其临床症状和体征多种多样（Richards et al.，2002）。MS 没有独特的临床表现，但有些临床表现是该病的高度典型特征。常见表现包括肢体或一侧面部感觉丧失、单侧视力丧失、急性或亚急性运动无力、复视、步态障碍及平衡问题、莱尔米（Lhermitte）特征（颈部屈曲时出现沿背部或肢体向下扩散的电击样感觉）、眩晕、膀胱功能障碍、肢体共济失调、急性横贯性脊髓炎以及疼痛。其常见影响如图 2-21 所示。起病症状和体征可以是单症状性（符合单一病灶），也可以是多症状性（符合 1 个以上病灶）。起病表现可能源于皮质综合征，

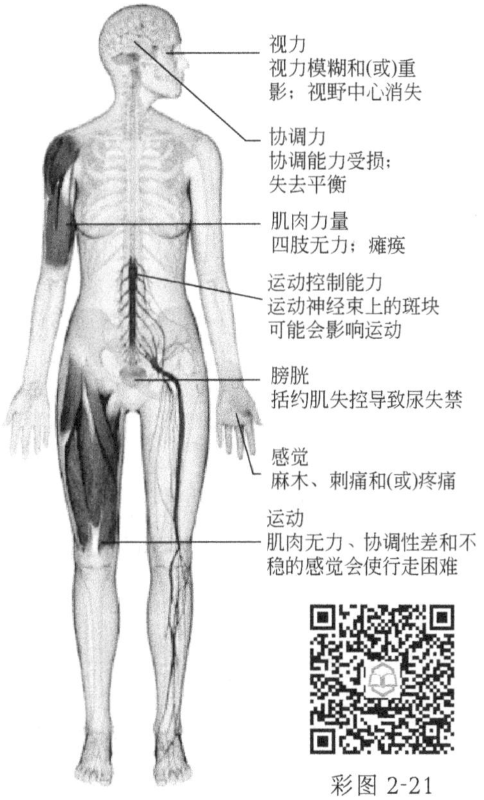

视力
视力模糊和(或)重影；视野中心消失
协调力
协调能力受损；失去平衡
肌肉力量
四肢无力；瘫痪
运动控制能力
运动神经束上的斑块可能会影响运动
膀胱
括约肌失控导致尿失禁
感觉
麻木、刺痛和(或)疼痛
运动
肌肉无力、协调性差和不稳的感觉会使行走困难

彩图 2-21

图 2-21　MS 常见影响

如失语或视野障碍，但不常见。这些表现多与大面积炎症有关，因其在临床和影像学上有类似肿瘤的倾向，称为瘤样 MS。MS 尚可伴有周围神经损害和多种其他自身免疫性疾病，如风湿病、类风湿综合征、干燥综合征、重症肌无力等，其合并自身免疫性疾病是机体的免疫调节障碍引起多个靶点受累的结果。

二、治疗

对于 MS 急性发作引起神经系统症状、残疾加剧或者视力、肌力或小脑功能损害的患者，推荐采用糖皮质激素治疗（Pavičić et al., 2019）。首选的方案是静脉给予甲泼尼龙 1000mg/d，连用 5 日。对于 MS 引起急性重度神经功能障碍且对高剂量糖皮质激素治疗反应不佳的患者，建议采用血浆置换治疗（Weinshenker et al., 1999）。

第十七节　运动神经元病

运动神经元病（Motor neuron disease，MND），是一类散发或遗传的致死性神经系统退行性疾病。它选择性地累及皮质、脑干以及脊髓的上、下运动神经元，临床表现为进行性的肌肉萎缩、无力伴有延髓麻痹和锥体束征。按其病理损害不同，出现不同的临床表现，有进行性脊肌萎缩、原发性侧索硬化、肌萎缩侧索硬化、进行性延髓麻痹。根据上肢和下肢运动神经元受累情况，肌萎缩侧索硬化（Amyotrophic lateral sclerosis，ALS）是临床定义的多种运动神经元变性疾病中最常见的一种形式，也是这类神经系统变性疾病中最具破坏性的一种。我国通常将肌萎缩侧索硬化与运动神经元病混用。

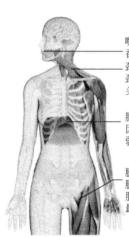

图 2-22　MND
主要影响

彩图 2-22

一、临床症状和体征

运动神经元缺失会对肢体、延髓、身体中轴部分和呼吸功能造成损害。起病部位和节段（颅、颈、胸或腰骶段）、扩散的模式和速度以及上运动神经元（Upper motor neuron，UMN）和下运动神经元（Lower motor neuron，LMN）功能障碍程度的不同，导致该病在不同个体间的表现存在显著差异。在几乎所有病例中，这种疾病都是进行性的，且最终可致命（图 2-22）。

肌萎缩侧索硬化症的临床标志为 UMN（起源于运动皮层或脑干的神经元）和 LMN（在脊髓和脑干连接中枢神经系统和肌肉的神经元）同时损害的症状和体征。

上运动神经元症状：由额叶运动神经元变性所致。表现包括无力伴迟缓、肢体腱反射亢进及痉挛（以折刀样增高多见）。不对称性肢体无力是 ALS 最常见（80%）的表现。肌无力、肌萎缩和肌束颤动表现是肌肉失神经支配的直接结果，肌无力相对不明显。延髓损害表现为假性延髓麻痹，构音障碍和吞咽困难是最常见的延髓 UMN 症状（Wilbourn，2000）。

下运动神经元症状：脑干和脊髓下运动神经元变性引起肌肉去神经支配的直接后果。表现为可导致肌无力、萎缩或肌萎缩，肉眼见束颤、四肢腱反射减退或消失、四肢病理征阴性。延髓损害为延髓麻痹，构音障碍及吞咽困难也可源于 LMN 损害。

认知症状：在 ALS 患者中，认知功能障碍通常与额颞叶执行功能障碍有关，其可出现在 UMN 和 LMN 功能障碍发生之前或之后。15%～50%的 ALS 患者伴有额颞叶痴呆（FTD）（Caress et al.，2016）及自主神经症状、疼痛等。

二、治疗

ALS 治疗方法有限。利鲁唑（Riluzole，Rilutek®）抑制谷氨酸释放，减少电压依赖性钙通道的作用，从而对抗细胞内兴奋性氨基酸神经递质谷氨酸的作用。它是唯一对生存有一定影响的药物，可轻度延缓 ALS 进展，并能提高延髓型病例的存活率（Miller et al.，2009）。此外，研究显示氧化应激与 ALS 的发病机制有关，自由基清除剂依达拉奉被认为可减轻氧化应激，可延缓一些 ALS 患者的功能恶化。

第十八节　麻痹和瘫痪

瘫痪（Paralysis）是随意运动功能的减低或丧失，是神经系统常见的症状，是神经、神经肌肉接头或肌肉疾病所致。瘫痪会影响单个小肌肉到身体大部分主要肌肉的各个部位，根据受影响的身体部位来分类。偏瘫是指身体的一半瘫痪，可能是由对侧大脑运动区的损伤引起。截瘫是由于中段或下段脊髓受损，两条腿都瘫痪，有时躯干一部分也会瘫痪。四肢瘫痪是四肢和躯干的瘫痪。如图 2-23，从左到右依次为偏瘫、截瘫、四肢瘫痪。瘫痪也可分为"软瘫"（导致身体松软）或"痉挛性"（导致身体僵直）瘫痪。

任何影响运动皮层或运动神经通路（从运动皮层经脊髓和周围神经到肌肉）的损伤或紊乱都可能导致瘫痪。此外它也可能是由肌肉紊乱或重症肌无力（一种影响神经和肌肉连接处的紊乱）引起。受影响的部位有时会感到麻木。

麻痹（Paralysis）指身体一个或多个肌肉感觉或运动功能部分丧失或完全丧失。麻痹最常见的原因是神经系统，尤其是脊髓受损。其他主要原因包括卒中、神经损伤创伤、脊髓灰质炎、脑瘫、周围神经病、帕金森病、肌萎缩侧索硬化、肉毒中毒、脊柱裂、多发性硬化症和格林-巴利（Guillain-Barré）综合征等。麻痹病变部位主要有以下几种。

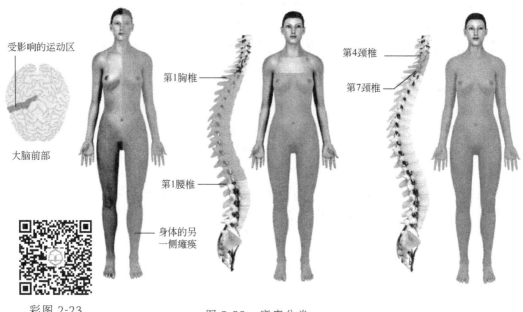

受影响的运动区

大脑前部

第1胸椎

第1腰椎

身体的另一侧瘫痪

第4颈椎

第7颈椎

彩图 2-23

图 2-23　瘫痪分类

（1）上运动神经元病变：常见的急性脑卒中综合征、中枢神经系统占位性病变及脊髓病变时可发生上运动神经元损害。脊髓病变可与感染、创伤、肿瘤、肥大性退行性骨骼变化、脱髓鞘疾病或先天性脑白质营养不良有关。鉴别原发疾病有必要做中枢神经系统、脊椎影像学检查及脑脊液检查。

（2）前角细胞病变：前角细胞受累导致的麻痹可见于运动神经元病、家族性脊肌萎缩症、铅中毒和脊髓灰质炎患者。疾病时程、受累个体的年龄和家族史、暴露史及脑脊液检查有助于鉴别。

（3）周围神经系统病变：周围神经受累常表现为对称性多发性神经病伴麻痹和感觉症状（如糖尿病的常见后遗症）以及单神经病（神经受压如腕管综合征）。此外，神经肌肉接头受累如重症肌无力也可能导致麻痹。

（4）肌病：肌病的主要分类包括炎性肌病、内分泌肌病、代谢性肌病以及药物、毒素、感染以及横纹肌溶解等各种原因导致的肌病。劳累相关色素尿和麻痹的反复发作史提示代谢性肌病，药物、酒精或物质滥用可能为药物诱导性肌病的线索，内分泌病如甲状腺功能障碍或库欣综合征可能是真性肌无力的病因。

第十九节　唐氏综合征

唐氏综合征（Down syndrome, DS），即 21-三体综合征，又称先天愚型或 Down综合征，是活产儿中最为常见的由常染色体畸变所导致的出生缺陷类疾病，是发病率最高的显微镜可证实的染色体畸变所致的智力障碍。其形成直接原因是卵子在减数分裂时 21 号染色体不分离，形成异常卵子，导致患者核型为 47，XX（XY），+21。当

21 号染色体一部分断裂并附着在另一条染色体上时，也可能发生这种情况，这一过程称为易位，当另一条染色体的一部分反过来移动到 21 号染色体时，就发生了平衡易位（图 2-24）。所以患者的细胞可能有正常数量的染色体，但 21 号染色体的大小不正常。极少数情况下，DS 可能是嵌合体的结果，有些体细胞有 47 条染色体，有些则有 46 条。

孕妇年龄过高（35 岁以上）、过小（20 岁以下）均是导致 21-三体综合征发生的危险因素，且一般说来，年龄越大风险越高，与父亲的年龄过高也有关（图 2-25）。我国活产婴儿中 21-三体综合征的发生率为 0.05%～0.06%，男女之比为 3:2，60%患儿在胎儿早期即夭折流产。

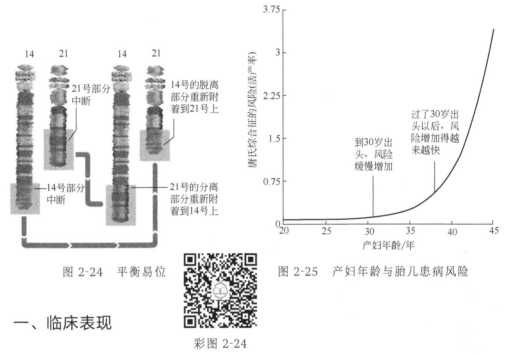

图 2-24 平衡易位   图 2-25 产妇年龄与胎儿患病风险

彩图 2-24

一、临床表现

患儿的主要临床特征为智能障碍、体格发育落后和多种外观畸形特征、先天畸形。临床表现的严重程度随正常细胞核型所占百分比而定。

① 特殊面容：出生时即有明显的特殊面容，表情呆滞。上斜式睑裂、内眦赘皮和短头畸形几乎见于所有 DS 患者。DS 的其他特征性为外观畸形如面部轮廓扁平/鼻梁低平，张口伸舌貌，流涎多，短颈，牙齿异常见于 47%～82%的病例。这些特征主要累及头颈部和四肢，常呈现嗜睡和喂养困难。

② 智力落后：这是本病最突出、最严重的临床表现。几乎所有 DS 患者都有认知损害，但损害程度差别很大。随年龄的增长日益明显。DS 的认知损害表现不同于其他形式的智力障碍。认知缺陷集中在词汇语句、言语的短期记忆和长期外显记忆。最常见表现是语言理解能力与心理年龄匹配但语言表达延迟。

③ 生长发育迟缓：患儿出生的体重、身长和头围均较正常婴儿低，出生后体格发育、动作发育均迟缓，特别是在婴儿期和青春期。出牙迟且顺序异常；四肢短，韧带松弛，关节可过度弯曲；全身肌张力低下，腹肌张力减退可造成腹膨隆，

可伴有脐疝；手指粗短，小指尤短，中间指骨短宽，且向内弯曲。此外，DS 患者的肥胖患病率高于一般人群，目前认为这是由于 DS 儿童和成人的静息代谢率较低。

④ 与 DS 有关的其他临床症状：唐氏综合征患者伴随器官畸形变异的概率也较高，DS 患者患有心血管疾病、眼科疾病、内分泌系统、泌尿系统、胃肠道畸形、关节病、肺部疾病、生殖系统和良性皮肤疾病的风险均增加。成年人患白内障等眼部疾病的风险增加。在老年人中，患阿尔茨海默病的风险更高。

二、干预及预防

目前尚无有效干预及预防措施（Tsou et al.，2020）。最好的手段是产前检查后终止妊娠。合理的遗传咨询、加强孕妇保健、减少高龄孕妇的怀孕率是减少本病的有效措施。唐氏症候群患者的智力平均为中度智障，镶嵌型患者智商可至 60以上达到轻度智障。早期疗育，予以精细动作、粗动作及智能的训练对唐氏综合征孩子适应能力及智能的发展有正向影响。干预如能愈早开始，对孩子的帮助将愈有效。

第二十节　脑性瘫痪

彩图 2-26

脑性瘫痪（Cerebral palsy，CP）又称大脑性瘫痪、脑瘫，是指发育中的胎儿或婴儿大脑出现异常所引起的以运动障碍和姿势障碍为主要表现的综合征，往往伴有多种其他症状和障碍，包括感觉或知觉改变、智力障碍、沟通和行为困难、癫痫发作和肌肉骨骼并发症（Lins et al.，2019）。MRI 显示了一个脑瘫儿童头部异常的脑组织（大脑左侧，图片右侧）导致了身体右侧瘫痪（图 2-26）。

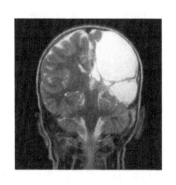
图 2-26　脑瘫患儿 MRI 头部扫描

其严重程度因人而异，从轻微的笨拙到严重的残疾不等。致病原因包括胎盘异常、胎位不正、宫内窘迫、早产、多胎、出生时窒息、新生儿缺氧缺血性脑病、核黄疸、感染、外伤、脑出血、脑部畸形等。多数病例是由产前因素所致，最常见的产前危险因素是早产和/或低出生体重。

一、临床表现

婴儿期和儿童早期的脑性瘫痪征象包括神经行为异常（如过度温顺或易激惹）、肌张力异常、姿势异常、持续存在原始反射，及未能达到运动发育里程碑。脑性瘫痪的临床特征会逐渐改变，例如脑性瘫痪患者可能在儿童早期以痉挛为主，但到青春期，肌张力障碍可能更加明显，功能更加受限。18～24 月龄以后，体征和症状一般都能表明具体的脑性瘫痪亚型：

① 痉挛型脑性瘫痪为上运动神经元综合征，包括痉挛性肌张力过高、反射亢进、伸跖反应和阵挛。

② 运动障碍型脑性瘫痪的特征为手足徐动症、舞蹈病和肌张力障碍的不自主运动。

③ 共济失调型脑性瘫痪的特征为运动和言语方面的共济失调，常常伴有广泛的运动功能障碍，该型罕见。

④ 混合型脑性瘫痪，为其他类型的综合症状，常有肌肉紧张和不自主运动。

脑性瘫痪常伴其他脑功能障碍，包括智力障碍、行为和情绪障碍、癫痫发作、视力和听力障碍以及言语障碍。此外，许多患儿还有生长障碍、肺部疾病、骨科问题（如关节半脱位、脱位和髋关节发育不良）、骨质减少、泌尿系统疾病、睡眠障碍及多涎。疼痛在脑性瘫痪患儿中非常常见，经常未被诊出，可极大地影响生存质量。一般来说，儿童的运动失能越严重，则存在共存疾病的可能性也越高。

二、治疗和预防

大多数脑瘫患儿可存活至成年期。呼吸系统疾病（大多为吸入性肺炎）是最常见的死亡原因（Duruflé-Tapin et al.，2014）。脑性瘫痪无特殊治疗方法，除癫痫发作时用药物控制以外，其余症状多为对症处理。应早期实行智力、心理的教育和训练（Murphy and Carbone，2008）。运动障碍儿童的治疗可能包括躯体训练、技能训练、矫形术、药物治疗，以减轻痉挛和/或肌张力障碍，以及骨科干预，以缓解和预防畸形及尽量改善功能。预防措施包括：

① 产前措施：因分娩引起的胎儿窒息和颅内出血是造成小儿脑瘫的一个重要原因。因此提供常规产检，预防早产、难产。有研究证明有早产风险的孕妇在产前应用硫酸镁，可降低胎儿脑性瘫痪的发病率和严重程度。

② 产时措施：有研究表明，有活力的婴儿出生后延迟断脐至少 30～60s，可降低早产儿脑室内出血的风险，并且可能改善神经发育结局。

③ 出生后措施：胎儿出生后一个月内要加强护理、合理喂养，预防颅内感染、脑外伤等。对有神经系统损害风险的新生儿（即极低出生体重早产儿及有新生儿窒息或脑病的婴儿）可采取支持性神经保护措施，其目的是降低远期神经发育后遗症的风险，具体措施包括维持足够的通气量、脑灌注、治疗脑病的所有基础病因（如感染或代谢紊乱）等；对存在新生儿窒息和/或脑病的足月儿或晚期早产儿采取低温治疗。

第二十一节　脑积水

脑脊液由脑室的脉络丛产生，并被蛛网膜重新吸收（图 2-27）。而脑积水（Hydrocephalus）是脑脊液生成过多、吸收障碍或循环受阻导致，是一种较常见的神经系统疾病。其主要症状是头部异常变大，并持续快速增长。如果不进行治疗，可能会造成严重的脑损伤，从而导致脑瘫或其他身心残疾，甚至致命。其常见于中枢神经系统发育异常、颅内肿瘤、颅脑外伤、颅内感染等（Aronyk，1993；Bondurant and Jimenez，1995；王忠诚，1998）。一旦病因得到治疗，脑积水通常就会消失。

脑积水有多种分类方法，可根据年龄、脑脊液动力学、解剖部位、时间长短、临床症状及体征等进行分类（Grossman et al.，2002；Greenberg 和赵继宗译，2004；王忠诚，1998）。其中临床上最常见的、与拟采取治疗方式尤其相关的，是根据脑脊液动力学变化将脑积水分为梗阻性脑积水和交通性脑积水。梗阻性脑积水又称非交通性脑积水，为脑室内梗阻，是脑室系统脑脊液循环阻塞，脑脊液蓄积所致。常见于颅内肿瘤、室间孔先天畸形、导水管狭窄或闭锁、脑膜炎、蛛网膜下腔

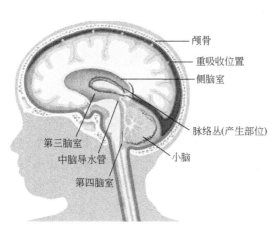

图 2-27　脑脊液的产生与重吸收

出血、蛛网膜囊肿等（Ransohoff et al.，1960；Rekate，2009；沈沉浮和刘景平，2011）。交通性脑积水病变位于脑室外，是脑室系统外脑脊液循环阻塞所致，也可因脑脊液生成过多所致。常见于脉络丛乳头状瘤、脑外伤、颅内感染、脑血管病变出血等（Rekate，2009；沈沉浮和刘景平，2011；王忠诚，1998）。

一、临床表现

彩图 2-27

脑积水的临床症状根据患者的发病年龄及疾病类型的不同而有所不同。脑积水典型的临床表现包括头痛、恶心、呕吐、视力障碍、视神经乳头水肿等颅内压增高症状。部分正常压力脑积水的主要症状为心理改变与步态失调，可伴有尿失禁（赵继宗和周定标，2014）。对于小儿先天性脑积水，主要表现为头颅畸形、颅内压增高、神经功能障碍。早期可不影响患儿发育，晚期可导致生长停滞、智力低下（贾建平和陈生弟，2013）。

二、治疗

脑积水的治疗以手术治疗为主，可辅助药物及其他治疗。手术治疗主要包括病因治疗、减少脑脊液形成及脑脊液分流术，其治疗方案的选择主要根据病因、发病年龄等因素决定。病因治疗包括占位病变切除、大脑导水管成形术或扩张术、第四脑室正中孔切开或成形术等。减少脑脊液形成包括侧脑室脉络丛切除术、电烙术。脑脊液分流术主要包括脑室-腹腔分流术、脑室矢状窦分流术、脑室-心房分流术、脑室颈内静脉分流术、三脑室底造瘘术等。其中脑室-腹腔分流术为目前最常用的分流手术方法（贾建平和陈生弟，2013；姚洁民和梁承钢，2007；赵继宗和周定标，2014）。

脑积水手术术后并发症包括术后感染、分流功能障碍、腹腔并发症、心肺并发症、颅内肿瘤的颅外转移、癫痫等。分流功能障碍又包括分流系统阻塞和分流过度。常见腹腔并发症包括腹股沟疝、肠穿孔、膀胱穿孔、肠梗阻、腹腔脑脊液囊肿形成、腹水形成等。常见心肺并发症包括心房血栓形成、心内膜炎、心律失常、肺部损伤、胸腔积液等。需根据不同病因采取相应治疗措施（姚洁民和梁承钢，2007；赵继宗和周定标，2014）。

第二十二节　神经管缺陷

神经管是胚胎后部发育成大脑、脊髓和脑膜的区域。神经管缺陷（Neural-tube defects, NTDs），又称神经管畸形，是一种严重的中枢神经系统先天性疾病，是胚胎生长过程中，神经管闭合障碍所导致。神经管缺陷主要表现为脊柱裂、脑膜膨出、脊膜脊髓膨出、脑膨出、无脑儿、脊髓积水空洞症等。

一、病因

神经管缺陷的病因可分为遗传学因素及非遗传学因素。在遗传学因素方面，神经管缺陷被普遍认为是一种多基因遗传病，其主要与母方的基因型相关。多项研究已知神经管缺陷的发生与多种基因有关，如 *ZIC 2* 基因、*PAX* 基因、*22q11* 缺失、*PAX-1* 基因、LP 鼠基因等（郑明明和胡娅莉，2003）。这些研究大多是关于小鼠模型的各基因位点。在人类基因方面，研究的关注点主要为同型半胱氨酸、5-10 亚甲基四氢叶酸及叶酸代谢异常与神经管缺陷之间的关系（Manning et al.，2000）。在非遗传学因素方面，神经管缺陷的发生与多种环境因素相关。胚胎在不同的发育时期，其细胞生长和组织分化的速度有所不同。有害的环境因素可选择性地作用于正处于发育分化高度活跃的区域，使该处发育分化的速度受到影响，甚至发生障碍而停顿，致使形态功能出现缺陷（Antony and Hansen，2000）。营养物质的缺乏是其中一个很重要的因素。细胞增殖过程中，需要充足的叶酸、维生素 B_{12} 以满足 DNA 合成的基本需求。当二者或其中一种物质缺乏时，细胞将无法进行正常的成熟与分裂，易导致神经管缺陷（马晓萍等，2007）。此外，神经管缺陷还与锌、硒、锰、铜等微量元素有关。其次，环境中的有害物质也会影响胚胎发育过程中神经管闭合，使神经管缺陷的发病率上升，例如电离辐射、高温、某些药物（如环磷酰胺、氨甲蝶呤、抗癫痫药物、农药等）、病毒感染、妇女肥胖、产妇高龄、吸毒、吸烟、酗酒等（程志萍，2003）。

二、类型

无脑儿及脊柱裂是最常见神经管畸形。无脑儿是指颅骨及脑组织缺失，偶见脑组织残基，常伴肾上腺发育不良及羊水过多，为一种致死性畸形。

脊柱裂是指部分椎管未完全闭合，致使脊髓突出或暴露于体表，多位于后侧。部分脊柱裂可为隐性，即腰骶部脊椎管缺损，表面有皮肤覆盖，脊髓和脊神经正常，无神经症状（沈铿和马丁，2015）。还有一种类型的缺损，脊髓也不会受损，但脑膜通过畸形的脊椎突出，形成一个充满脑脊液的囊，称为脑脊膜膨出。最严重的脊柱裂称为脊髓脊膜膨出，即包含在脑脊液囊中的脊髓畸形，通过缺损皮肤突出。三种类型依次为隐性脊柱裂、脑脊膜膨出、脊髓脊膜突出（图 2-28）。临床症状可表现为腿部无力或瘫痪、腿部变形、大小便失禁、病变部位皮肤无痛觉等。

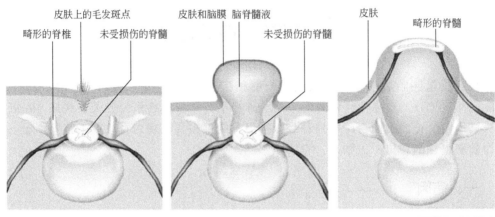

图 2-28　脊柱裂类型

彩图 2-28

三、诊断及预防

神经管缺陷干预的重点主要在于产前诊断及预防。

产前诊断方法主要包括孕妇血清实验室检查（包括母血清甲胎蛋白、母血清绒毛膜促性腺激素、母血清游离雌三醇、妊娠相关血浆蛋白 A）、B 超检查、血同型半胱氨酸（HCY）测定、红细胞叶酸水平测定等（程志萍，2003）。对于有高危因素的育龄期妇女，应加强受孕前咨询，对高危孕妇应加强必要的产前筛查，以便及时发现和防止严重先天缺陷胎儿的出生。

孕期还应避免接触各种不良因素，注意补充叶酸及维生素 B_{12}。专家顾问团对于叶酸补充的建议包括：①减少 NTDs 首次发生率应在孕前至孕后 12 周内服用叶酸 0.4mg/d；②减低后代 NTDs 的再发生（对于有脊柱裂妊娠史者）应从孕前至孕后 12 周内服叶酸 4 mg/d；③普及医学知识教育，提高全民叶酸的摄入量（Novakov-Mikic et al.，1999）。

此外还应积极治疗妊娠期疾病，加强围产期保健。对于确诊为神经管缺陷的胎儿，严重者应立即终止妊娠，对于有存活机会且能通过手术矫正者，可根据孕妇及家属意愿决定是否继续妊娠。无症状的隐性脊柱裂患儿无需进行治疗。脊柱裂的手术治疗原则包括：应在保护神经组织的前提下尽量切除病变组织，最大程度地松解脊髓栓系；应在神经电生理监测下进行，手术前后需要通过泌尿系统 B 超和尿动力学检查进行评估，对手术后出现的下肢畸形应及时行矫形手术，以提高脊柱裂的总体治疗效果（齐翔和邹哲伟，2019）。

第二十三节　发作性睡病

发作性睡病（Narcolepsy），也称嗜睡症，其特点是在白天，有长期嗜睡或反复、突然的睡眠发作，是一种不明原因的慢性睡眠障碍。发作性睡病是一种终生性疾病，好发于 15～35 岁人群，男性多于女性。

目前研究表明发作性睡病可能与多种因素有关，包括含下丘脑分泌素的神经元减少或缺失、H1N1 病毒感染、β-淀粉样蛋白降低、低维生素 D 水平、高肿瘤坏死因子α 等（Carlander et al., 2011；Kallweit et al., 2012；Kornum et al., 2011；Souberbielle et al., 2010）。其中含下丘脑分泌素的神经元的减少除与多种遗传因素有关外，还与溶血性链球菌感染、免疫球蛋白 G、组织蛋白酶 H 等有关（Faraco et al., 2013；Han et al., 2012）。下丘脑产生的下丘脑分泌素，可影响许多大脑区域，特别是蓝斑和中缝核 [图 2-29（A）]。在脑组织光镜照片中，大量带有下丘脑分泌素受体的神经元呈红色 [图 2-29（B）]。

彩图 2-29

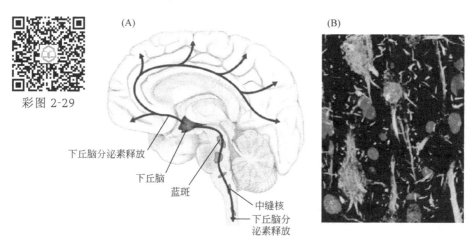

图 2-29　（A）下丘脑分泌素系统；（B）下丘脑分泌素受体

一、分类

国际睡眠障碍分类第 3 版（ICSD-3）将发作性睡病分为 1 型和 2 型（Sateia, 2014）。

发作性睡病 1 型，即 Hcrt 缺乏综合征，又称下丘脑分泌素缺乏综合征，既往称为猝倒型发作性睡病，主要表现为 Hcrt-1 水平显著下降。

发作性睡病 2 型又称非猝倒型发作性睡病，通常脑脊液中 Hcrt-1 水平无显著下降。发作性睡病的典型临床四大症状包括不可控制的病理性睡眠、猝倒发作、睡眠幻觉和睡眠瘫痪（Yoss and Daly, 1957）。其他症状还有睡眠时不自主肢体运动、夜间睡眠不安、记忆力下降等。部分患者还可能伴有肥胖、性早熟、睡眠呼吸暂停综合征、代谢综合征、嗅觉缺陷及心理障碍等。

（1）病理性睡眠也称白天过度嗜睡症，表现为白天难以遏制的睡眠发作，可在静息状态下发生，也可在行走、吃饭、说话时突然发生。且与正常人的睡眠不同，无论睡眠时间长短，其症状不能被完全缓解。患者可出现反应能力下降、记忆力减退、烦躁、焦虑及抑郁等症状。

（2）猝倒发作表现为清醒期突然躯体随意肌张力下降而摔倒，持续时间通常较短，无意识丧失，是发作性睡病的特征性症状，需与癫痫的失神发作相鉴别。其诱因多为大笑，也可由愤怒、悲伤、恐惧等因素诱发。

（3）睡眠幻觉发生于觉醒-睡眠转换期，也可发生于觉醒前，可表现为视、听、触觉幻觉，也可表现为体感、平衡觉或多种感觉复合的幻觉。

（4）睡眠瘫痪发生于刚入睡或刚觉醒期间，表现为不能运动或言语，但意识清醒，常伴有濒死感，可在有意识努力控制下或外界刺激下恢复。

二、治疗

发作性睡病患者需白天规律安排小憩以减轻症状，保持生活规律、养成良好的睡眠习惯、戒烟、戒酒、避免不当使用镇静剂、避免过度食用富含咖啡因的食物和饮料、控制体重、避免情绪波动、尽量避免较有危险的体育活动及从事高危性和高警觉性的工作等。此外还应注意对患者的心理疏导。发作性睡病的药物治疗包括中枢兴奋剂、抗抑郁药及镇静催眠药（Billiard et al., 2006; Morgenthaler et al., 2007）。中枢兴奋剂首选莫达非尼，常规剂量为 200～400mg（Roth et al., 2007）。此外还有苯丙胺类药物（如哌甲酯、安非他明）、非苯丙胺类药物（如马吲哚、盐酸司来吉兰、咖啡因）等。抗抑郁药主要作用为抗猝倒，包括三环类抗抑郁药、选择性 5-羟色胺再摄取抑制剂及去甲肾上腺素再摄取抑制剂等。其他药物还有 γ-羟丁酸钠、镇静催眠药（如酒石酸唑吡坦、佐匹克隆等）、褪黑素等可用于治疗发作性睡病（吴惠涓和赵忠新，2015）。

第二十四节　昏迷

昏迷（Coma）是指高级神经中枢结构及大脑功能受损导致的严重意识障碍，尤其是边缘系统和脑干，表现为意识丧失，随意运动消失，且各种刺激均无法使其觉醒或出现异常反射活动。

一、分类

根据严重程度可将昏迷分为浅昏迷、中昏迷和深昏迷。浅昏迷表现为意识完全丧失，可有无意识自发动作，对强烈刺激可有回避动作及痛苦表情，瞳孔对光反射、角膜反射、咳嗽反射及吞咽反射等仍存在。生命体征一般较稳定。中昏迷表现为对外界正常刺激无反应，自发动作少，瞳孔对光反射、角膜反射、咳嗽反射及吞咽反射等减弱，腱反射亢进，病理反射阳性，生命体征已改变。深昏迷患者对外界任何刺激均无反应，无自主运动，眼球固定，瞳孔散大，瞳孔对光反射、角膜反射、咳嗽反射及吞咽反射等消失，大小便失禁，腱反射消失，病理反射消失。生命体征明显改变，呼吸及循环功能不稳定（贾建平和陈生弟，2013；徐如祥和肖华，2003）。

　　脑干是负责维持呼吸和心跳等重要功能的区域。如果下脑干受损的情况严重，患者的呼吸等重要功能受损或丧失，这时就需要借助外界支持维持生命。完全和不可逆的脑干功能丧失即为脑死亡。所以当脑干受到严重的、不可逆转的损害，在没有生命维持机的情况下无法独立执行维持呼吸心跳等重要功能时，就可以诊断此人为脑死亡。诊断证实脑死亡时，应该由两位经验丰富的医生先进行一系列的检查，包括检查对刺激的反应、检查脑干控制的功能、测试在没有呼吸机支持的情况下呼吸的能力。只有当两位医生一致认为脑干和脑功能不可逆转地丧失时，才能确认脑死亡。脑电图可以记录有无大脑活动来帮助诊断是否为脑死亡（图 2-30）。

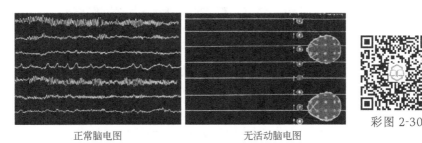

正常脑电图　　　　　　　　　　　无活动脑电图

彩图 2-30

图 2-30　正常脑电图与无活动脑电图

二、原因

　　昏迷可由多种原因导致，可大致分为颅内疾病和颅外疾病。颅内疾病包括颅内感染（如脑炎、脑膜炎、脑脓肿、严重脑囊虫病等）、颅内占位性病变（如颅内肿瘤、脑囊肿等）、颅脑外伤（如脑震荡、脑挫裂伤、颅内血肿、硬膜外血肿等）、脑血管疾病（脑出血、脑梗死、蛛网膜下腔出血等）、癫痫（全身性强直-阵挛性发作）。颅外疾病包括严重感染（如脓毒血症、中毒性肺炎、中毒性菌痢等）、内分泌与代谢性疾病（如尿毒症、肝性脑病、糖尿病酮症酸中毒、糖尿病高渗性非酮症性昏迷、低血糖昏迷、水电解质及酸碱平衡紊乱、甲状腺危象、垂体性昏迷、肾上腺危象、黏液性水肿昏迷等）、心血管系统疾病（心脏停搏、心肌梗死、严重心律失常、心力衰竭等）、药物及化学品中毒（如一氧化碳中毒、有机磷中毒、乙醇中毒、巴比妥类药物中毒、阿片类药物中毒等），以及物理因素（如中暑、触电、高原性昏迷等）（刘秀广，2008；肖铸等，2014；徐如祥和肖华，2003；虞惠群等，2016）。

三、治疗

　　对于诊断明确的昏迷患者，应进行对因治疗。但造成昏迷的原因多且复杂，部分患者无法在短时间内明确诊断，因此在明确诊断的同时，应积极进行急诊处理，尽可能缩短昏迷患者的无治疗期。首先应保持呼吸通畅，患者体位应为侧卧头低位，头偏向一侧，以便及时吸引呕吐物及呼吸分泌物，防止气道阻塞，防止舌后坠，必要时予以吸氧治疗，甚至行气管插管或气管切开，予呼吸机行呼吸支持治疗。迅速建立静脉通道，同时抽取静脉血以备进行各项化验检查，以评估患者情况及帮助明确诊断。应注意输入液体性质、量及输液速度。昏迷患者应合理使用抗生素，不能滥用。根据患者情况进行对症处理，例如对胃肠道中毒引起的昏迷，应及时导泻、催吐、洗胃等，并使用解毒剂；呕吐、偏瘫、颅内高压者，应用脱水利尿剂；高血糖患者应用降糖药物；昏迷伴抽搐者，应用镇静解痉药物；心律失常者，应用抗心律失常药物，并发血流动力学不稳定的快速心律失常者可予以电复律；心脏骤停者应行心肺复苏；有手术指征者，应做好手术准备，行急诊手术治疗（刘秀广，2008；曲雷，2010；王小洋，2018；燕霞，2019）。

第二十五节　精神类疾病

精神类疾病（Mental disorders）是指患者在各种生物、社会及心理因素的影响下丘脑和大脑功能紊乱，出现精神活动的异常，具体表现为认知、情感、行为等方面的异常或者精神活动的不协调。常见的精神类疾病包括精神分裂症、妄想性障碍、双相情感障碍、抑郁障碍，各种神经症如焦虑症、恐惧症、强迫症、躯体形式障碍等。本类疾病多在青壮年时期发病，可呈持续进展或间歇发作，并逐渐趋于慢性化，复发率和致残率较高（Borsboom，2017）。各类精神病患者由于其对自身异常精神心理症状缺乏自知及社会偏见等因素，多不能主动就医积极配合治疗，疾病发展逐渐出现精神衰退和人格改变，有攻击倾向的患者还有较大的社会的危害性。精神类疾病如能及时发现，早期治疗，可得到有效控制甚至完全治愈康复。

一、病因

精神类疾病的病因可能与遗传、躯体，及心理、社会因素有关（Isvoranu et al.，2016；Pine and Fox，2015）。

（1）遗传因素：精神类疾病有较高的遗传倾向，如精神分裂症、双相情感障碍、孤独症、抑郁发作、酒精滥用等家族患病率明显高于一般普通人群。

（2）躯体因素：颅脑外伤、肿瘤、感染、中毒、营养障碍等均可导致精神障碍、但多数随着原发病因的祛除而好转，部分遗留永久性精神障碍，可能与神经生化因素，如单胺类神经递质、神经营养因子改变有关。

（3）心理、社会因素：长期的应激、突发的创伤事件、性格特征、社会阶层、受教育程度、文化宗教背景等等都与精神类疾病的发生相关。

二、发病机制

中枢神经系统中神经通路的信息传递均依赖神经递质和神经调质完成，这是各种精神活动的分子生物学基础。目前研究认为精神类疾病的发生可能与神经元微结构与突触传递异常有关，特别是单胺类神经递质，如多巴胺、5-羟色胺等对维持正常精神活动有重要意义。遗传倾向可能增加罹患精神疾病的生物学易感性，环境因素对突触的形成也有塑性作用（Gibson et al., 2016）。

三、临床表现

精神类疾病的患者主要临床表现包括几点，不同的精神疾病可以其中一种或几种症状共同存在（Borsboom, 2017）：

（1）意识障碍：包括觉醒度的改变和意识内容的改变。觉醒度改变根据程度可划分为嗜睡、昏睡、昏迷。根据刺激反应及反射活动等可将昏迷分为浅昏迷、中度昏迷和深昏迷三度。深昏迷时患者对各种刺激皆无反应，各种生理反射消失，生命体征常有明显变化，呼吸不规则、血压剧烈波动、脉搏细弱、大小便失禁、全身肌肉松弛、个别患者出现去大脑强直等。意识内容改变可分为意识模糊、谵妄状态和类昏迷状态。

（2）感知觉障碍：精神疾病患者往往对客观事物的属性出现错误的感知，可表现为对各种刺激的感受性升高或降低，或出现各种错觉或幻觉，包括幻听、幻视、幻嗅等，以幻听最为常见。

（3）思维障碍：精神疾病常见的症状，包括思维形式障碍、思维内容障碍、强迫观念、超价观念等。思维形式障碍又包括思维迟缓、思维奔逸、思维破裂、思维中断、思维化声、病理性赘述、象征性思维等。思维内容障碍主要指妄想，常见有被害妄想、关系妄想、控制感、钟情妄想、嫉妒妄想等。

（4）注意障碍：常伴随意识障碍发生，包括注意增强、注意减弱、随境转移、注意迟钝、注意狭窄、注意固定六种形式。

（5）记忆障碍：主要有记忆减弱、遗忘、错构、虚构、潜隐记忆等表现形式。

（6）意志行为障碍：主要类型有意志增强、意志缺乏、意志减退、精神运动性兴奋、精神运动性抑制、冲动行为和自伤与自杀行为。

（7）自知力障碍：自知力是指患者对其自身精神状态的认识和批判能力，知道哪些时候属于病态。随病情进展，精神疾病患者常常认为自己没有病而拒绝治疗，即自知力障碍。

（8）情感障碍：指以情感显著而持续地高涨或低落为主要临床特征的精神方面的障碍，这种精神疾病多数情况下都表现为思维和行为的改变。

四、分类及诊断

多数精神类疾病相关器质性病因尚不明确，因此，精神类疾病的分类按照病因学和症状学并行的原则进行。对于有明确病因的器质性精神障碍按病因学分类；对目前尚不能明确病因的功能性精神障碍，则按症状学分类（Espay et al., 2018）。精神疾病的诊断标准目前主要有：ICD-11（国际疾病分类）、DSM-V（美国精神疾病诊断准则手册第5版）和CCMD4（中国精神障碍分类与诊断标准）（Clark et al., 2017）。以上诊断标准对于精神疾病的分类和诊断各有特色，但都遵循病因和症状相结合的分类诊断标准。目前我国精神类疾病的住院诊断多以ICD-11为标准。

1. 精神分裂症

精神分裂症是由一组症状群所组成的临床综合征，是多因素的慢性疾病。在精神分裂症患者中发现了各种脑部异常，包括谷氨酸受体水平异常变低；某些脑区灰质减少，特别是海马、额叶和颞叶［图 2-31（A）］。图 2-31（B）是一对双胞胎脑部 MRI 扫描图，右图（患者）与左图（正常）相比，其脑室（用箭头表示）明显增大，表明脑组织丢失。

男性通常在青春期晚期或成年早期出现症状，女性则要晚 4～5 年。症状模式和严重程度因人而异。一般来说，包括妄想、幻觉，尤指听觉幻觉、情感淡漠或情感反应不恰当、思维混乱、不自主的或重复的运动、离群独处、忽视个人健康和卫生等。在幻听期间，患者脑活动主要在右脑语言区，而不是通常与语言产生有关的左半球区域。这可能解释了为什么患者听到的"声音"是简单和贬义的，以及为什么患者错误地将它们归因于外部来源。

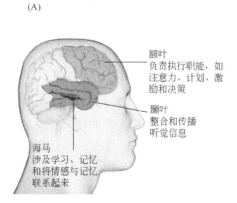

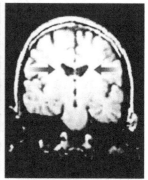

图 2-31 （A）海马、额叶和颞叶结构图；
（B）脑部 MRI 扫描图

彩图 2-31

2. 妄想性障碍

妄想性障碍是以长期（一个月及以上）持续性、系统性妄想为最主要临床特征的一组精神障碍。患者除了妄想症状外，少有其他精神病症状，其人格和智能通常可保持完整，在不涉及妄想的情况下，情感、言语和行为基本正常。妄想性障碍起病隐匿，病程演进缓慢，甚至可伴随患者终生。

妄想性障碍的原因尚不清楚，但在有家庭成员患有这种障碍或精神分裂症的人中更常见。被社会孤立的人往往更容易受到影响，在某些情况下，这也可能是由压力引发的。

妄想性障碍有几种类型：嫉妒妄想（认为自己的伴侣不忠）、被害妄想（认为别人试图伤害他们）、钟情妄想（认为别人爱上了自己，并通过各种方式来干扰对方）、夸大妄想（对价值、权力、才能或知识夸大的妄想）、躯体妄想（认为他们有身体缺陷或医学问题的妄想）和混合型（两种或两种以上的其他妄想类型）。

3. 双相情感障碍

双相情感障碍是既有躁狂发作又有抑郁发作的一类疾病，临床表现按照发作特点可以分为抑郁发作、躁狂发作或混合发作。此病原因未明，目前认为是生化、遗传与社会环境等诸多方面因素参与的结果。生化方面是指大脑中某些神经递质如去甲肾上腺素、血清素和多巴胺，可能在其中起作用。双相情感障碍有家族遗传倾向，并且有很强的遗传因素。此外，环境因素如生活中的重大事件，可能也会起到触发作用。通常，抑郁和躁狂的症状交替出现，每次发作的持续时间不等。在情绪波动之间，患者情绪和行为往往正常。PET扫描显示了正常时期大脑活动［图2-32（A）］和躁狂期活动水平增强［图2-32（B）］的对比。

4. 抑郁障碍

临床可见心境低落，情绪的消沉可以从闷闷不乐到悲痛欲绝，自卑抑郁，甚至悲观厌世，有自杀企图或行为；部分病例有明显的焦虑和运动性激越；严重者可出现幻觉、妄想等精神病性症状。每次发作至少持续2周以上，长者甚或数年，多数

彩图 2-32

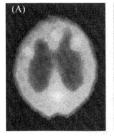
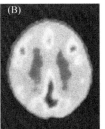

图 2-32　脑活动对比图

病例有反复发作的倾向，每次发作大多数可以缓解，部分可有残留症状或转为慢性。

在许多情况下，抑郁症的发生没有明显的原因。许多因素都可能引发，例如身体疾病，激素失调、怀孕期间（产前抑郁）或分娩后（产后抑郁）的激素变化，痛苦的生活事件，如丧亲之痛。此外也可能是某些药物的副作用，如口服避孕药。抑郁症在女性中更为常见，有家族遗传倾向，并且各种基因突变与这种疾病也有关。

在抑郁症患者的脑中已发现各种生物异常现象，如神经递质血清素水平下降、单胺氧化酶水平提高、参与情绪和记忆的海马细胞丢失、杏仁核和前额皮质一部分中神经活动出现异常（图2-33）。但这些生物学异常可能导致抑郁症的具体机制尚不清楚。

5. 焦虑症

称为焦虑性神经症，是神经症这一大类疾病中最常见的一种，以焦虑情绪体验为主要特征。可分为慢性焦虑（即广泛性焦虑）和急性焦虑（即惊恐发作）两种形式。主要表现为：无明确客观对象的紧张担心，坐立不安，还有自主神经功能失调症状，如心悸、手抖、出汗、尿频等，及运动性不安。

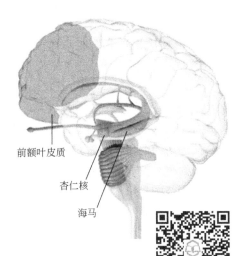

前额叶皮质

杏仁核

海马

图 2-33　抑郁障碍
相关的大脑区域

彩图 2-33

少数情况下，持续焦虑可能是因为某些可识别的生理原因，如甲状腺疾病或药物滥用，有时在压力性的生活事件（如丧亲之痛）后可能也会发展为广泛性焦虑症。此外，有焦虑症家族史可能也会增加患焦虑症的风险。

无论潜在的原因是什么，其结果都是破坏了身体对压力反应的正常控制——"战斗或逃跑"反应。正常情况下，作为对压力的反应，下丘脑会刺激脑下垂体产生促肾上腺皮质激素（ACTH）。ACTH再刺激肾上腺产生肾上腺素和皮质醇，从而对人体产

生影响。对正常人来说，当压力消失时，这种反应也会随之消失。但焦虑症患者中，应激反应可能会过于敏感，或者在不合适的时间被激活，或者无法关闭（图 2-34）。

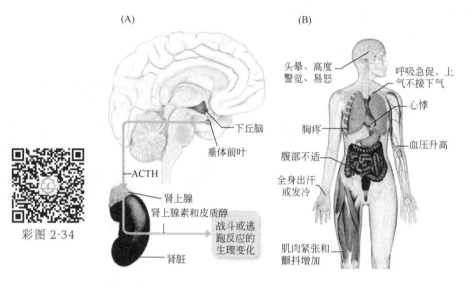

图 2-34 （A）应激反应产生；（B）对身体的影响

6. 恐惧症

恐惧症原称恐怖性神经症，是指患者对外界某些处境、物体或与人交往时，产生异乎寻常的恐惧与紧张不安，可致脸红、气促、出汗、心悸、血压变化、恶心、无力甚至昏厥等症状，因而出现回避反应。患者明知这种恐惧反应是过分的或不合理的，但仍反复出现，难以控制，于是极力避免导致恐惧的客观事物或情境，或是带着畏惧去忍受，因而影响其正常活动。

恐惧症表现形式不同，大体分为两大类：简单的和复杂的。简单恐惧症是对特定物体或情境的恐惧，例如蜘蛛（蜘蛛恐惧症）或封闭空间（幽闭恐惧症）。复杂恐惧症更为普遍，涉及多种焦虑。例如，广场恐惧症可能包括对人群和公共场所的恐惧，或者对乘飞机、公共汽车或其他公共交通工具旅行的恐惧；还包括对无法逃到一个安全的地方（如家里）感到焦虑。社交恐惧症（也被称为社交焦虑障碍）是另一种复杂的恐惧症，由于害怕在公众面前尴尬或丢脸，而在社交或表演场合（比如公开演讲）中产生强烈焦虑（表 2-3）。

表 2-3 常见恐惧症

恐惧症类型	描述
恐高症	害怕身处高处
幽闭恐惧症	害怕封闭的环境
黑暗恐惧症	害怕黑
闪电恐惧症	害怕打雷或闪电
蜘蛛恐惧症	害怕蜘蛛

续表

恐惧症类型	描述
恐蛇症	害怕蛇
恐犬病	害怕狗
洁癖症	害怕被细菌污染
尸体恐惧症	害怕死亡或死亡的东西
疾病恐惧症	害怕患上某种特殊的疾病
针头恐惧症	害怕注射或者医疗针头

7. 强迫症

强迫症（Obsessive-compulsive disorder，OCD）是指以反复出现强迫观念和强迫动作为基础特征的一类神经强迫症性障碍。OCD确切病因尚不清楚，但一般认为是多种因素共同作用的结果，不同的人可能有不同病因。此病倾向于在家族中遗传，所以在某些情况下可能与基因有关。它还与儿童感染链球菌有关。脑成像研究发现，在眶额皮层、尾状核和丘脑之间涉及神经递质血清素的通讯环路中，存在异常的生理连接［图 2-35 (A)］。当症状变得更严重时，与 OCD 相关的不同大脑区域，活动频率的改变也会有所不同。彩色 PET 显示当强迫症症状变严重时，活动增加和减少的区域［图 2-35 (B)］。

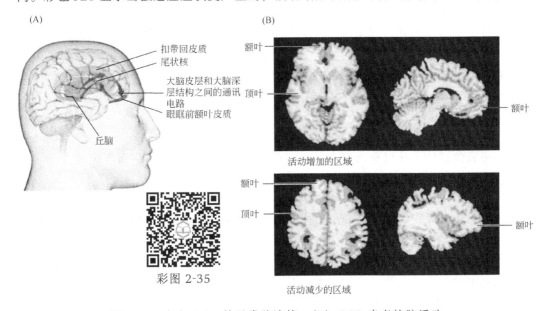

图 2-35 （A）OCD 的异常脑连接；（B）OCD 患者的脑活动

症状通常出现在青少年时期或成年早期，可能包括强迫思维、强迫行为或两者兼而有之。强迫思维是指不自觉地出现并引发焦虑的想法、感觉或幻想。例如，患者可能极度怕脏，以至于害怕离开家，以防被污染。强迫性行为是指一个人为了避免焦虑而被迫重复做的行为，比如反复洗手、检查门锁或门之类的东西。患者可能认识到强迫思维和/或强迫行为是不合理的，但无法控制它们。

要是被诊断为强迫症，症状必须是能够引起焦虑，必须持续至少两周，必须严重干扰日常生活。经过治疗，大多数人可以康复，但在压力下症状可能复发。

8. 躯体形式障碍

躯体形式障碍是一种以持久地担心或相信各种躯体症状的优势观念为特征的神经症。患者因这些症状反复就医，各种医学检查阴性和医生的解释均不能打消其疑虑。即使有时存在某种躯体障碍，也不能解释所诉症状的性质、程度，或其痛苦与优势观念。经常伴有焦虑或抑郁情绪。本障碍男女均有，为慢性波动性病程。分为躯体化障碍、未分化的躯体形式障碍、疑病症、躯体形式的自主神经紊乱、持续性的躯体形式疼痛障碍（朱亚宏和刘五华，2012）。

（1）躯体化障碍

躯体化障碍主要表现多种多样、经常变化的躯体症状，症状可涉及身体的任何系统或器官，但涉及消化、神经和生殖系统的主诉最常见，并且可有多种症状同时存在。躯体化障碍的原因尚不清楚，在某些情况下，它可能与其他疾病如焦虑症和抑郁症有关，但尚不清楚上述因素是此病的原因还是结果。

（2）疑病症

又称疑病性神经症，主要指患者担心或相信患有一种或多种严重躯体疾病，病人诉躯体症状，反复就医，尽管经反复医学检查显示阴性以及医生给予没有相应疾病的医学解释也不能打消病人的顾虑。疑病症状可为全身不适、某一部位的疼痛或功能障碍，甚至是具体的疾病。

此外，患者可能在听说了某个特定的疾病后就认为自己患有该疾病。例如，在听说阿尔茨海默病后，短暂的健忘可能会使患者相信自己得了这种病。许多疑病症患者还患有其他精神健康障碍，如抑郁症、强迫症、恐惧症或广泛性焦虑症。

9. 躯体变形障碍

许多人可能对自己外表的某些方面不满意，但躯体变形障碍(Body olimorphic disorder, BDD) 患者会过分关注自身的外表缺陷，以至于影响正常生活，带来严重痛苦。

10. 创伤后应激障碍

创伤后应激障碍（Post-traumatic stress disorder, PTSD）是指个体经历、目睹或遭遇到一个或多个涉及自身或他人的实际死亡，或受到死亡威胁，或严重受伤，或躯体完整性受到威胁后，所导致的个体延迟出现和持续存在的精神障碍。PTSD 症状可能在创伤事件后立即出现，也可能数月后才出现。PTSD 核心症状有三种，即创伤性再体验症状、回避和麻木类症状、警觉性增高症状。其记忆功能也会受到影响。让 PTSD 患者和正常人（对照组）朗读一段话，并要求他们立即和过后回忆这段话，PTSD 患者在两项测试中得分均较低（图 2-36）。

11. 进食障碍

进食障碍（Eating disorder, ED）指以进食行为异常、对食物及体重和体型过分关注为主要临床特征的一组疾病。进食障碍在青春期女孩和年轻妇女中最常见，但也影响老年妇女和男子。最常见的类型是神经性厌食症、神经性贪食症和暴食症。

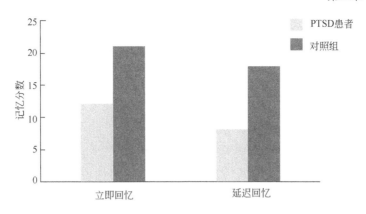

图 2-36　记忆功能对比

　　神经性厌食症的特征是自我饥饿和过度减肥。其主要特征是对变胖或增重的强烈恐惧、抵抗维持正常体重及否认体重过轻的严重性。与神经性厌食症相关的极端减肥会导致体重极度减少、身体组织的消耗 [图 2-37（A）]，严重者可致命。体重指数（Body mass index，BMI）可判断体重是否在健康体重范围内，患有神经性厌食症的成年人的 BMI 为 17.5 或更低。神经性贪食症的特征是暴饮暴食，然后反复采取补偿性行动来防止体重增加，如自我诱导呕吐、使用泻药或利尿剂、过度运动或禁食。神经性贪食症反复的自我诱导呕吐会导致胃酸侵蚀牙釉质，从而可能导致牙齿脱落 [图 2-37（B）]。并且产生的电

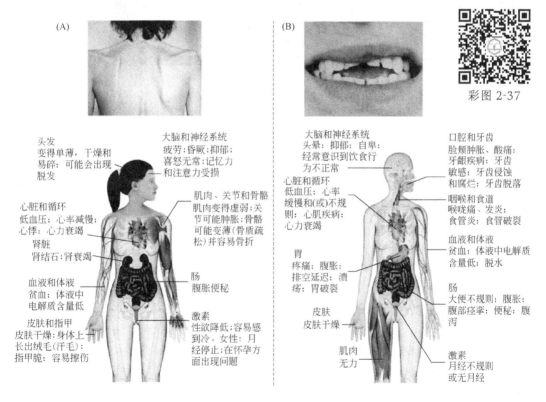

彩图 2-37

图 2-37　神经性厌食症患者及其对身体的影响

解质失衡会导致出现危及生命的心脏异常。神经性贪食症患者通常体重正常，虽然没有神经性厌食症明显的外在影响，但反复暴饮暴食和催吐也会产生广泛的身体影响。暴食症与神经性贪食症类似，但没有补偿作用来对抗暴饮暴食，可能会导致肥胖。

12. 成瘾

成瘾（Addiction）是指患者对某样东西产生了生理上依赖，与习惯性的根本区别在于停止后产生戒断症状。通常认为，成瘾的物质或活动会影响大脑，使其产生一种增加神经递质多巴胺的释放的反应方式，这也是大脑对愉悦体验的反应。

虽然有些症状是对成瘾物质或活动所特有的，但所有成瘾性都会出现一些基本症状。这些症状包括耐受性（需要增加用量以产生所需的效果）、戒断症状（当停止使用该物质或活动时，出现令人不快的生理和/或心理戒断症状）、依赖性（即使它可能对身体或心理健康或人际关系造成损害，也会继续使用该物质或从事该活动）。

酒是具有成瘾性的食品，肝硬化是酒精成瘾的可能并发症之一。正常、健康的肝脏呈暗红色，外表面光滑，没有肿块或疤痕组织，也没有变色区域。晚期肝硬化有大面积瘢痕组织，表面肿块，且普遍变色（图 2-38）。

彩图 2-38

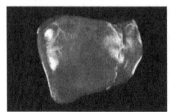

健康肝脏

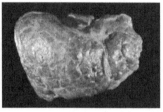

肝硬化

图 2-38　健康肝脏与肝硬化

13. 人格障碍

人格障碍是指明显偏离正常且根深蒂固的行为方式，具有适应不良的性质，其人格在内容上、质上或整个人格方面异常。人格障碍患者可能不会意识到自己的行为和思维模式是不恰当的，但可能意识到个人、社会或工作关系方面的问题，而这些问题可能会对其造成困扰，给个人或社会带来不良影响。具体症状取决于所患人格障碍的类型。

根据表现出的行为症状和思维类型，人格障碍分为三大类。

（1）A 型

这组疾病以奇特或古怪的行为和思维为特征。

偏执型人格障碍：偏执型人格障碍的人对他人抱有怀疑和不信任感，他们可能认为别人会试图伤害他们，并且倾向于敌对和情感上的分离。

分裂样人格障碍：患有这种疾病的人对社交关系不感兴趣，性格内向和孤独，情感表达范围有限；通常他们可能无法识别正常的社交提示。

分裂型人格障碍：这类人在社交和情感上都很冷漠，表现出独特的行为和思维，比如"神奇"思维（相信自己的想法可以影响他人）。

（2）B型

这组疾病以戏剧化、不稳定或情绪过度的想法和行为为特点。

反社会型人格障碍：患这种人格障碍的人以前被称为反社会者，患者会无视他人的感受、权利和安全；他们还会不断说谎、偷窃或表现出攻击性。

边缘型人格障碍：患边缘型人格障碍的人有自我认同的问题，害怕独处，而且经常有不稳定的关系；他们会做出冲动或冒险的行为，情绪不稳定。

表演型人格障碍：患表演型人格障碍的人高度情绪化，经常寻求关注；他们往往对别人的意见非常敏感，过分关注自己的外表。

自恋型人格障碍：自恋型的人认为他们比别人优越，并且仍然不断地寻求认可；他们倾向于夸大自己的成就，表现出明显缺乏同情心。

（3）C型

这类人格障碍以焦虑、恐惧或抑制性思维或行为的习惯性模式来区分。

回避型人格障碍：回避型人格障碍的人感觉自己能力不足，对批评或拒绝过于敏感；他们在社交场合很胆小，非常害羞。

依赖型人格障碍：有这种人格障碍的人极度依赖和服从他人；他们感到无法独自应付日常生活，常常迫切需要亲密关系。

强迫型人格障碍：患有这种人格障碍的人严格遵守规则和道德准则，做事不灵活，常常想要掌控局面；也倾向于成为完美主义者。这和 OCD 不同，OCD 是一种焦虑症。

14. 孟乔森综合征

孟乔森综合征有时也被称为医院成瘾综合征，是一种罕见的精神疾病，又可分为一般的孟乔森综合征和代理型孟乔森综合征，其症状的范围都很广。

该病患者能够意识到他们在捏造症状，不像疑病症患者真的认为自己生病了。患者不是为了获得有形利益（如经济利益）而假装生病。相反，其动机可能是为了获得他人如医务人员的治疗和注意。患有孟乔森综合征的人通常都有很好的医学知识，并且会为他们的假病创造一些可信的症状和解释，这使得对孟乔森综合征的诊断非常困难。除了在症状上撒谎之外，他们还可能给自己造成症状，如伤害自己或摄入有毒物质。

在另一种相关的情况下，即所谓的"代理型"或"捏造和诱发病型"，患者可能会在别人身上捏造或诱发症状。这通常包括父母假装或诱导他们的孩子出现症状。

五、治疗措施

目前治疗是根据患者所患相应精神疾病的类型、严重程度，以及患者的接受程度，采取多种方法组合的综合性治疗措施。轻度精神障碍的患者帮助其脱离致病环境，并进行相应的心理干预，可得到有效的控制和缓解（Cuijpers，2019）。中重度精神障碍的患者需辅以药物治疗，药物和心理治疗无效的情况下，可选择脑刺激疗法来治疗抑郁症和其他精神障碍，包括电痉挛治疗、经颅磁刺激和深部脑刺激等。抑郁症患者扣带回皮质（白色圈出部分）过度活动［图 2-39（A）］。经过 6 个月的深部脑刺激后，这一区域活动减少，症状改善［图 2-29（B）］。

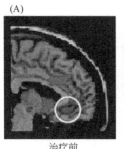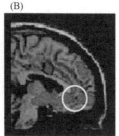

图 2-39　深部脑刺激治疗精神类疾病前后

彩图 2-39

精神疾病常用药物有以下几种：

（1）抗精神病药：抗精神病药是一类通过阻断多巴胺受体，治疗精神分裂症及其他精神病性精神障碍如兴奋躁动、幻觉、妄想、敌对情绪的药物，对抑郁、淡漠、木僵的治疗效果不好。临床上常用的抗精神病药有吩噻嗪类、硫杂蒽类、丁酰苯类、苯甲酰胺类和二苯氧氮平类。与第一代抗精神病药不良反应相比，第二代抗精神病药锥体外系反应较少，对社会退缩等阴性症状也有一定治疗作用，目前已广泛应用于临床，包括氯氮平、利培酮、奥氮平、富马酸喹硫平、阿立哌唑等（Schneider-Thoma et al., 2018）。

（2）抗抑郁药：用于消除病理情绪低落、提高情绪，用以治疗抑郁障碍等疾病的药物。它不同于精神振奋剂，也不能提高正常人的情绪。以苯乙肼为代表的单胺氧化酶抑制剂（Monoamine oxidase inhibitor, MAO）和以盐酸阿米替林、丙咪嗪为代表的三环类抗抑郁药（Tricyclic antidepressants, TCAs）适用于内因性抑郁症及其他疾病中出现的抑郁症状，但其引起的相关不良反应较多，特别是循环的影响巨大，随着新型抗抑郁药物的出现目前已逐步被取代。选择性 5-HT 再摄取抑制药（SSRI）是新型抗抑郁药物，几乎没有心血管和自主神经系统的不良反应，也不损伤精神运动功能，还具有抗抑郁和抗焦虑双重作用，代表药物氟西汀、帕罗西汀、盐酸舍曲林、马来酸氟伏沙明、西酞普兰等已广泛应用于临床抑郁障碍相关的治疗（Purgato et al., 2014）。

（3）抗焦虑药物：以苯二氮䓬类药物为代表，主要用于焦虑障碍、急性激越、酒精戒断综合征、痉挛状态、手足徐动、失眠等症状，常用药物包括地西泮等。使用需注意嗜睡、疲乏、头晕、言语迟缓、记忆力下降等不良反应，突然停药可出现戒断症状，老年患者应谨慎使用以防影响认知功能（Du and Grace, 2013）。

（4）心境稳定剂：最常用于治疗双向障碍，对躁狂发作和双相障碍抑郁发作有治疗和预防作用，但对激越和兴奋躁动有增效作用，对单相抑郁急性发作抗抑郁治疗疗效欠佳的患者也有增效作用。常用药物有锂盐、丙戊酸盐等，第二代抗精神病药物也有一定的抗躁狂效果（Kishi et al., 2020; Rybakowski, 2020）。

第二十六节　其他常见脑部疾病

一、孤独症谱系障碍

孤独症谱系障碍（Autism spectrum disorders），是根据典型孤独症的核心症状进行扩展定义的广泛意义上的孤独症，是一类疾病的总称，包括典型孤独症（自闭症）

等。典型孤独症，其主要在三个主要发展领域产生问题，包括在社会性和交流能力、语言能力、仪式化的刻板行为三个方面同时都具有本质的缺损。

1. 孤独症

孤独症（Autism）也称自闭症，通常出现在儿童早期，大约在三岁之前。典型特征是，这些孩子对自己的名字或其他针对他们的话没有反应；避免目光接触；抵抗身体接触；说话晚，说话语调或节奏不正常；对社交暗示（如面孔和声音）表现出异常反应等。在 MRI 扫描图中，黄色和红色显示的是看到面孔时大脑的活动区，正常人颞叶梭形回（红色圈部分）有活动，而孤独症患者大脑则没有相应活动[图 2-40（A）]。正常人和孤独症患者听到声音的大脑反应也不同[图 2-40（B）]。正常大脑中，颞上沟（黄色和红色区域）是活跃的，而在孤独症患者中，该区域则没有活动。大约一半孤独症儿童患有学习无能，有些儿童甚至会出现癫痫；也有一些孤独症儿童在某个方面有很高的能力，比如机械记忆或早熟的阅读能力。

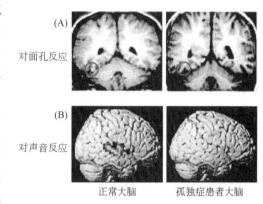

图 2-40　正常大脑和孤独症大脑对面孔（A）和声音（B）的反应

彩图 2-40

孤独症与许多大脑区域的异常有关[图 2-41（A）]，但其中因果联系尚不清楚。弥散张量成像显示的健康婴儿大脑中结缔组织束清晰、有序，但这些纤维在孤独症患者中则是杂乱无章的[图 2-41（B）]。

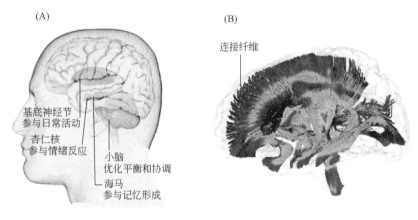

图 2-41　（A）与孤独症相关区域；（B）健康大脑中有序的结缔组织束

彩图 2-41

2. 其他罕见孤独症谱系障碍

阿斯伯格综合征：具有与孤独症同样的社会交往障碍，局限的兴趣和重复、刻板的活动方式。在分类上与孤独症同属于孤独症谱系障碍或广泛性发育障碍，但又不同于孤独症，与孤独症的区别在于此病没有明显的语言和智能障碍。目前该病病因不明，遗传基因、生物化学、过滤性病毒、妊娠期和分娩时出现的一些问题及环境问题都可能是阿斯伯格综合征的原因。

雷特综合征（Rett 综合征）：这种孤独症谱系障碍几乎只影响女性，由单一基因突变引起。一般来说，患儿会有一段正常的发育期，随后类似孤独症的症状开始出现，通常是在 6 至 18 个月大时。然后，孩子的发展就开始倒退，羞于与外界接触，不再回应父母。如果她之前曾说话，孩子就会停止说话；失去脚的协调能力，有手的刻板动作如洗手、拍手、咬手等，并不恰当地爆发大哭或大笑。

童年瓦解性障碍：这种非常罕见的孤独症谱系障碍主要影响男性。和 Rett 综合征一样，患者也会有一段正常发育的时期，随后是类似孤独症样症状的出现和消退。症状通常出现在三到四岁之间，但有时也可能早在两岁就出现。患者会丧失先前获得的社交、语言和运动技能，伴有重复的刻板行为，还可能大小便失禁，甚至还可能会有严重的智力障碍以及癫痫发作。

此类病目前尚无特定治愈方法，应"早发现，早治疗"。治疗是基于支持性教育来帮助孩子发挥其潜力，此外促进家庭参与，让父母也成为治疗的合作者或参与者也很有必要（王兰兰等，2020）。

二、注意缺陷多动障碍

注意缺陷多动障碍（Attention deficit hyperactivity disorder, ADHD）俗称多动症，是儿童最常见的行为障碍之一。多动症的特征是注意力难以持续集中和/或过度活跃。它在儿童中最常见，但也可能持续到成年。

多动症倾向于在家族中遗传，且可与其他各种因素相互作用，比如在出生前接触某些毒素（如尼古丁和酒精），出生前或生命早期的大脑损伤，以及食物过敏。多动症儿童中存在一些大脑异常，包括多巴胺水平偏低，因此哌甲酯等增加大脑多巴胺水平的药物可能会减轻症状。症状通常出现在儿童早期，并可能在孩子开始上学时变得更严重。

1. 类型

根据表现出的主要行为类型，ADHD 可以分为三大类。

（1）注意力缺陷型：症状包括注意力持续时间短，注意力不集中，难以执行指令，经常改变活动。

（2）多动冲动型：以坐立不安、过度活动、行动不加思考、过度说话、反复打断说话者为特征。

（3）混合型：症状包括其他两种类型的症状，如注意力持续时间短、活动过度和行动不假思索。

2. 治疗

多动症的病因、表现及诊断复杂，治疗时也需要综合治疗。合理选择最佳治疗方法是非常必要的。目前 ADHD 的治疗方法主要有药物治疗、心理行为治疗、家庭治疗、脑电生物反馈治疗等，其中药物治疗是首选。药物治疗包括中枢兴奋剂、抗抑郁药、抗高血压药和去甲肾上腺素再摄取抑制剂。此外，中医治疗也有一定效果，以针灸和中药最为常见（裴静愉等，2020）。

三、发育延迟

发育延迟（Developmental delay）是指婴儿或幼儿没有获得某一特定年龄段所具备的正常技能和能力。在婴幼儿时期，有几个重要的阶段——发育里程碑——通常是儿童获得某些基本的身体、心理、社交和语言技能的阶段。儿童的发育可以从几个方面进行评估，包括身体和运动能力发育，视觉、听力、语言和智力发育以及社会技能发育。

1. 发育里程碑

① 身体和运动技能：婴儿出生时就能进行基本的反射动作，如抓握。通过试错的过程，他们逐渐获得其他身体技能、发展运动协调能力。最初，婴儿掌握了对自己的身体姿势和头部的控制，然后继续发展身体技能，如爬行、站立和行走。能够在没有人帮助的情况下行走是关键的发育里程碑之一，通常，儿童在 10 到 19 个月大的时候就能做到。骑三轮车的能力也是运动技能和身体发育的指标，正常情况下，这种能力在两到三岁之间发展获得。

② 视觉和手的灵活度：新生婴儿只能看清不到一米远的地方。大约六个月后，视力逐渐改善，远距离外的物体就清晰可见了。随着视力的提高，以及运动系统的不断成熟，孩子的灵巧性和手眼协调能力也得到发展。通常情况下，从一岁左右孩子开始喜欢涂鸦，到三岁左右，大多数孩子都能画出一条合理的直线。

③ 社交技能和语言：在出生几周内，婴儿会转向声音，也会自发地发出尖叫和笑声。当婴儿听到语言时，会开始将词语与物体联系起来，并且可能在大约 9 个月大的时候就开始对父母说"爸爸"和"妈妈"。随着交流能力的发展，社交技能也会迅速提高。

2. 类型和原因

延迟的严重程度因人而异，可能会影响一个或多个发育领域。广泛性延迟影响发育的大部分领域，可能由各种因素造成，如严重的视觉或听觉障碍，脑损伤，学习困难，唐氏综合征，严重、长期的疾病，如心脏病、肌肉疾病或营养失调，或者缺乏身体、情感或精神上的刺激。

发育延迟也可能只发生在特定的区域，如行动和行走方面的延迟，除去可能存在的严重的潜在原因，如肌营养不良、脑瘫或神经管缺损，延迟性的孩子也可以有赶上正常孩子发育程度的情况。说话和语言发育延迟可能有多种原因，包括缺乏刺激、听力问题，或者更罕见的自闭症。此外，如脑瘫引起的，在影响说话的肌肉控制方面的困难，也会造成这个区域的发育延迟。

四、学习无能

学习无能（Learning disability）是指在听、说、读、写、推理和数学能力的获得和运用上有明显的困难或障碍，包含着 DSM 中列出的三个障碍，即学习障碍、沟通障碍和运动技能障碍。关于"学习无能"一词的含义存在不同意见，但总的来说，它适用于发育延迟的情况。

1. 类型

学习无能通常分为广义性或者特殊性两类。广义性学习无能影响所有或几乎所有的智力功能，导致发育延迟。除了智力低于平均水平外，还可能存在行为问题，严重的情况下还会出现身体发育问题，损害运动技能和协调性。特殊性学习无能影响智力功能的一个或几个方面，在许多情况下，智力不会受损。此外患有学习无能的人也可能有各种关联的情况，如多动症、自闭症或癫痫。

常见的特殊学习无能有：

① 诵读困难：学习读写能力受损。除了阅读和拼写能力不好，也可能在序列上有困难，例如日期顺序和组织思想的问题。

② 计算困难：难以进行数学计算，学习数学概念困难，如数量和位值，以及组织数字。

③ 失歌症：通常被称为声调失聪，是指听力正常的人无法识别音符、节奏或曲调或重现它们。

④ 运动障碍：不能准确地做出熟练的动作，会造成建立空间关系的困难，比如精确定位物体。

⑤ 特殊型语言障碍：在没有听觉或说话的身体障碍和无广泛性发育延迟的儿童中，有理解和/或表达口语的困难。

2. 原因

学习无能的原因有很多种，包括基因异常，如 Williams 综合征，或染色体异常，如唐氏综合征和脆性 X 染色体综合征（图 2-42）。其他因素包括出生前或出生期间的大脑发育问题，比如可能是在子宫内接触了酒精或药物等毒素、缺氧、早产或产程过长所致，及头部受伤、营养不良或年轻时暴露在有毒素（如铅）环境中。患者脑部活动区域与正常人相比也有差异，正常人 [图 2-43 (A)] 和诵读困难者 [图 2-43 (B)] 在阅读时大脑活跃区域不同。在诵读困难患者中，只有左额下回活跃，而正常读者其他区域也活跃。

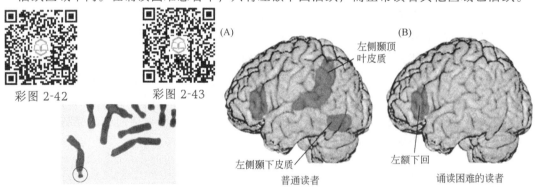

彩图 2-42　　　　　彩图 2-43

图 2-42　脆性 X 染色体综合征图　　图 2-43　普通和诵读困难患者阅读时大脑活动区域对比

如果怀疑患有学习无能，可以进行发育评估，还可进行听力、视力和其他医学和基因测试，以检查学习无能的潜在身体原因。目前，专业治疗热衷于从语义、教育和心理等方面入手。

五、品行障碍

品行障碍（Conduct disorder）指 18 岁以下儿童青少年期出现的持久性反社会型行为、攻击性行为和对立违抗行为。

各种因素均可增加儿童患品行障碍的风险，包括遗传因素、不良的家庭因素、社会环境因素。学习无能、注意缺陷多动障碍和抑郁等精神健康问题也会增加患病风险。有品行障碍的儿童往往对奖励和惩罚有不正常的反应。

六、Tourette 氏综合征

Tourette 氏综合征（Tourette's syndrome，TS，抽动秽语综合征）是一种神经紊乱疾病，其特征是有突然的、重复的、不自主的运动（称为运动抽动）和声音或话语（称为声音抽动）。

大多数情况下，Tourette 氏综合征可能与遗传因素有关，可在家族中遗传。但也有一些病例，即散发性 Tourette 氏综合征中，没有明显的遗传联系。虽然与 Tourette 氏综合征的病因关系尚未确定，但是各种脑异常包括基底神经节、丘脑和额叶皮质的功能失常，以及神经递质血清素、多巴胺和去甲肾上腺素的异常，都与此有关。牵涉的脑区域如图 2-44 所示。环境因素也可能在 Tourette 氏综合征的发展中发挥作用。

Tourette 氏综合征的典型症状是运动性抽动，如眨眼、面部抽搐、耸肩和摇头，以及声音性抽动，如咕哝或重复词语。不自觉地说出脏话（污秽言语）是一个众所周知的特征。通常情况下，这些症状首先出现在儿童时期，在青少年时期变得更严重，但随后有所改善。但是，在某些情况下，这种情况会逐渐恶化，并持续整个成年期。

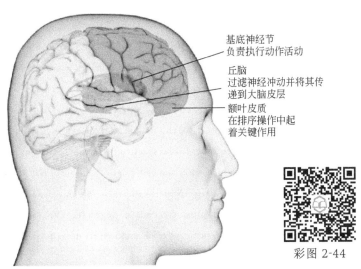

基底神经节
负责执行动作活动

丘脑
过滤神经冲动并将其传递到大脑皮层

额叶皮质
在排序操作中起着关键作用

彩图 2-44

图 2-44　Tourette 氏综合征牵涉的脑区域

对于 Tourette 氏综合征的阳性诊断，根据美国精神疾病诊断准则手册第 5 版 (DSM-V)，其诊断标准包括：①2 种或以上的运动性抽动和至少 1 种声音性抽动，两者不一定同时出现；②抽动至少持续 1 年；③18 岁以前发病；④不能是其他疾病、药物或其他物质引起的。

目前 Tourette 氏综合征的治疗措施包括行为干预、药物治疗、神经外科治疗、经颅磁刺激等。一线药物首选可乐定、硫必利，当一线药物无效时，可推荐阿立哌唑、托吡酯、氟哌啶醇（苏群燕和冯建华，2019）。临床中单纯 Tourette 氏综合征患者较少（Robertson et al.，2015），多与其他疾病共患，主要通过药物治疗来控制抽动，如共患 ADHD 首选托莫西汀，也可用可乐定或盐酸胍法辛（吴元贞等，2018）。

参考文献

Abbasi J, 2019. Biomarker test for myalgic encephalomyelitis/chronic fatigue syndrome. JAMA, 322: 107.

Advokat C, Pellegrin A I, 1992. Excitatory amino acids and memory: Evidence from research on alzheimer's disease and behavioral pharmacology. Neurosci Biobehav Rev, 16: 13-24.

Aghourian M, Legault-Denis C, Soucy J P, et al., 2017. Quantification of brain cholinergic denervation in alzheimer's disease using pet imaging with ［(18) f］-feobv. Mol Psychiatry, 22: 1531-1538.

Aizawa H, Sun W, Sugiyama K, et al., 2020. Glial glutamate transporter glt-1 determines susceptibility to spreading depression in the mouse cerebral cortex. Glia, 68: 2631-2642.

Al-Khaled M, Matthis C, Eggers J, 2014. Statin treatment in patients with acute ischemic stroke. Int J Stroke, 9: 597-601.

Amarenco P, 2020. Transient ischemic attack. N Engl J Med, 382: 1933-1941.

Antony A C, Hansen D K, 2000. Hypothesis: Folate-responsive neural tube defects and neurocristopathies. Teratology, 62: 42-50.

Arendt-Nielsen L, Castaldo M, Mechelli F, et al., 2016. Muscle triggers as a possible source of pain in a sub-group of tension type headache patients? Clinical Journal of Pain, 32: 711-718.

Aronyk K E, 1993. The history and classification of hydrocephalus. Neurosurg Clin N Am, 4: 599-609.

Ashina M, 2020. Migraine. The New England journal of medicine, 383: 1866-1876.

Balu R, 2016. A clinical approach to diagnosis of autoimmune encephalitis. Lancet Neurology, 15: 391-404.

Barthels D, Das H, 2020. Current advances in ischemic stroke research and therapies. Biochim Biophys Acta Mol Basis Dis, 1866: 165260.

Baumgart M, Snyder H M, Carrillo M C, et al., 2015. Summary of the evidence on modifiable risk factors for cognitive decline and dementia: A population-based perspective. Alzheimers Dement, 11: 718-726.

Beghi E, 2017. Epilepsy: New classification of seizures and epilepsies - an advance? Nat Rev Neurol, 13: 324-325.

Bendtsen L, Ashina S, Moore, A, et al., 2016. Muscles and their role in episodic tension-type headache: Implications for treatment. European journal of pain (London, England), 20: 166-175.

Benek O, Korabecny J, Soukup O, 2020. A perspective on multi-target drugs for alzheimer's disease. Trends Pharmacol Sci, 41: 434-445.

Billiard M, Bassetti C, Dauvilliers Y, et al., 2006. Efns guidelines on management of narcolepsy. Eur J Neurol,

13: 1035-1048.

Bondurant C P, Jimenez D F, 1995. Epidemiology of cerebrospinal fluid shunting. Pediatr Neurosurg, 23: 254-258.

Borsboom D, 2017. A network theory of mental disorders. World Psychiatry, 16: 5-13.

Braganza M Z, Kitahara C M, Berrington de González A, et al., 2012. Ionizing radiation and the risk of brain and central nervous system tumors: A systematic review. Neuro Oncol, 14: 1316-1324.

Brownlee W, Hardy T, Fazekas F, et al., 2017. Diagnosis of multiple sclerosis: Progress and challenges. Lancet (London, England), 389: 1336-1346.

Bullock M R, Chesnut R, Ghajar J, et al., 2006. Surgical management of acute subdural hematomas. Neurosurgery, 58: S16-S24.

Cai X, Luan Y, Jiang Y, et al., 2012. Huperzine a-phospholipid complex-loaded biodegradable thermosensitive polymer gel for controlled drug release. Int J Pharm, 433: 102-111.

Caress J, Ciarlone S, Sullivan E, et al., 2016. Natural history of muscle cramps in amyotrophic lateral sclerosis. Muscle & nerve, 53: 513-517.

Carlander B, Puech-Cathala A M, Jaussent I, et al., 2011. Low vitamin d in narcolepsy with cataplexy. PLoS One, 6: e20433.

Cartmill M, Dolan G, Byrne J L, et al., 2000. Prothrombin complex concentrate for oral anticoagulant reversal in neurosurgical emergencies. Br J Neurosurg, 14: 458-461.

Carvalho R, Nunes S, Santana A, 2014. Brain abscess. The New England journal of medicine, 371: 1757-1758.

Castro-Marrero J, Saez-Francas N, Santillo D, et al., 2017. Treatment and management of chronic fatigue syndrome/myalgic encephalomyelitis: All roads lead to rome. Br J Pharmacol, 174: 345-369.

Caughey B, Raymond G J, 1991. The scrapie-associated form of prp is made from a cell surface precursor that is both protease- and phospholipase-sensitive. J Biol Chem, 266: 18217-18223.

Clark L A, Cuthbert B, Lewis-Fernandez R, et al., 2017. Three approaches to understanding and classifying mental disorder: Icd-11, dsm-5, and the national institute of mental health's research domain criteria (rdoc). Psychol Sci Public Interest, 18: 72-145.

Corbeel L, de Boeck K, Logghe N, et al., 1979. Treatment of purulent meningitis in infants. Lancet (London, England), 1: 663.

Coutts S B, 2017. Diagnosis and management of transient ischemic attack. Continuum (Minneap Minn), 23: 82-92.

Cuijpers P, 2019. Targets and outcomes of psychotherapies for mental disorders: An overview. World Psychiatry, 18: 276-285.

De Rosa R, Garcia A A, Braschi C, et al., 2005. Intranasal administration of nerve growth factor (ngf) rescues recognition memory deficits in ad11 anti-ngf transgenic mice. Proc Natl Acad Sci U S A, 102: 3811-3816.

de Vries T, Villalón C, MaassenVanDenBrink A, 2020. Pharmacological treatment of migraine: Cgrp and 5-ht beyond the triptans. Pharmacology & therapeutics, 211: 107528.

Desai A K, Grossberg G T, 2005. Diagnosis and treatment of alzheimer's disease. Neurology, 64: S34-S39.

Drummond P, Lance J, 1992. Pathological sweating and flushing accompanying the trigeminal lacrimal reflex in patients with cluster headache and in patients with a confirmed site of cervical sympathetic deficit. Evidence for parasympathetic cross-innervation. Brain : a journal of neurology, 1429-1445.

Du Y, Grace A A, 2013. Peripubertal diazepam administration prevents the emergence of dopamine system hyperresponsivity in the mam developmental disruption model of schizophrenia. Neuropsychopharmacology, 38: 1881-1888.

Dubois B, Hampel H, Feldman H H, et al., 2016. Preclinical alzheimer's disease: Definition, natural history, and diagnostic criteria. Alzheimers Dement, 12: 292-323.

Ducros A, Bousser M G, 2013. Thunderclap headache. Bmj, 346: e8557.

Duruflé-Tapin A, Colin A, Nicolas B, et al., 2014. Analysis of the medical causes of death in cerebral palsy. Annals of physical and rehabilitation medicine, 57: 24-37.

Easton J D, Saver J L, Albers G W, et al., 2009. Definition and evaluation of transient ischemic attack. Stroke, 40: 2276-2293.

Elizabeth A McCusker, MBBS FRACP F, David G Gunn, et al., 2013. Unawareness of motor phenoconversion in huntington disease. Neurology, 81: 1141-1147.

Espay A J, Aybek S, Carson A, et al., 2018. Current concepts in diagnosis and treatment of functional neurological disorders. JAMA Neurol, 75: 1132-1141.

Faraco J, Lin L, Kornum B R, et al., 2013. Immunochip study implicates antigen presentation to t cells in narcolepsy. PLoS Genet, 9: e1003270.

Fisher A, 2008. Cholinergic treatments with emphasis on m1 muscarinic agonists as potential disease-modifying agents for alzheimer's disease. Neurotherapeutics, 5: 433-442.

Fisher C M, 2002. Perspective: Transient ischemic attacks. New England Journal of Medicine, 347: 1642-1643.

Freiherr J, Hallschmid M, Frey W H, et al., 2013. Intranasal insulin as a treatment for alzheimer's disease: A review of basic research and clinical evidence. CNS Drugs, 27: 505-514.

Fu X D, Gao Y L, Ping Q N, et al., 2005. Preparation and in vivo evaluation of huperzine a-loaded plga microspheres. Arch Pharm Res, 28: 1092-1096.

Fukuta T, Asai T, Yanagida Y, et al., 2017. Combination therapy with liposomal neuroprotectants and tissue plasminogen activator for treatment of ischemic stroke. Faseb j, 31: 1879-1890.

Fumal A, Schoenen J, 2008. Tension-type headache: Current research and clinical management. The Lancet. Neurology, 7: 70-83.

Gale S A, Acar D, Daffner K R, 2018. Dementia. Am J Med, 131: 1161-1169.

Galts C P C, Bettio L E B, Jewett D C, et al., 2019. Depression in neurodegenerative diseases: Common mechanisms and current treatment options. Neurosci Biobehav Rev, 102: 56-84.

Gelb D J, Oliver E, Gilman S, 1999. Diagnostic criteria for parkinson disease. Arch Neurol, 56: 33-39.

Gibson L E, Alloy L B, Ellman L M, 2016. Trauma and the psychosis spectrum: A review of symptom specificity and explanatory mechanisms. Clin Psychol Rev, 49: 92-105.

Gorno-Tempini M L, Hillis A E, Weintraub S, et al., 2011. Classification of primary progressive aphasia and its variants. Neurology, 76: 1006-1014.

Grossman R G, MLoftus C, 2002. 王任, 译. 神经外科学. 北京: 人民卫生出版社.

Halkes P H A, van Gijn J, Kappelle L J, et al., 2006. Aspirin plus dipyridamole versus aspirin alone after cerebral ischaemia of arterial origin (esprit): Randomised controlled trial. Lancet, 367: 1665-1673.

Halstead M, Geocadin R, 2019. The medical management of cerebral edema: Past, present, and future therapies. Neurotherapeutics: the journal of the American Society for Experimental NeuroTherapeutics, 16: 1133-1148.

Han F, Lin L, Li J, et al., 2012. Tcra, p2ry11, and cpt1b/chkb associations in chinese narcolepsy. Sleep Med, 13: 269-272.

Hankey G J, Blacker D J, 2015. Is it a stroke? BMJ, 350: h56.

Harvala H, Simmonds P, 2016. Viral meningitis: Epidemiology and diagnosis. The Lancet. Infectious diseases, 16: 1211-1212.

Hatiboglu M A, Akdur K, Sawaya R, 2020. Neurosurgical management of patients with brain metastasis. Neurosurg Rev, 43: 483-495.

Haywood A M, 1997. Transmissible spongiform encephalopathies. N Engl J Med, 337: 1821-1828.

Heinemann U, Krasnianski A, Meissner B, et al., 2007. Creutzfeldt-jakob disease in germany: A prospective 12-year surveillance. Brain, 130: 1350-1359.

Helliwell A M, Sweetman E C, Stockwell P A, et al., 2020. Changes in DNA methylation profiles of myalgic encephalomyelitis/chronic fatigue syndrome patients reflect systemic dysfunctions. Clin Epigenetics, 12: 167.

Hoffmann J, May A, 2018. Diagnosis, pathophysiology, and management of cluster headache. The Lancet. Neurology, 17: 75-83.

Hong K S, Lee J S, 2015. Statins in acute ischemic stroke: A systematic review. J Stroke, 17: 282-301.

Hupp S, Heimeroth V, Wippel C, et al., 2012. Astrocytic tissue remodeling by the meningitis neurotoxin pneumolysin facilitates pathogen tissue penetration and produces interstitial brain edema. Glia, 60: 137-146.

Iizuka T, Dalmau J, Titulaer M J, et al., 2013. Treatment and prognostic factors for long-term outcome in patients with anti-nmda receptor encephalitis: An observational cohort study. Lancet Neurology, 12: 157-165.

Isvoranu A M, Borsboom D, van Os J, et al., 2016. A network approach to environmental impact in psychotic disorder: Brief theoretical framework. Schizophr Bull, 42: 870-873.

Iwasaki Y, 2017. Creutzfeldt-jakob disease. Neuropathology, 37: 174-188.

Jack C R, Jr, Albert M S, Knopman D S, et al., 2011. Introduction to the recommendations from the national institute on aging-alzheimer's association workgroups on diagnostic guidelines for alzheimer's disease. Alzheimers Dement, 7: 257-262.

Jensen R, Stovner L, 2008. Epidemiology and comorbidity of headache. The Lancet. Neurology, 7: 354-361.

John A, Reddy P H, 2020. Synaptic basis of alzheimer's disease: Focus on synaptic amyloid beta, p-tau and mitochondria. Ageing Res Rev, 65: 101208.

Jordan J T, Plotkin S R, 2018. Benign intracranial tumors. Neurol Clin, 36: 501-516.

Jürgens T, Leone M, Proietti-Cecchini A, et al., 2009. Hypothalamic deep-brain stimulation modulates thermal sensitivity and pain thresholds in cluster headache. Pain, 146: 84-90.

Kallweit U, Hidalgo H, Engel A, et al., 2012. Post h1n1 vaccination narcolepsy-cataplexy with decreased csf beta-amyloid. Sleep Med, 13: 323.

Kang S S, Ahn E H, Ye K, 2020. Delta-secretase cleavage of tau mediates its pathology and propagation in alzheimer's disease. Exp Mol Med, 52: 1275-1287.

Kishi T, Ikuta T, Matsuda Y, et al., 2020. Mood stabilizers and/or antipsychotics for bipolar disorder in the maintenance phase: A systematic review and network meta-analysis of randomized controlled trials. Mol Psychiatry, 11: 1-12.

Komaroff A L, 2019. Advances in understanding the pathophysiology of chronic fatigue syndrome. JAMA, 322 (6): 499-500.

Kornum B R, Faraco J, Mignot E, 2011. Narcolepsy with hypocretin/orexin deficiency, infections and autoimmunity of the brain. Curr Opin Neurobiol, 21: 897-903.

Koroshetz W J, 1995. Tissue plasminogen activator for acute ischemic stroke. Clinical Trial N Engl J Med, 333: 1581-1587.

Koyanagi N, Imai T, Shindo K, et al., 2017. Herpes simplex virus-1 evasion of cd8+ t cell accumulation contributes to viral encephalitis. The Journal of clinical investigation, 127: 3784-3795.

Langa K M, Levine D A, 2014. The diagnosis and management of mild cognitive impairment: A clinical review. Jama, 312: 2551-2561.

Lapointe S, Perry A, Butowski N A, 2018. Primary brain tumours in adults. Lancet, 392: 432-446.

Larun L, Brurberg K G, Odgaard-Jensen J, et al., 2019. Exercise therapy for chronic fatigue syndrome. Cochrane Database Syst Rev, 10: CD003200.

Laursen H, Hansen A, Sheardown M, 1993. Cerebrovascular permeability and brain edema after cortical photochemical infarcts in the rat. Acta neuropathologica, 86: 378-385.

Lavallee P C, Cabrejo L, Labreuche J, et al., 2013. Spectrum of transient visual symptoms in a transient ischemic attack cohort. Stroke, 44: 3312-3317.

Lavallee P C, Sissani L, Labreuche J, et al., 2017. Clinical significance of isolated atypical transient symptoms in a cohort with transient ischemic attack. Stroke, 48: 1495-1500.

Li Q, He S, Chen Y, et al., 2018. Donepezil-based multi-functional cholinesterase inhibitors for treatment of alzheimer's disease. Eur J Med Chem, 158: 463-477.

Lins L, Watkins C, Shore B, 2019. Natural history of spastic hip disease. Journal of pediatric orthopedics, 39: S33-S37.

Liu P P, Xie Y, Meng X Y, et al., 2019. History and progress of hypotheses and clinical trials for alzheimer's disease. Signal Transduct Target Ther, 4: 29.

Logan S, MacMahon E, 2008. Viral meningitis. BMJ (Clinical research ed.), 336: 36-40.

Louis D N, Ohgaki H, Wiestler O D, et al., 2007. The 2007 who classification of tumours of the central nervous system. Acta Neuropathol, 114: 97-109.

Louis D N, Perry A, Reifenberger G, et al., 2016. The 2016 world health organization classification of tumors of the central nervous system: A summary. Acta Neuropathol, 131: 803-820.

Malinow R, 2012. New developments on the role of nmda receptors in alzheimer's disease. Curr Opin Neurobiol, 22: 559-563.

Manning S M, Jennings R, Madsen J R, 2000. Pathophysiology, prevention, and potential treatment of neural tube defects. Ment Retard Dev Disabil Res Rev, 6: 6-14.

Marmarou A, Signoretti S, Fatouros P, et al., 2006. Predominance of cellular edema in traumatic brain swelling in patients with severe head injuries. Journal of neurosurgery, 104: 720-730.

McFaline-Figueroa J R, Lee E Q, 2018. Brain tumors. Am J Med, 131: 874-882.

McGarry A, McDermott M P, Kieburtz K, et al., 2019. Risk factors for suicidality in huntington disease. Neurology, 92: e1643-e1651.

McKeith I G, Boeve B F, Dickson D W, et al., 2017. Diagnosis and management of dementia with lewy bodies: Fourth consensus report of the dlb consortium. Neurology, 89: 88-100.

McNeill K A, 2016. Epidemiology of brain tumors. Neurol Clin, 34: 981-998.

Meschia J F, Brott T, 2018. Ischaemic stroke. Eur J Neurol, 25: 35-40.

Miller R, Jackson C, Kasarskis E, et al., 2009. Practice parameter update: The care of the patient with amyotrophic lateral sclerosis: Drug, nutritional, and respiratory therapies (an evidence-based review): Report of the quality standards subcommittee of the american academy of neurology. Neurology, 73: 1218-1226.

Molyneux E, Nizami S, Saha S, et al., 2011. 5 versus 10 days of treatment with ceftriaxone for bacterial meningitis in children: A double-blind randomised equivalence study. Lancet (London, England), 377: 1837-1845.

Morgenthaler T I, Kapur V K, Brown T, et al., 2007. Practice parameters for the treatment of narcolepsy and other hypersomnias of central origin. Sleep, 30: 1705-1711.

Morris G, Stubbs B, Kohler C A, et al., 2018. The putative role of oxidative stress and inflammation in the pathophysiology of sleep dysfunction across neuropsychiatric disorders: Focus on chronic fatigue syndrome, bipolar disorder and multiple sclerosis. Sleep Med Rev, 41: 255-265.

Moshé S, Perucca E, Ryvlin P, et al., 2015. Epilepsy: New advances. Lancet (London, England), 385: 884-898.

Moskowitz M A, 1984. The neurobiology of vascular head pain. Annals of Neurology, 16: 157-168.

Murphy N, Carbone P, 2008. Promoting the participation of children with disabilities in sports, recreation, and physical activities. Pediatrics, 121: 1057-1061.

Naredi S, Koskinen L, Grände P, et al., 2003. Treatment of traumatic head injury--u. S. /european guidelines or the lund concept. Critical care medicine, 31: 2713-2714.

Nor A M, McAllister C, Louw S J, et al., 2004. Agreement between ambulance paramedic- and physician-recorded neurological signs with face arm speech test (fast) in acute stroke patients. Stroke, 35: 1355-1359.

Novakov-Mikic A, Vejnovic T, Ivanovic L, et al., 1999. Folic acid in the prevention of neural tube defects. Med Pregl, 52: 509-514.

Olson J, Katz-Stein A, Reo N, et al., 1992. Evaluation of acute brain edema using quantitative magnetic resonance imaging: Effects of pretreatment with dexamethasone. Magnetic resonance in medicine, 24: 64-74.

Paulsen J S, 2011. Cognitive impairment in huntington disease: Diagnosis and treatment. Current Neurology and Neuroscience Reports, 11: 474-483.

Pavičić T, Ruška B, Adamec I, et al., 2019. Recurrent atrial fibrillation after pulse corticosteroid treatment for a relapse of multiple sclerosis. Multiple sclerosis and related disorders, 32: 30-32.

Pedersen M, Asprusten T T, Godang K, et al., 2019. Predictors of chronic fatigue in adolescents six months after acute epstein-barr virus infection: A prospective cohort study. Brain Behav Immun, 75: 94-100.

Perkins A, Liu G, 2016. Primary brain tumors in adults: Diagnosis and treatment. Am Fam Physician, 93: 211-217.

Perucca E, Tomson T, 2011. The pharmacological treatment of epilepsy in adults. The Lancet. Neurology, 10: 446-456.

Pickard J, Czosnyka M, 1993. Management of raised intracranial pressure. Journal of neurology, neurosurgery, and psychiatry, 56: 845-858.

Pine D S, Fox N A, 2015. Childhood antecedents and risk for adult mental disorders. Annu Rev Psychol, 66: 459-485.

Posner J B, 1992. Management of brain metastases. Rev Neurol (Paris), 148: 477-487.

Prince M, Bryce R, Albanese E, et al., 2013. The global prevalence of dementia: A systematic review and metaanalysis. Alzheimers Dement, 9: 63-75.

Prusiner S B, 2001. Shattuck lecture--neurodegenerative diseases and prions. N Engl J Med, 344: 1516-1526.

Puca F, Genco S, Prudenzano M, et al., 1999. Psychiatric comorbidity and psychosocial stress in patients with tension-type headache from headache centers in italy. Cephalalgia, 19: 159-164.

Purgato M, Papola D, Gastaldon C, et al., 2014. Paroxetine versus other anti-depressive agents for depression. Cochrane Database Syst Rev (4): CD006531.

Quirion R, Aubert I, Lapchak P A, et al., 1989. Muscarinic receptor subtypes in human neurodegenerative disorders: Focus on alzheimer's disease. Trends Pharmacol Sci Suppl:80-84.

Ransohoff J, Shulman K, Fishman R A, 1960. Hydrocephalus: A review of etiology and treatment. J Pediatr, 56: 399-411.

Rekate H L, 2009. A contemporary definition and classification of hydrocephalus. Semin Pediatr Neurol, 16: 9-15.

Reuter G, Pankovics P, Boros Á, 2018. Nonsuppurative (aseptic) meningoencephalomyelitis associated with neurovirulent astrovirus infections in humans and animals. Clinical microbiology reviews, 31: e00040-18.

Richards R, Sampson F, Beard S, et al., 2002. A review of the natural history and epidemiology of multiple sclerosis: Implications for resource allocation and health economic models. Health technology assessment (Winchester, England), 6: 1-73.

Robertson M M, Cavanna A E, Eapen V, 2015. Gilles de la tourette syndrome and disruptive behavior disorders: Prevalence, associations, and explanation of the relationships. J Neuropsychiatry Clin Neurosci, 27: 33-41.

Roth T, Schwartz J R, Hirshkowitz M, et al., 2007. Evaluation of the safety of modafinil for treatment of excessive sleepiness. J Clin Sleep Med, 3: 595-602.

Rybakowski J K, 2020. Lithium - the benefits of long-term treatment. Bipolar Disord Nov, 20: 213-214.

S. Greenberg, 2004. 赵继宗. 译. 神经外科手册. 山东: 山东科学技术出版社: 231-265.

Sandler C X, Lloyd A R, 2020. Chronic fatigue syndrome: Progress and possibilities. Med J Aust, 212: 428-433.

Sateia M J, 2014. International classification of sleep disorders-third edition: Highlights and modifications. Chest, 146: 1387-1394.

Scheffer I E, Berkovic S, Capovilla G, et al., 2017. Ilae classification of the epilepsies: Position paper of the ilae commission for classification and terminology. Epilepsia, 58: 512-514.

Schmidt D, Schachter S, 2014. Drug treatment of epilepsy in adults. BMJ (Clinical research ed.), 348: g254.

Schneider-Thoma J, Efthimiou O, Huhn M, et al., 2018. Second-generation antipsychotic drugs and short-term mortality: A systematic review and meta-analysis of placebo-controlled randomised controlled trials. Lancet Psychiatry, 5: 653-663.

Semba R D, Tian Q, Carlson M C, et al., 2020. Motoric cognitive risk syndrome: Integration of two early harbingers of dementia in older adults. Ageing Res Rev, 58: 101022.

Servadei F, Nasi M T, Cremonini A M, et al., 1998. Importance of a reliable admission glasgow coma scale score for determining the need for evacuation of posttraumatic subdural hematomas: A prospective study of 65 patients. J Trauma, 44: 868-873.

Shaw N, 2002. The neurophysiology of concussion. Progress in neurobiology, 67: 281-344.

Sorensen A G, Ay H, 2011. Transient ischemic attack: Definition, diagnosis, and risk stratification. Neuroimaging Clinics of North America, 21: 303-313.

Souberbielle J C, Body J J, Lappe J M, et al., 2010. Vitamin d and musculoskeletal health, cardiovascular disease, autoimmunity and cancer: Recommendations for clinical practice. Autoimmun Rev, 9: 709-715.

Sperling R, Mormino E, Johnson K, 2014. The evolution of preclinical alzheimer's disease: Implications for prevention trials. Neuron, 84: 608-622.

Staekenborg S S, van der Flier W M, van Straaten E C, et al., 2008. Neurological signs in relation to type of cerebrovascular disease in vascular dementia. Stroke, 39: 317-322.

Steiner T J, Jensen R, Katsarava Z, et al., 2019. Aids to management of headache disorders in primary care (2nd edition). The Journal of Headache and Pain, 20: 57.

Swanton J, Rovira A, Tintore M, et al., 2007. Mri criteria for multiple sclerosis in patients presenting with clinically isolated syndromes: A multicentre retrospective study. The Lancet. Neurology, 6: 677-686.

Tanzi R E, Kovacs D M, Kim T W, et al., 1996. The gene defects responsible for familial alzheimer's disease. Neurobiol Dis, 3: 159-168.

Tepper S, 2018. History and review of anti-calcitonin gene-related peptide (cgrp) therapies: From translational research to treatment. Headache: 238-275.

Thijs R D, Surges R, O'Brien T J, et al., 2019. Epilepsy in adults. Lancet, 393: 689-701.

Tisherman S, Stein D, 2018. Icu management of trauma patients. Critical care medicine, 46: 1991-1997.

Trinka E, Cock H, Hesdorffer D, et al., 2015. A definition and classification of status epilepticus-report of the ilae task force on classification of status epilepticus. Epilepsia, 56: 1515-1523.

Tschoe C, Bushnell C, Duncan P, et al., 2020. Neuroinflammation after intracerebral hemorrhage and potential therapeutic targets. Journal of stroke, 22: 29-46.

Tsou A, Bulova P, Capone G, et al., 2020. Medical care of adults with down syndrome: A clinical guideline. JAMA, 324: 1543-1556.

Tyler K, 2018. Acute viral encephalitis. The New England journal of medicine, 379: 557-566.

Valentinis L, Tuniz F, Valent F, et al., 2010. Headache attributed to intracranial tumours: A prospective cohort study. Cephalalgia, 30: 389-398.

van den Bent M J, Weller M, Wen P Y, et al., 2017. A clinical perspective on the 2016 who brain tumor classification and routine molecular diagnostics. Neuro Oncol, 19: 614-624.

Vardjan N, Horvat A, Anderson J, et al., 2016. Adrenergic activation attenuates astrocyte swelling induced by hypotonicity and neurotrauma. Glia, 64: 1034-1049.

Vos S J, Verhey F, Frölich L, et al., 2015. Prevalence and prognosis of alzheimer's disease at the mild cognitive impairment stage. Brain, 138: 1327-1338.

Walker F O, 2007. Huntington's disease. The Lancet, 369: 218-228.

Weinshenker B, O'Brien P, Petterson T, et al., 1999. A randomized trial of plasma exchange in acute central nervous system inflammatory demyelinating disease. Annals of neurology, 46: 878-886.

Wetzel H H, Gehl C R, Dellefave-Castillo L, et al., 2011. Suicidal ideation in huntington disease: The role of comorbidity. Psychiatry Research, 188: 372-376.

Wilbourn A, 2000. The "split hand syndrome". Muscle & nerve, 23: 138.

Wilkinson R, Rohlwink U, Misra U, et al., 2017. Tuberculous meningitis. Nature reviews. Neurology, 13: 581-598.

Yoss R E, Daly D D, 1957. Criteria for the diagnosis of the narcoleptic syndrome. Proc Staff Meet Mayo Clin, 32: 320-328.

Zhao Y, Yue P, Tao T, et al., 2007. Drug brain distribution following intranasal administration of huperzine a in situ gel in rats. Acta Pharmacol Sin, 28: 273-278.

陈晓春, 张杰文, 贾建平, 等, 2018. 2018 中国痴呆与认知障碍诊治指南（一）：痴呆及其分类诊断标准. 中华医学杂志, 98: 965-970.

程志萍, 2003. 神经管缺陷的研究现状及进展. 实用预防医学（02）: 263-265.

崔新民, 冉住国, 易代碧, 等, 2004. 重型颅脑损伤的院前急救. 中华急诊医学杂志, 13: 63.

董漪, 郭珍妮, 李琦, 等, 2019. 中国脑血管病临床管理指南（节选版）——蛛网膜下腔出血临床管理. 中国卒中杂志, 14: 814-818.

贺斌, 2006. 急性脑膜炎的鉴别诊断. 上海: 第二军医大学.

贾建平, 陈生弟, 2013. 神经病学. 北京: 人民卫生出版社.

李静波, 王玉, 刘红权, 2019. 癫痫的诊断, 命名及分类. 中国临床医生杂志, 47: 14-16.

刘秀广, 2008. 急诊昏迷患者的病因识别及抢救体会. 中国医药指南（02）: 201-202.

罗厚江, 陈兰举, 2018. 小儿化脓性脑膜炎的诊断与治疗. 中华全科医学, 16: 337-338.

马晓萍, 邬晋芳, 刘海涛, 等, 2007. 神经管缺陷的发病机制及其预防. 中国妇幼健康研究（02）: 127-128.

潘晓玲, 梁国栋, 2006. 病毒性脑炎. 中华实验和临床病毒学杂志, 20: 288-291.

裴静愉, 郭妹冉, 鲁倩, 等, 2020. 头针联合康复训练治疗儿童多动症的临床疗效研究 河北中医药学报, 35: 36-40.

彭斌, 吴波, 2018. 中国急性缺血性脑卒中诊治指南 2018. 中华神经科杂志, 51: 666-682.

齐翔, 邹哲伟, 2019. 先天性脊柱裂的诊断和治疗. 临床小儿外科杂志, 18: 91-94.

邱文娟, 胡小伟, 张正春, 2014. 癫痫发病机制及治疗的研究进展. 中华临床医师杂志（电子版）, 8: 1920-1924.

裘五四, 刘伟国, 姜启周, 等, 2003. 外伤后急性脑肿胀的临床分型与治疗. 中华创伤杂志（05）: 280-282.

曲雷, 2010. 急诊内科昏迷患者病因分析及临床治疗. 山东医药, 50: 101-102.

沈沉浮, 刘景平, 2011. 脑积水 68 例诊治体会. 国际神经病学神经外科学杂志, 38: 330-333.

沈铿, 马丁, 2015. 妇产科学. 北京: 人民卫生出版社.

苏群燕, 冯建华, 2019. 儿童和青少年 tourette 综合征治疗现状. 临床儿科杂志, 37: 396-399.

陶三菊, 2002. 流行性乙型脑炎的流行监测及预防. 中国疫苗和免疫, 8: 226-230.

陶涛, 岳鹏, 赵雁, 等, 2006. 石杉碱甲鼻用原位凝胶喷雾剂的制备及稳定性研究. 中国新药杂志（22）: 1950-1954.

王兰兰, 赵素红, 刘爽, 等, 2020. 机构联合家庭新康复模式对孤独症患儿早期康复的影响. 齐鲁护理杂志, 26: 17-19.

王伟, 高凤乔, 张瀚文, 等, 2018. 重视痴呆的诊断和生活质量提高——2018 nice《痴呆的评估和管理指南》解读. 中国全科医学, 21: 4037-4040.

王小洋, 2018. 急诊内科抢救昏迷患者的临床诊断与治疗分析. 中国医药指南, 16: 70-71.

王拥军, 王伊龙, 2011. 短暂性脑缺血发作的中国专家共识更新版（2011 年）. 中华内科杂志（06）: 530-533.

王忠诚, 1998. 王忠诚神经外科学. 武汉: 湖北科学技术出版社.

吴惠涓, 赵忠新, 2015. 中国发作性睡病诊断与治疗指南. 中华神经科杂志, 48: 445-452.

吴元贞, 郑毅, 崔永华, 等, 2018. Tourette 综合征的药物治疗进展. 临床精神医学杂志, 28: 282-284.

肖铸, 付斌, 刘玉仁, 2014. 急诊昏迷患者病因及预后影响因素研究. 现代预防医学, 41: 4192-4193+4196.

徐如祥, 肖华, 2003. 现代临床昏迷学. 北京: 军事医学科学出版社.

燕霞, 2019. 急诊内科昏迷患者的病因分析及临床治疗分析. 中国继续医学教育, 11: 122-124.

杨哲, 党介一, 2002. 急性闭合性轻型颅脑损伤的临床分型及治疗. 中华综合医学, 003: 951-952.

姚洁民, 梁承钢, 2007. 脑积水的研究进展. 中国现代医生: 141-144.

虞惠群，高海芳，董伟，2016. 急诊昏迷患者病因及预后影响因素分析. 中外医疗，35：60-61.

张瑞华，李丽琴，石童，等，2014a. 不同粒径石杉碱甲纳米粒的制备及其在小鼠体内分布特性研究. 解放军药学学报，30：100-106.

张瑞华，李丽琴，王陈，等，2014b. 石杉碱甲聚乳酸-乙醇酸纳米粒的制备、表征及其小鼠活体成像脑靶向分布. 国际药学研究杂志，41：221-226.

张彦青，解军波，陈文倩，等，2009. 正交试验优选石杉碱甲脂质体的制备研究. 中草药，40：896-898.

赵继宗，周定标，2014. 神经外科学. 北京：人民卫生出版社.

郑明明，胡娅莉，2003. 神经管缺陷及其病因学研究. 国外医学　妇幼保健分册：282-284.

朱亚宏，刘五华，2012. 认识躯体形式障碍. 山西职工医学院学报，22：59-60.

第三章
常用脑靶向制剂聚合物

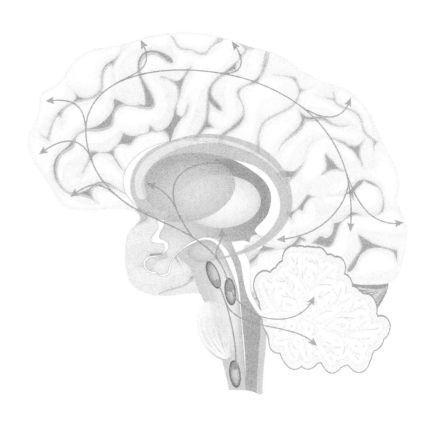

药物制剂是药物的传递体，是由药物分子和药物递送载体构成。当前纳米药物递送系统是脑靶向制剂中研究非常热门的制剂。它主要包括脂质体、聚合物胶束、纳米粒子、树枝状聚合物等多种药物递送系统。药物递送系统的载体对于实现药物的有效递送至关重要，理想的纳米药物递送载体应该具备以下几个特征：① 载体材料安全、无毒，可以通过一定的机制降解或排出体外，无免疫原性，生物相容性高；② 载体系统应该以适当的方式包载药物，具有较高的载药量，达到诊断或治疗的有效浓度；③ 载体表面应该具有合适的反应基团，以便于进一步的功能化修饰（Jong and Borm, 2008; Kim et al., 2009）。聚合物胶束、纳米粒和树枝状聚合物的载体通常是由聚合物为主要材料组成的，本章着重介绍应用于脑靶向制剂的聚合物。

第一节　聚合物分类

聚合物是指由许多相同的、简单的结构单元通过共价键重复连接而成的高分子量的分子。因此聚合物不是由单一分子构成的，而是由一系列同系物分子集合而成的混合物。

聚合物按照成分组成分为均聚物和共聚物。

（1）均聚物：指由一种单体聚合而成的高分子量的化合物，其性能由组成它的单体结构特点决定。均聚物的组成可以写作：…AAAAAAAAAAAA…。常见的均聚物如聚乙二醇（Polyethylene glycol, PEG）、聚乳酸（Polylactic acid, PLA）、聚己内酯（Polycaprolactone, PCL）等。

（2）共聚物：指由两种或两种以上单体聚合而成的聚合物。根据单体在聚合物中的排列顺序特点分为四大类：无规共聚物、嵌段共聚物、交替共聚物、接枝共聚物。

① 无规共聚物：多种单体在聚合物中无序排列而成，通常是将多种单体同时聚合而获得。写作：…AAABBABAABBA…。常见的如乳酸-羟基乙酸共聚物（PLGA）等。

② 交替共聚物：两种单体或者多种单体按照一定顺序交替聚合而成。写作：…ABABABABABABAB…。如苯乙烯-马来酸酐共聚物（PS-MA）等。

③ 嵌段共聚物：将两种或多种单体的聚合片段连接而成的，需要多步反应制备。写作：…AAAAAABBBBBBB…。如聚乙二醇-*b*-聚乳酸（PEG-*b*-PLA）等。

④ 接枝共聚物：在聚合物主链上引出多条侧链，也需要多步反应制备。写作：

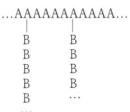

如聚赖氨酸-*g*-聚乙二醇（PLys-*g*-PEG）等。

关于嵌段共聚物和接枝共聚物将在下文做详细介绍。

一、嵌段共聚物

嵌段共聚物（Block copolymer）是由不同链段单元按照一定的序列连接而成的大分子。根据链段单元的排列规律，嵌段共聚物可分为 A-B 型双嵌段、A-B-A 型和 A-B-C 型三嵌段、$(A-B)_n$ 型多嵌段共聚物等。嵌段共聚物的制备方法分为两大类：第一类是先制备某一片段，再由其作为引发剂引发其他单体依次聚合制备出多嵌段聚合物。第二类是分别制备出单一片段，再通过化学反应将各个片段连接在一起制备出多嵌段聚合物。嵌段聚合物可以将多种性能不同的单体汇合到一个聚合物中，聚合物的各个片段呈现出不同的性能特点，赋予了嵌段聚合物多样的性能和三级结构特点。

双亲性嵌段聚合物在药物递送载体中已被广泛研究，它们通常由疏水性片段和亲水性片段组成，其性质由结构中的单体类型和性质决定。嵌段共聚物在水溶液中自组装能够形成多种形态，包括胶束、囊泡、棒状结构和薄片状结构等（Brendel and Schacher, 2018; Mai and Eisenberg, 2012）。而其中纳米胶束和聚合物囊泡是研究热点。

通常认为聚合物在水溶液中聚集后形成的不同形态取决于分子堆积系数 $p=v/(a_0l_c)$，v 表示疏水链段的体积，a_0 表示端基接触面积，l_c 表示疏水链段的长度。当 $p \leqslant 1/3$ 时形成球状胶束，$1/3 < p \leqslant 1/2$ 时形成柱状胶束，$1/2 < p \leqslant 1$ 时为柔韧的片层结构或囊泡。当 $p > 1$ 时，组装的结构倾向于翻转。虽然分子堆积系数便于解释聚集体的形态，但它并不能完全解释支配自组装过程的动力学和热力学因素（Canning et al., 2016）。纳米胶束中双亲聚合物的亲水链段通常是柔性链，能够自由分散在水中，亲脂链段则是由脂溶性结构构成，在水中处于聚集状态。将双亲性聚合物溶于水中，最终，依靠亲脂链段分子间的疏水相互作用聚集成核，而亲水链段形成亲水性的外壳包围疏水的内核，在水中自组装形成纳米尺度的、窄分布的、具有核壳结构的胶束（Owens III and Peppas, 2006）。因此，两亲性嵌段共聚物是开展纳米载药胶束研究的核心，共聚物的嵌段结构、长度、疏水链段的疏水性都可以调节胶束的大小以及药物的释放速率，不同溶解性的药物均可以负载在胶束内部，只需根据药物结构特点选择不同的两亲性嵌段共聚物结构即可。在临床试验中，治疗脑部疾病的药物大多水溶性差、生物利用度低，所以多采用聚合物胶束包裹（Lee et al., 2005; Savić et al., 2006）。聚合物胶束的粒径通常较小，可以穿越生物膜屏障，在胶束外壳的亲水作用下药物不易被网状内皮系统吞噬，有利于达到脑部（Cabral et al., 2011; Hamaguchi et al., 2005）。同时在胶束表面即亲水性嵌段端基修饰具有专一识别功能的基团或配体等都可以实现主动靶向脑部给药（Quader et al., 2017; Singh et al., 2016）。此外研究证明采用细胞穿膜肽修饰的双亲性聚合物构成的纳米胶束是高效的脑靶向药物递释载体（Tyrrell et al., 2010; Zhu, 2018）。

高分子囊泡同样也是由双亲性嵌段聚合物构成，但是它在制备时，是将聚合物先溶于有机溶剂中，干燥成膜后再加入大量水自组装形成（Pang et al., 2008）。它具有亲水内核和疏水双层壳，可以选择性地包埋亲水性和疏水性药物。高分子囊泡与脂质体类似，但其临界胶束浓度（Critical micelle concentration, CMC）更低，形成的囊泡结构更加稳定，并可以通过改变亲、疏水链段的长短调节层膜厚度，提高载药量（Balasubramanian et al., 2016）。

　　在制备纳米胶束和聚合物囊泡时，使用的聚合物中亲水性片段选用 PEG，它具有良好的生物相容性和免疫原性，使其成为一种非常重要的生物医用材料，它在医学领域的应用已经获得了 FDA 的认可。PEG 在水和很多有机溶剂中都具有很好的溶解性，其与其他聚合物分子（如可降解性脂肪族聚酯等）相连接后，PEG 可以极大地提高聚合物在水溶液中的溶解性，并能够有效地延长其在体内的循环时间，同时还可以避免蛋白质吸附、血小板吸附以及巨噬细胞的吞噬等（Kabanov and Gendelman，2007；Liu et al.，2013）。疏水片段最常用的就是具有良好的生物相容性、生物降解性的脂肪族聚酯，包括 PLA、聚乙醇酸（PGA）、PLGA、PCL 等，同样也已经获得了 FDA 的认可。

　　此外，双亲性聚合物也可以制备成纳米粒，这主要取决于疏水片段与亲水片段的长度比。简单理解为当长度比较小时，双亲性嵌段共聚物在水中可以形成纳米胶束，而当长度比较大时则形成纳米粒。

二、接枝共聚物

　　接枝共聚物（Graft copolymer）是在聚合物的主链上通过化学反应接上结构、组成不同的支链，所形成的产物。接枝共聚物的性能决定于主支链的组成、结构和长度，以及支链数。长支链的接枝物类似共混物，支链短而多的接枝物类似无规共聚物。通过共聚，可将两种性质不同的聚合物接在一起，形成性能特殊的接枝物。

　　接枝方法大致分为聚合法和偶联法两大类：聚合法系单体在高分子主链的引发点上进行聚合，长出支链；而偶联法则将预先制备好的支链偶联到主链聚合物上去（Kaupbayeva and Russell，2020；Varlas et al.，2020）。

　　接枝聚合物与嵌段聚合物的区别，简单说就是反应活性位点的位置不同。活性位点在聚合物链端，聚合后获得嵌段共聚物；活性位点在聚合物链段中间或聚合物的侧链，聚合后获得接枝共聚物。相比于嵌段聚合物，接枝聚合物的反应位点更多，更易于进行表面修饰，实现递送载体的多功能化。

三、刺激响应型聚合物

　　一些分子在接受了外部环境刺激后，如 pH 值、光、温度、电压、氧化还原剂和气体等会发生结构变化，利用这些特性将其制备成聚合物，而这些聚合物在受到刺激后发生自身大分子结构或状态改变，从而影响其物理化学性质，进而体现出相应的功能，这样的聚合物称为刺激响应型聚合物（Stimuli-sensitive polymers）（图 3-1）。其中研究比较广泛的是 pH 响应型聚合物、还原响应型聚合物、温度响应型聚合物（Kamaly et al.，2016；Liu et al.，2016）。

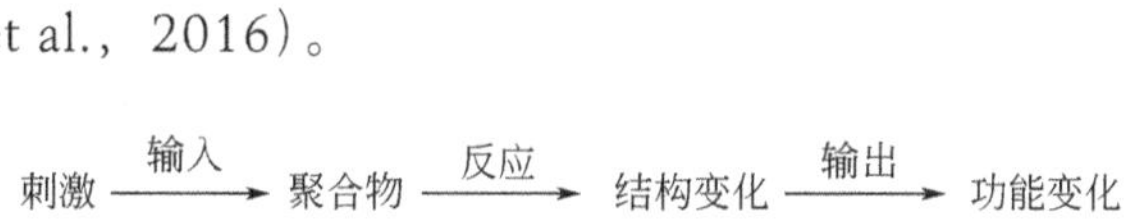

刺激 —输入→ 聚合物 —反应→ 结构变化 —输出→ 功能变化

图 3-1　刺激响应型聚合物的反应模式

1. pH 响应型聚合物

当分子中存在腙键、配位键、酯键、缩醛键时会随着 pH 变化而发生化学反应，由这些单体或含有这些官能团聚合而成的聚合物随着溶液中 pH 变化发生响应。众所周知，正常的生理环境和血液环境的 pH 值为 7.4，肿瘤组织周围具有较低的 pH 值（pH=6.5），肿瘤细胞内的内涵体和溶酶体的 pH 更是低至 5.0 ~ 5.5。因此，利用肿瘤组织和正常组织之间 pH 值差异设计的 pH 响应型聚合物纳米药物递送系统可以实现药物的有效运输及可控的药物释放（Ge and Liu，2013）。常用的 pH 刺激响应型聚合物（图 3-2），如聚丙烯酸（PAA）、聚甲基丙烯酸（PMAA）在碱性条件下溶于水，酸性条件下溶解性急剧下降，不溶于水（Halacheva et al.，2013）。聚甲基丙烯酸二甲氨基乙酯（PDMAEMA）和聚 4-乙烯吡咯烷酮（P4VP）恰好相反，在碱性条件下不溶于水，酸性条件下溶于水（Lee et al.，2002）。研究者可以利用这一特性制备正负电荷的纳米药物递送系统，到特定位置实现药物定点释放。

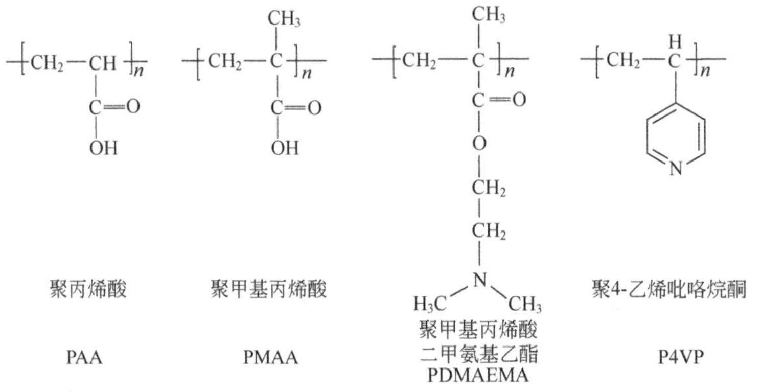

图 3-2　常见 pH 刺激响应型聚合物

2. 还原响应型聚合物

常见的还原响应型键有二硫键（Guo et al.，2018）、二硒键（Ma et al.，2010；Xu et al.，2013）及琥珀酰亚胺-硫醚键，其中研究最多的是二硫键。打开上述还原响应型键的还原物质主要有还原型谷胱甘肽（GSH）、二硫苏糖醇、半胱氨酸、硫氧还蛋白还原酶、溶酶体硫醇还原酶以及二价铁离子（Fe^{2+}）等（Cho et al.，2012）。众所周知，肿瘤细胞的 GSH 浓度高达 2 ~ 10mmol/L，这远远高于人体正常生理环境的 GSH 浓度（约为 2μmol/L），使得肿瘤细胞呈现出还原性环境。此外，二硫键在生物体系中普遍存在，具有较高的键能、高稳定性以及在肿瘤微环境中易断裂等特点，从而为还原型药物递送系统的设计提供了一条极其重要的设计思路。目前，报道最多的还原响应型药物递送系统是聚合物胶束，通常二硫键被引入在亲水和疏水嵌段的连接处、两亲性聚合物的疏水嵌段、药物与载体之间的连接处，及用作交联聚合物胶束的交联键（Gheluwe et al.，2020）。利用其两亲性结构，通过自组装过程将疏水药物包埋于疏水核内，实现 GSH 刺激响应药物的可控释放。也可以将抗肿瘤药物分子通过环境敏感键连入聚合物中，构建前药结构，然后在环境刺激下实现药物释放（Zhang et al.，2016）。

3. 温度响应型聚合物

也称温敏型聚合物（图3-3），是指聚合物材料性质的改变对温度响应敏感，此类聚合物通常会有一个临界溶解温度（Critical solubility temperature，CST）。在CST附近，温敏型聚合物在溶液中会经历一个相转变过程。当高于某个温度时聚合物是液态的，但是当低于此温度时会转变为溶胀态。这种现象称之为高临界溶解温度（UCST），反之，则聚合物具有低临界溶解温度（LCST）。常用的温敏型聚合物根据来源可以分为天然温敏聚合物以及合成温敏聚合物两类。天然温敏聚合物主要包括弹性蛋白、壳聚糖、纤维素衍生物以及葡聚糖等；合成温敏聚合物主要包括聚（N-异丙基丙烯酰胺）、聚环氧乙烷类共聚物、聚磷腈和脲基聚合物等（Osawa et al.，2017；Zarrintaj et al.，2019）。其中，聚（N-异丙基丙烯酰胺）（PNIPAM）是研究最为广泛的一种，在被加热到其 LCST（约为32℃）以上时，其具有快速的溶胶-凝胶转变能力，因此 PNIPAM 可以在室温下通过注射进入体内，并在生理温度下形成凝胶，这一从溶胶到凝胶的转变会导致体积变化，实现其负载药物的释放（Dadoo and Gramlich，2016）。

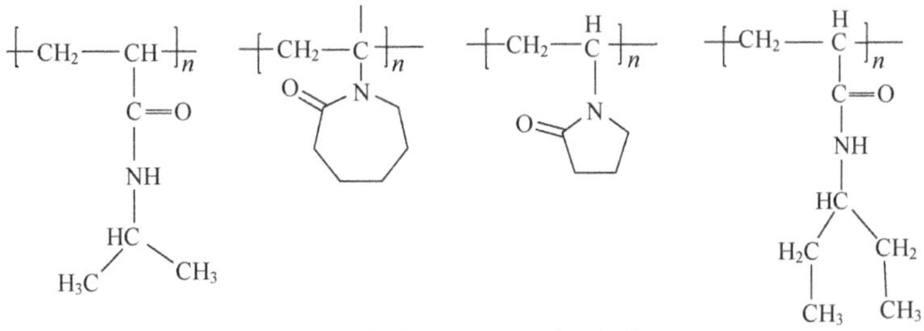

图 3-3　常见温度刺激响应型聚合物

除了应用广泛的 pH 型、还原响应型和温敏型聚合物外，还有许多刺激响应型聚合物，如光响应、磁场响应等也被应用于药物递送（Li et al.，2019；Marturano et al.，2018）。有些分子经近红外线和紫外线照射后会发生结构变化，称为光敏剂。采用光敏剂分子修饰聚合物，可在光照下变构使光敏键断裂而在病灶部位释放治疗药物（Luo et al.，2016；Zhao，2012），或产生单线态氧发挥作用同时用于药物递送（Fan et al.，2017；Li et al.，2017a）。在远距离范围内通过调节激发波长、光强以及光辐射范围定点对肿瘤部位进行治疗，以减少对正常组织和器官的损伤。磁性纳米颗粒对磁场具有内在的靶向性，同时也可以在交变磁场下产生局部热疗，利用这一特性在纳米药物载体内加入磁敏感粒子，如四氧化三铁纳米粒、氧化铁杂化纳米粒等磁性材料，实现磁场响应，从而触发药物释放和消融肿瘤（Zhang and Song，2017）。为了更好地实现药物的可控释放以及更高效的治疗效率，研究人员更倾向于组合两种或两种以上的响应型聚合物用于制备抗肿瘤药物递送系统，能够更好地实现药物在体内的长循环时间，高的聚集浓度，深入渗透进肿瘤组织，进入肿瘤细胞和实现内涵体逃逸。同时这些材料都可以应用于脑靶向药物递送系统的设计（Jiang et al.，2018；Li et al.，2017b）。

第二节　聚合物性质评价

通过仪器测试确定聚合物结构和性质，不仅能验证合成方法是否获得了目标产物，也为鉴定未知样品提供检测手段，它们就是科学家的眼睛，层层揭开高聚物结构的面纱。

本节简要介绍高聚物的结构和性质的检测方法，以及在制备样品和操作中注意事项，使读者在参考本书进行实践操作时，了解有哪些方法可以使用。对于各种技术的原理和仪器操作这里就不再详细赘述，读者可以查找更为专业的书籍进行阅读。

一、热分析

热分析（Thermal analysis）是测量在受控程序温度条件下，物质的物理性质随温度变化的函数关系的一组技术。主要用于测试材料在温度变化过程中的物理变化（晶形转变、相态变化和吸附等）和化学变化（脱水、分解、氧化和还原等），通过对这些变化的研究鉴定材料的结构。常用的热分析技术主要包括差示扫描量热法、热重分析法等。

1. 差示扫描量热法

差示扫描量热法（Differential scanning calorimetry，DSC）是在控温条件下测定聚合物材料结晶和熔融热焓变化的常用方法。DSC 是将试样和参比物置于相同温度变化条件下，测试两者能量变化的差异，并对试样或温度作图。DSC 曲线的纵坐标是试样与参比物的功率差，即热流率 $\mathrm{d}H/\mathrm{d}t$，横坐标是时间或温度。DSC 法的测量精度高，可定量。典型的 DSC 曲线如图 3-4 所示。在 DSC 谱图中可以直接反映出样品随温度变化产生的物理和化学变化过程，如结晶、熔融、氧化、分解等，在谱图中这些吸热或放热的变化呈现为吸热峰或放热峰；聚合物的玻璃化转变是指其从玻璃态向橡胶态

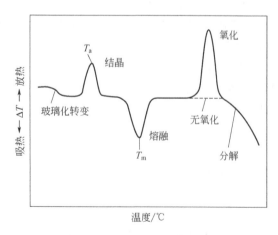

图 3-4　典型的热分析谱图

转变的过程，在谱图上一般呈现出极限的拐折，这种拐折是聚合物热容发生变化引起的。聚合物的玻璃化转变是不可逆的。两种相态的转变温度称为聚合物玻璃化转变温度（T_g），类似于小分子的熔点。它是衡量聚合物热性能的重要指标。

在样品测试时，升温速度是重要条件之一。升温速度过快使转变温度向高温方向偏移；升温速度过慢，会使高分子链的热转变与松弛缓慢。常用的升温速度为 5 ℃/min。为避免一些物质在空气中受热氧化，样品要在惰性气体下进行测试，常用干燥的氮气，必要时使用氦（He）。测试 DSC 的样品一般为固体，固体样品粒度小则受热均匀，样品预先应充分干燥，一般用量为 5～15mg。在测试过程中所用的参比物是惰性物质，这些物质具有蒸气压低、化学稳定性好的特性，常用参比物有三氧化二铝和氧化镁等。

2. 热重分析法

热解重量分析（Thermogravimetric analysis，TGA，热重分析）是对试样的质量随着恒定速度变化的温度或在等温条件下随时间变化而发生的改变量进行测量的一种动态技术。该研究根据样品的性质决定使用不同的气体环境。热重分析中测试条件的选择对测试结果影响较大，如试样的质量、状态、加热速度、温度、环境条件的不同对测得的质量-温度曲线将产生显著影响。

影响热重分析的因素有很多，因此在测量过程中需要注意的事项也很多。热分析时样品盘应是惰性材料制作的，即对试样、中间产物、最终产物和气氛都不发生反应活性和催化活性，如铂或陶瓷等。但是使用铂制品时要避免测量会与之发生反应的无机化合物，石英和陶瓷样品盘不能用于测试会与之发生反应的碱性药品。试样量在 2～5mg 即可。易于升华或者受热分解的试样需要特定的测试装置，升温速度通常定为 5℃/min 或 10℃/min，在测定一个可逆的分解反应时需要使用动态气氛。

热重分析法可以确定聚合物材料的含水量、溶解含量、热解产物、聚合物的热稳定性和氧化能力。此外通过热重曲线还可以材料中聚合物的含量、含碳量和灰分进行定量。

二、分子量和分子量分布

众所周知，每个小分子化合物都有固定的分子结构和唯一的分子量。但是很难测定聚合物的分子量，这是因为聚合物是由不同分子量的同系物大分子构成的混合物，分子量具有多分散性。在描述聚合物的分子量时往往使用两组数据，即平均分子量以及分子量分布（Molecular weight distribution）。

平均分子量的计算方法是，假定某一聚合物试样是由若干种分子量不等的同系物分子组成，该试样的总质量为 w，总物质的量为 n，种类序数用 i 表示，在试样中每种分子量 M_i 对应着不同的重量 w_i 和物质的量 n_i，那么在整个试样中的质量分数为 W_i，摩尔分数为 N_i，可用下列公式表示：

$$\sum_i n_i = n \qquad \sum_i w_i = w$$

$$N_i = \frac{n_i}{n} \qquad\qquad W_i = \frac{w_i}{w}$$

$$\sum_i N_i = 1 \qquad\qquad \sum_i W_i = 1$$

常用的平均分子量如下。

（1）以数量为统计权重的数均分子量，定义为：

$$M_n = \frac{\sum_i n_i M_i}{\sum_i n_i} = \sum_i N_i M_i \tag{3-1}$$

（2）以质量为统计权重的重均分子量，定义为：

$$M_\omega = \frac{\sum_i n_i M_i^2}{\sum_i n_i M_i} = \frac{\sum_i w_i M_i}{\sum_i w_i} == \sum_i W_i M_i \tag{3-2}$$

（3）以稀溶液黏度法测得的平均分子量为黏均分子量，定义为：

$$M_\eta = \left(\sum_i w_i M_i^\alpha \right)^{1/\alpha} \tag{3-3}$$

这里的 α 是特性黏数分子量关系式 $[\eta]=KM^\alpha$ 中的指数，因为：

$$M_n = \frac{\sum_i n_i M_i}{\sum_i n_i} = \frac{\sum_i w_i}{\sum_i \dfrac{w_i}{M_i}} = \frac{1}{\sum_i \dfrac{W_i}{M_i}}$$

所以，当 α =1 时，式（3-3）变成：

$$M_\eta = \frac{1}{\sum_i \dfrac{W_i}{M_i}} = M_n$$

当 α =-1 时，式（3-3）变成：

$$M_\eta = \sum_i w_i M_i = M_w$$

通常 α 值在 0.5～1 之间，所以 M_η 小于 M_w，而更接近 M_w。

为了简单地表示分子量的多分散程度，可利用一个参数 d，称为多分散性指数，其定义是：$d=M_w/M_n$。对于单分散试样，$d=1$；对于多分散试样，$d>1$，d 数值越大，分子量分布越宽。通常在高分子聚合过程中几乎无法实现 $d=1$，阴离子聚合获得的聚合物的 d 可以无限接近 1；不能简单认为 d 越小越好，材料的用途决定选择使用什么范围的 d 更合适。

测定聚合物分子量和分子量分布的方法较多，往往是利用稀溶液的性质，在若干种浓度下测定，再外推到浓度为零时的极限值，以便计算分子量。有些方法是绝对法，可以独立地测定分子量；有些方法是相对法，需要其他方法配合才能得到真正的分子量。不同的方法适合测定的分子量范围也不完全相同，同样的样品不同方法测出的分子量也存在差异。表 3-1 中汇总了常用的分子量测定方法，其中 A_2 是一个描述溶液的热力学性质的参数，称为第二维利系数。数均分子量可以用端基分析法直接测定，但该方法适合测定的分子量较小的聚合物。蒸气压渗透法、冰点降低法、沸点升高法以及渗透压法的原理都是基于稀溶液的依数性质，是绝对法，得到的是数均分子量。

表 3-1　常用的分子量测定方法

方法	绝对法	相对法	M_n	M_w	A_2	分子量范围
端基分析	*		*			$M < 10000$
蒸气压渗透（VPO）	*		*		*	$M < 30000$
冰点降低	*		*		*	$M < 30000$
沸点升高	*		*			$M < 30000$
渗透压	*		*		*	$20000 < M$
光散射	*			*	*	$10^6 < M < 10^7$
特性黏度		*				$M < 10^6$
尺寸排阻色谱		*	*	*		$10^3 < M < 10^7$
飞行时间质谱（TOF-MS）	*		*	*		$M < 10^4$

1. 渗透压

渗透压法（Osmometry）是利用半透膜两侧溶液与溶剂间的液面压力差来确定聚合物的数均分子量。在测定前，可用一系列分子量已知的窄分布的标准样品进行膜的选择。渗透压法除了可测定数均分子量外，还可测定第二维利系数 A_2。如果选择合适的温度或合适的溶剂总会使体系的 A_2 为 0，这时的温度称为θ温度，因此渗透压法也可以测定θ温度。

2. 动态光散射

经典的光散射法可测定高分子的重均分子量 M_w、均方末端距 h^2、表征高分子链段间和链段与溶剂分子间相互作用的第二维利系数 A_2。动态光散射（Dynamic light scattering）又称为准弹性散射或光子相关光谱，可以测定高分子在溶液中热布朗运动时的扩散系数 D，流体力学半径 R_h，以及高分子的分子构象、分子尺寸和溶剂化程度。动态光散射最大的优点是试样可以不受到电力、离心力、剪切力等外来的干扰。

3. 黏度法

黏度法（Viscometry）测定的聚合物分子量是黏均分子量 M_η，是使用乌氏黏度计测定的。通常利用下列方程：

$$[\eta] = KM^\alpha$$

$[\eta]$称为特性黏度，M 是分子量。在一定分子量范围内 K 和 α 是与分子量无关的常数，只要事先知道 K 和 α 值，即可根据所测得的$[\eta]$值计算试样的分子量。确定 K 和 α 值的方法是，制备若干个分子量均一的聚合物样品，然后用测分子量的绝对方法分别测定每个样品的分子量和特性黏数，再计算出 K 和 a 值。

黏度法设备简单，操作便利，具有很好的精确度，可以在同一黏度计内测定不同浓度的相对黏度值。若与其他方法联用，可以研究高分子在溶液中的尺寸、形态以及高分子与溶剂分子之间的相互作用等信息。测试的溶液浓度一般配制在 1%左右，视分子量的大小选择黏度值，一般令其在 1.6 ~ 2.0 之间。

以上几种方法在测定聚合物分子量时因为操作相对繁琐，即使黏度法操作简单，但是要测试一个样品也需要半天时间，或者对样品要求较高，实际使用很少。目前使用的是更便捷的凝胶渗透色谱法。

4. 凝胶渗透色谱法

凝胶渗透色谱法（Gel permeation chromatography，GPC）是一种液相色谱，用于检测化学性质相同、分子体积不同的高分子同系物，于 1964 年由 J. C. Moore 首先研究成功。由于可以用洗提剂的淋出体积作为相对标度以确定溶质的分子量，和用各种物理仪器作为浓度检测手段，这一技术具有操作简便，测定周期短，且数据可靠，重现性好的优点，作为一种快速的分子量和分子量分布测定法，目前得到广泛应用。

凝胶色谱的分离机理主要是尺寸排阻，因此这一技术又被命名为尺寸排阻色谱（Size exclusion chromatography，SEC）。分离的核心部件是装有多孔性载体的色谱柱，最常用的载体是苯乙烯和二乙烯基苯共聚的交联聚苯乙烯凝胶，凝胶的外观为球形，球的表面和内部含有大量的彼此贯穿的孔。孔的内径大小不等，孔径大小与孔径分布决定于聚合物反应的配方和条件。测试样品中小分子量的组分（分子体积小）可以在孔洞内流动，大分子量的组分（分子体积大）只能在孔洞间流动，这就造成分子尺寸不同导致分子的流出时间不同，从而实现不同分子量的样品被分离出来。为了测定聚合物的分子量分布，不仅需要把它按照分子量的大小分离开来，还需要测定各组分的含量和各组分的分子量。对于凝胶色谱来说，组分的含量即是淋出液的浓度，示差折光仪可以测定淋出液的折光指数与纯溶剂的折光指数之差、比例与淋出液的浓度。淋出体积作为横坐标表征分子尺寸的大小，所以 GPC 谱图（图 3-5）反映试样的分子量分布。高分子量的聚合物流动路径小于低分子量的聚合物，因此先分离出来，在谱图上先出峰。峰宽表示不同聚合物分子量占比的分布，越宽表明分子量分布值越大。

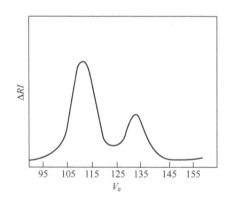

图 3-5　GPC 谱图

GPC 有多种流动相，常用的是四氢呋喃、N,N-二甲基甲酰胺等。样品必须完全溶解在所选择的流动相中，并匹配相应填料的凝胶。在 GPC 测试时通常将多根不同分子量量程的凝胶柱串联使用。GPC 测定的是相对分子量，因此需要定期使用标准样品对凝胶柱进行标定，绘制标准曲线，然后进行测试。将样品事先溶解在选用的流动相中，使其充分溶解，并配制成 5mg/mL 溶液，在压力下通过微孔过滤器进行过滤后测试。GPC 选择流速 0.8～1.0mL/min，凝胶柱箱温度为 37℃。需要注意的是，GPC 尽管重现性较好，也不同于分析液相测定结果，在相同测试条件下 GPC 不能做到多次测试结果完全重合。

三、核磁共振

核磁共振（Nuclear magnetic resonance, NMR）是最常用的表征聚合物结构的方法之一。核磁共振法常被用来确定化学基团的种类和数目，从而确定分子量、结构单元的连接方式、异构体的数目等。用核磁共振法测定高聚物的连接结构需要将样品配成溶液才能得到明确的谱图，样品量要比测试小分子时多，一般为三倍量。常用的溶剂是不含氢的有机溶剂，如 CS_2 和 CCl_4，又可以用氘代溶剂如氘代氯仿、氘代丙酮和氘代苯等。

NMR 谱可以对共聚物做定性分析，根据某些官能团的位移确定聚合物的组分。还可以定量计算共聚物组成比例，根据峰面积与共振核数目成比例的原则，确定多种共聚物在聚合物中的比例。比如 PLGA 中 LA/GA 的比值就是根据核磁谱图中乳酸的甲基和乙醇酸的亚甲基的峰面积比值计算出来的。此外，NMR 谱可以测定聚合物的几何异构体，确定在聚合过程中，单体以顺式或反式构象接入聚合物链中的比例，测定共聚序列分布，在线监测聚合过程中分子链结构的变化等。

二维核磁共振（Two-dimensional NMR）是将通常挤在一维 NMR 谱中的一个频率轴上的 NMR 在二维空间展开，从而获得更多的信息，有利于复杂谱图的解析，常用于研究高分子在溶液中的结构和动力学性质。二维 NMR 谱图有两种形式：一为堆积图，是由很多条"一维"谱线紧密堆积而成的，这种图能直观显示谱峰的强度信息，有立体感；另一种是等高线图，是把堆积图用平行于 F_1 和 F_2 域的平面进行平切后所得到的。通常图中圆圈表示峰的位置，圆圈的数目表示峰的强度。平面平切位置的选择对于等高线信息的获取量至关重要。等高线的信号便于识别，绘图时间短，较常采用。

四、电镜

电镜（Electron microscope）主要包括透射电镜（Transmission electron microscope, TEM）和扫描电镜（Scanning electron microscope, SEM）。

1. 透射电镜

TEM 是把经加速和聚集的电子束投射到非常薄的样品上，电子与样品中的原子碰撞而改变方向，从而产生立体角散射。散射角的大小与样品的密度、厚度相关，因此可以形成明暗不同的影像，并在成像器件上显示出来。

样品的制备方法一般有两类：一类是直接法；另一类是间接法。凡是电子束可以透过的薄膜或薄片样品，都可以直接放入电子显微镜进行观察。稀溶液挥发成膜适用于观察分子的大小和形态、薄膜的结构以及培养得到的单晶等；固体聚合物材料使用专用的超薄切片机切成薄片，来研究固体聚合物的内部结构。对于电子不能透过的大块聚合物样品，必须采用样品复型的方法，制备可供观察的间接样品。制备方法是在原样品的表面上蒸发一层很薄的碳膜，然后将原样品聚合物溶解掉，留下一层与原样品的表面结构一样的复型薄膜，即可用于电子显微镜观察。对于不易溶解的试样，则需进行两次复型。

2. 扫描电镜

扫描电镜用电子束扫描聚合物表面或断面，在阴极射线管上产生被测物表面的影像。它是详细研究三维表面结构的有力工具，比透射电镜分辨率高，可直接检测聚合物表面的成分和形态，聚合物多相体系、填充体系表面的相分离尺寸及相分离图案形状，聚合物断面的断裂特征，纳米材料断面中纳米尺寸分散相的尺寸及均匀程度等有关信息。

五、光谱

1. 振动光谱

振动光谱（Vibrational spectrum）是指分子中同一电子能态、不同振动能级之间跃迁产生的光谱。分子的振动跃迁过程中会伴随转动能级的变化，因此整个分子的振动光谱包含若干条谱带，它实际上是振动-转动光谱，即定义为双原子分子，通常同时具有振动和转动，振动能态改变时总伴随着转动能态的改变，产生位于红外区的光谱。

2. 红外光谱

红外光谱（Infrared spectrum）和拉曼光谱在材料领域的研究中占有十分重要的地位，它们是研究材料的化学和物理结构及其表征的基本手段。红外和拉曼光谱统称为分子的振动光谱，前者为极性基团的鉴定提供最有效的信息，而后者对研究物质的骨架特征特别有效。在研究聚合物结构的对称性方面，红外和拉曼光谱两者可相互补充。一般对非对称振动产生强的红外吸收，对称振动则出现显著的拉曼谱带。两种分析法相结合，可以完整地研究分子的振动和转动能级，更可靠地鉴定分子结构。

（1）红外光谱图

大多数化合物的化学键振动能级的跃迁发生在中红外区（$4000 \sim 400 cm^{-1}$），在此区域出现的光谱为分子振动光谱，即红外光谱。按照光谱与分子结构的特征可将整个红外光谱大致分为两个区，即官能团区（$4000 \sim 1300 cm^{-1}$）和指纹区（$1300 \sim 400 cm^{-1}$）。官能团区即化学键和基团的特征振动频率区，可鉴定分子的特征基团。指纹区的吸收光谱很复杂，特别能反映分子结构的细微变化，每一种化合物在该区的谱带位置、强度和形状都不一样，相当于人的指纹，可准确认证化合物。红外光谱图以吸收光带的波长或波数为横坐标表示各种振动频率，以透射率或吸收率为纵坐标表示吸收强度（图 3-6）。

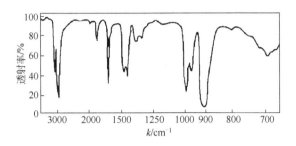

图 3-6 典型聚合物红外光谱图

聚合物在 1800~600cm⁻¹ 区域中有最强谱带，分成下列几类：

① 1800~1650cm⁻¹ 为羰基伸缩振动区，含有羰基的聚合物有很强的吸收。最常见的是聚酯、聚羧酸和聚酰胺等聚合物。

② 1500~1300cm⁻¹ 为聚烃在 C—H 键的面内弯曲振动区，饱和聚烃和极性基团在此出现强的吸收峰。

③ 1300~1000cm⁻¹ 为 C—O 的伸缩振动区，聚醚、聚砜、聚醇等类型的聚合物在此区域内出现特征峰。

④ 1000~600cm⁻¹ 为含有取代苯、不饱和双键以及含有硅和卤素的聚合物的最强特征吸收峰出现区域。

（2）样品制备

红外样品的制备是个关键问题，根据材料的组成和状态选择适合的制样方法是获得优质光谱图的重要前提。在聚合物制样时通常要求谱图中最强吸收带的透光度在 0~10% 之间。通常要求厚度为 10~50μm，对于极性物质如聚酯要求厚度小一些，对非极性物质如聚烯烃要求厚一些。常用的制样方法包括流延薄膜法、热压薄膜法、溴化钾压片法等等。

① 流延薄膜法：聚合物溶液制备薄膜（10~30μm）是最常用的一种制样技术，该方法能研究 3300cm⁻¹ 区域的—OH 或—NH₂ 吸收。在制备聚合物薄膜时，选用的溶剂在聚合物成为均匀的薄膜后易于挥发掉，通常需置于真空下干燥。

② 热压薄膜法：此法是针对热塑性树脂和不易溶解的树脂样品的最方便、快速的方法，但用该方法不易获得较薄的膜。

③ 溴化钾（KBr）压片法：聚合物样品中，不能适用于薄膜法制备的样品用 KBr 压片法，如不溶性或脆性树脂、一些橡胶或本来就是粉末状的样品。对于某些不溶性树脂或橡胶可先加入适当的溶剂进行溶胀，然后进行研磨。或者将橡胶样品在液氮或干冰冷却下进行脆化研磨。

在聚合物材料研究领域中常利用高聚物在红外谱图中一些位置的特定吸收峰确定聚合物的结构特征，可以定量测定聚合物的链结构中的微观构型，原位测定聚合物反应动力学，在位测量聚合物的结晶过程，等等。

3．拉曼光谱

拉曼光谱（Raman spectroscopy）为散射光谱。当入射光照射到可透光的样品上时，仅有 0.1%的入射光光子与样品分子发生碰撞，同时产生能量交换，这种光散射称为拉曼散射。拉曼散射强度大约是入射激发光源强度的 10^{-6}。

与红外光谱相比，拉曼散射光谱也能提供分子振动频率信息，并且具有下述优点。

① 拉曼光谱不受样品尺寸、形状、透明度的制约，可直接用来测量极微量样品。

② 拉曼光谱可以测量水溶液样品，同时玻璃可作为理想的窗口材料，例如液体或固体粉末样品可放于玻璃毛细管中测量。

③ 聚合物中含有 S—S、C—C、C＝C、N＝N 等红外较弱的官能团在拉曼光谱中信号较为强烈。

拉曼光谱可以推测具有对称中心单元的聚合物的构象。也被用于研究可生物降解聚合物在体液中的水解变化情况。

4．近红外

近红外靠近可见光，低能量的电子跃迁及氢的伸缩与弯曲振动的倍频与组合频都在此区。主要用于定量分析，适用于测定含—OH、—NH 或—CH 基团的水、醇、酚、胺及不饱和碳氢化合物的组成。

5．X 射线光电子能谱

X 射线光电子能谱（X-ray photoelectron spectroscopy，XPS）是 X 射线照射样品后，样品中原子或分子的电子受激发射，然后测量这些电子的能量分布。XPS 是一种非破坏性的样品表面微量分析方法，可以通过谱图中各个光电子线的位置定性分析样品中的元素种类，再把谱线的强度信号转变为元素的含量，即将峰面积转变为相应元素的浓度。通常光电子线的强度大小取决于样品中所测元素的含量。利用这一方法可以对样品表面做全谱分析，了解样品表面含有的元素组成。并对不同元素进行定量比较，从而确定各元素的比例，确定聚合物的结构式。

通常 XPS 信息来自样品表面几个至十几个原子层，因此在实验时要保证所分析的样品表面能代表样品的固有表面。高聚物的制样方法常用的是压片法、溶解法、研压法等。压片法适合于软散的样品；使用溶解法的样品易于溶于易挥发溶剂中，将 1～2 滴溶液滴在镀金的样品托上，让其风干后即可测定；对于不易溶于挥发性溶剂的样品，可将少量样品研磨在金箔上，使其形成薄层后再进行测定。样品制备好后将粉末样品粘在双面胶带内，块状样品直接夹在样品托上或用导电胶粘在样品托上。块状样品在 1cm×1cm 左右即可。

六、质谱法

普通的质谱法（Mass spectrum，MS）是将试样在电子束的轰击下电离成离子，并让它们在电场作用下加速运动。这些具有相同动能的离子，本身的质荷比不等，表现出运动速度也不相等，因此离子从加速区到达检测器所需的时间也不相等，从而测出化合物的分子量。普通质谱难以用来分析高分子化合物，因为聚合物难以气化且热稳定性低，在电子轰击下，极易降解成链段或碎片，而没有分子离子峰，因而得不到样品分子量和分子量分布等信息。一般用于测试聚合物分子量的质谱方法是基质辅助激光解吸电离-飞行时间质谱（Matrix-assisted laser desorption/ionization time of flight mass spectrometry, MALDI-TOF-MS），它能够精确测定聚合物样品的绝对分子量，进而得到聚合物单体单元、端基和分子量分布等信息，极大地提高人们对聚合物结构的精确认识。迄今为止，可测定分子量达到百万级的聚合物。

聚合物样品在测试前根据结构特点确定是否加入离子化试剂或金属离子，结构中含有氨基的聚合物由于自身易于被质子化，不需要加入离子化试剂；含有氧杂原子的聚合物以及含有双键的烃类聚合物需要加入金属盐作为离子化试剂。不含双键和杂原子的聚烯烃因为无法离子化而不能用 MALDI-TOF-MS 分析。

七、凝胶电泳

凝胶电泳（Gel electrophoresis, GE）是根据带电大分子或胶体粒子在外加直流电场作用下向相反电场移动速度差异，确定其结构性质（带电粒子的大小、形状、所带电荷的多少）的方法。因其设备简单、分辨率高、可直观看到结果、操作简单、适用范围广和检测手段多得到广泛应用。凝胶电泳常被用于蛋白质和多肽分析。常用的聚丙烯酰胺凝胶电泳（Polyacrylamide gel electrophoresis, PAGE）分为变性（SDS-PAGE，十二烷基硫酸钠聚丙烯酰胺凝胶电泳）和非变性凝胶电泳（N-PAGE）。在 N-PAGE 中，大分子在凝胶中的电泳速度不仅和分子的大小有关，也与大分子所带电荷和分子的形状相关。因此 N-PAGE 适用于分析蛋白质分子的高级结构。而 SDS-PAGE 中加入了阴离子去垢剂 SDS，SDS 带有大量阴离子，SDS 和蛋白质分子结合后形成长柱形的复合物，SDS 在外侧，蛋白质分子在内侧。这样产生了两个作用：①SDS 蛋白质复合物均一化了蛋白质分子原有的高级结构，变成了统一的长圆柱体；②SDS 带有大量负电荷，使蛋白质分子原有的不同电荷数量也得到了均一化。最终，SDS-PAGE 中，蛋白质的分子量成为与蛋白质分子的电泳速度唯一有关系的因素。在实际测定时将已知分子量的标准蛋白质作为 Marker 与待测蛋白质分子量进行比较，获得待测蛋白质分子的表观分子量（这种分子量分析的误差在 10%～20%之间）。

一些聚合物具有与蛋白质相似的分子量和结构特点，根据凝胶电泳的作用机理，变性凝胶电泳也可以被用来粗略测定一些带有电荷的聚合物的分子量。

第三节　具体材料种类

一、磷脂

磷脂（Phospholipid）由一个水溶性头部和两个疏水性尾部组成，头部由磷酸与水溶性分子如胆碱、丝氨酸酯化形成，可溶于水；向下延伸的两条平行脂肪酸链不溶于水，被称为双亲性分子，也是制备脂质体最常用辅料。脂质体是由磷脂分子自发地在水中形成双分子层，包封水相而形成的微囊。磷脂双分子层间的距离主要是由组成双分子层的分子间的斥力和引力的平衡决定的。这种斥力主要是分子间的静电作用力和基团的水化作用。引力主要是双分子层间的范德瓦耳斯力。

磷脂根据所带电荷性分为中性脂质、正电荷脂质、负电荷脂质。中性脂质包括磷脂酰胆碱（Phosphatidylcholine，PC）、磷脂酰乙醇胺（Phosphatidylethanolamine，PE）等；负电荷脂质主要有磷脂酸（Phosphatidic acid，PA）、磷脂酰甘油（Phosphatidyl glycerol，PG）、磷脂酰肌醇（Phosphatidyl inositol，PI）、磷脂酰丝氨酸（Phosphatidyl serine，PS）等；正电荷脂质均为人工合成产品，目前常用的有硬脂酰胺（Stearamide，SA）、胆固醇衍生物、1,2-二油酰基-3-三甲氨基丙烷（1，2-dioleoyl-3-trimethylaminopropane，DOTAP）等。常用磷脂分子结构如表 3-2 所示。

表 3-2　常用磷脂分子结构

官能团	名称	缩写
O—CH$_2$—CH$_2$—N$^+$(Me)(Me)Me	磷脂酰胆碱	PC
O—CH$_2$—CH$_2$—NH$_2^+$	磷脂酰乙醇胺	PE
O—CH$_2$—CH(NH$_3^+$)COO$^-$	磷脂酰丝氨酸	PS
O—CH$_2$—CH$_2$—CH$_2$(OH)(OH)	磷脂酰甘油	PG
O—H	磷脂酸	PA
（肌醇环结构 OH）	磷脂酰肌醇	PI

磷脂的性质直接与脂质体形成的类型、生成脂质体的稳定性、电荷、相转化温度、药物的包封率和被包封药物的释放、渗漏，以及脂质体和细胞间的相互作用等重要性质有关。因此在制备脂质体时，应根据不同的目的、实验条件和制备工艺，仔细考虑选择合适的磷脂，并确定磷脂与其他膜材的适当配比（Filipczak et al., 2020）。

当前脂质体研究如火如荼，已上市所载药物类型涵盖了抗肿瘤药物、抗真菌药物、止痛药、抗病毒药物等（表 3-3）。另外还有许多脂质体药物在临床研究阶段（Filipczak et al., 2020）。构成脂质体的磷脂双分子层与细胞膜结构类似，所以脂质体递送药物的最大优势在于细胞相容性好。

表 3-3　商品化脂质体药物

药物	商品名	适应证	参考文献
PEG 化的阿霉素脂质体	Doxil®	晚期卵巢癌、多发性骨髓癌以及 HIV 并发的卡波西肉瘤	Zhao et al., 2007

续表

药物	商品名	适应证	参考文献
枸橼酸柔红霉素脂质体	DaunoXome®	HIV 相关的卡波西肉瘤	Forssen, 1997
阿糖胞苷脂质体	Depocyt®	肿瘤性脑膜炎	Murry and Blaney, 2000
非 PEG 化的阿霉素脂质体	Myocet®	转移性乳腺癌	Leonard, 2009
米伐木肽脂质体	Mepact®	可手术切除的非转移性骨肉瘤药物	Alphandery, 2015
硫酸长春新碱脂质体	Marqibo®	费城染色体阴性（Ph-）成年人急性淋巴细胞白血病（ALL）	Webb, 1995
伊立替康脂质体	Onivyde™	转移性胰腺癌	Drummond, 2006
注射用两性霉素 B 脂质体	Abelcet®	抗真菌抗生素	Lister, 1996
注射用两性霉素 B 脂质体	Ambisome®	抗真菌抗生素	Stone, 2016
注射用两性霉素 B 脂质体	Amphotec®	抗真菌抗生素	Guo, 1991
硫酸吗啡脂质体	DepoDur™	术前麻醉或术术镇痛	Alam and Hartrick, 2005
布比卡因脂质体	Exparel®	手术部位术后麻醉镇痛	Angst and Drover, 2006
流感疫苗脂质体	Epaxal®	流感病毒	Clarke, 2006
流感疫苗脂质体	Inflexal®	流感病毒	Gluck and Metcalfe, 2002

二、聚乳酸及聚酯

聚酯（Polyester）是在碳骨架中利用酯键连接的聚合物。聚乳酸（Polylactic acid, PLA）、聚乙醇酸（Polyglycolic acid，PGA）、聚乳酸-羟基乙酸共聚物（Copolymers of polylactic acid and polyglycolic acid，PLGA）、聚己内酯（Polycaprolactone，PCL）等脂肪族聚酯类可生物降解聚合物是目前广泛应用于药物递送系统的聚合物，分子结构如图 3-7 所示。PLA 和 PLGA 无毒，无刺激性，具有良好的生物相容性，已被 FDA 批准用于缓释制剂的辅料，并被收录进《美国药典》（Schwendeman et al., 2014）。PLA 在体内能被水解脱酯生成乳酸，继而被乳酸脱氢酶氧化为丙酮酸，作为能量物质参与三羧酸循环，最终生成 CO_2 和 H_2O 经肺、肾、皮肤排泄。PLGA 的降解产物为乳酸和羟基乙酸，后者也是一些氨基酸的代谢产物（Hamishehkar et al., 2009）。

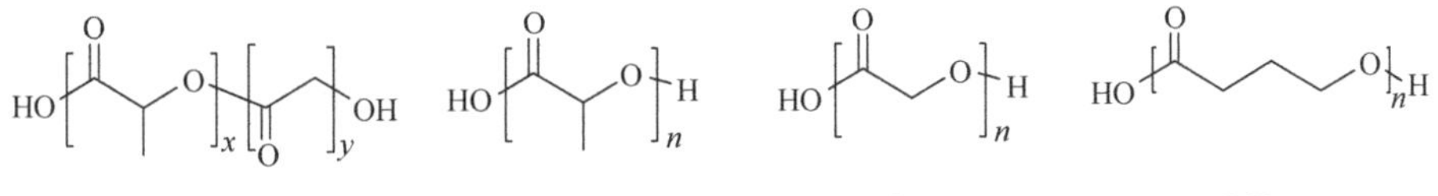

图 3-7　常见聚酯聚合物

在文献中经常看到 PLA、聚丙交酯、PGA 和聚乙交酯。实际上 PLA 和聚丙交酯从结构上说可以认为是一种物质，都是以乳酸（Lactic acid, LA）为重复单元，只是制备方法不同。PLA 是由 LA 单体高温脱水缩聚而成，这种方法制备的 PLA 分子量偏低、分子量分布较宽。聚丙交酯是由 LA 分子在高温下减压发生两两脱水成环生成丙交酯后，再通过丙交酯开环聚合制备而成。这种聚合方法是目前普遍使用的方法，可以通过选用不同类型催化剂获得不同使用目的的聚合物。如通过普通的开环聚合可以制备分子量低、分子量分布较宽的聚合物用于药物释放载体；通过活性聚合可以获得分子量高、分子量分布较窄的聚合物用于纺丝制备手术缝合线或骨质材料。同样，PGA 和聚乙交酯的合成方法与此类似。用于药物释放的聚合物通常分子量要求不高、分子量分布较宽，因此在药物释放材料中常称为 PLA 和 PGA，它们的无规共聚物称为 PLGA。

丙交酯是手性分子，包括 L-丙交酯和 D-丙交酯，PLA 以两种光学活性形式存在。PLA 由于存在甲基侧基而表现出疏水性，且可通过调节 D-异构体和 L-异构体外消旋来改变 PLA 性质。L-丙交酯合成的 PLLA 聚合物是半结晶的，而 D,L-丙交酯合成的 PDLA 聚合物是无定形的，这会导致机械强度和降解速率的变化。PLLA 较硬，T_g 为 53℃，PDLA 的 T_g 为 55℃，机械强度较低。聚合物结晶度和水的摄取能力是决定体外和体内降解速率的关键因素。在降解过程中环境温度、pH 或存在的催化剂可能会影响降解速度，PLLA 对药物递送系统来说降解较慢，而 PDLA 具有更快的降解速率。乙醇酸（Lycolic acid，GA）具有与 LA 相似的化学结构，没有光学活性，且 PGA 降解速度快于 PLA，因此 LA 和 GA 的无规共聚物 PLGA 符合研究者对脂肪族聚酯不同降解速率的需求（Mao et al.，2008）。PLGA 通常是乙交酯和丙交酯在高温熔化状态下（本体聚合）由引发剂引发开环聚合而成，在反应过程中没有其他物质的引入易于纯化（Silva et al.，2015）。PLGA 通过改变单体（L/G）的投料比以及与引发剂的比例，来获得不同分子量和 L/G 比例的共聚物。PLGA 的降解速率也随着不同的 L/G 比例发生变化，例如，具有 50:50、75:25 和 85:15（L/G）比例的 PLGA 聚合物的降解时间在水溶液中分别为 1～2、4～5 和 5～6 个月，这正是 PLGA 相较于 PLA 更具有吸引力的原因（Rezaul et al.，2014）。

PLGA、PLA 及其多聚物均被广泛用作纳米载体递送治疗药物。此外，当 PLGA 与 PEG 聚合，特别是通过酯键形成 ABA 或 BAB 三嵌段聚合物后可以获得基于疏水和亲水平衡作用的热敏性水凝胶。低温下，PEG 与水分子形成氢键，使聚合物溶于水，当温度升高，氢键变弱，PLGA 链段间疏水相互作用增强，形成溶胶-凝胶转换（Hirenkumar and Steven，2012）。基于此，PLGA-PEG 基水凝胶具有良好的生物相容性、生物降解性以及可调的溶胶-凝胶转变温度，被用于注射用药物释放材料，可负载、释放包括蛋白质、基因、抗肿瘤药物在内的亲水性和疏水性药物（Wang et al.，2017）。目前已有治疗实体瘤的 PLGA-PEG 基水凝胶负载的紫杉醇药物 OncoGel™用于临床。OncoGel™是由 PLGA-PEG 与紫杉醇的稀溶液组成，在低温下呈溶液状态，在人体内变成凝胶状，可缓慢释放 6 周（Elstad and Fowers，2009；Vellimana et al.，2013）。

三、聚己内酯

聚己内酯（Polycaprolactone，PCL）是一种疏水性半结晶可生物降解聚合物，具有良好的药物结合能力，其酯键能够在生理条件下断裂。PCL 在生物体液中表现出较高的稳定性，降解较慢，容易通过胞吞作用被细胞吸收，体外和体内毒性低，且可控制药物释放，因此广泛用于药物递送（Lahkar and Das，2020）、组织工程支架（Jang et al.，2016）、生物医学装置（Holländer et al.，2016）等，如可植入式避孕药 Capronor®。PCL 通常与乙交酯、丙交酯共聚，从而加速降解速率。PCL 也常制备成双亲性嵌段共聚物，根据需求调节嵌段的比例获得不同的机械和物理性质。研究发现 Angiopep-2（具有穿透血脑屏障功能）和 EGFP-EGF1（具有受体靶向功能）修饰双亲嵌段聚合物 PEG-PCL 的端基，可以提高纳米粒子脑内聚集，改善药物在神经胶质瘤细胞内的分布（Huile et al.，2011）。

四、聚氰基丙烯酸烷酯

聚氰基丙烯酸烷酯［Poly（alkylcyanoacrylates），PACAs］是由氰基丙烯酸烷基酯单体合成的可降解聚合物，最早在 20 世纪 70 年代后期应用于构建药物递送系统。在氰基丙烯酸烷基酯单体上存在两个高反应性吸电子基团导致快速的聚合反应。聚合反应以氢氧根离子作为引发剂，在水溶液中进行。聚合物的平均分子质量在 5~10kDa 之间，以使得单体完全生物降解和消除。皮肤中生物分子的快速阴离子聚合是基于氰基丙烯酸烷基酯的液体皮肤膏药和带状助剂具有组织黏合性质的原因。PACAs 可由氰基乙酸烷基酯通过 Knoeveagel 缩合反应合成寡聚物，再通过寡聚物的热解聚反应获得。通过两性离子聚合反应合成具有 PEG 和 PACA 嵌段的双嵌段和三嵌段共聚物，其中聚氰基丙烯酸丁酯［Poly（butylcyanoacrylate），PBCA］纳米粒是第一个被用于脑部药物释放系统的聚合物基纳米粒（Kreuter et al.，1995）。PBCA 同时包裹 Dalargin（一种具有阿片活性的化合物）和聚山梨酯 80，通过静脉注射可在中枢神经系统内达到有效药物浓度，且具有显著镇痛效果（Kreuter et al.，2003）。

五、右旋糖酐

右旋糖酐（Dextran）是一种生物多糖，它是由葡萄糖脱水缩合而成的多聚糖，多由肠膜状明串珠菌发酵得到。右旋糖酐（图 3-8）主要由 α-1,6 键连接，侧链主要由 α-1,3 键连接同时也会有少量的 α-1,4 键。商业可购买到不同分子量和支化度的右旋糖酐。右旋糖酐易于被修饰、具有独特的物理化学性质和良好的生物相容性，还可被体内肝脏、脾脏、肾脏和胃肠道中的 α-1-糖苷酶降解，是一种生理无害的聚合物，有非免疫原性和非抗原性，被普遍应用于药物递送、植入物的涂层材料、输血领域中血浆容量扩充剂、外周血流促进剂和抗血栓溶解剂、基因转染等领域（Dupayage et al.，2012；Lindblad et al.，2007）。右旋糖酐的线性 α-1,6-糖苷键和游离的羟基可通过化学修饰获得相应的衍生物，

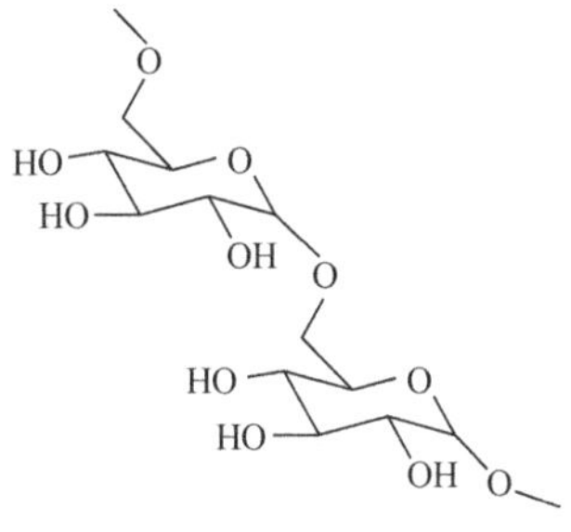

图 3-8 右旋糖酐化学结构示意

表面没有电荷，是 PEG 天然的替代物。大多数基于右旋糖酐修饰载体制备的纳米颗粒也不带电荷，但通过右旋糖酐的活性基团反应获得两亲性聚合物材料可制备荷电纳米

载体，它具有两亲性聚合物的性质如超亲水特性、血清稳定性、良好的仿生特性和避免快速被免疫系统识别的功能，更重要的是具有可生物降解性（Li et al., 2014；M et al., 2015）。

六、壳聚糖

壳聚糖（Chitosan, CS）是广泛存在于昆虫和甲壳类动物外骨骼中的甲壳素经脱乙酰化后得到的天然线性高分子多糖。它的结构单元（图 3-9）是氨基葡萄糖单体，其表面带正电荷，可以溶解在酸性介质中。壳聚糖作为药物载体材料具有可降解性，生物相容性高，稳定性好，毒性低以及易于制备的优点。由于正电荷性质和氨基的存在，壳聚糖是制备原位凝胶的合适候选材料（Du et al., 2012）。采用脑靶向修饰策略，CS 给药系统也可用于脑部疾病的治疗（Shevtsov, 2018），特别是常用作治疗神经退行性变性疾病的载体材料，CS 及其衍生物可在分子水平上发挥对神经细胞和血脑屏障的生物活性，有利于治疗阿尔茨海默病。研究表明 CS 适合神经细胞黏附及神经突增长，将 CS 纳米纤维移植入大鼠坐骨神经间隙可以获得神经干细胞的增殖（Albanna et al., 2013）。此外通过挤出工艺将 CS、琼脂糖和海藻酸盐混合后培养人前皮质神经干细胞，几周之后就可检测到成熟的神经元信号（Gu et al., 2016）。

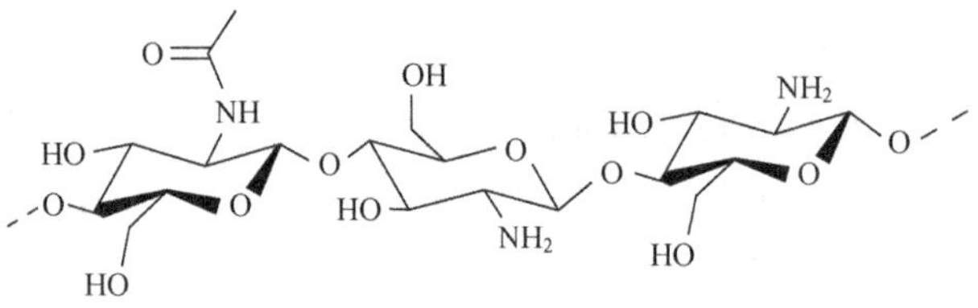

图 3-9　壳聚糖的化学结构示意

七、泊洛沙姆

泊洛沙姆（Poloxamers）商品名为 Pluronics，是一类由聚氧乙烯（PEO）、聚氧丙烯（PPO）组成的 PEO-PPO-PEO 两亲性非离子型三嵌段共聚物，分子式为 HO-$[CH_2CH_2O]_x$-$[CH_2CH(CH_3)O]_y$-$[CH_2CH_2O]_x$-H，x 和 y 分别代表亲水性的 PEO 和亲脂性的 PPO 单元的数量（图 3-10）（Singh et al., 2013）。依据其分子量大小和 PEO/PPO 比例获得各种型号的泊洛沙姆，其型号一般命名为 P$_{xxx}$，前两位命名数字乘以一百是聚氧丙烯链段的近似分子量，第三位乘以十是聚氧乙烯链段的质量分数，例如泊洛沙姆 188 的 x 值约为 80，y 值约为 27。目前研究较多的是泊洛沙姆 188 和泊洛沙姆 407。虽然泊洛沙姆本身不可被酶解或者水解，但是分子量小于两万的泊洛沙姆可以通过肾脏排出体内，由于具有良好的生物相容性，目前已被 FDA 批准作为食品添加剂、药物赋形剂和药物输送载体，并被美国、英国、中国等多国药典收录（表 3-4）。泊洛沙敏（Poloxamine）也是由 PPO 和 PEO 组成的两亲性嵌段共聚物，与线性泊洛沙姆不同的是，泊洛沙敏是

X 型结构。

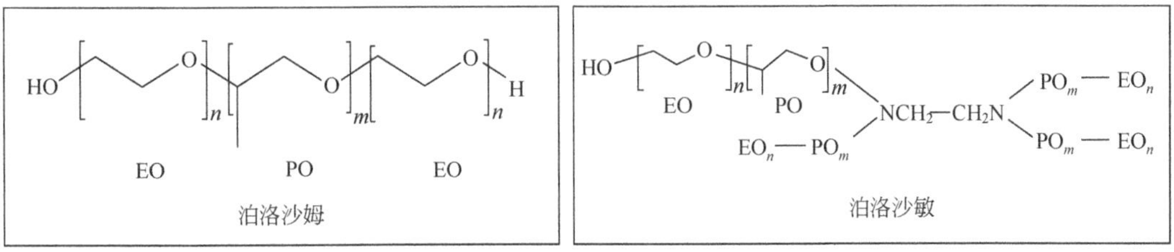

图 3-10 泊洛沙姆和泊洛沙敏的化学结构

表 3-4 泊洛沙姆与泊洛沙敏理化性质

聚合物	平均分子量	EO单元量	PO单元量	HLB 值	应用
泊洛沙姆					
188	8400	2×52	30	29	抗血栓,血液流变学活性,细胞膜封闭,吞噬细胞活化(刺激吞噬和超氧阴离子的产生)和中性粒细胞脱颗粒
401	2000	2×5	67	3	纳米颗粒工程(淋巴性颗粒)、多药耐药抑制和辅助活性
402	2500	2×11	67	7	纳米颗粒工程(淋巴性颗粒)、多药耐药抑制和辅助活性
407	12600	2×98	67	22	长循环颗粒,缓释凝胶,刺激巨噬细胞,刺激 EGF 的产生
泊洛沙敏					
904	6700	4×15	4×17	15	纳米粒子工程(淋巴细胞颗粒)和巨噬细胞刺激
908	2500	4×19	4×17	31	长循环颗粒和巨噬细胞刺激

泊洛沙姆同时含有亲水链段 PEO_m 和疏水链段 PPO_n,一定浓度的泊洛沙姆溶液具有温敏特性,即在温度升高时链间的氢键作用会被破坏,疏水作用增强,由水溶状态转变为凝胶态(25℃即可形成凝胶)(图 3-11)(Grassin-Delyle et al., 2012)。但泊洛沙姆机械性能较差、黏度低、凝胶强度低、生物黏合性弱、凝胶稳定性低等缺点限制了它的体内应用,进入人体后较高的体温使其迅速形成凝胶,当加入水后凝胶失去了其完整性,因而不适合作为药物载体。为此,可将其他材料(如壳聚糖、卡波姆等)与泊洛沙姆 407 合用,用于鼻腔给药,可避开血脑屏障实现脑靶向递送(Samaridou et al., 2020)。当泊洛沙姆溶液浓度超过临界胶束浓度(Critical micelle concentration, CMC)时,可组装成胶束,包埋水溶性差的药物,用于鼻腔给药(Raval et al., 2012)。这种表面活性剂减少了黏膜的弹性和黏性,提高了脂膜的渗透性,可促进鼻腔对多肽蛋白质等大分子生物活性物质的渗透(Fisher et al., 2010)。

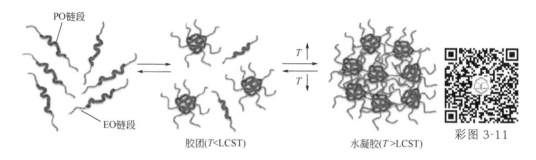

PO链段

EO链段

胶团(*T*<LCST)　　　　　　　　水凝胶(*T*>LCST)

彩图 3-11

图 3-11　泊洛沙姆形成凝胶机制图

八、卡波姆

卡波姆（Carbopol）是丙烯酸与丙烯基蔗糖或者丙烯基季戊四醇交联形成的聚合物，为白色疏松粉末状，具有较强的吸湿性。根据聚合时所使用的材料不同以及聚合度的不同，形成了多种规格的产品。常用的有：卡波姆 934、934p、940、940p、941、971p、974 和 1342 等。其中型号后带"p"表示可以用于口服制剂。由于其分子结构（图 3-12）中含有羧酸基团，其溶液具有一定的酸性，可被无机或者有机碱中和，卡波姆 p*Ka* 大约为 5.5，当 pH>5.5 时，羧基负离子的负电荷间的相互排斥作用，使分子链弥散伸展，呈现极大的膨胀状态，导致分子链之间相互缠绕而使溶液具有一定黏性，发生溶胶-凝胶转变，因而呈现出 pH 敏感性（Lin and Sung，2000）（图 3-13）。这种优良的黏膜黏附性使得卡波姆在生理条件（pH=7.4）下或者鼻腔中（pH=6.2），可形成凝胶，因而其被广泛用于鼻黏膜给药，同时也适用口服，经皮、眼、直肠给药（Mathure et al.，2018；Singh et al.，2013）。

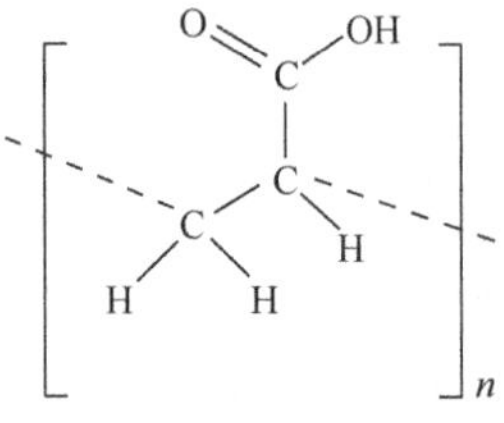

图 3-12　卡波姆的结构式

九、海藻酸钠

海藻酸盐是一种来源于海带、马尾藻等褐海藻的天然线性聚阴离子多糖。常见的是海藻酸钠（Sodium alginate），它是存在于褐藻类的天然阴离子多糖，化学结构为由 *β*-D-1,4-甘露糖醛酸和 *α* L-1,4-古罗糖醛酸两种单体组成的嵌段线性聚合物（图 3-14）。因为骨架上的羟基和羧基基团很容易被修饰，所以它的化学和生物学特性可以根据需求进行设计改造。双亲性的海藻酸钠衍生物可以通过在主链上引入疏水的烷基链、疏水聚合物等获得，在一定条件下自组装成纳米颗粒或者凝胶（Colinet et al.，2009；Yao et al.，2010）。海藻酸钠可和钙等二价金属阳离子形成稳定凝胶，其生物相容性良好、毒性低，是制备生物微囊的常用材料。我国已经将其纳入可用于人体组织的材料范围内，且 FDA 已批准海藻酸盐用作伤口敷料及食品添加剂（Lee and Mooney，2001）。

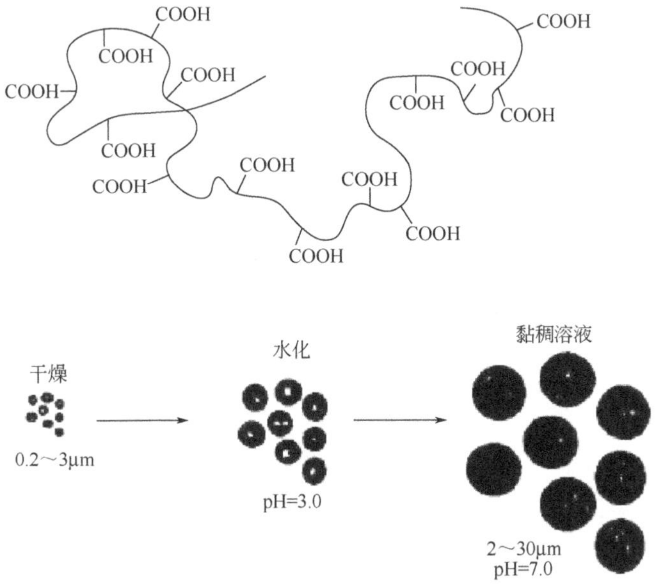

图 3-13　卡波姆分子及随 pH 值变化机制图

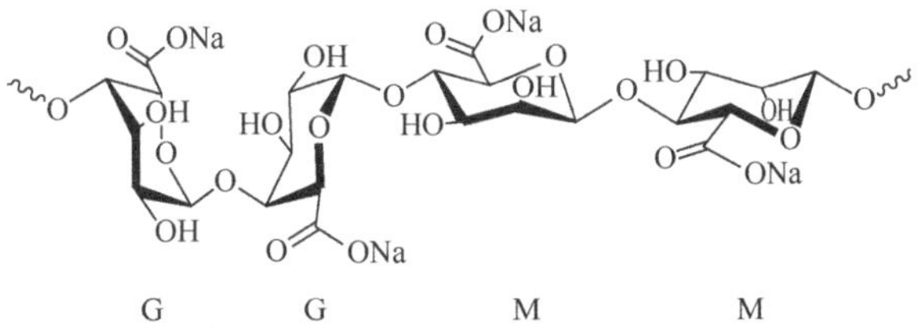

图 3-14　海藻酸钠分子结构

目前海藻酸钠凝胶通常被用作释放小分子药物和蛋白质药物载体，海藻酸钠凝胶里面含有大量的纳米孔，孔径在 5nm 左右，其控释行为与海藻酸钠及其修饰物之间内部交联的类型和方式有关（Boontheekul et al.，2005）。海藻酸钠可以做成口服型凝胶或者注射用凝胶，可以实现快速释放小分子药物。此外蛋白质分子可以在温和的条件下与海藻酸钠作用，减少变性反应发生，保护其免于降解的同时实现从凝胶中安全释放（Silva and Mooney，2010）。

十、树枝状聚合物

树枝状聚合物（Dendrimers）具有高度支化的结构和独特的单分散特性，且共价结构稳定，分子结构和分子大小可以精准控制，因而具有特殊性质和行为，如分子表面极高的官能团密度、分子的球状外形和分子内部大量的无效腔等，故有"人工球状蛋白"之称（图 3-15）（He et al.，2011）。

树枝状聚合物的传统合成方法主要有发散法和收敛法（Crampton and Simanek，2007），如图 3-16。

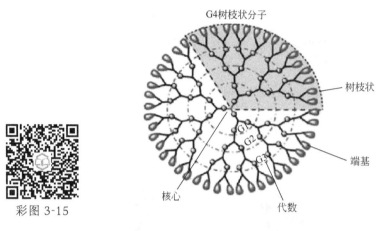

彩图 3-15

图 3-15 树枝状聚合物的结构

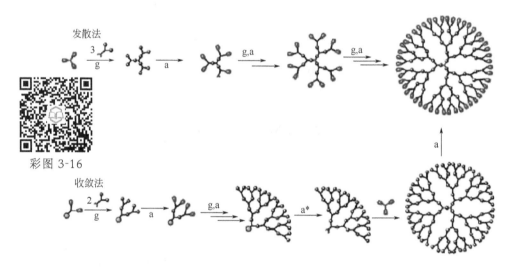

彩图 3-16

图 3-16 树枝状聚合物的合成方法

g—树枝状生长；a—表面官能团活化；a*—核心官能团活化

（1）发散法：最常用的合成方法。即以一个中心分子或起始分子如乙二胺等为核心向四周生长、发散，每增加一层，就在已形成的聚合物上增长一代。随着合成代数的增加，树枝状聚合物的分子大小和表面官能团成指数规律增加，但到了较高代数后，继续引入分支单元，合成反应会受到空间位阻的影响，使树状大分子产生结构上的缺陷，同时树枝状聚合物的产量也将下降。

（2）收敛法：一种由外及里的合成过程。先将一系列小的分支单位反复耦合，生成树枝状结构，然后锚定一个核心分子，从而产生多个树枝状结构组成的树枝状聚合物。其优点是可以构建含多种末端基团的树枝状聚合物。

随着树枝状聚合物的研究方法日趋成熟，新合成策略不断涌现，如"多核"和"分支单元"生长方法、双指数生长方法、积木化学合成、点击化学合成方法等。这些方法可明显减少反应试剂和纯化步骤，改善传统合成方法中合成步骤繁琐、时间长、不易大规模生产的缺点（Abbasi et al., 2014）。

树枝状聚合物独特的三维结构，使其在药物传递中具有很强的优势，树枝状聚合物的内部空腔可以装载疏水药物，疏水药物通过疏水键和氢键与核分子结合，包裹在树枝状聚合物的非极性内部空腔。与游离药物相比，药物与树枝状聚合物所形成的包合络合物可提高疏水药物的水溶性及药物的稳定性（Patri and Kukowska-Latallo，2005）。树枝状聚合物表面带有大量的官能团，药物也可直接连接于树枝状聚合物表面或由连接分子（Linker）将药物与载体共价偶联或使药物分子成为树枝状载体的一部分，到达特定部位后通过某种激发条件（如化学降解和酶解）释放，药物的负载量和释放速率可控（Rai et al.，2016）。

在药物载体中聚酰胺-胺（PMAMA）是常用的树枝状聚合物，但是研究发现其存在着溶血毒性和细胞毒性，主要原因是其阳离子表面与细胞膜阴离子相互作用，导致膜破裂或膜变薄。毒性与树枝状聚合物的浓度、代数和表面电荷有关（Santos et al.，2020）。目前降低树枝状聚合物毒性的方法主要有两大类，一为选择可生物降解的材料或代谢途径的中间产物作为合成原料以提高树枝状聚合物的生物相容性，近年来涌现出大量由生物相容性材料组成的树枝状聚合物，如由枸橼酸、聚乙二醇、磷酸盐或赖氨酸等为单位组成的树枝状聚合物。二为减少表面阳离子电荷，主要方法有：①表面酰胺化，与 PEG 链、糖链或肽链偶联以中和表面电荷；②合成半代树枝状分子（如 G3.5、G4.5）得到阴离子表面。总之，树枝状聚合物的毒性作用主要是由其内在性质引起的，所以未来减少树枝状聚合物毒性的方法应从该分子本身着手，对树枝状聚合物分子的核心分支单元及表面基团进行精细调节，尤其要改善表面所带电荷的数量以及性质，以减少毒性作用，使之能达到临床对药物载体低或无毒性的要求（Chen et al.，2020；Maciel et al.，2019）。有研究将可以透过血脑屏障或者具有肿瘤细胞特异识别功能的配体用于 Dendrimer 表面修饰，可增强脑靶向效率（Gothwal et al.，2018）。

十一、甘油单油酸酯

甘油单油酸酯（Glycerol monooleate，GMO）是最常见的液晶基质，结构如图 3-17。根据油酸连接在甘油的碳原子的不同可以分为 α 型（或称为 1-GMO）和 β 型（或称为 2-GMO）两种，α 型 GMO 和 β 型 GMO 在室温条件下会自然发生酰基转移而相互转换，最后达成平衡的比例约 9:1。GMO 在室温条件下是一种琥珀色或浅黄色液体，其熔点为 35.5℃，在水中的溶解度大约为 10^{-6} mol/L，GMO 同时含有亲水和亲油基团，能溶于热乙醇、氯仿、乙醚和油脂，亲水亲油平衡常数为 3.8，GMO 与水混合会形成乳化体系。目前，商品化 GMO 是在高温条件下（220～250℃），以 Al_2O_3 作为催化剂在氮气保护下甘油和油脂通过甘油解制备而成的（Ganem-Quintanar et al.，2000）。

甘油单油酸酯/水体系可以构成立方晶体结构的药物载体，其内部结构是三维延伸的、双连续相的网络结构，黏度和膜强度都很大，所形成的立方液晶相区域很大，可包埋水溶性、脂溶性、两亲性的药物，提高药物的稳定性，并最终达到在体内缓慢释放药物的目的。甘油单油酸酯常作为口服纳米药物递送载体进行释药研究（Gabr et al.，2017）。有研究者利用吐温修饰的甘油单油酸酯立方体负载具有提高记忆能力的天然胡椒碱，制备了具有脑靶向性的口服纳米药物治疗阿尔茨海默病，发现药物可通过血脑屏障，缓慢释放，能显著提高认知效应，甚至使认知功能恢复到正常水平，实现药物体内安全有效释药（Elnaggar et al., 2015）。

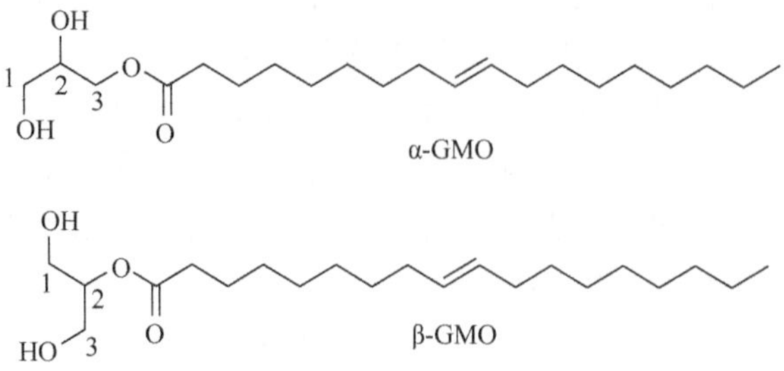

图 3-17　甘油单油酸酯化学结构

　　上述聚合物都具有安全、低毒，无免疫原性，生物相容性高等优点，是脑部药物递送体系的常用载体材料。它们可以单独用作药物的包载材料，也可以与其他材料通过化学键联的形式制备成嵌段或接枝聚合物等，制备出不同的纳米药物递送系统。载体表面的多个反应位点还可以进一步功能化，提高递送系统的效率，达到高效治疗脑部疾病的目的。

参考文献

Abbasi E, Aval S F F, Akbarzadeh Milani M, et al., 2014. Dendrimers: Synthesis, applications, and properties. Nanoscale Res Lett, 9: 247.

Alam M, Hartrick C T, 2005. Extended-release epidural morphine (depodur): An old drug with a new profile. Pain Pract, 5: 349-353.

Albanna M Z, Bou-Akl T H, Blowytsky O, et al., 2013. Chitosan fibers with improved biological and mechanical properties for tissue engineering applications. J. Mech. Behav. Biomed Mater, 20: 217-226.

Alphandery, E, 2015. Cancer therapy using nanoformulated substances: Scientific, regulatory and financial aspects. Expert Rev Anticancer Ther, 15: 1233-1255.

Angst M S, Drover D R, 2006. Pharmacology of drugs formulated with depofoam: A sustained release drug delivery system for parenteral administration using multivesicular liposome technology. Clin. Pharmacokin, 45: 1153-1176.

Balasubramanian V, Blanco B, Almeida P V, et al., 2016. Multifaceted polymersome platforms: Spanning fromself-assembly to drug delivery and protocells. Prog Polym Sci, 60: 51-85.

Boontheekul T, Kong H J, Mooney D J, 2005. Controlling alginate gel degradation utilizing partial oxidation and bimodal molecular weight distribution. Biomaterials, 26: 2455-2465.

Brendel J C, Schacher F H, 2018. Block copolymer self-assembly in solution - quovadis? Chem Asian J, 13: 230-239.

Cabral H, Matsumoto Y, Mizuno K., et al., 2011. Accumulation of sub-100 nm polymeric micelles in poorly permeable tumours depends on size. Nat Nanotechnol, 6: 815-823.

Canning S L, Smith G N, Armes S P, 2016. A critical appraisal of raft-mediated polymerization-induced self-assembly. Macromolecules, 49: 1985-2001.

Chen L, Li J, Fan Y, et al., 2020. Revisiting cationic phosphorus dendrimers as a nonviral vector for optimized gene delivery towards cancer therapy applications. Biomacromol, 21: 2502-2511.

Cho H, Bae J, Garripelli V K, et al., 2012. Redox-sensitive polymeric nanoparticles for drug delivery. Chem Commun, 48: 6043-6045.

Clarke P D, 2006. Rate, intensity, and duration of local reactions to a virosome adjuvanted vs. An aluminium-adsorbed hepatitis a vaccine in uk travellers. Travel Med. Infect Dis, 4: 313-318.

Colinet I, Dulong V, Hamaide T, et al., 2009. New amphiphilic modified polysaccharides with original solution behaviour in salt media. Carbohydr Polym, 75: 454-462.

Crampton H L, Simanek E E, 2007. Dendrimers as drug delivery vehicles: Non-covalent interactions of bioactive compounds with dendrimers. Polym Int, 56: 489-496.

Dadoo N, Gramlich W M, 2016. Spatiotemporal modification of stimuli-responsive hyaluronic acid /poly (n-isopropylacrylamide) hydrogels. ACS Biomater Sci Eng, 2: 1341-1350.

Drummond D C, 2006. Development of a highly active nanoliposomal irinotecan using a novel intraliposomal stabilization strategy. Cancer Res, 66: 3271-3277.

Du H, Hamilton P, Reilly M, et al., 2012. Injectable in situ physically and chemically crosslinkable gellan hydrogel. Macromol Biosci, 12: 952-961.

Dupayage L, Nouvel C, Six J L, 2012. Copper-mediated atrp of mma in dmso from unprotected dextran macroinitiators. Polym Bull, 68: 647-665.

Elnaggar Y S R, Etman S M, Abdelmonsif D A, et al., 2015. Novel piperine-loaded tween-integrated monoolein cubosomes as brain-targeted oral nanomedicine in alzheimer's disease: Pharmaceutical, biological, and toxicological studies. Int J Nanomed, 10: 5459-5473.

Elstad N L, Fowers K D, 2009. Oncogel (regel/paclitaxel) - clinical applications for a novel paclitaxel delivery system. Adv. Drug Deliv Rev, 61: 785-794.

Fan W, Lu N, Xu C, et al., 2017. Enhanced after glow performance of persistent luminescence implants for efficient repeatable photodynamic therapy. ACS Nano, 11: 5864-5872.

Filipczak N, Pan J, Yalamarty S S K, et al., 2020. Recent advancements in liposome technology. Adv Drug Deliv Rev, 156: 4-22.

Fisher A, Watling M, Smith A, et al., 2010. Pharmacokinetic comparisons of three nasal fentanyl formulations; pectin, chitosan and chitosan-poloxamer 188. Int J Clin Pharmacol Ther, 48: 138-145.

Forssen E A, 1997. The design and development of daunoxome® for solid tumor targeting in vivo. Adv. Drug Deliv. Rev, 24: 133-150.

Gabr M M, Mortada S M, Sallam M A, 2017. Hexagonal liquid crystalline nanodispersions proven superiority for enhanced oral delivery of rosuvastatin: In vitro characterization and in vivo pharmacokinetic study. J Pharm Sci, 106: 3103-3112.

Ganem-Quintanar A, Quintanar-Guerrero D, Buri P, 2000. Monoolein: A review of the pharmaceutical applications. Drug Dev Ind Pharm, 26: 809-820.

Ge Z, Liu S, 2013. Functional block copolymer assemblies responsive to tumor and intracellular microenvironments for site-specific drug delivery and enhanced imaging performance. Chem Soc Rev, 42: 7289-7325.

Gheluwe L V, Buchy E, Chourpa I, et al., 2020. Three-step synthesis of a redox-responsive blend of peg-block-pla and pla and application to the nanoencapsulation of retinol. Polymers, 12: 2350.

Gluck V R, Metcalfe I C, 2002. New technology platforms in the development of vaccines for the future. Vaccine, 20: B10-B16.

Gothwal A, Nakhate K T, Alexander A, et al., 2018. Boosted memory and improved brain bioavailability of rivastigmine: Targeting effort to the brain using covalently tethered lower generation pamam dendrimers with lactoferrin. Mol Pharm, 15: 4538-4549.

Grassin-Delyle S, Buenestado A, Naline E, et al., 2012. Intranasal drug delivery: An efficient and non-invasive route for systemic administration: Focus on opioids. Pharmacol Ther, 134: 366-379.

Gu Q, Tomaskovic-Crook E, Lozano R, et al., 2016. Functional 3d neural mini-tissues from printed gel-based bioink and human neural stem cells. Advanced Healthcare Materials, 5: 1429-1438.

Guo L S S, 1991. Novel antifungal drug delivery: Stable amphotericin b-cholesteryl sulfate discs. Int J Pharm, 75: 45-54.

Guo X, Cheng Y, Zhao X, et al., 2018. Advances in redox-responsive drug delivery systems of tumor microenvironment. J Nanobiotech, 16: 74.

Halacheva S S, Freemont T J, Saunders B R, 2013. Ph-responsive physical gels from poly(meth)acrylic acid-containing crosslinked particles: The relationship between structure and mechanical properties. J Mater Chem B, 1: 4065-4078.

Hamaguchi T, Matsumura Y, Suzuki M, et al., 2005. Nk105, a paclitaxel incorporating micellar nanoparticle formulation, can extend in vivo antitumour activity and reduce the neurotoxicity of paclitaxel. Br J Cancer, 92: 1240-1246.

Hamishehkar H, Emami J, Najafabadi A R, et al., 2009. The effect of formulation variables on the characteristics of insulinloaded poly(lactic-co-glycolic acid) microspheres prepared by a single phase oil in oil solvent evaporation method. Colloids Surf. B: Biointerfaces, 74: 340-349.

He H, Li Y, Jia X R, 2011. Pegylated poly(amidoamine) dendrimer based dual-targeting carrier for treating brain tumors. Biomaterials, 32: 478-487.

Hirenkumar M, Steven S, 2012. Poly lactic-co-glycolic acid (plga) as biodegradable controlled drug delivery carrier. Polymers (Basel), 3: 1-19.

Holländer J, Genina N, Jukarainen H, et al., 2016. Three-dimensional printed pcl-based implantable prototypes of medical devices for controlled drug delivery. J Pharm Sci, 105: 2665-2676.

Huile G, Shuaiqi P, Zhi Y, et al., 2011. A cascade targeting strategy for brain neuroglial cells employing nanoparticles modified with angiopep-2 peptide and egfp-egf1 protein. Biomaterials, 32: 8669-8675.

Jang C H, Ahn S H, Yang G H, et al., 2016. A mscs-laden polycaprolactone/collagen scaffold for bone tissue regeneration. RSC Adv, 6: 6259-6265.

Jiang L, Bonde J S, Ye L, 2018. Temperature and pH controlled self-assembly of a protein-polymer biohybrid. Macromol Chem Phys, 2190: 1-7.

Jong W H D, Borm P J, 2008. Drug delivery and nanoparticles: Applications and hazards. Int J Nanomed, 3: 133.

Kabanov A, Gendelman H E, 2007. Nanomedicine in the diagnosis and therapy of neurodegenerative disorders. Prog Polym Sci, 32: 1054-1082.

Kamaly N, Yameen B, Wu J, et al., 2016. Degradable controlled-release polymers and polymeric nanoparticles: Mechanisms of controlling drug release. Chem Rev, 116: 2602-2663.

Kaupbayeva B, Russell A J, 2020. Polymer-enhanced biomacromolecules. Prog Polym Sci, 101: 101194.

Kim Y-t, Caldwell J-M, Bellamkonda R V, 2009. Nanoparticle-mediated local delivery of methylprednisolone after spinal cord injury. Biomaterials, 30: 2582-2590.

Kreuter J, Alyautdin R N, Kharkevich D A, et al., 1995. Passage of peptides through the blood-brain barrier with colloidal polymer particles (nanoparticles). Brain Res, 674: 171-174.

Kreuter J, Ramge P, Petrov V, et al., 2003. Direct evidence that polysorbate-80-coated poly(butylcyanoacrylate) nanoparticles deliver drugs to the cns via specific mechanisms requiring prior binding of drug to the nanoparticles. Pharm Res, 20: 409-416.

Lahkar S, Das M K, 2020. Surface-modified polycaprolactone nanoparticles for the brain-targeted delivery of nevirapine. J Nanopart Res, 22: 109-137.

Lee A S, Buetuen V, M V, et al., 2002. Structure of ph-dependent block copolymer micelles: Charge and ionic strength dependence. Macromol, 35: 8540-8551.

Lee H, Zeng F, Dunne M, et al., 2005. Methoxy poly(ethylene glycol)-block-poly(delta-valerolactone) copolymer micelles for formulation of hydrophobic drugs. Biomacromolecules, 6: 3119-3128.

Lee K Y, Mooney D J, 2001. Hydrogels for tissue engineering. Chem Rev, 101: 1869-1879.

Leonard R C, 2009. Improving the therapeutic index of anthracycline chemotherapy: Focus on liposomal doxorubicin (myocet). Breast, 18: 218-224.

Li F, Pei D, Huang Q, et al., 2014. Synthesis and properties of novel biomimetic and thermo-responsive dextran-based biohybrids. Carbohydr Polym, 99: 728-735.

Li L, Wu Y, Du F S, et al., 2019. Modular synthesis of photodegradable polymers with different sensitive wavelengths as uv/nir responsive nanocarriers. J Polym Sci Part A Polym Chem, 57: 334-341.

Li X, Gao M, Xin K, et al., 2017a. Singlet oxygen-responsive micelles for enhanced photodynamic therapy. J Controlled Release, 260: 12-21.

Li Y, Liu G, Ma J, et al., 2017b. Chemotherapeutic drug-photothermal agent coself-assembling nanoparticles for near-infrared fluorescence and photoacoustic dual-modal imaging-guided chemo-photothermal synergistic therapy. J Controlled Release, 258: 95-107.

Lin H R, Sung K C, 2000. Carbopol/pluronic phase change solutions for ophthalmicdrug delivery. J Controlled Release, 69: 379-388.

Lindblad M S, Sjoeberg J, Albertsson A-C, et al., 2007. Hydrogels from polysaccharides for biomedical applications. ACS Symp Ser, 954: 153-167.

Lister J, 1996. Amphotericin b lipid complex (abelcet) in the treatment of invasive mycoses: The north american experience. Eur J Haematol Suppl, 57: 18-23.

Liu M, Tirino P, Radivojevic M, et al., 2013. Molecular sieving on the surface of a protein provides protection without loss of activity. Adv Funct Mater, 23: 2007-2015.

Liu X, Xu J F, Wang Z, et al., 2016. Photo-responsive supramolecular polymers synthesized by olefin metathesis polymerization from supramonomers. Polym Chem, 7: 2333-2336.

Luo D, Li N, Carter K A, et al., 2016. Rapid light-triggered drug release in liposomes containing small amounts of unsaturated and porphyrin-phospholipids. Small, 12: 3039-3047.

M W, Forero Ramirez L M, Rodriguez Lozano A, et al., 2015. First multi-reactive dextran-based inisurf for atom transfer radical polymerization in miniemulsion. Carbohyd Polym, 130: 141-148.

Ma N, Li Y, Xu H, et al., 2010. Dual redox responsive assemblies formed from diselenide block copolymers. J Am Chem Soc, 132: 442-443.

Maciel D, Guerrero-Beltran C, Cenadiez R, et al., 2019. New anionic poly(alkylideneamine) dendrimers as microbicide agents against hiv-1 infection. Nanoscale, 11: 9679-9690.

Mai Y, Eisenberg A, 2012. Self-assembly of block copolymers. Chem Soc Rev, 41: 5969-5985.

Mao S, Shi Y, Li L, et al., 2008. Effects of process and formulation parameters on characteristics and internal morphology of poly(d,l-lactide-co-glycolide) microspheres formed by the solvent evaporation method. Eur J Pharm Biopharm, 68: 214-223.

Marturano V, Bizzarro V, De Luise A, et al., 2018. Essential oils as solvents and core materials for the preparation of photo-responsive polymer nanocapsules. Nano Res, 11: 2783-2795.

Mathure D, Madan J R, Gujar K N, et al., 2018. Formulation and evaluation of niosomal in situ nasal gel of a serotonin receptor agonist, buspirone hydrochloride for the brain delivery via intranasal route. Pharm Nanotechnol, 6: 69-78.

Murry D J, Blaney S M, 2000. Clinical pharmacology of encapsulated sustained-release cytarabine. Ann, Pharmacother, 34: 1173-1178.

Osawa S, Ishii T, Takemoto H, et al., 2017. A facile amino-functionalization of poly(2-oxazoline)s' distal end through sequential azido end-capping and staudinger reactions. Eur Polym J, 88: 553-561.

Owens III, Peppas N A, 2006. Opsonization, biodistribution, and pharmacokinetic of polymeric nanoparticles. Int. J Pharm, 307: 93-102.

Pang Z, Lu W, Gao H, et al., 2008. Preparation and brain delivery property of biodegradable polymersomes conjugated with ox26. J Controlled Release, 128: 120-127.

Patri A K, Kukowska-Latallo J F, 2005. Targeted drug delivery with dendrimers: Comparison of the release kinetics of covalently conjugated drug and non-covalent drug inclusion complex. Adv Drug Deliv Rev, 57: 203-2214.

Quader S, Liu X, Chen Y, 2017. Crgd peptide-installed epirubicin- loaded polymeric micelles for effective targeted therapy against brain tumors. J Controlled Release, 258: 56-66.

Rai A K, Tiwari R, Maurya P, 2016. Dendrimers: A potential carrier for targeted drug delivery system. J Chem Soc Chem Commun, 3: 275-287.

Raval A, Parmar A, Bahadur P, 2012. Preparation and optimization of media using pluronic(r) micelles for solubilization of sirolimus and release from the drug eluting stents. Colloid Surfaces B Biointerfaces, 93: 180-187.

Rezaul M B A, Ansary H, Rahman M M, 2014. Biodegradable poly(d,l-lactic-co-glycolic acid)-based micro/nanoparticles for sustained release of protein drugs - a review. Trop J Pharm Res, 13: 1179-1190.

Samaridou E, Walgrave H, Salta E, et al., 2020. Nose-to-brain delivery of enveloped rna-cell permeating peptide nanocomplexes for the treatment of neurodegenerative diseases. Biomaterials, 230: 119657.

Santos A, Veiga F, Figueiras A, 2020. Dendrimers as pharmaceutical excipients: Synthesis, properties, toxicity and biomedical applications. Materials, 13: 65.

Savić R, Eisenberg A, Maysinger D, 2006. Block copolymer micelles as delivery vehicles of hydrophobic drugs: Micelle-cell interactions. J Drug Target, 14: 343-355.

Schwendeman S P, Shah R B, Bailey B A, et al., 2014. Injectable controlled release depots for large molecules. J Controlled Release, 190: 240-253.

Shevtsov M, 2018. Targeting experimental orthotopic glioblastoma with chitosan-based superparamagnetic iron oxide nanoparticles (cs-dxspions). Int J Nanomed, 13: 1471-1482.

Silva A T C R., Cardoso B C O, Silva M E S R E, et al., 2015. Synthesis, characterization, and study of plga copolymer in vitro degradation. J Biomater. Nanobiotechnol, 6: 8-19.

Silva E A, Mooney D J, 2010. Effects of vegf temporal and spatial presentation on angiogenesis. Biomaterials, 31: 1235-1241.

Singh R M, Kumar A, Pathak K, 2013. Mucoadhesive in situ nasal gelling drug delivery systems for modulated drug delivery. Expert Opin Drug Deliv, 10: 115-130.

Singh S, Agrawal P, Singh R P, 2016. Transferrin receptor-targeted vitamin e tpgs micelles for brain cancer therapy: Preparation, characterization and brain distribution in rats. Drug Deliv, 23: 1788-1798.

Stone N R H, 2016. Liposomal amphotericin b (ambisome(®)): A review of the pharmacokinetics, pharmacodynamics, clinical experience and future directions. Drugs, 76: 485-500.

Tyrrell Z L, Shen Y, Radosz M, 2010. Fabrication of micellar nanoparticles for drug delivery through the self-assembly of block copolymers. Prog Polym Sci, 35: 1128-1143.

Varlas S, Lawrenson S B, Arkinstall L A, 2020. Self-assembled nanostructures from amphiphilic block copolymers prepared via ring-opening metathesis polymerization (romp). Prog Polym Sci, 107: 101278.

Vellimana A K, Recinos V R, Hwang L, et al., 2013. Combination of paclitaxel thermal gel depot with temozolomide and radiotherapy significantly prolongs survival in an experimental rodent glioma model. J Neuro-Oncol, 111: 229-236.

Wang X, Zhang Y, Xue W, et al., 2017. Thermo-sensitive hydrogel plga-peg-plga as a vaccine delivery system for intramuscular immunization. J Biomater Appl, 31: 923-932.

Webb M S, 1995. Sphingomyelin-cholesterol liposomes significantly enhance the pharmacokinetic and therapeutic properties of vincristine in murine and human tumour models. Br J Cancer, 72: 896-904.

Xu H P, Cao W, Zhang X, 2013. Selenium-containing polymers: Promising biomaterials for controlled release and enzyme mimics. Acc Chem Res, 46: 1647-1658.

Yao B L, Ni C H, Xiong C, et al., 2010. Hydrophobic modification of sodium alginate and its application in drug controlled release. Bioprocess. Biosyst Eng, 33: 457-463.

Zarrintaj P, Jouyandeh M, Reza Ganjali M, et al., 2019. Thermo-sensitive polymers in medicine: A review. Eur Polym J, 117: 402-423.

Zhang W J, Hong C Y, Pan C Y, 2016. Fabrication of reductive-responsive prodrug nanoparticles with superior structural stability by polymerization-induced self-assembly and functional nanoscopic platform for drug delivery. Biomacromolecules, 17: 2992-2999.

Zhang Z Q, Song S C, 2017. Multiple hyperthermia-mediated release of trail/spion nanocomplex from thermosensitive polymeric hydrogels for combination cancer therapy. Biomaterials, 132: 16-27.

Zhao Y, 2012. Light-responsive block copolymer micelles. Macromol, 45: 3647-3657.

Zhao Y, Yue P, Tao T, et al., 2007. Drug brain distribution following intranasal administration of huperzine a in situ gel in rats. Acta Pharmacol Sin, 28: 273-278.

Zhu Y, 2018. Highly efficacious and specific anti-glioma chemotherapy by tandem nanomicelles co-functionalized with brain tumor-targeting and cell-penetrating peptides. J Controlled Release, 278: 1-8.

第四章
脑靶向给药途径

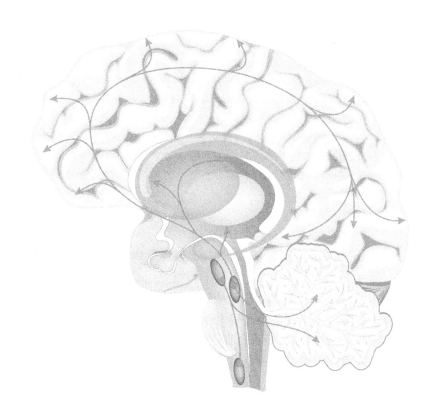

给药途径对于是否能实现脑靶向至关重要，给药途径直接决定了药物究竟以何种方式进入脑内及脑靶向效率高低等。常见脑靶向给药途径包括静脉、经皮、鼻腔、鞘内注射、内耳给药等。其主要优缺点对比如下（表4-1）。

表 4-1　常见脑靶向给药途径优缺点对比

给药途径	优点	缺点
静脉给药	药物载体类型多样，修饰方式丰富	修饰较复杂 产业化程度低 患者顺应性差
鼻腔给药	给药简便，患者顺应性好 脑靶向效率相对较高	载药量低 对药物性质要求较高
经皮给药	给药简便，患者顺应性好	脑靶向效率有限
鞘内注射	脑靶向效率高	给药技术要求高 患者顺应性差
内耳给药	给药简便，患者顺应性好	脑靶向效率有限

无论何种给药方式，跨越 BBB 的分子转运途径主要包括 5 种，如图 4-1：

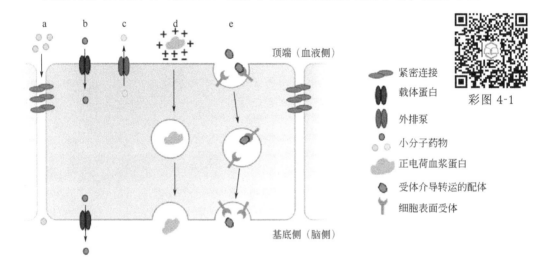

图 4-1　BBB 处的主要分子转运路径

① 亲水性分子通过细胞旁扩散，但会受到相邻内皮细胞之间形成的紧密连接的限制（图 4-1a）。

② 葡萄糖、氨基酸、核苷酸等小分子通过载体介导进入大脑。在顶端和基底外侧质膜上表达的立体选择蛋白和大小选择蛋白可介导上述分子转运至大脑（图 4-1b）。

③ 药物外排泵在顶质膜表达，可识别多种配体，包括药物。许多药物作为外排泵底物可被外排出脑（图 4-1c）。

④ 正电荷血浆蛋白可通过吸附介导的运输进入大脑，包括蛋白质非特异性吸附至顶端带负电荷区域，并随后发生胞吞作用（图 4-1d）。

⑤ 某些蛋白质可通过受体介导转运（Receptor-mediated transport, RMT）进入大脑。顶端受体识别并结合相应配体，随后穿过内皮细胞经转胞吞作用释放到大脑中。只有充分利用上述转运途径，才有可能实现高效脑靶向（图 4-1e）。

第一节　静脉给药

静脉注射（Intravenous injection）是实现脑靶向递送的最主要途径，主要通过以下三种途径进入脑内：受体介导、吸附介导、转运体介导（图 4-2）。

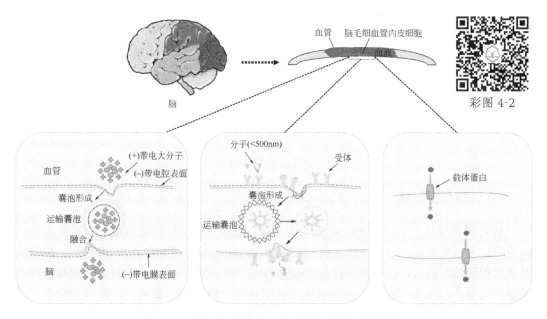

彩图 4-2

图 4-2　静脉注射穿越血脑屏障的药物递送途径

一、受体介导

在脑毛细血管内皮细胞膜上存在着一些特异性转运系统,主要用来转运 CNS 必需的营养物质和水溶性化合物,如离子、氨基酸和蛋白质等。这些特异性转运系统药物对脑内转运发挥了重要作用。

生物大分子是 CNS 疾病（如阿尔茨海默病、卒中和多发性硬化症）的主要治疗药物（Lajoie and Shusta, 2015）。而受体介导的跨 BBB 转运是多肽、蛋白质等大分子药物（如转铁蛋白、胰岛素、低密度脂蛋白受体）(Kreuter, 2013) 进入脑内的重要途径。RMT 主要分为四个步骤（Lajoie and Shusta, 2015）：

① 循环配体与在顶端膜上表达的同源跨膜受体结合(如转铁蛋白结合转铁蛋白受体)（图 4-3i）。

② 通过膜内陷发生内吞作用，并最终形成包含受体-配体复合物的细胞内囊泡（图 4-3ii）。

③ 新形成的细胞内囊泡可通过囊泡或溶酶体转运机制到达最终目的地（图 4-3iii～v）。

④ 如发生胞吞作用，囊泡可穿梭至基底外侧（大脑侧）并发生胞吐作用，从而将囊泡内容物释放到脑中实现脑靶向递送（图 4-3iv）。

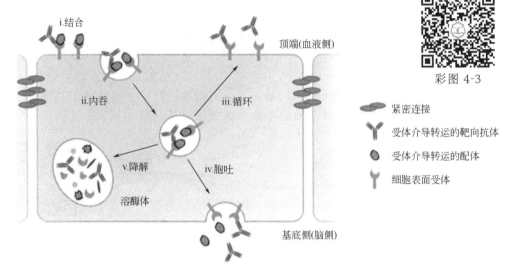

彩图 4-3

图 4-3　RMT 机制

1. 转铁蛋白受体

转铁蛋白受体（Transferrin receptor，TfR）在脑毛细血管内皮细胞上高水平表达。人源转铁蛋白受体是一个跨膜糖蛋白，其两个 90kDa 亚基在胞内由二硫键相连，每个亚基都能和转铁蛋白结合；转铁蛋白（Transferrin，Tf）与受体结合后穿过脑毛细血管内皮细胞进入脑内。因此可在不同药物载体（如脂质体、纳米粒、胶束）上修饰转铁蛋白，利用其特异性结合实现脑靶向递送。对 TfR 具有中等亲和力的纳米颗粒可有效进入脑内（Wiley et al.，2013）。TfR 介导的单克隆抗体 OX26 通过胞吞作用从血液进入大脑，OX26 在大鼠脑中的分布比小鼠免疫球蛋白 G2a 的分布大 18 倍（Broadwell et al.，1996；Pardridge et al.，1991）。且 TfR 可介导血-脑和脑-血两个方向上的跨细胞转运（Zhang and Pardridge，2001）。但 TfR 介导也存在局限性：①由于 BBB 上 TfR 是一类具有双向跨细胞功能的受体，这可能会降低通过 TfR 介导进入脑内的药物浓度；②生理状态下，内源性 Tf 可竞争性地占据脑毛细血管内皮细胞表面的大部分 TfR 结合位点，从而降低 Tf 修饰载药系统的脑靶向效率；③由于外周组织如肝脏等 TfR 表达较高，Tf 修饰的载药系统可能在这些组织分布也较高。因此，迫切需要寻找新型高效脑靶向功能分子构建高效脑靶向递药系统，减少外周组织药物分布，进一步提高脑靶向效率。

2. 低密度脂蛋白受体相关蛋白

低密度脂蛋白受体相关蛋白（Low density lipoprotein receptor related protein，LRP）可用于脑靶向递药系统，它和低密度脂蛋白受体结构类似。LRP 可结合包括各种蛋白酶抑制剂在内的多种配体，以受体介导内吞的方式将这些配体转运穿过 BBB。抑肽酶是一种胰蛋白酶抑制剂，它是 LRP 的配体（Hussain et al.，1999）。一种名为

Angiopep-2 的内吞作用是抑肽酶的 3~7 倍，它可通过 LRP1 介导穿过 BBB 进入脑内（Demeule et al.，2008）。因此，Angiopep-2 可用作小分子药物、DNA 和蛋白质穿过 BBB 的递送媒介。用 Angiopep-2 修饰的聚乙二醇化氧化多壁碳纳米管可作为一种针对脑部肿瘤的双重药物输送系统；在 LRP1 介导穿过 BBB 后，药物可在肿瘤细胞中蓄积（Ren et al.，2012）。将聚酰胺-胺（Polyamidoamine，PAMAM）、PEG 和 DNA 结合而构建的 PAMAM-PEG-Angiopep/DNA 纳米粒可将 DNA 特异性地递送至脑胶质瘤进行基因治疗（Huang et al.，2011）。

3. 胰岛素受体

胰岛素受体和 TfR 类似，高表达于脑毛细血管内皮细胞的血管侧和其他一些脑细胞的细胞膜上（Uchida et al.，2011），可利用受体介导跨越 BBB（Banks et al.，1997）。83-14 鼠抗人胰岛素受体嵌合抗体可用作靶向分子提高脑内药物递送（Pardridge et al.，1995）。AGT-181 是人类艾杜糖醛酸酶的基因工程融合蛋白，也是针对人类胰岛素受体的嵌合单克隆抗体。在以恒河猴为模型的两项研究中评估了 AGT-181 治疗霍勒氏综合征的长期安全性（Boado et al.，2009；Boado et al.，2012），表明给药不会对葡萄糖稳态产生负面影响；AGT-181 首次实现了 RMT 靶向抗体临床治疗脑部疾病。

二、吸附介导

吸附介导（Adsorptive-mediated transcytosis，AMT）是由聚阳离子聚合物与脑毛细血管内皮细胞（Brain capillary endothelial cells，BCEC）膜上负电荷区结合而诱导胞吞转运递送药物入脑（Gonatas et al.，1984）。

生理 pH 条件下，BCEC 表面为负电性，阴离子成分呈极性分布（Vorbrodt，1989）。腔膜侧、基底侧、紧邻 BCEC 基底侧的基膜三层负电性屏障构成了阳离子物质跨 BBB 转运的重要组成部分。腔面侧阴离子成分有利于阳离子物质吸附并介导细胞内吞，而基底侧和基膜的阴离子成分则有助于阳离子物质胞吐和转运进入脑实质细胞间隙（Belting，2003；Hervé et al.，2008；Schnitzer，2001）。AMT 基本特点是：①跨 BCEC 转运主要通过笼形蛋白介导和细胞膜穴样凹陷；②AMT 的跨细胞转运呈时间、浓度、能量依赖性；③整个跨细胞转运过程速度较慢，持续数分钟，远慢于转运体介导的转运速度；④AMT 的结合无特异性，亲和力较低但结合容量较高，不易产生饱和性抑制。

AMT 方式介导跨 BBB 转运具体方式包括阳离子蛋白介导的吸附转运、碱性多肽和穿膜肽介导的吸附转运（图 4-4）。

1. 阳离子蛋白介导的吸附转运

当牛血清蛋白（Bovine serum albumin，BSA）、大鼠血清白蛋白（Rat serum albumin，RSA）、免疫球蛋白（Immunoglobulin，Ig）和单克隆抗体被阳离子化时，脑转运能力显著增强，可用于脑部疾病的诊断和治疗，尤其是药物的脑靶向递送。阳离子牛血清蛋白（Cationic bovine serum albumin，CBSA）血液循环时间更长，对脑组织选择性更高（Bickel et al.，2001），且更易于制备。例如，β-内啡肽是一种内源性阿片类神经肽，主要存在于下丘脑和垂体中。使用颈动脉注射技术测定了β-内啡肽-CBSA 嵌合肽在 SD 大鼠中的体内吸收，显示脑部摄取 β-内啡肽-CBSA 嵌合肽的量是天然 β-内啡肽的 7 倍，这表明阳离子白蛋白可显著增强治疗性多肽跨越 BBB 递送（Pardridge et al.，1987）。

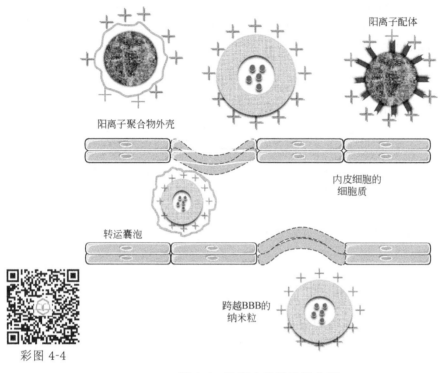

彩图 4-4

图 4-4　吸附介导的胞吞作用

采用 CBSA 等阳离子蛋白作为靶向功能分子介导药物脑内递送也存在一定局限性，如化学修饰非常复杂、载药能力低、药物释放缓慢、半衰期短。与 CBSA-药物直接连接技术相比，CBSA 修饰纳米递送系统优势更明显：①载药量大，纳米粒包裹药物可克服药物某些不良性质；②药物释放可控；③减少体内药物降解；④利用 PEG 表面改性可使纳米粒能逃脱单核吞噬细胞系统（Mononuclear phagocytic system，MPS）的吞噬，从而延长其在血液中半衰期，增加了跨 BBB 转运的可能性。与 CBSA 偶联的可生物降解聚合物囊泡 CBSA-PO 被用于脑部药物递送（Pang et al.，2012），其体内循环时间延长，BBB 通透性增加 3.6 倍（Brown et al.，2007；Hu et al.，2009）。

2. 碱性多肽介导的吸附转运

碱性多肽和蛋白质在生理条件下带正电荷，可与 BBB 膜上负电荷通过静电吸附介导转运入脑。目前已证实多种碱性多肽和蛋白质可以通过吸附介导入脑，如依比拉肽、001-C8 肽、E-2078 肽、TAPA 肽、组蛋白、亲和素、麦胚凝集素、蓖麻凝集素、鱼精蛋白和人碱性纤维细胞生长因子等。

碱性多肽介导的吸附转运具有以下特点：①碱性多肽和蛋白质的等电点（Isoelectric point，pI）对其转运能力和体内药代动力学具有很大影响。pI 过高会加速肝、肾摄取和血浆中清除速率，不利于脑组织摄取，一般认为碱性多肽和蛋白质 pI 值在 8～9 较为适合；②由于碱性蛋白质或多肽在体内半衰期较短，与药物连接后会加速药物在血浆中的清除，不利于脑内转运；③以碱性蛋白质或多肽为靶向功能分子修饰长循环递送载体（如纳米粒、脂质体等），再载入药物，可大大延长药物在体内的循环时间，提高脑靶向效果。

为增强顺铂在大脑中聚集治疗胶质母细胞瘤的效果，将其包裹在硫酸鱼精蛋白修饰的聚丙交酯-乙交酯共聚物纳米颗粒中，发现其可通过吸附介导的胞吞作用被表面带负电的 U87 胶质母细胞瘤细胞摄取（Dhami et al.，2014）。

3. 穿膜肽介导的吸附转运

细胞穿透肽（cell-penetrating peptides，CPP）是促进细胞摄取药物的短肽。 CPP 通常由一种氨基酸组成，该氨基酸或者含有较多正电荷的氨基酸（如赖氨酸或精氨酸），或者包含极性/带电氨基酸和非极性疏水性氨基酸交替模式的序列。CPP 转运系统具有高效跨细胞膜转运大分子的能力，且细胞毒性很低（Derossi et al.，1994）。考虑到 CPP 体积较小（长度最多 30 个氨基酸），与其他转运系统相比，阳离子或两亲性 CPP 穿透 BBB 能力更大，更适于脑靶向递送以治疗 CNS 疾病（Mäe and Langel，2006）。

具体而言，CPP 主要分为三类：

① 源自天然蛋白质的 CPP，如转录反激活因子（Anti-activator of transcription，AAT）（Mäe and Langel，2006），源自果蝇触角转录因子第三螺旋的一种渗透素，也称为 Antp（Vivès et al.，1997）。

② 由嵌合分子组成的 CPP，如转运蛋白（Transport protein，TP），它由神经肽甘丙肽衍生的 12 个氨基酸与黄蜂毒液马多巴兰的 14 个氨基酸肽融合而成。

③ 由合成肽家族组成的 CPP，如聚 L-精氨酸是由八个或多个精氨酸残基组成的合成阳离子肽，已被用于促进多种药物的细胞内转运（Sharma et al.，2013; Sharma et al.，2012）。一种名为 CB5005 的特殊 CPP，可靶向并抑制细胞内 NF-κB 活化。CB5005 在与荧光染料偶联后经静脉注射可靶向到大脑中（Zhang et al.，2016）。多肽 dNP2 能有效地将蛋白质输送到 T 细胞和脑组织中，可用于治疗髓磷脂特异性 T 细胞诱导炎症进而引发的多发性硬化症（Lim et al.，2015）。白蛋白纳米颗粒（Albumin nanoparticles，BSA-NP）可在低分子量鱼精蛋白（Low molecular weight protamine，LMWP）的帮助下增强 BBB 渗透性，从而增加肿瘤细胞内药物含量以治疗神经胶质瘤（Lin et al.，2016）。

但 CPP 也存在一定局限性：①大部分 CPP 进入细胞都呈能量和温度依赖性，其细胞内吞过程与细胞表面负电性成分密切相关，可能主要通过吸附介导进入胞内；②CPP 缺乏选择性，除了对 BBB 有穿透能力外，对各种细胞均有穿透作用；③CPP 具有一定细胞毒性。这些缺点一定程度上限制了 CPP 在脑靶向递药中的应用。

AMT 提供了一种将药物运输到大脑的新方法：带正电蛋白质或多肽可与带负电的脑内皮细胞产生静电相互作用，形成囊泡进行内吞。但具体机制仍不清楚，且脑靶向效率偏低，给药后脑中药物含量小于注射给药剂量的 1%（Costantino and Boraschi，2012）。

三、转运体介导

组成 BBB 脑毛细血管内皮细胞膜上有多种营养物质和内源性化合物的转运系统。利用这些转运系统将药物转运入脑的策略称为转运体介导转运，是一种很有发展前景的脑靶向递药方式（表 4-2）。

表 4-2　血脑屏障上的转运系统及其转运物质

转运系统	转运物质
单羧酸转运系统	乳酸及短链脂肪酸、丙酸盐
己糖转运系统	葡萄糖和甘露糖
中性氨基酸转运系统	苯丙氨酸、亮氨酸等中性氨基酸
酸性氨基酸转运系统	谷氨酸和天冬氨酸
碱性氨基酸转运系统	精氨酸和赖氨酸
B 氨基酸转运系统	丙氨酸和氨基乙磺酸
阳离子化合物转运系统	马来酸美吡拉敏
核苷转运系统	嘌呤碱，如腺嘌呤、鸟嘌呤，但不转运嘧啶碱
多肽转运系统	短链多肽如加压素

1. 单羧酸转运系统

酸、酮体以及其他单羧酸化合物在脑中含量十分丰富，其脑内分布受 BBB 上特殊的吸收和泵出转运系统调控，如乳酸、乙酸、水杨酸等一元羧酸。单羧酸（Monocarboxylic acid，MCA）转运主要通过细胞膜上单羧酸转运蛋白介导，这些转运蛋白进一步调控单羧酸转运（Halestrap，2012）。如对于从肠道或肾脏摄取单羧酸，钠耦合的单羧酸转运蛋白发挥了重要作用，因为钠梯度提供了驱动力（Ganapathy et al.，2008）。

脑中星形胶质细胞产生乳酸，星形胶质细胞和神经元之间的乳酸转运已被证明对大鼠海马非常重要（Bergersen，2007）。敲除星形胶质细胞中 *MCT4*、*MCT1* 或神经元中 *MCT2* 基因表达后，学习记忆功能丧失。局部注入乳酸代替星形胶质细胞正常产生的乳酸，大鼠学习记忆功能可恢复（Suzuki et al.，2011）。乳酸可通过 MCA 转运蛋白转运到大脑中，使 1 型糖尿病患者脑中乳酸浓度比对照组高两倍以上（Mason et al.，2006）。

采用体内微透析和原位脑灌注技术,定量测定了丙磺舒脑内分布和 BBB 外排转运。与对照组相比，水杨酸和苯甲酸将丙磺舒的脑组织间液与血浆未结合浓度比例提高了 2～3 倍。由于水杨酸盐和苯甲酸盐被认为是单羧酸转运系统的底物，丙磺舒脑中分布可能由单羧酸转运系统调节（Deguchi et al.，1997）。

2. 己糖转运系统

作为维系脑功能的必需物质,葡萄糖等糖类物质通过特殊的糖转运系统穿透BBB。现在已发现两种己糖转运体,即钠离子依赖型和钠离子非依赖型转运系统(Patching,2017)。钠离子非依赖型转运体被认为是发挥脑内转运功能的主要转运体,但不能排除钠离子依赖型转运体也具有脑内转运功能的可能性。钠离子非依赖型 GLUt 型转运体存在于脑毛细血管内皮细胞腔内膜、脉络丛和神经元细胞膜上,可从血浆中向脑输送右旋糖酐和甘露糖,但不输送左旋糖酐。由于葡萄糖转运蛋白在细胞膜上大量存在,其作为穿越 BBB 的重要药物递送途径受到了广泛关注(Deo et al.,2013;Kamiie et al.,2008)。

3. 氨基酸转运系统

人体必需氨基酸需从血液系统转运入脑,说明 BBB 确实存在特殊的氨基酸转运系统,根据其底物特异性分类可分为阳离子(碱性)、阴离子(酸性)和中性氨基酸转运系统(Christensen,1990),具体包括:①中性氨基酸(如苯丙氨酸、酪氨酸和亮氨酸)的转运系统 L;②Y 转运系统介导阳离子氨基酸(如赖氨酸、精氨酸和鸟氨酸)以 Na+非依赖的形式转运入脑;③Na+依赖型转运系统中,A 转运系统存在于 BBB 腔外膜上,主要运输小分子氨基酸和中性氨基酸,如脯氨酸、丙氨酸、甘氨酸、甲硫氨酸、谷氨酸;ASC 转运系统主要运输小分子和中性氨基酸,如丙氨酸、丝氨酸和半胱氨酸;B 转运系统主要运输 N-(甲基氨基)正丁酸和大分子氨基酸,如牛磺酸、丙氨酸等;X 转运系统主要运输阴离子氨基酸,如天冬氨酸、谷氨酸(Tamai and Tsuji,2000)。

4. 转运体介导实现脑靶向实例

胆碱是一种极性阳离子(Allen and Lockman,2003),在凝胶中加入胆碱修饰的阿霉素-PEG 聚合物共轭物,用于脑靶向治疗神经胶质瘤(Li et al.,2015)。胆碱修饰的纳米递送系统也可用于脑靶向基因递送和神经胶质瘤 MRI 诊断(Li et al.,2013)。

OCTN2 转运蛋白在脑毛细血管内皮细胞和神经胶质瘤细胞中均过表达,它在 L-肉碱从血液转运到大脑过程中起关键作用(Berezowski et al.,2004;Miecz et al.,2008)。将 L-肉碱与聚乳酸-羟基乙酸共聚物(Poly Lactic-co-glycolic aid, PLGA)共轭,制备了 L-肉碱修饰的 PLGA 纳米粒靶向脑胶质瘤细胞,发现其可在大脑中大量蓄积(Kou et al.,2018)。

葡萄糖转运蛋白在 BBB 和神经胶质瘤细胞中均过表达,因此葡萄糖转运蛋白可用于脑靶向药物递送。2-脱氧-D-葡萄糖修饰的纳米药物递送系统可跨越 BBB 并靶向至神经胶质瘤细胞,从而有效治疗神经胶质瘤(Jiang et al.,2014)。

第二节 鼻腔脑靶向

鼻-脑通路(Nose-brain pathway)可使鼻腔内分布的药物逃避酶降解和黏膜系统

的快速清除，通过以下三种途径进入脑内：①嗅球细胞摄取；②三叉神经通路；③直接吸收入血再入脑（图 4-5）（Gizurarson，2012；Lochhead and Thorne，2012；Pardeshi and Belgamwar，2013）。

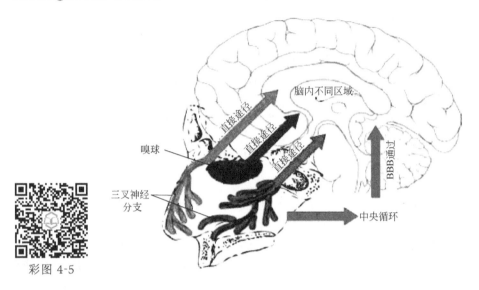

彩图 4-5

图 4-5　鼻腔给药的药物进入 CNS 途径

鼻腔给药治疗 CNS 疾病的优势在于：①能绕过 BBB 直接将药物递送进入 CNS；②避免肝脏首过效应；③能缓解药物起始的冲击效应。经鼻给药脑靶向递送的影响因素较多，主要包括药物理化性质、生理因素、处方因素等。

一、药物理化性质对经鼻吸收的影响

药物理化性质影响经鼻吸收的一般规律如下（图 4-6）（黄惠锋，2009）：

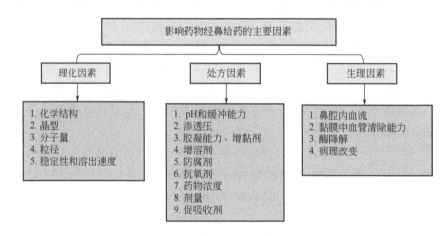

图 4-6　影响经鼻给药的主要影响因素

① 药物分子量大小与药物吸收有密切关系，通常分子质量小于 400 ~ 500Da 的化

合物易被吸收。这意味着绝大多数治疗 CNS 疾病，如不经特殊修饰或高靶向载体递送均难以通过 BBB（蒋新国，2011）。

② 油水分配系数影响药物吸收。鼻黏膜中药物吸收主要为被动扩散，这与药物亲水/亲油性密切相关。脂溶性药物易被吸收。

③ 正电荷药物易被吸收。正电荷药物能与负电荷鼻黏膜结合，延长局部滞留时间，有利于药物吸收。

④ 药物解离常数 pKa 值。药物在鼻黏膜内扩散受药物解离度的影响。非解离型药物极性小，脂溶性大，容易跨膜扩散。

二、生理因素

人鼻黏膜表面积较小，且各部位黏膜性质不一样。鼻孔部黏膜厚，一部分带有角质层，不利于药物吸收；鼻腔后部黏膜极薄，约 0.1μm，黏膜下微血管丰富，有利于药物吸收。黏膜表层上皮细胞上有许多与小肠绒毛相似的微绒毛，增加了药物吸收的有效面积。但纤毛摆动可清除药物，因此纤毛摆动速率对药物吸收也有影响。鼻腔中一些物质也可能影响药物吸收，如细胞色素 P450 及其亚型、羧酸酯酶、谷胱甘肽-S-转移酶等。

三、剂型因素

液体喷雾剂的生物利用度显著高于滴鼻剂。滴鼻剂经鼻腔滴入后药物大部分沉积在鼻腔后部，在纤毛作用下很快被清除；而鼻腔喷雾后药物沉积在鼻腔前部，只有小部分被慢慢清除进入咽喉部，这就延长了药物在鼻腔中滞留时间，有利于吸收和提高生物利用度。粉末、凝胶制剂在鼻腔内滞留时间比液体制剂长，延长了药物与鼻黏膜接触时间，因此粉末制剂、凝胶制剂比液体制剂生物利用度高。其他新剂型也有利于提高药物经鼻吸收，如脂质体、纳米粒、微球、微乳等。据统计，在治疗脑部疾病的鼻腔给药剂型中，溶液剂制备简单，使用方便，应用最广泛，占 51%。各种类型的粒子累计占 42%，其中乳剂占 47%，纳米粒占 35%（图 4-7）（Kozlovskaya et al.，2014）。

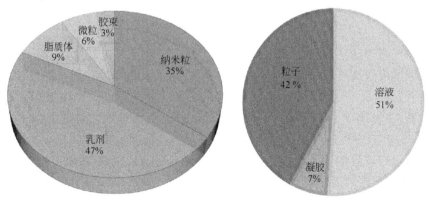

图 4-7　经鼻腔给药治疗脑部疾病剂型统计分布

四、鼻腔给药存在的问题

从传统的鼻腔喷雾剂到新兴的脂质体、纳米粒、微乳等制剂，已广泛应用于小分子药物、生物大分子药物及复杂天然药物的经鼻递送中。但目前大多停留在研究阶段，需综合考虑以下问题：

① 脑部疾病发病机制均较复杂，发病过程、机理、原因多样，化学药物仅对单一靶点有效，很难取得满意的治疗效果。而中医药辨证论治，不论是单体、有效成分、有效部位或复方，可作用于不同靶点、不同途径、不同环节，进行整体调节，对改善认知功能、提高生活质量、延缓疾病进程有很大作用。

② 鼻腔给药的体积一般最多为 200μL，要达到有效治疗剂量，需增加制剂中药物浓度，即载药量要大。

③ 鼻纤毛具有清除作用，药物在鼻腔中通常仅能滞留 15～20min，因而尚未被完全吸收即被清除，因此需延长制剂的鼻黏膜黏附时间。生物黏附制剂是一种理想选择。

④ 使用吸收促进剂可能带来潜在毒性。

⑤ 需综合考虑鼻腔给药装置的复杂性与易得性。

⑥ 靶向效率偏低是目前脑靶向研究的普遍问题，也是最大问题。与临床应用药物或普通非靶向载药系统相比，脑靶向系统的脑内递药效率通常仅有数倍提高。

⑦ 组织选择性差：目前多数脑靶向递药系统在提高药物脑内递送的同时，更大程度上增加了其他组织内的药物浓度。

⑧ 如何提高药物的脑内递送关注度较高，对药物入脑后如何分布关注较少。实际上，脑组织结构复杂，是人体中枢，其中有不少是禁区。如何提高药物入脑后在脑内病灶部位的浓集意义重大。

⑨ 利用受体或载体介导提高脑内递药的同时会影响内源性物质的代谢和分布，长期用药可能会产生严重的毒副作用。

上述问题极大限制了鼻腔脑靶向递药系统的广泛应用，只有关注并解决上述问题，才能打破制约脑靶向鼻腔给药制剂发展的瓶颈，推动更多的脑靶向鼻腔给药新制剂上市。

五、应用实例

与相同剂量静脉注射相比，重组人神经生长因子在鼻腔给药 30～45min 后，在嗅球和大脑中浓度较高（Chen et al.，1998），降低了大鼠癫痫发作的可能性和持续时间（Lei et al.，2017）。鼻腔给予瘦素后的药代动力学表明，超过 30% 瘦素在 30min 内被递送至大脑，下丘脑中分布最多（Fliedner et al.，2006），而静脉注射低于 20%（Hsuchou et al.，2013），有效预防了戊四氮诱导的小鼠全身性惊厥发作（Xu et al.，2008）。

在胶原蛋白诱导的关节炎模型中，融合蛋白 mCTA1-T146 表现出对 Th1 和 Th17 自激性 CD4+T 细胞的显著抑制作用，并通过上调 IL-10 水平增加了调节性 T 细胞的活性。经 mCTA1-T146 鼻内治疗后，淋巴结和脾脏中可明显检测到抑制性基因，其中 TGF-β、IL-10、IL-27 和 Foxp3 的 mRNA 表达上调。因此，鼻腔给予融合蛋白

mCTA1-T146 能恢复对乙酰胆碱受体的耐受性（Consonni et al.，2017）。

　　通过鼻腔给药成功地将单纯疱疹病毒 2 型抗凋亡基因 *ICP10PK* 递送到大脑中，以预防海藻酸诱导的癫痫发作、神经元丢失（Laing et al.，2006）。鼻内递送噬菌体可治疗鼠类自身免疫性脑脊髓炎（Rakover et al.，2010）。鼻腔给药时，噬菌体纤维形状（长1000nm，宽 6nm）可进入到 CNS 中。因此，对实验性自身免疫性脑脊髓炎小鼠采用鼻腔给予噬菌体，可改善神经元功能，降低促炎细胞因子水平，尤其是 MCP-1、IFN-γ和 IL-6，以减少 CNS 的外周炎症。

第三节　经皮脑靶向

　　皮肤是人体最大的器官，是机体的最外层屏障，其最主要作用是防止微生物入侵。皮肤不仅起到物理防御作用，还能起到免疫、代谢和紫外线防护功能（Alkilani et al.，2015）。它主要由三层构成（图 4-8）：表皮层（包括角质层和和活性表皮层）、真皮层和皮下脂肪层。最外层角质层（Stratum corneum，SC）构成了皮肤屏障，它是由角质细胞（Corneocyte）镶嵌在细胞间脂质组成的片层结构，类似于"砖"和"水泥"关系（Lee et al.，2018）。角质层屏障是药物分子穿越皮肤的基本阻力，药物分子量、亲脂性、溶解度、氢键作用力等因素决定了其经皮渗透能力。经皮给药的关键在于如何突破角质层实现高效递药（Prausnitz and Langer，2008）。

彩图 4-8

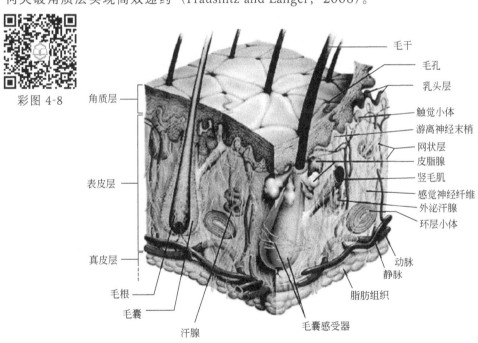

图 4-8　皮肤结构

　　传统的经皮给药制剂主要用于创面修复（Du et al.，2016；Du et al.，2012）、肿瘤治疗（Sun et al.，2014；Yang et al.，2019；Yu et al.，2016）、阿片依赖（Modak，

2019）、降血糖（Zhang et al.，2018）等。但若在合适位置使用经皮给药制剂也可实现脑靶向给药。将载药经皮制剂贴于后颈部（图 4-9），此处皮肤角质层较薄有利于药物透皮吸收，更重要的是可通过脊椎内部循环绕开 BBB 直达脑部实现脑靶向。其主要过程为药物从经皮制剂中释放，扩散进入软组织和椎骨间空隙，穿透硬脑脊膜，进入脑脊液（Cerebrospinal fluid，CSF），最终到达脑部（Lehrer and Rheinstein，2019）。另外，经皮给药制剂也可通过腰椎实现硬膜内给药实现脑靶向（Govender et al.，2017）。

(A)

(B)

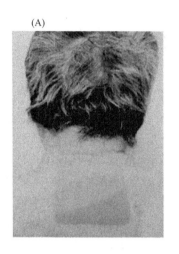
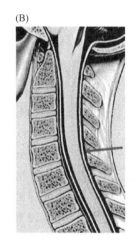

图 4-9　经皮给药实现脑靶向　　　　　　　彩图 4-9

　　与静脉注射脑靶向相比，经皮脑靶向制备工艺简单、使用方便、药物类型广泛、普适性强；与鼻腔脑靶向相比，具有剂型多样（微针、软膏、贴剂、凝胶、液晶等）、剂量可控、随时去除等优点。因此，研究经皮脑靶向意义重大。目前该方向研究较少。

　　甲磺酸雷沙吉兰是治疗帕金森病的一线用药，但其水溶性好、生物利用度低、体内清除快，限制了其跨越 BBB 实现脑靶向递送。将其制备成 PLGA 纳米粒再载入结冷胶经皮膜剂中用于老年人自行给药治疗帕金森病。从体内药物分布看，与口服给药相比，经皮给药的甲磺酸雷沙吉兰脑靶向效率显著提高（Bali and Salve，2020）。

　　盐酸司来吉兰 PLGA 纳米粒乙烯醋酸乙烯酯经皮膜剂可用于治疗帕金森。盐酸司来吉兰作为单胺氧化酶（Monoamine oxidase，MAO）抑制剂如果口服给药有可能在摄入含酪胺的化合物后引起高血压，而透皮给药绕过了胃肠道吸收，从而消除了上述药物相互作用。大鼠施用不同剂量的盐酸司来吉兰透皮贴剂 30 天后，测定脑区和胃肠道中的 MAO-A、MAO-B 活性。结果发现，它能明显升高脑中 MAO-A 水平，通过经皮脑靶向递送用于治疗抑郁（Wecker et al.，2003）。

　　盐酸度洛西汀与磺丁基-β-环糊精形成包合物后经皮给药治疗抑郁症，可降低剂量和给药频率（Kumar et al.，2021）。与游离药物相比，盐酸度洛西汀复合物抗抑郁效果更明显。

　　冰片与磺丁基-β-环糊精形成包合物后，与磷酸川芎嗪共载入微针中，在离子导入促进作用下经皮吸收用于预防中等脑动脉闭塞（Xiao et al.，2020）。发现冰片和离子导入可发挥协同作用促进磷酸川芎嗪经皮吸收进入脑部，降低阻塞面积并改善中等脑动脉闭塞的神经症状评分。

彩图 4-10

第四节　脑室内注射

脑室内注射（Intracerebral ventricle injection，ICV）是实现脑靶向给药的最直接方式。慢性给药时需先将套管埋入脑内，管端距侧脑室壁约 1mm，并固定于颅骨上。实验时将注射管插入套管进入侧脑室，注射微量药物。快速给药时可将头部固定于立体定位仪上，将注射管直接插入脑室注射。该方法可用于观察不同药物注入脑室后各种生理指标和变化（图 4-10）。23 名隐球菌脑膜炎患者在脑室注射两性霉素 B 后，大部分患者出现并发症和感染的概率下降（Polsky et al.，1986）。

脑室内注射胰岛素可镇痛。非糖尿病大鼠脑室内注射胰岛素可增加中缝大核（Raphe magnus nucleus，RMN）中单胺及其底物浓度。而糖尿病大鼠脑室内注射胰岛素后，RMN 中单胺及其底物浓度显著降低。这说明非糖尿病大鼠脑室内注射胰岛素可增强中枢镇痛通路活性而抵抗痛觉，而糖尿病大鼠并无此效应（Dehkordi et al.，2019）。神经肽 S（Neuropeptide S，NPS）是近年新发现的神经肽之一；NPS 及其特异性受体 NPSR（Neuropeptide S receptor）分布广泛，在睡眠调节、免疫调节、抗焦虑及学习记忆方面均有作用。成功构建了切口痛-瑞芬太尼痛觉过敏模型，发现脑室内注射 NPS 可显著缓解由瑞芬太尼引起的痛觉过敏（马婷婷等，2018）。观察不同剂量注射对瑞芬太尼所引起的痛觉过敏小鼠的影响发现，NPS 能有效抑制炎症疼痛和神经病理性疼痛，缓解由

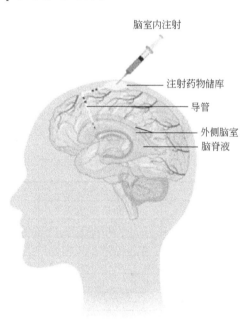

图 4-10　脑室内注射

瑞芬太尼所引起的痛觉过敏，且镇痛作用强度与剂量呈一定的量效关系，主要评价指标包括即时热甩尾潜伏期、应答潜伏期、扭体反应次数（丁晨等，2020）。

对 211 名患者脑室内注射氨甲蝶呤来治疗原发性髓母细胞瘤。发现脑室注射氨甲蝶呤的脑内累积剂量越高，存活率越高且大多耐受性良好。脑内注射氨甲蝶呤对存活率、毒性和晚期效应的影响还需进一步研究（Pompe et al.，2015）。

脑膜炎和脑室炎的治疗非常棘手，尤其是神经外科开颅手术、脑室分流术或颅脑外伤后发生的复杂颅内感染，通常由多重耐药菌所致，静脉注射抗生素效果不佳；其治疗关键在于抗生素在颅内要达到有效浓度。万古霉素是一种三环糖肽类抗生素，主要对革兰氏阳性菌具有强大的杀菌作用，主要适用于耐甲氧西林金黄色葡萄球菌、链球菌、肠球菌等所致的感染，如脑膜炎、败血症、感染性心内膜炎等。万古霉素是一种亲水性大分子，静脉注射后不易透过 BBB，因而在 CSF 中含量很低（Nau et al.，2010）。脑室内注射万古霉素可直接作用于脑组织表面，迅速在 CSF 中达到较高的血药浓度，

图中标注：脑室内注射　注射药物储库　导管　外侧脑室　脑脊液

杀菌效果显著。脑室内注射万古霉素的主要适应证包括抗生素治疗效果不佳的脑膜炎、脑室炎、颅内装置感染和脑脓肿等（Ziai and Lewin III，2008）。

一项回顾性研究发现，在脑室内注射抗生素治疗 CNS 感染后，88.4%以上患者脑脊液细菌培养转阴，感染复发或脑脊液细菌培养持续阳性者为 9.5%（Lewin et al.，2019），说明脑室内应用抗生素控制颅内感染的疗效明显。目前脑室内注射抗生素治疗时间不超过一周，因此最佳开始治疗时间、个体化药物剂量、脑室内注射方法标准化、CSF 药物浓度检测等方面需要进一步研究，以保证脑室内注射抗生素安全、有效。

第五节　鞘内注射

彩图 4-11

脑室内主要含有两种液体：①组织间液（Interstitial fluid，ISF），含有糖、盐、脂类、氨基酸、辅酶、激素和细胞废物，主要作用有营养和废物运输、细胞间信号传递、免疫调节和维持全身细胞内稳态；②脑脊液（Cerebrospinal fluid，CSF），脑脊液位于脉络丛产生部位、蛛网膜绒毛和筛板原始淋巴系统等主要重吸收部位之间。在 CNS 中，脑脊液主要作用是通过血管旁通路清除组织间液代谢废物（表 4-3）。

表 4-3　CSF 体积、产生速度、周转速率（Fowler et al.，2020）

种属	体积/mL	产生速度/（mL/min）	周转速率（次/天）
小鼠	0.035 ~ 0.040	0.00032 ~ 0.00035	12 ~ 14
大鼠	0.150	0.0017 ~ 0.0028	9 ~ 12
兔	2.3	0.0078	—
猫	—	0.005 ~ 0.02	—
狗	12	0.03 ~ 0.50	5 ~ 6
绵羊	25[①]	0.017 ~ 0.063	1 ~ 6
猴	13 ~ 15	0.03 ~ 0.04	4 ~ 5
人	100 ~ 400[②]	0.35 ~ 0.37	3 ~ 5

① 根据山羊 CSF 体积估计。
② 人 CSF 体积随年龄增长增加。

鞘内注射（Intrathecal injection，IT）是通过腰穿将药物直接注入蛛网膜下腔，从而使药物弥散在脑脊液中（图 4-11）。脑脊液与脑组织之间屏障作用比 BBB 小很多，因此通过鞘内注射能经脑脊液循环扩散到脑组织病灶，一定程度上提高脑部疾病的治疗效果。应该说，鞘内注射是绕开 BBB 实现脑靶向递送最直接的方法，但长久以来一直被忽略。能实现鞘内注射的药物分子特点需满足以下特点：①脂溶性小分子，且可以抵抗脑脊液中酶降解，如溶酶体酶；②能在脑脊液接触区域的扩散距离内或通过深部蛛网膜下腔循环进入作用位点。常用的鞘

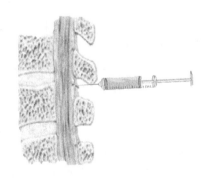

图 4-11　鞘内注射

内注射药物有氨甲蝶呤、阿糖胞苷及环胞苷等化疗药物。

当然，鞘内注射也存在以下缺点：①尽管 CSF 中酶活性比血液中低，但仍需考虑其可能对药物的降解；②难以预测进入脑内和 CSF 中的药物实际剂量；③感染发生率高，植入鞘内注射用导管的感染发生率高达 4%～9%（Calias et al., 2014）；④和脑室内注射一样，脑脊液中药物消除较快，且药物分子扩散缓慢，难以进入脑内深部组织，对脑区深部疾病治疗效果有限。

瘦素经腰椎注射后，经 CSF 可到达下丘脑并因此影响进食（LeBel et al., 1999; McCarthy et al., 2002）。Nogo-A 等蛋白质阻止纤维再生、发芽和新网络形成，导致 CNS 轴突在损伤后无法再生和重新连接（Pernet and Schwab, 2012）。在大鼠模型中，注射抗 Nogo-A 抗体后可渗透到胼胝体和纹状体白质，并促进功能恢复（Tsai et al., 2007）。在卒中模型中，猕猴植入渗透泵后将抗 Nogo-A 抗体输送到鞘内。通过抓取测试，治疗组可恢复至病变前水平 73%～89.6%，而对照组动物恢复率低于 50%（Hamadjida et al., 2012）。

对 CNS 疾病治疗，蛋白质类药物发挥了重要作用，而鞘内注射无疑是长期被忽略的一种理想给药途径，它不仅可用于治疗 CNS 疾病，还可用于治疗末梢神经系统疾病，如重组酶类药物（表 4-4、表 4-5）、单抗类药物（表 4-6）。

表 4-4 脑室内和鞘内注射重组酶治疗啮齿动物溶酶体贮积病

疾病	动物	蛋白质	给药途径	发现	参考文献
戈谢病	小鼠	葡糖脑苷脂酶	双侧 ICV 注射	在脑实质中检测到酶；寿命提高了 50%	（Cabrera-Salazar et al., 2010）
球形细胞脑白质营养不良（克拉伯病）	小鼠	半乳糖脑苷脂酶	单侧 ICV 注射	在脑实质中检测到酶；寿命提高了 20% 左右	（Lee et al., 2007）
异染性脑白质营养不良	小鼠	芳基硫酸酯酶	同侧 ICV 连续输注	在脑实质中检测到酶；运动能力和协调能力增强	（Stroobants et al., 2011）
Day-Sachs 病和 Sandhoff 病	小鼠	高甘露糖-6-磷酸型聚糖含量的 β-己糖胺酶	双侧 ICV 注射	在脑实质中检测到酶；运动功能障碍发作延迟，寿命延长 12%	（Tsuji et al., 2011）
晚期婴儿神经元蜡样脂褐质病	小鼠	三肽基肽酶 1 酶原	单侧持续输注	在脑实质中检测到酶；平均震颤幅度降低	（Chang et al., 2008）
晚期婴儿神经元蜡样脂褐质病	小鼠	重组三肽基肽酶 1	腰椎穿刺 IT	寿命增加了 30%～40%	（Xu et al., 2011）
糖胺聚糖累积病 I	大鼠	α-L-艾杜糖醛酸酶（α-L-iduronidase, IDU）	单侧 ICV 注射	在脑实质中检测到酶	（Belichenko et al., 2005）
糖胺聚糖累积病 II	小鼠	碘酸-2-硫酸酯酶（Iduronate-2-sulfatase, I2S）	腰椎穿刺和 IT	在脑实质中检测到酶；白质中少突胶质细胞空泡化	（Calias et al., 2012）

续表

疾病	动物	蛋白质	给药途径	发现	参考文献
糖胺聚糖累积病Ⅱ	小鼠	I2S	单侧ICV注射	Y-迷宫试验中交替行为和迷宫臂进入比例正常	(Higuchi et al., 2012)
糖胺聚糖累积病ⅢA	小鼠	乙酰肝素N-硫酸酯酶(HeparanN-sulfatase, HNS)	小脑延髓池注射	脑部炎症减少	(Hemsley et al., 2008)
尼曼-皮克病(Niemann-Pick)A	小鼠	酸性鞘磷脂酶	单侧ICV灌注	在脑实质中检测到酶;运动障碍减轻,步态正常化	(Dodge et al., 2009)
尼曼-皮克病(Niemann-Pick)A	大鼠	酸性鞘磷脂酶	单侧ICV灌注	在脑实质中检测到酶	(Ziegler et al., 2011)

表4-5 大型动物鞘内注射重组酶的研究

疾病	动物	蛋白质	给药方式	治疗结果	耐受性	参考文献
糖胺聚糖累积病Ⅰ	食蟹猴	IDU	注射每周一次,持续四周	根据剂量的不同,IDU水平是正常水平的2.7到5.9倍。大脑糖胺聚糖水平正常。神经元糖胺聚糖含量显著减少	耐受性好,所有接受治疗的狗在脊髓脑膜、硬脊膜区域和大脑周围都有不同程度的免疫细胞积聚	(Kakkis et al., 2004)
糖胺聚糖累积病Ⅰ	狗	IDU	每月一次或每三个月一次	IDU广泛分布于整个脑组织。大脑糖胺聚糖水平正常。神经元糖胺聚糖含量适度减少。每月一次组的一只狗基线步态障碍在治疗中得到改善	耐受性好。每月一次组的一只狗出现了中度中性粒细胞性脑膜炎。一只狗死于创伤性注射导致的巨大脑干血肿	(Dickson et al., 2007)
糖胺聚糖累积病Ⅱ	食蟹猴	I2S	每月一次,持续六个月	在靠近脑膜的表面神经元和靠近脑白质的神经元中均观察到I2S染色,与剂量呈线性相关	耐受性好;在治疗组和对照组脑膜中观察到白细胞浸润,无明显组织损伤。在2/3接受治疗的动物中检测到I2S抗体	(Felice et al., 2011)
糖胺聚糖累积病Ⅱ	食蟹猴	I2S	每月一次,持续六个月	I2S以剂量依赖的方式在所有组的大脑、小脑、脑干和脊髓的神经元中检测到。在少突胶质细胞和神经元的溶酶体中特异性检测到酶	—	(Calias et al., 2012)
糖胺聚糖累积病Ⅱ	狗	I2S	单次	在大脑皮层的所有6个神经元层以及小脑皮层、海马、丘脑和尾状核中检测到I2S		(Calias et al., 2012)
糖胺聚糖累积病Ⅲ	狗	HNS	每周一次,最多四次	在大脑皮层的背侧、外侧和腹侧皮层区域检测到HNS活性增加。在小脑和脑干、脊髓和硬脑膜的表面样本中发现糖胺聚糖衍生的寡糖减少	耐受性好。一只接受治疗的狗因发展为非传染性脑膜炎而被安乐死。所有接受治疗的狗都产生了HNS抗体,并且水平随着时间的推移而增加	(Hemsley and Hopwood, 2009)

续表

疾病	动物	蛋白质	给药方式	治疗结果	耐受性	参考文献
糖胺聚糖累积病Ⅲ	幼年食蟹猴	HNS	隔一周注射一次，持续六个月	在接受治疗的动物的大脑表面和脑室周围区域可见高水平的氢化萘活性。在脑和脊髓的脑膜和血管周围巨噬细胞、邻近的神经胶质细胞和神经元细胞群以及小脑中可见 HNS 免疫染色	耐受性好。所有猴子在一个或多个时间点的血清和脑脊液中 HNS 抗体检测呈阳性。嗜酸性细胞浸润存在于一些动物的大脑和脊髓中，但不会引起形态学改变	（Pfeifer et al., 2012）

表 4-6　鞘内注射曲妥珠单抗治疗乳腺癌患者

患者	治疗方案	治疗效果	参考文献
48 岁女性，背部中部疼痛，突然瘫痪	给药 3 次。曲妥珠单抗的剂量在 2 周内从 5mg 增加到 20mg，伴用塞替派和氨甲蝶呤治疗	治疗耐受性良好。前两次剂量后未见效果。第 3 次给药后，患者在 30 天内保持神经系统稳定，随后下降并死于呼吸停止	（Laufman, 2001）
39 岁，女性，患有头晕、听力损失和头痛	给药 4 次。曲妥珠单抗的剂量在 2 周内从 5 mg 增加到 20 mg，3 周后再增加 20 mg。每 3 周进行一次曲妥珠单抗静脉注射和化疗	治疗耐受性良好。神经症状在最后一次给药后 2 周内有所改善。从第一次诊断为巨噬细胞开始，脑脊液中的肿瘤细胞计数在 11 个月内保持低水平。11 个月以后，单核细胞增多	（Stemmler et al., 2006）
41 岁女性，有眩晕、记忆和睡眠问题，注意力难以集中	曲妥珠单抗从每周 20mg 增加到 25mg，持续约 1 年。1 年后加入 25mg 泼尼松和 10mg 塞替派。17 个月共注射 46 次。曲妥珠单抗静脉注射和化疗的联合治疗继续进行	治疗耐受性良好。患者在接受 1 年的曲妥珠单抗治疗后出现视力障碍。在加入泼尼松和塞替派后，这些情况稳定下来。6 个月后再次恶化，伴有恶心、呕吐和视力问题	（Platini et al., 2006）
48 岁女性，患有溢出性尿失禁和下肢瘫痪	注射 4 次，每次 12mg 氨甲蝶呤和 20 mg 曲妥珠单抗	治疗耐受性良好。脑脊液中肿瘤细胞计数在 2 周内下降。患者的一般情况显著改善，她可以在没有帮助的情况下再次行走。治疗结束时肿瘤细胞计数为阴性。1 个月后，患者死于肺和肝癌细胞转移，没有脑膜癌（MC）的迹象	（Stemmler et al., 2008）
59 岁女性，患有中背痛、小脑性共济失调和头痛	每周给予 6 次曲妥珠单抗，剂量从 20mg 增加到 100mg	治疗耐受性良好。6 周时核磁共振显示稳定的 MC。2 个月后，患者死于脑实质快速转移	（Mir et al., 2008）
38 岁，女性，患有视力障碍、右侧上睑下垂、右侧偏面感觉减退、左脚下垂和左侧面神经麻痹	每周给药 6 次曲妥珠单抗，剂量从 20mg 增加到 30mg。随后每周给予 2 次 30mg 曲妥珠单抗加 10 mg 氨甲蝶呤。每 3 周给予 40mg 曲妥珠单抗，持续 8 个月。每 3 周给药 40mg 曲妥珠单抗加 10mg 塞替派，每天 6h。剂量为 50mg 曲妥珠单抗加 12mg 塞替派，每 3 周给药，持续 7 个月。继续每 3 周进行一次静脉化疗	治疗耐受性良好。磁共振成像显示，在 40 mg 曲妥珠单抗加 10mg 塞替派后，所有病变均稳定或轻微减少。在 50mg 曲妥珠单抗加 12mg 塞替派后，一些病灶明显缩小，其他病灶不再可见。患者在治疗结束时完全康复	（Ferrario et al., 2009）

续表

患者	治疗方案	治疗效果	参考文献
43岁，女性，头晕和脑神经麻痹	每周6次，每次15mg氨甲蝶呤、24mg阿糖胞苷和24mg氢化可的松，外加40mg的拉妥珠单抗递增剂量。全身曲妥珠单抗继续	治疗耐受性良好。脑脊液蛋白水平仍然升高，但脑脊液肿瘤细胞计数为阴性。症状明显好转。2个月后出现意识水平受损，但拒绝进一步治疗。从诊断为MC开始，总生存期为13.5个月	(Mego et al., 2011)
39岁，女性，患有视力障碍、头痛、头晕、脑神经麻痹和嗜睡	每周6次，每次15mg氨甲蝶呤、24mg阿糖胞苷和24mg氢化可的松加100mg曲妥珠单抗的递增剂量	治疗耐受性良好，脑脊液中肿瘤细胞计数减少，最后一次输注为阴性。病灶在核磁共振成像上减少。最后一次输注后6个月，因肝转移死亡，无单核细胞增多症症状	(Mego et al., 2011)
44岁，女性，患有头痛、步态障碍、颈部僵硬和下肢屈曲减少	每周接受67次鞘内注射25mg曲妥珠单抗加25mg泼尼松龙。全身曲妥珠单抗加化疗继续进行	治疗耐受性良好。3次后，恢复下肢运动，恢复日常体力活动。脑脊液中肿瘤细胞计数为阴性。患者在确诊为单核细胞增多症27个月后死于单核细胞增多症。尸检没有发现MC的证据	(Oliveira et al., 2011)
49岁女性，头痛，精神状态改变，癫痫发作，下肢无力	25mg曲妥珠单抗每隔一天给药，持续3周，然后每周给药一次，持续43个月。然后每两周给药一次，直到现在。全身性曲妥珠单抗联合卡培他滨和甲苯磺酸拉帕替尼持续治疗	3个月后，所有的神经损伤都减轻了，并且一直保持至今	(Brandt, 2012)

目前已有一些鞘内注射蛋白质类药物进入临床试验，如糖胺聚糖累积病Ⅰ（NCT00638547，NCT00852358）、糖胺聚糖累积病Ⅱ（NCT00920647，NCT01506141）和糖胺聚糖累积病Ⅲ（NCT01155778，NCT01299727）、软脑膜癌（NCT01373710，NCT01281696，NCT01645839，NCT01325207）和静脉内出血（NCT01810302）。

鞘内注射磁性纳米粒可通过外加磁场靶向到特定部位，通过MRI和病理观察可定位鞘内注射磁性纳米粒沿脊柱到达靶部位的路线，未来可应用于神经疾病治疗（Venugopal et al., 2017）。该剂型最大的优点是既利用了鞘内注射可绕过BBB的优势，又利用外磁场将制剂靶向到脑部特定区域，实现精准给药（图4-12、表4-7）。

彩图4-12

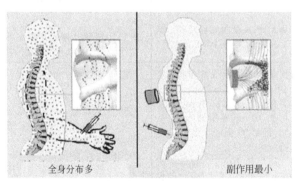

全身分布多　　　　　　　副作用最小

图4-12　（A）全身给药；（B）鞘内磁性药物靶向给药
（A）通过静脉全身给药可导致全身分布而引起毒性；（B）鞘内注射磁性纳米粒，通过外加磁性可将药物精确引导至靶部位，副作用减小

表 4-7　鞘内注射纳米制剂临床前研究（Fowler et al., 2020）

成分	载体	注射部位	实验动物	应用
超支化聚合物				
PAMAM		蛛网膜	家兔	神经炎症
PAMAM		ICV，蛛网膜	小鼠	—
PL		ICV	大鼠	神经炎症
PAMAM	色氨酸激酶		小鼠	疼痛
线性聚合物				
PCL-SS-P[（GMA-TEPA）-st-OEGMA]	pDNA	ICV	小鼠	—
PEI	pDNA	ICV	小鼠	—
PEI	pDNA	ICV	小鼠	—
PEI	siRNA	ICV	小鼠	阿尔茨海默病
PEI（NL4-10K）	pDNA	鞘内腰椎（Intrathecal lumbar，IT-L）	大鼠	—
PEI-CD	pDNA	IT-L	大鼠	—
PEI-PEG	siRNA	ICV	小鼠	神经炎症
PEI-PEG	pDNA	IT-L	大鼠	—
PEI-PEG	pDNA	IT-L	大鼠	—
PEI-PEG，DOSPA / DOPE	pDNA	IT-L	大鼠	神经病
PEI-PEG（Tet1）	pDNA	ICV	小鼠	—
脂类				
PC		IT-L	大鼠	—
PC		IT-L	大鼠	疼痛
DEPG，DPPG	丁哌卡因	IT-L	狗	疼痛
DMPC	BCNU	ICM	大鼠	肿瘤
DMPC	溴新斯的明	IT-L	小鼠	疼痛
DMPC	吗啡	IT-L	小鼠	疼痛
DPPC	吗啡	IT-L	大鼠	疼痛
DPPC	盐酸芬太尼	IT-L	大鼠	疼痛
DPPC	盐酸芬太尼	IT-L	大鼠	疼痛
DPPG	阿糖胞苷	ICV	大鼠	肿瘤
DPPG	阿糖胞苷	ICV	灵长类动物	—

续表

成分	载体	注射部位	实验动物	应用
DSPC，DSPE-PEG	γ-氨基丁酸	ICV	大鼠	行为
DSPG，PC	两性霉素 B	IT-L	小鼠	神经免疫
DSPG，PC	两性霉素 B	IT-L	小鼠	神经免疫
PC	法舒地尔	脑池室（Intracisternal magna, ICM）	大鼠	神经血管疾病
PC	法舒地尔	ICM	狗	神经血管疾病
PC	法舒地尔	ICM	大鼠	神经血管疾病
PC	多萜醇	ICV	大鼠	—
PC	钆双胺	ICV	大鼠	想象力
PC	氨甲蝶呤	ICV	灵长类动物	肿瘤
PC	氯膦酸盐	ICV	大鼠	神经免疫
PC	氯膦酸盐	ICV	大鼠	神经免疫
PC，PG	氯膦酸盐	IT-L	大鼠	神经免疫
DC-Chol	cDNA	ICV	大鼠	脑损伤
DOTAP 或 DOPC / SiO$_2$	pDNA	IT-L	大鼠	疼痛
DOTAP	pDNA	ICM	大鼠	神经血管疾病
DOTIM	pDNA	IT-L，ICV	小鼠	—
DOTIM-Chol	cDNA	ICV	大鼠	—
DOSPA/DOPE	pDNA	IT-L	大鼠	疼痛
DOSPA/DOPE	pDNA	IT-L	大鼠	疼痛
DOSP A/DOPE，DOTMA	pDNA	ICV	大鼠	—
DOSPA/DOPE，PEI-PEG	pDNA	IT-L	大鼠	神经免疫
DSPC-PEG	mRNA	ICV	小鼠	神经退行性变性疾病
MLRI	mRNA	ICV	大鼠	—
MLRI	mRNA，pDNA	ICV，ICM	大鼠	—
MLRI	pDNA	ICM	大鼠	—
Not Spec.（HVJ）	pDNA	ICV	灵长类动物	—
PC，DOPE，Sph，DC-Chol	ASO	IT-L	大鼠	疼痛
PC，PS	ASO	ICV	大鼠	—
PC（HJV）	ASO	ICV	大鼠	性二态性
PEG-PASP（DET）	pDNA	ICM	小鼠	—

成分	载体	注射部位	实验动物	应用
pHgMelbHK10 (蜂毒肽, M elittin)	pDNA	ICV	小鼠	—
PS, PC (HVJ)	pDNA	ICM	小鼠	肿瘤
各种脂类	pDNA	ICV	小鼠	—
金属				
氧化铁		ICV	大鼠, 小鼠	神经发育
氧化铁		ICV	小鼠	神经发育
氧化铁 (金)		IT-L	体外	—
氧化铁 (柠檬酸盐)		ICV	小鼠	神经退行性变性 疾病
氧化铁 (葡聚糖)		ICV	大鼠	—
氧化铁 (阿霉素)	阿霉素	IT-L	小鼠	肿瘤
氧化铁 (酮咯酸)	酮咯酸	IT-L	小鼠	疼痛
氧化铁 (DNA)	DNA	ICV	小鼠	受体老化
氧化铁 (PEI-PEG, Tat)	DNA	IT-L	大鼠	
二氧化硅				
ORMOSIL	pDNA	ICV	小鼠	—
ORMOSIL	pDNA	ICV	小鼠	神经退行性变性 疾病
DOTAP 或 DOPC / SiO$_2$	pDNA	IT-L	大鼠	疼痛
固体聚合物 (天然)				
藻酸盐/壳聚糖	丁哌卡因	氯化钠注射	家兔	疼痛
酪氨酸衍生聚合物	酮洛芬	IT-L	大鼠	疼痛
壳聚糖	siRNA	IT-L	大鼠	疼痛
糖类				
HP-β-CD		ICV	小鼠	神经代谢
β-CD	各种类固醇	IT-L	大鼠	疼痛
CD	各种类固醇	ICV	大鼠	疼痛
HP-β-CD	孕烷酮	ICV	山羊	行为
HP-β-CD	睾酮	ICV	大鼠, 仓鼠	行为
HP-β-CD	各种脂肪酸	ICV	大鼠	行为
M-β-CD	丁哌卡因	IT-L	大鼠	疼痛

续表

成分	载体	注射部位	实验动物	应用
量子点				
量子点		ICV	大鼠	想象力

注：

DC-Chol，二甲基氨基乙烷-（氨基甲酰基）胆固醇；

DEPG，二硬脂酰磷脂酰甘油；

DMPC，二肉豆蔻酰基磷脂酰胆碱；

DOPC，二油酰基磷脂酰胆碱；

DOTAP，1,2-二油酰基-3-三甲氨基丙烷；

DOTIM，1-[2-（9-（Z-十八碳酰氧基）乙基]-2-（8-（Z）-十七碳烯基）-3-（羟乙基）咪唑啉鎓氯化物；

DOTMA，氯化三甲基[2,3-（二醇氧基）丙基]铵；

DOSPA，2,3-二醇氧-N-[2（精胺甲酰胺基）乙基]-N, N-二甲基-1-丙三氟乙酸盐；

DOPE，二油酰基磷脂酰乙醇胺；

DPPC，二棕榈酰磷脂酰胆碱；

DPPG，二棕榈酰磷脂酰甘油；

DSPC，二硬脂酰磷脂酰胆碱；

DSPE，二硬脂酰磷脂酰乙醇胺；

DSPG，二硬脂酰磷脂酰甘油；

MLRI，由基于四烷基铵甘油的 DORI 形成的不对称肉豆蔻酰基（14:0）和月桂酰基（12:1）罗森塔尔抑制剂取代的化合物；

β-CD，β-环糊精；

CD，环糊精；

HP-β-CD，羟丙基-β-环糊精；

M-β-CD，麦芽糖基-β-环糊精；

PAMAM，聚酰胺-胺；

PASP（DET），聚[N9-[N-（2-氨基乙基）-2-氨基乙基]天冬酰胺]；

PEI，聚乙烯亚胺；

PEG，聚乙二醇；

pHgMelbHK10，聚[（HPMA-g-蜂毒肽）-b-（HPMA-Ma-AhxK10）]；

PC，磷脂酰胆碱；

PG，磷脂酰甘油；

PL，聚赖氨酸；

PLA，聚乳酸；

PLGA，聚乳酸-乙醇酸；

PPA，聚磷酰胺；

HVJ，日本血凝病毒。

第六节　眼内注射

眼内注射给药（Intraocular injection）也可实现脑靶向（Di Fausto et al., 2007; Lambiase et al., 2007），但较少见。其可能靶向机制如下：①眼睛和大脑之间的解剖学联系；②间接鼻腔给药，应用于眼结膜的药物可能通过鼻-泪道进入鼻上皮，通过鼻黏膜到达大脑；③通过视神经运输；④药物在视神经周围的 CSF 中扩散。

当然，眼部给药需跨越的屏障和克服的困难也很多（图 4-13），如泪液冲刷、眨眼、鼻泪管引流、血-视网膜屏障、角膜基质等（Suri et al., 2020）。

除了结膜囊内给药外，眼部递送途径还包括前房内递送、结膜下递送、玻璃体内递送、脉络膜下递送、肌腱蛋白递送等（图 4-14）。

眼部给药有其自身生理特点，以滴眼液为例：

① 滴眼液每 1 滴体积一般为 25 ~ 56μL（平均 39μL），人眼结膜囊暂时可容纳 30μL 溶液，滴入药液可迅速从结膜囊溢出或从泪液中流失，直至恢复泪液正常体积（7μL）；

② 滴眼液一级引流速率为 1.5μL/min；

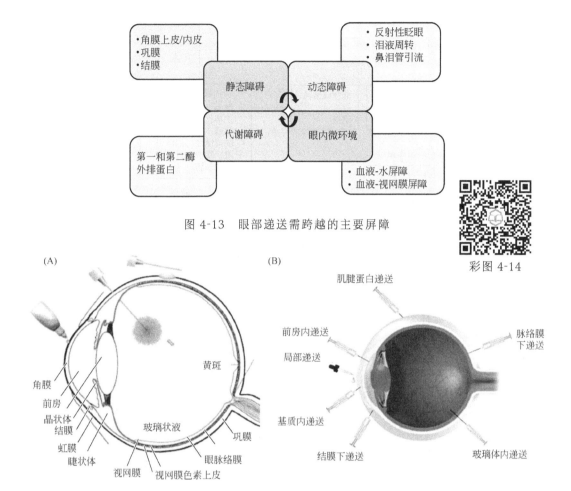

图 4-13 眼部递送需跨越的主要屏障

彩图 4-14

图 4-14 （A）眼部解剖图； （B）不同眼部给药途径

③ 人泪液分泌的正常速率很慢，为 0.5μL/min，因此对药物流失影响很小；

④ 药物从泪液中流失的一个重要途径是经眼结膜进入体循环；

⑤ 药物在结膜渗透系数比角膜大，且结膜表面积比角膜大，分别为 16～18m² 和 1.3m²；

⑥ 由于结膜表面积大且毛细血管丰富，决定了结膜比角膜吸收药物多（图 4-15）。

大鼠结膜滴加神经生长因子（Nerve growth factors，NGF）可到达视网膜、视神经和 CNS。将 NGF 用于胆碱能通路损害的成年雄性小鼠眼睛，给药 2 周后处死，发现眼表使用 NGF 能保护胆碱乙酰转移酶水平，促进脑细胞再生，延缓退化，修复学习和记忆功能损伤，具有明显神经保护功能（Di Fausto et al., 2007；Tirassa et al., 2013）。200 μg/mL 的 NGF 滴眼液能增加正常大鼠和基底前脑胆碱能神经元损伤小鼠中胆碱乙酰转移酶阳性神经元的数量（Capsoni et al., 2009）。眼部使用胰高血糖素样肽（Glucagon-like peptide-1，GLP-1）及其激动剂在不降低血糖水平的情况下，可发挥神经保护作用（Hernandez et al., 2016）。

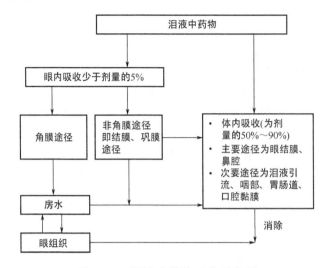

图 4-15　泪液中药物吸收示意图

以大豆油、硬脂酸和 *N*-甲基-2-吡咯烷酮（*N*-methyl-2-pyrrolidone）制备了载盐酸氟桂利嗪有机凝胶。相同剂量经三种给药途径（静脉注射、眼部凝胶、滴眼液）给药后发现，盐酸氟桂利嗪眼用凝胶能降低清除速率，延长作用时间，且其达峰浓度（c_{max}）、药-时曲线下面积（AUC）和绝对生物利用度均明显高于滴眼液，可用于癫痫、偏头疼等脑部疾病治疗（Dai et al., 2020）。

盐酸川芎嗪经静脉、胃肠道和眼内给药后，发现眼内给药能迅速吸收，5min 内血浆、脑中药物浓度即达峰值（Mao et al. 2019）。眼内给药生物利用度（63.22%）高于胃肠道给药（16.88%）。静脉给药的 AUC_t 顺序为 $AUC_{肾} > AUC_{心} > AUC_{肝} > AUC_{脑} > AUC_{脾} > AUC_{肺}$，胃肠道给药的 AUC_t 顺序为 $AUC_{肾} > AUC_{肝} > AUC_{心} > AUC_{脾} > AUC_{脑} > AUC_{肺}$，眼内给药的 AUC_t 顺序为 $AUC_{肾} > AUC_{脑} > AUC_{心} > AUC_{肝} > AUC_{脾} > AUC_{肺}$。眼内给药的各器官靶向指数分别为：脑（165.72%），心（97.76%），肝（113.06%），脾（105.31%），肺（163.40%）和肾（135.31%）。说明眼内给药能迅速经药物吸收进入血液循环靶向脑，可成为静脉给药、口服给药的替代。

第七节　内耳给药

耳朵在解剖学上分为三部分：外耳、中耳和内耳（图 4-16）。内耳是一个非常独立的器官，位于颞骨，受到许多生理屏障保护（Nyberg et al., 2019）。将药物输送到内耳可实现全身给药或局部给药（耳蜗内或鼓室内），也可实现脑靶向给药（Lechner et al., 2019）。内耳给药（Inner ear delivery）实现脑靶向递送的优势在于：①能绕过 BBB 直接将药物递送进入 CNS；②避免肝脏首过效应；③能缓解药物起始的冲击效应；④缓释给药，增加药物局部浓度，提高生物利用度。

内耳局部给药途径主要分为两类：鼓室给药（tympanic cavity delivery，将药物注射到中耳）和耳蜗内或前庭给药（将药物直接注射到内耳）。相比起耳蜗内给药，鼓室给药比较温和，对内耳损伤性较低，较安全，可避开血液外淋巴液屏障将药物直接穿过圆窗膜送达内耳，从而进入内耳外淋巴液再通过脑脊液途径实现脑靶向递送（图 4-17）。鼓室给药的原理在于利用中耳作为药物储库，药物通过圆窗膜渗透进入耳蜗外淋巴液中，并扩散至整个内耳间隙（图 4-18）。临床上是在局部麻醉状态下进行鼓室注射，现已成为内耳疾病治疗常用的方法。鼓室注射给药的优势在于所用药物剂量小，未发现明显毒副反应。其基础是圆窗膜的半通透性。圆窗膜由内外上皮层和纤维层构成，外侧上皮层含有一些微绒毛和丰富的线粒体，有吸收和代谢功能；内上皮层有间断的基底膜区域，是电解质、白蛋白等进入膜内的主要途径。其缺点在于：

① 内耳部位较隐匿，周围组织结构复杂，局部给药须经过中耳穿刺进入，是有创治疗，可能导致中耳炎、鼓膜穿孔、味觉障碍、平衡障碍等潜在风险。

② 药物可能经咽鼓管流失，持续给药效果不稳定。

③ 操作复杂，需要特殊技术手段。

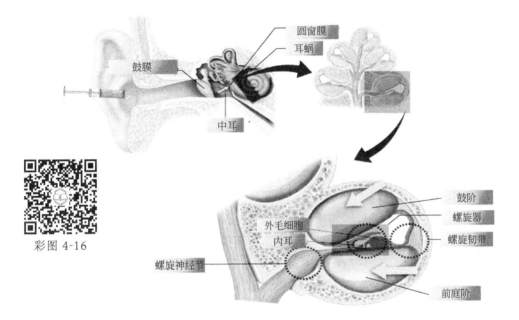

彩图 4-16

图 4-16　内耳结构示意图及药物由中耳进入内耳示意图

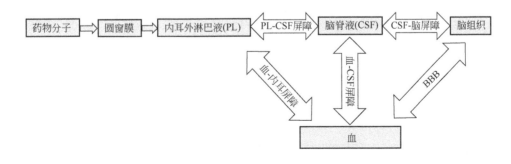

图 4-17　内耳给药脑靶向示意图

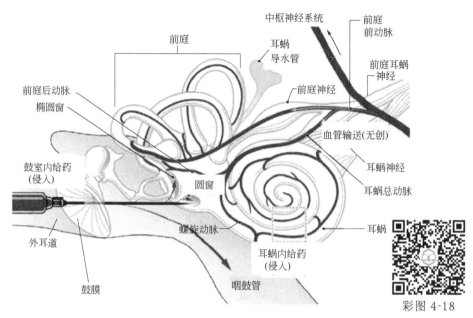

图 4-18　耳蜗内和鼓室内给药

鼓膜内递送是使用注射器针头穿透鼓膜并将治疗剂注入中耳。蓝色箭头表示水溶性治疗
剂注入中耳后的运输途径，包括椭圆形窗口或圆形窗口上皮膜的吸收或咽鼓管的清除。耳蜗内递送
是在通过颅骨的颞骨进行耳蜗造口术之后进行，通过注射或导管将药物直接递送到耳蜗；
这通常仅与植入人工耳蜗的手术结合进行

不同内耳给药途径其特点不同（表 4-8）。

表 4-8　不同内耳递送途径优缺点比较

给药方法	优势	局限性	试验方法/治疗类型
鼓室内	可在数周内将注射与导管给药结合用于输送药物（Hill III et al., 2006）；避免系统性靶向和系统过早清除的问题	侵入性；圆窗膜是输送的主要上皮屏障；咽鼓管清除；皮质类固醇在中耳的半衰期约为 27 min（Bird et al., 2007; Plontke et al., 2008; Salt and Plontke, 2005）；大剂量单次注射具有毒性（Okuda et al., 2004）	临床，抗生素、皮质类固醇治疗梅尼埃病和突发性感音神经性耳聋（Barrs et al., 2001; Plontke et al., 2009）临床前，含地塞米松的泊洛沙姆水凝胶，用于延长递送；负载神经营养因子-3 的水凝胶用于耳蜗突触再生（Salt et al., 2011; Suzuki et al., 2016）
耳蜗内	避免系统性靶向和系统过早清除的问题	高度侵入性；需要手术；有外伤和术后并发症（如蛋白质污染和炎症）的风险	临床，植入医疗器械，即人工耳蜗；临床前，用于耳蜗内输注的植入，复杂的大分子治疗，例如保护初级听觉神经元和感觉毛细胞的神经营养因子基因（Bas et al., 2015; Nakaizumi et al., 2004; Staecker et al., 1998; Stone et al., 2005）
半圆管注射	直接进入外淋巴；避免系统性靶向和系统过早清除的问题	侵入性；由于解剖位置特殊，不适用于人类	临床前，在动物模型中使用腺病毒载体递送治疗基因（Havenith et al., 2013）

续表

给药方法	优势	局限性	试验方法/治疗类型
全身给药	无创静脉给药易于临床使用；智能给药载体可以携带大分子治疗药物	BLB 是主要障碍；与局部给药相比，无靶向性、浓度较低（Chandrasekhar，2001）；蛋白质污染和免疫系统清除	临床前，将白喉毒素输送到耳蜗以杀死巨噬细胞（Zhang et al.，2012）

BBB 是药物进入脑部的主要屏障，而血-迷路屏障（Blood-labyrinth barrier，BLB）则阻碍了大多数药物进入内耳。图 4-19 为形成 BBB 和 BLB 的毛细血管和细胞类型的截面图。BBB 内皮被基底膜围绕，基底膜裂开以容纳周细胞，因此第一基底膜在内皮细胞和周细胞之间共享。第二基底膜由星形胶质细胞的末端形成，在两个基底膜之间产生血管周围空间。在 CNS 内，包封 BBB 毛细血管的大部分外基底膜被星形胶质细胞吞噬。BLB 内皮细胞也类似地被基底膜围绕，周细胞包裹着包围毛细血管的基底膜，但没有像 BBB 那样的外部基底膜。血管周围驻留巨噬细胞样黑色瘤细胞包裹 BLB 内皮细胞周围的基底膜。在 BBB 和 BLB 中，内皮细胞之间均存在紧密连接。二者异同见表 4-9。

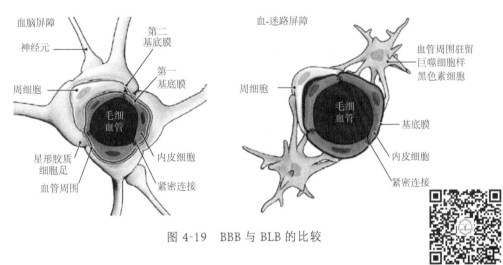

图 4-19　BBB 与 BLB 的比较

彩图 4-19

表 4-9　BBB 和 BLB 的生理学特征

项目	BBB	BLB
主细胞类型	毛细血管内皮细胞	毛细血管内皮细胞
支持细胞	周细胞、平滑肌细胞、星形胶质细胞和神经元	周细胞，血管周围驻留巨噬细胞样黑色瘤细胞，耳蜗外侧壁的周细胞和纤维细胞
紧密连接成分	紧密连接蛋白-5、闭合蛋白、小带闭合蛋白 1 和 VE-钙黏蛋白（Abbott et al.，2006）	基底细胞中 claudin-5、claudin-11、封闭蛋白、小带封闭蛋白 1、VE-钙黏蛋白；边缘细胞中的 claudin-1、claudin-3 和 claudin-4（Florian et al.，2003；Gow et al.，2004；Trowe et al.，2011；Wu et al.，2014）
发育时间（大鼠）	胚胎第 1 天至出生后第 0 天（Abbott et al.，2010）	出生后第 14 天建立（Suzuki and Kaga，1999）
由 BBB 或 BLB 分离的液体	血液/脑组织液	血液/外淋巴液、血液/内淋巴液和内淋巴液/脑脊液

续表

项目	BBB	BLB
渗透性调节剂	渗透剂、炎症和创伤（Abbott, 2000; Chodobski et al., 2011; Rapoport, 2000; Suzuki and Kaga, 1999）	渗透剂（包括利尿剂）、炎症和创伤（噪声）
介导胞吞或胞转的受体	转铁蛋白受体、LRP1、LRP2、胰岛素受体和白喉毒素受体（Fishman et al., 1987; Pardridge, 2002; Salt et al., 2011）	LRP2、转铁蛋白受体和胰岛素受体（Mazurek et al., 2011; Murillo-Cuesta et al., 2012; Tauris et al., 2009）

纹状体内液中 Na^+ 和 K^+ 浓度均较低，从而产生 +115mV 到 120mV 的电势差，这些细微差异也可能作为靶向依据（Nyberg et al., 2019）（表 4-10）。

表 4-10　中枢神经系统和外周神经系统之间液体成分的差异

成分	血液	脑组织间液	脑脊液	前庭外淋巴液	骨前庭周淋巴	纹状体内液	骨内淋巴
$[Na^+]$/(mmol/L)	145	154	152～156	141	148	85	1.3
$[K^+]$/(mmol/L)	4.6	2.9	3	6.0	4.2	1-2	157
pH	7.4	7.3	7.33	7.3	7.3	—	7.4
蛋白质/(mg/dL)	4238	—	24	242	178	—	38
游离$[Ca^{2+}]$/(mmol/L)	2.4	1.2	—	0.6	1.3	0.8	0.023
电位/mV	0	0	0	<0.3	0	+115～120	+85

内耳递送常用纳米制剂，其主要优缺点比较见表 4-11。

表 4-11　用于内耳递送的纳米制剂（An and Zha, 2020）

纳米载体	测试种属	粒度/nm	是否获得FDA批准	优点/缺点
介孔二氧化硅纳米颗粒	小鼠	50～200	否	可降解，易于功能化和装载药物，生物相容性好； 易于积累增长
超顺磁性氧化铁纳米粒子	豚鼠/Witar大鼠/猫	—	是	无毒，生物相容，可生物降解； 能够穿透细胞； 药物输送可以通过外部磁场控制，可以触发药物释放； SPIONs 成像功能获得了 FDA 的批准，但是也有许多 SPIONs 撤回； 颗粒倾向于聚集
脂质纳米颗粒	SD 大鼠/豚鼠	30～200	否	易于合成； 同时携带疏水和亲水分子； 持续释放； 可以针对内耳和中枢神经系统

续表

纳米载体	测试种属	粒度/nm	是否获得FDA批准	优点/缺点
脂质体	小鼠/豚鼠	80～200	是	低毒性，易于制备和商业化； 用于运送化学治疗药物、抗真菌药物等； 可被聚乙二醇封装并用于基因传递； 脂质体介导的基因转移效率低于病毒载体
多聚体	小鼠	40～200	否	在水溶液中形成囊泡结构的两性自组装共聚物； 在结构上类似于溶酶体； 可以延长药物的半衰期，促进药物的控释； FDA批准了多种共聚物用于前列腺和多发性硬化症的组合，但是，它不适合内耳
聚（L-乳酸）-聚左旋乳酸聚乙二醇聚乳酸-羟基乙酸共聚物	豚鼠	100～1000	是	一种稳定的，可生物降解的聚合物，同时带有疏水和亲水分子； 聚乳酸-羟基乙酸共聚物粒径影响其细胞内递送效率； 将聚乳酸-羟基乙酸共聚物局部应用到圆窗膜中可能是针对耳蜗进行靶向和持续药物输送的有效策略
超支化聚合物（聚L-赖氨酸）	颞骨	3～10	否	研究了聚L-赖氨酸在新鲜冷冻人胫骨中的应用；但是，尚不清楚它是否可以转染内耳结构以及如何运输药物
纳米凝胶（水凝胶纳米颗粒，壳聚糖水凝胶）	小鼠	45～250	否	安全，可生物降解； 纳米水凝胶材料含有丰富的水和具有出色的生物相容性； 良好的热敏性； 对外部刺激（例如磁场、光）具有良好的响应能力； 通过外源性刺激，可有效实现药物控制释放
磁性氧化铁纳米颗粒	小鼠	100～300	是	可以将铁纳米颗粒通过鼓膜内置入中耳，然后通过外部磁场的作用进入耳蜗，而不会损坏中耳； 用于临床试验

　　在耳后注射糖皮质激素治疗内耳疾病的研究中，可观察到荧光标记药物在头颅、颞骨、脏器的分布（陈爱平，2016）。经单侧鼓室注射香豆素-6的PLGA纳米粒及溶液导入豚鼠内耳，香豆素-6在给药侧、对侧及CSF中均有分布，再次佐证了耳-脑通路可用于脑靶向给药（Cai et al.，2014）。以丹参、三七有效组分为模型药物，以三七皂苷R1、人参皂苷Rg1、人参皂苷Rb1、SalB和TsIIA为检测指标，发现经鼓室给药能将SalB与TsIIA有效递送至CSF（陈钢等，2011）。

　　经静脉和鼓室注射醋酸地塞米松固体脂质纳米粒，并与地塞米松磷酸钠溶液相比较，发现鼓室注射纳米粒在脑脊液中生物利用度比静注提高2.5倍，鼓室注射溶液比静注高4.3倍，提示经内耳途径给药有望成为一种新的脑靶向方法（陈钢等，2007）。

　　从脑靶向效率来看，无疑脑室内注射、鞘内注射、静脉注射效果较好，但其属于有创性给药，顺应性差。而鼻腔、经皮、眼内、内耳作为非侵入性脑靶向递送途径对药物本身性质要求较高，效率有限。在实际应用中，需根据适应证、用药剂量、药物理化性质等因素，结合适宜剂型，最终确定给药途径。

参考文献

Abbott N J, 2000. Inflammatory mediators and modulation of blood-brain barrier permeability. Cellular and molecular neurobiology, 20: 131-147.

Abbott N J, Patabendige A A, Dolman D E, et al., 2010. Structure and function of the blood-brain barrier. Neurobiology of disease, 37: 13-25.

Abbott N J, Rönnbäck L, Hansson E, 2006. Astrocyte-endothelial interactions at the blood-brain barrier. Nature reviews neuroscience, 7: 41-53.

Alkilani A Z, McCrudden M T C, Donnelly R F, 2015. Transdermal drug delivery: Innovative pharmaceutical developments based on disruption of the barrier properties of the stratum corneum. Pharmaceutics, 7: 438-470

Allen D D, Lockman P R, 2003. The blood-brain barrier choline transporter as a brain drug delivery vector. Life Sci, 73: 1609-1615.

An X, Zha D, 2020. Development of nanoparticle drug-delivery systems for the inner ear. Nanomedicine (Lond.), 15: 1981-1993.

Bali N R, Salve P S, 2020. Impact of rasagiline nanoparticles on brain targeting efficiency via gellan gum based transdermal patch: A nanotheranostic perspective for parkinsonism. Int J Biol Macromol, 164: 1006-1024.

Banks W A, Jaspan J B, Huang W, et al., 1997. Transport of insulin across the blood-brain barrier: Saturability at euglycemic doses of insulin. Peptides, 18: 1423-1429.

Barrs D M, Keyser J S, Stallworth C, et al., 2001. Intratympanic steroid injections for intractable meniere's disease. The Laryngoscope, 111: 2100-2104.

Bas E, Goncalves S, Adams M, et al., 2015. Spiral ganglion cells and macrophages initiate neuro-inflammation and scarring following cochlear implantation. Frontiers in cellular neuroscience, 9: 303.

Belichenko P, Dickson P, Passage M, et al., 2005. Penetration, diffusion, and uptake of recombinant human α-l-iduronidase after intraventricular injection into the rat brain. Molecular genetics and metabolism, 86: 141-149.

Belting M, 2003. Heparan sulfate proteoglycan as a plasma membrane carrier. Trends Biochem Sci, 28: 145-151.

Berezowski V, Miecz D, Marszałek M, et al., 2004. Involvement of octn2 and b0, + in the transport of carnitine through an in vitro model of the blood-brain barrier. J Neurochem, 91: 860-872.

Bergersen L H, 2007. Is lactate food for neurons? Comparison of monocarboxylate transporter subtypes in brain and muscle. Neuroscience, 145: 11-19.

Bickel U, Yoshikawa T, Pardridge W M, 2001. Delivery of peptides and proteins through the blood-brain barrier. Adv Drug Deliv Rev, 46: 247-79.

Bird P A, Begg E J, Zhang M, et al., 2007. Intratympanic versus intravenous delivery of methylprednisolone to cochlear perilymph. Otology & Neurotology, 28: 1124-1130.

Boado R J, Hui E K, Lu J Z, et al., 2009. Agt-181: Expression in cho cells and pharmacokinetics, safety, and plasma iduronidase enzyme activity in rhesus monkeys. J Biotechnol, 144: 135-141.

Boado R J, Hui E K, Lu J Z, et al., 2012. Glycemic control and chronic dosing of rhesus monkeys with a fusion protein of iduronidase and a monoclonal antibody against the human insulin receptor. Drug Metab Dispos, 40: 2021-2025.

Brandt D S, 2012. Intrathecal trastuzumab: 46 months and no progression. Community Oncology, 9: 232-234.

Broadwell R D, Baker-Cairns B J, Friden P M, et al., 1996. Transcytosis of protein through the mammalian cerebral epithelium and endothelium. Iii. Receptor-mediated transcytosis through the blood-brain barrier of blood-borne transferrin and antibody against the transferrin receptor. Exp Neurol, 142: 47-65.

Brown R C, Morris A P, O'Neil R G, 2007. Tight junction protein expression and barrier properties of immortalized mouse brain microvessel endothelial cells. Brain Res, 1130: 17-30.

Cabrera-Salazar M, Bercury S, Ziegler R, et al., 2010. Intracerebroventricular delivery of glucocerebrosidase reduces substrates and increases lifespan in a mouse model of neuronopathic gaucher disease. Experimental neurology, 225: 436-444.

Cai H, Wen X, Wen L, et al., 2014. Enhanced local bioavailability of single or compound drugs delivery to the inner ear through application of plga nanoparticles via round window administration. Int J Nanomed, 9: 5591-5601.

Calias P, Banks W A, Begley D, et al., 2014. Intrathecal delivery of protein therapeutics to the brain: A critical reassessment. Pharmacol Therapeut, 144: 114-122.

Calias P, Papisov M, Pan J, et al., 2012. Cns penetration of intrathecal-lumbar idursulfase in the monkey, dog and mouse: Implications for neurological outcomes of lysosomal storage disorder. PloS one, 7: e30341.

Capsoni S, Covaceuszach S, Ugolini G, et al., 2009. Delivery of ngf to the brain: Intranasal versus ocular administration in anti-ngf transgenic mice. J Alzheimers Dis, 16: 371-388.

Chandrasekhar S S, 2001. Intratympanic dexamethasone for sudden sensorineural hearing loss: Clinical and laboratory evaluation. Otology & neurotology, 22: 18-23.

Chang M, Cooper J D, Sleat D E, et al., 2008. Intraventricular enzyme replacement improves disease phenotypes in a mouse model of late infantile neuronal ceroid lipofuscinosis. Molecular Therapy, 16: 649-656.

Chen X Q, Fawcett J R, Rahman Y E, et al., 1998. Delivery of nerve growth factor to the brain via the olfactory pathway. J Alzheimers Dis, 1: 35-44.

Chodobski A, Zink B J, Szmydynger-Chodobska J, 2011. Blood-brain barrier pathophysiology in traumatic brain injury. Translational stroke research, 2: 492-516.

Christensen H N, 1990. Role of amino acid transport and countertransport in nutrition and metabolism. Physiol Rev, 70: 43-77.

Consonni A, Sharma S, Schön-K, et al., 2017. A novel approach to reinstating tolerance in experimental autoimmune myasthenia gravis using a targeted fusion protein, mcta1-t146. Front Immunol, 8: 1133.

Costantino L, Boraschi D, 2012. Is there a clinical future for polymeric nanoparticles as brain-targeting drug delivery agents? Drug Discov Today, 17: 367-78.

Dai M, Bai L, Zhang H, Ma Q, et al., 2020. A novel flunarizine hydrochloride-loaded organogel for intraocular drug delivery in situ: Design, physicochemical characteristics and inspection. Int J Pharm, 576: 119027.

Deguchi Y, Nozawa K, Yamada S, et al., 1997. Quantitative evaluation of brain distribution and blood-brain barrier efflux transport of probenecid in rats by microdialysis: Possible involvement of the monocarboxylic acid transport system. J Pharmacol Exp Ther, 280: 551-560.

Dehkordi S B, Sajedianfard J, Owji A A, 2019. The effect of intra-cerebroventricular injection of insulin on the levels of monoamines on the raphe magnus nucleus of non-diabetic and short-term diabetic rats in the formalin test. Iran J Basic Med Sci, 22: 915-921.

Demeule M, Currie J C, Bertrand Y, et al., 2008. Involvement of the low-density lipoprotein receptor-related protein in the transcytosis of the brain delivery vector angiopep-2. J Neurochem, 106: 1534-1544.

Deo A K, Theil F P, Nicolas J M, 2013. Confounding parameters in preclinical assessment of blood-brain barrier permeation: An overview with emphasis on species differences and effect of disease states. Mol Pharm, 10: 1581-1595.

Derossi D, Joliot A H, Chassaing G, et al., 1994. The third helix of the antennapedia homeodomain translocates through biological membranes. J Biol Chem, 269: 10444-10450.

Dhami N K, Pandey R S, Jain U K, et al., 2014. Non-aggregated protamine-coated poly (lactide-co-glycolide) nanoparticles of cisplatin crossed blood-brain barrier, enhanced drug delivery and improved therapeutic index in glioblastoma cells: In vitro studies. J Microencapsul, 31: 685-693.

Di Fausto V, Fiore M, Tirassa P, et al., 2007. Eye drop ngf administration promotes the recovery of chemically injured cholinergic neurons of adult mouse forebrain. Eur J Neurosci, 26: 2473-2480.

Dickson P, McEntee M, Vogler C, et al., 2007. Intrathecal enzyme replacement therapy: Successful treatment of brain disease via the cerebrospinal fluid. Molecular genetics and metabolism, 91: 61-68.

Dodge J C, Clarke J, Treleaven C M, et al., 2009. Intracerebroventricular infusion of acid sphingomyelinase corrects cns manifestations in a mouse model of niemann-pick a disease. Experimental neurology, 215: 349-357.

Du L, Feng X, Xiang X, et al., 2016. Wound healing effect of an in situ forming hydrogel loading curcumin-phospholipid complex. Current Drug Deliv, 13: 76-82.

Du L, Tong L, Jin Y, et al., 2012. A multifunctional in situ-forming hydrogel for wound healing. Wound Rep Regen, 20: 904-910.

Felice B R, Wright T L, Boyd R B, et al., 2011. Safety evaluation of chronic intrathecal administration of idursulfase-it in cynomolgus monkeys. Toxicologic pathology, 39: 879-892.

Ferrario C, Davidson A, Bouganim N, et al., 2009. Intrathecal trastuzumab and thiotepa for leptomeningeal spread of breast cancer. Annals of oncology, 20: 792-795.

Fishman J, Rubin J, Handrahan J, et al., 1987. Receptor-mediated transcytosis of transferrin across the blood-brain barrier. Journal of neuroscience research, 18: 299-304.

Fliedner S, Schulz C, Lehnert H, 2006. Brain uptake of intranasally applied radioiodinated leptin in wistar rats. Endocrinology, 147: 2088-2094.

Florian P, Amasheh S, Lessidrensky M, et al., 2003. Claudins in the tight junctions of stria vascularis marginal cells. Biochemical and biophysical research communications, 304: 5-10.

Fowler M, Cotter J, Knight B E, et al., 2020. Intrathecal drug delivery in the era of nanomedicine. Adv Drug Deliv Rev, 165-166: 77-95.

Ganapathy V, Thangaraju M, Gopal E, et al., 2008. Sodium-coupled monocarboxylate transporters in normal tissues and in cancer. Aaps j, 10: 193-199.

Gizurarson S, 2012. Anatomical and histological factors affecting intranasal drug and vaccine delivery. Curr Drug Deliv, 9: 566-582.

Gonatas N K, Stieber A, Hickey W F, et al., 1984. Endosomes and golgi vesicles in adsorptive and fluid phase endocytosis. J Cell Biol, 99: 1379-1390.

Govender T, Choonara Y E, Kumar P, et al., 2017. Implantable and transdermal polymeric drug delivery technologies for the treatment of central nervous system disorders. Pharm DevTech, 22: 476-486.

Gow A, Davies C, Southwood C M, et al., 2004. Deafness in claudin 11-null mice reveals the critical contribution of basal cell tight junctions to stria vascularis function. Journal of Neuroscience, 24: 7051-7062.

Halestrap A P, 2012. The monocarboxylate transporter family--structure and functional characterization. IUBMB Life, 64: 1-9.

Hamadjida A, Wyss A F, Mir A, et al., 2012. Influence of anti-nogo-a antibody treatment on the reorganization of callosal connectivity of the premotor cortical areas following unilateral lesion of primary motor cortex (m1) in adult macaque monkeys. Exp Brain Res, 223: 321-340.

Havenith S, Lammers M J, Tange R A, et al., 2013. Hearing preservation surgery: Cochleostomy or round window approach? A systematic review. Otology & Neurotology, 34: 667-674.

Hemsley K, Beard H, King B, et al., 2008. Effect of high dose, repeated intra-cerebrospinal fluid injection of sulphamidase on neuropathology in mucopolysaccharidosis type iiia mice. Genes, Brain and Behavior, 7: 740-753.

Hemsley K, Hopwood J, 2009. Delivery of recombinant proteins via the cerebrospinal fluid as a therapy option for neurodegenerative lysosomal storage diseases. International journal of clinical pharmacology and therapeutics, 47: S118-S123.

Hernandez C, Bogdanov P, Corraliza L, et al., 2016. Topical administration of glp-1 receptor agonists prevents retinal neurodegeneration in experimental diabetes. Diabetes, 65: 172-187.

Hervé F, Ghinea N, Scherrmann J M, 2008. Cns delivery via adsorptive transcytosis. Aaps j, 10: 455-472.

Higuchi T, Shimizu H, Fukuda T, et al., 2012. Enzyme replacement therapy (ert) procedure for mucopolysaccharidosis type ii (mps ii) by intraventricular administration (iva) in murine mps ii. Molecular genetics and metabolism, 107: 122-128.

Hill III S L, Digges E N B, Silverstein H, 2006. Long-term follow-up after gentamicin application via the silverstein microwick in the treatment of meniere's disease. Ear, nose & throat journal, 85: 494-498.

Hsuchou H, Mishra P K, Kastin A J, et al., 2013. Saturable leptin transport across the bbb persists in eae mice. J Mol Neurosci, 51: 364-370.

Hu K, Li J, Shen Y, et al., 2009. Lactoferrin-conjugated peg-pla nanoparticles with improved brain delivery: In vitro and in vivo evaluations. J Control Release, 134: 55-61.

Huang S, Li J, Han L, et al., 2011. Dual targeting effect of angiopep-2-modified, DNA-loaded nanoparticles for glioma. Biomaterials, 32: 6832-6838.

Hussain M M, Strickland D K, Bakillah A, 1999. The mammalian low-density lipoprotein receptor family. Annu Rev Nutr, 19: 141-172.

Jiang X, Xin H, Ren Q, et al., 2014. Nanoparticles of 2-deoxy-d-glucose functionalized poly (ethylene glycol) - co-poly (trimethylene carbonate) for dual-targeted drug delivery in glioma treatment. Biomaterials, 35: 518-529.

Kakkis E, McEntee M, Vogler C, et al., 2004. Intrathecal enzyme replacement therapy reduces lysosomal storage in the brain and meninges of the canine model of mps i. Molecular genetics and metabolism, 83: 163-174.

Kamiie J, Ohtsuki S, Iwase R, et al., 2008. Quantitative atlas of membrane transporter proteins: Development and application of a highly sensitive simultaneous lc/ms/ms method combined with novel in-silico peptide selection criteria. Pharm Res, 25: 1469-1483.

Kou L, Hou Y, Yao Q, et al., 2018. L-carnitine-conjugated nanoparticles to promote permeation across blood-brain barrier and to target glioma cells for drug delivery via the novel organic cation/carnitine transporter octn2. Artif Cells Nanomed Biotechnol, 46: 1605-1616.

Kozlovskaya L, Abou-Kaoud M, Stepensky D, 2014. Quantitative analysis of drug delivery to the brain via nasal route. J Controlled Release, 189: 133-140.

Kreuter J, 2013. Mechanism of polymeric nanoparticle-based drug transport across the blood-brain barrier (BBB). J Microencapsul, 30: 49-54.

Kumar R, Sinha V R, Dahiya L, et al., 2021. Transdermal delivery of duloxetine-sulfobutylether-β-cyclodextrin complex for effective management of depression. International Journal of Pharmaceutics, 594: 120129.

Laing J M, Gober M D, Golembewski E K, et al., 2006. Intranasal administration of the growth-compromised hsv-2 vector deltarr prevents kainate-induced seizures and neuronal loss in rats and mice. Mol Ther, 13: 870-881.

Lajoie J M, Shusta E V, 2015. Targeting receptor-mediated transport for delivery of biologics across the blood-brain barrier. Annu Rev Pharmacol Toxicol, 55: 613-631.

Lambiase A, Pagani L, Di Fausto V, et al., 2007. Nerve growth factor eye drop administrated on the ocular surface of rodents affects the nucleus basalis and septum: Biochemical and structural evidence. Brain Res, 1127: 45-51.

Laufman L R, 2001. Use of intrathecal trastuzumab in a patient with carcinomatous meningitis. Clin Breast Cancer, 2: 235.

LeBel C, Bourdeau A, Lau D, et al., 1999. Biologic response to peripheral and central administration of recombinant human leptin in dogs. Obes Res, 7: 577-585.

Lechner M, Sutton L, Ferguson M, et al., 2019. Intratympanic steroid use for sudden sensorineural hearing loss: Current otolaryngology practice. Ann Otol Rhinol Laryngol, 128: 490-502.

Lee H, Song C, Baik S, et al., 2018. Device-assisted transdermal drug delivery. Adv Drug Deliv Rev, 127: 35-45.

Lee W C, Tsoi Y K, Troendle F J, et al., 2007. Single-dose intracerebroventricular administration of galactocerebrosidase improves survival in a mouse model of globoid cell leukodystrophy. The FASEB Journal, 21: 2520-2527.

Lehrer S, Rheinstein P H, 2019. Transspinal delivery of drugs by back-of-neck transdermal patch for alzheimer's disease: A new route of administration. Discov Med, 27: 37-43.

Lei J, Feng F, Duan Y, et al., 2017. Intranasal nerve growth factor attenuating the seizure onset via p75r/caspase pathway in the experimental epilepsy. Brain Res Bull, 134: 79-84.

Lewin J J, Cook A M, Gonzales C, et al., 2019. Current practices of intraventricular antibiotic therapy in the treatment of meningitis and ventriculitis: Results from a multicenter retrospective cohort study. Neurocritical care, 30: 609-616.

Li J, Huang S, Shao K, et al., 2013. A choline derivate-modified nanoprobe for glioma diagnosis using mri. Sci Rep, 3: 1623.

Li J, Yang H, Zhang Y, et al., 2015. Choline derivate-modified doxorubicin loaded micelle for glioma therapy. ACS Appl Mater Interfaces, 7: 21589-21601.

Lim S, Kim W J, Kim Y H, et al., 2015. Dnp2 is a blood-brain barrier-permeable peptide enabling ctctla-4 protein delivery to ameliorate experimental autoimmune encephalomyelitis. Nat Commun, 6: 8244.

Lin T, Zhao P, Jiang Y, et al., 2016. Blood-brain-barrier-penetrating albumin nanoparticles for biomimetic drug delivery via albumin-binding protein pathways for antiglioma therapy. ACS Nano, 10: 9999-10012.

Lochhead J J, Thorne R G, 2012. Intranasal delivery of biologics to the central nervous system. Adv Drug Deliv Rev, 64: 614-628.

Mäe M, Langel U, 2006. Cell-penetrating peptides as vectors for peptide, protein and oligonucleotide delivery. Curr Opin Pharmacol, 6: 509-514.

Mao D, Li F, Ma Q, et al., 2019. Intraocular administration of tetramethylpyrazine hydrochloride to rats: A direct delivery pathway for brain targeting? Drug Deliv, 26: 841-848.

Mason G F, Petersen K F, Lebon V, et al., 2006. Increased brain monocarboxylic acid transport and utilization in type 1 diabetes. Diabetes, 55: 929-934.

Mazurek B, Amarjargal N, Haupt H, et al., 2011. Expression of genes implicated in oxidative stress in the cochlea of newborn rats. Hearing research, 277: 54-60.

McCarthy T J, Banks W A, Farrell C L, et al., 2002. Positron emission tomography shows that intrathecal leptin reaches the hypothalamus in baboons. J Pharmacol Exp Ther, 301: 878-883.

Mego M, Sycova-Mila Z, Obertova J, et al., 2011. Intrathecal administration of trastuzumab with cytarabine and methotrexate in breast cancer patients with leptomeningeal carcinomatosis. The Breast, 20: 478-480.

Miecz D, Januszewicz E, Czeredys M, et al., 2008. Localization of organic cation/carnitine transporter (octn2) in cells forming the blood-brain barrier. J Neurochem, 104: 113-123.

Mir O, Ropert S, Alexandre J, et al., 2008. High-dose intrathecal trastuzumab for leptomeningeal metastases secondary to her-2 overexpressing breast cancer. Annals of oncology, 19: 1978-1980.

Modak T, 2019. Transdermal buprenorphine patch: Potential for role in management of opioid dependence. Asian J Psych, 40: 88-91.

Murillo-Cuesta S, Camarero G, González-Rodríguez Á, et al., 2012. Insulin receptor substrate 2 (irs2) -deficient mice show sensorineural hearing loss that is delayed by concomitant protein tyrosine phosphatase 1b (ptp1b) loss of function. Molecular Medicine, 18: 260-269.

Nakaizumi T, Kawamoto K, Minoda R, et al., 2004. Adenovirus-mediated expression of brain-derived neurotrophic factor protects spiral ganglion neurons from ototoxic damage. Audiology and Neurotology, 9: 135-143.

Nau R, Sörgel F, Eiffert H, 2010. Penetration of drugs through the blood-cerebrospinal fluid/blood-brain barrier for treatment of central nervous system infections. Clinical microbiology reviews, 23: 858-883.

Nyberg S, Abbott N J, Shi X, et al., 2019. Delivery of therapeutics to the inner ear: The challenge of the blood-labyrinth barrier. Sci Transl Med, 11: eaao0935.

Okuda T, Sugahara K, Shimogori H, et al., 2004. Inner ear changes with intracochlear gentamicin administration in guinea pigs. The Laryngoscope, 114: 694-697.

Oliveira M, Braga S, Passos-Coelho J L, et al., 2011. Complete response in her2+ leptomeningeal carcinomatosis from breast cancer with intrathecal trastuzumab. Breast cancer research and treatment, 127: 841-844.

Pang Z, Gao H, Chen J, et al., 2012. Intracellular delivery mechanism and brain delivery kinetics of biodegradable cationic bovine serum albumin-conjugated polymersomes. Int J Nanomedicine, 7: 3421-3432.

Pardeshi C V, Belgamwar V S, 2013. Direct nose to brain drug delivery via integrated nerve pathways bypassing the blood - brain barrier: An excellent platform for brain targeting. Expert Opin Drug Deliv, 10: 957-972.

Pardridge W M, 2002. Drug and gene targeting to the brain with molecular trojan horses. Nature reviews Drug discovery, 1: 131-139.

Pardridge W M, Buciak J L, Friden P M, 1991. Selective transport of an anti-transferrin receptor antibody through the blood-brain barrier in vivo. J Pharmacol Exp Ther, 259: 66-70.

Pardridge W M, Kang Y S, Buciak J L, et al., 1995. Human insulin receptor monoclonal antibody undergoes high affinity binding to human brain capillaries in vitro and rapid transcytosis through the blood-brain barrier in vivo in the primate. Pharm Res, 12: 807-816.

Pardridge W M, Kumagai A K, Eisenberg J B, 1987. Chimeric peptides as a vehicle for peptide pharmaceutical delivery through the blood-brain barrier. Biochem Biophys Res Commun, 146: 307-313.

Patching S G, 2017. Glucose transporters at the blood-brain barrier: Function, regulation and gateways for drug delivery. Mol Neurobiol, 54: 1046-1077.

Pernet V, Schwab M E, 2012. The role of nogo-a in axonal plasticity, regrowth and repair. Cell Tissue Res, 349: 97-104.

Pfeifer R W, Felice B R, Boyd R B, et al., 2012. Safety evaluation of chronic intrathecal administration of heparan n-sulfatase in juvenile cynomolgus monkeys. Drug delivery and translational research, 2: 187-200.

Platini C, Long J, Walter S, 2006. Meningeal carcinomatosis from breast cancer treated with intrathecal trastuzumab. The lancet oncology, 7: 778-780.

Plontke S K, Löwenheim H, Mertens J, et al., 2009. Randomized, double blind, placebo controlled trial on the safety and efficacy of continuous intratympanic dexamethasone delivered via a round window catheter for severe to profound sudden idiopathic sensorineural hearing loss after failure of systemic therapy. The Laryngoscope, 119: 359-369.

Plontke S K, Mikulec A A, Salt A N, 2008. Rapid clearance of methylprednisolone after intratympanic application in humans. Comment on: Bird pa, begg ej, zhang m, et al. Intratympanic versus intravenous delivery of methylprednisolone to cochlear perilymph. Otol neurotol 2007; 28: 1124-30. Otology & Neurotology, 29: 732-733.

Polsky B, Depman M R, Gold J W, et al., 1986. Intraventricular therapy of cryptococcal meningitis via a subcutaneous reservoir. Am J Med, 81: 24-28.

Pompe R S, von Bueren A O, Mynarek M, et al., 2015. Intraventricular methotrexate as part of primary therapy for children with infant and/or metastatic medulloblastoma: Feasibility, acute toxicity and evidence for efficacy. Eur J Cancer, 51: 2634-2642.

Prausnitz M R, Langer R, 2008. Transdermal drug delivery. Nat Biotechnol, 26: 1261-1268.

Rakover I S, Zabavnik N, Kopel R, et al., 2010. Antigen-specific therapy of eae via intranasal delivery of filamentous phage displaying a myelin immunodominant epitope. J Neuroimmunol, 225: 68-76.

Rapoport S I, 2000. Osmotic opening of the blood-brain barrier: Principles, mechanism, and therapeutic applications. Cellular and molecular neurobiology, 20: 217-230.

Ren J, Shen S, Wang D, et al., 2012. The targeted delivery of anticancer drugs to brain glioma by pegylated oxidized multi-walled carbon nanotubes modified with angiopep-2. Biomaterials, 33: 3324-3333.

Salt A N, Hartsock J, Plontke S, et al., 2011. Distribution of dexamethasone and preservation of inner ear function following intratympanic delivery of a gel-based formulation. Audiology and Neurotology, 16: 323-335.

Salt A N, Plontke S K, 2005. Local inner-ear drug delivery and pharmacokinetics. Drug discovery today, 10: 1299-1306.

Schnitzer J E, 2001. Caveolae: From basic trafficking mechanisms to targeting transcytosis for tissue-specific drug and gene delivery in vivo. Adv Drug Deliv Rev, 49: 265-280.

Sharma G, Modgil A, Layek B, et al., 2013. Cell penetrating peptide tethered bi-ligand liposomes for delivery to brain in vivo: Biodistribution and transfection. J Control Release, 167: 1-10.

Sharma G, Modgil A, Sun C, et al., 2012. Grafting of cell-penetrating peptide to receptor-targeted liposomes improves their transfection efficiency and transport across blood-brain barrier model. J Pharm Sci, 101: 2468-2478.

Staecker H, Gabaizadeh R, Federoff H, et al., 1998. Brain-derived neurotrophic factor gene therapy prevents spiral ganglion degeneration after hair cell loss. Otolaryngology—Head and Neck Surgery, 119: 7-13.

Stemmler H-J, Mengele K, Schmitt M, et al., 2008. Intrathecal trastuzumab (herceptin) and methotrexate for meningeal carcinomatosis in her2-overexpressing metastatic breast cancer: A case report. Anti-cancer drugs, 19: 832-836.

Stemmler H, Schmitt M, Harbeck N, et al., 2006. Application of intrathecal trastuzumab (herceptin™) for treatment of meningeal carcinomatosis in her2-overexpressing metastatic breast cancer. Oncology reports, 15: 1373-1377.

Stone I M, Lurie D I, Kelley M W, et al., 2005. Adeno-associated virus-mediated gene transfer to hair cells and support cells of the murine cochlea. Molecular Therapy, 11: 843-848.

Stroobants S, Gerlach D, Matthes F, et al., 2011. Intracerebroventricular enzyme infusion corrects central nervous system pathology and dysfunction in a mouse model of metachromatic leukodystrophy. Human molecular genetics, 20: 2760-2769.

Sun Y, Du L, Liu Y, et al., 2014. Transdermal delivery of the in situ hydrogels of curcumin and its inclusion complexes of hydroxypropyl-β-cyclodextrin for melanoma treatment. Int J Pharm, 469: 31-39.

Suri R, Beg S, Kohli K, 2020. Target strategies for drug delivery bypassing ocular barriers. J Drug Deliv Sci Techn, 55: 101389.

Suzuki A, Stern S A, Bozdagi O, et al., 2011. Astrocyte-neuron lactate transport is required for long-term memory formation. Cell, 144: 810-823.

Suzuki J, Corfas G, Liberman M C, 2016. Round-window delivery of neurotrophin 3 regenerates cochlear synapses after acoustic overexposure. Scientific reports, 6: 1-11.

Suzuki M, Kaga K, 1999. Development of blood-labyrinth barrier in the semicircular canal ampulla of the rat. Hearing research, 129: 27-34.

Tamai I, Tsuji A, 2000. Transporter-mediated permeation of drugs across the blood-brain barrier. J Pharm Sci, 89: 1371-1388.

Tauris J, Christensen E I, Nykjær A, et al., 2009. Cubilin and megalin co-localize in the neonatal inner ear. Audiology and Neurotology, 14: 267-278.

Tirassa P, Maccarone M, Florenzano F, et al., 2013. Vascular and neuronal protection induced by the ocular administration of nerve growth factor in diabetic-induced rat encephalopathy. CNS Neurosci Therap, 19: 307-318.

Trowe M-O, Maier H, Petry M, et al., 2011. Impaired stria vascularis integrity upon loss of e-cadherin in basal cells. Developmental biology, 359: 95-107.

Tsai S Y, Markus T M, Andrews E M, et al., 2007. Intrathecal treatment with anti-nogo-a antibody improves functional recovery in adult rats after stroke. Exp Brain Res, 182: 261-266.

Tsuji D, Akeboshi H, Matsuoka K, et al., 2011. Highly phosphomannosylated enzyme replacement therapy for gm2 gangliosidosis. Annals of neurology, 69: 691-701.

Uchida Y, Ohtsuki S, Katsukura Y, et al., 2011. Quantitative targeted absolute proteomics of human blood-brain barrier transporters and receptors. J Neurochem, 117: 333-345.

Venugopal I, Habib N, Linninger A, 2017. Intrathecal magnetic drug targeting for localized delivery of therapeutics in the cns. Nanomedicine (Lond.), 12: 865-877.

Vivès E, Brodin P, Lebleu B, 1997. A truncated hiv-1 tat protein basic domain rapidly translocates through the plasma membrane and accumulates in the cell nucleus. J Biol Chem, 272: 16010-16017.

Wecker L, James S, Copeland N, et al., 2003. Transdermal selegiline: Targeted effects on monoamine oxidases in the brain. Biol Psychiatry, 54: 1099-1104.

Wiley D T, Webster P, Gale A, et al., 2013. Transcytosis and brain uptake of transferrin-containing nanoparticles by tuning avidity to transferrin receptor. Proc Natl Acad Sci U S A, 110: 8662-8667.

Wu Y X, Zhu G X, Liu X Q, et al., 2014. Noise alters guinea pig's blood-labyrinth barrier ultrastructure and permeability along with a decrease of cochlear claudin-5 and occludin. BMC neuroscience, 15: 1-10.

Xiao S, Yan Y, Zhao J, et al., 2020. Increased microneedle-mediated transdermal delivery of tetramethylpyrazine to the brain, combined with borneol and iontophoresis, for mcao prevention. Int J Pharm, 575: 118962.

Xu L, Rensing N, Yang X F, et al., 2008. Leptin inhibits 4-aminopyridine- and pentylenetetrazole-induced seizures and ampar-mediated synaptic transmission in rodents. J Clin Invest, 118: 272-280.

Xu S, Wang L, El-Banna M, et al., 2011. Large-volume intrathecal enzyme delivery increases survival of a mouse model of late infantile neuronal ceroid lipofuscinosis. Molecular Therapy, 19: 1842-1848.

Yang H, Wu X, Zhou Z, et al., 2019. Enhanced transdermal lymphatic delivery of doxorubicin via hyaluronic acid based transfersomes/microneedle complex for tumor metastasis therapy. Int J Biol Macromol, 125: 9-16.

Yu X, Du L, Zhu L, et al., 2016. Melanoma therapy with transdermal mitoxantrone cubic phases. Drug Deliv, 23: 1565-1570.

Zhang L, Zhang Y, Tai L, et al., 2016. Functionalized cell nucleus-penetrating peptide combined with doxorubicin for synergistic treatment of glioma. Acta Biomater, 42: 90-101.

Zhang W, Dai M, Fridberger A, et al., 2012. Perivascular-resident macrophage-like melanocytes in the inner ear are essential for the integrity of the intrastrial fluid-blood barrier. Proceedings of the National Academy of Sciences, 109: 10388-10393.

Zhang Y, Pardridge W M, 2001. Rapid transferrin efflux from brain to blood across the blood-brain barrier. J Neurochem, 76: 1597-1600.

Zhang Y, Yu J, Kahkoska A R, et al., 2018. Advances in transdermal insulin delivery. Adv Drug Deliv Rev, 139: 51-70.

Ziai W C, Lewin III J J, 2008. Update in the diagnosis and management of central nervous system infections. Neurologic clinics, 26: 427-468.

Ziegler R J, Salegio E A, Dodge J C, et al., 2011. Distribution of acid sphingomyelinase in rodent and non-human primate brain after intracerebroventricular infusion. Experimental neurology, 231: 261-271.

陈爱平, 2016. 耳后注射糖皮质激素治疗内耳疾病的实验研究. 济南: 山东大学.

陈钢, 侯世祥, 胡平, 2007. 经内耳途径靶向脑给药的初步研究. 药学学报, 42: 1102-1106.

陈钢, 牧磊, 张晓, 等, 2011. 三七总皂苷多成分经鼓室给药的体内分布及药代动力学研究. 中国中药杂志, 36: 1815-1820.

丁晨, 陶红蕾, 傅之梅, 等, 2020. 不同神经肽 s 侧脑室注射剂量对瑞芬太尼痛觉敏感小鼠的镇痛效果观察. 中国现代医生，58：51-54+58.

黄惠锋，2009. 安宫牛黄鼻用脑靶向制剂的研究. 沈阳：沈阳药科大学.

蒋新国，2011. 脑靶向递药系统. 北京：人民卫生出版社.

马婷婷，王冬冬，周程，2018. 侧脑室内注射神经肽 s 对瑞芬太尼痛觉过敏小鼠镇痛效果的研究. 中国卫生检验杂志，28：1157-1161.

第五章

脑靶向常用剂型

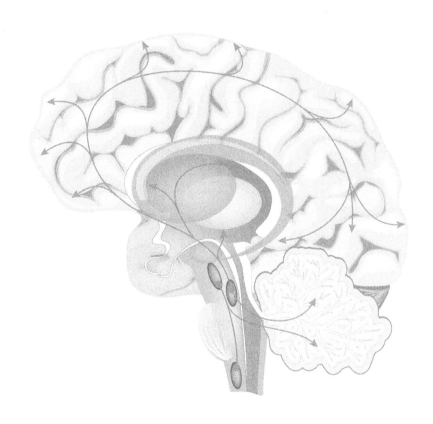

剂型对药物递送尤其突破血脑屏障 BBB 实现脑靶向递送作用巨大。它能结合不同给药途径，通过扰动 BBB 内皮细胞紧密连接、进行表面修饰实现主动靶向等机制提高脑靶向效率，如果与离子导入、超声等物理技术结合，则效率更高。本章主要概括了脑靶向递送的常用剂型。

第一节　纳米粒

纳米粒（Nanoparticle，NP）是指装载药物实现靶向递送的纳米尺寸固态颗粒，粒径 10 ~ 1000nm（Saenz del Burgo et al.，2014），具有缓释性、靶向性，可保护药物，提高药物生物利用度，是一种理想的药物载体。纳米粒作为脑靶向常用剂型，可通过溶解、包裹、吸附或附着特定的靶向因子等方式携带药物进入大脑（Koo et al.，2006），实现靶向治疗，提高疗效。通过改进制备工艺，将穿心莲内酯分别采用热-化学交联法和乳液聚合法装载到人血清白蛋白（Human serum albumin，HSA）纳米粒和聚氰基丙烯酸乙酯（Poly ethyl cyanoacrylate，PECA）纳米粒中。前者为 225 ~ 335nm 球形，PDI≤0.3，产率约为 90%；而后者 PECA 球形纳米粒 PDI 约为 0.2，产率约为 87%。BBB 渗透性研究发现，游离穿心莲内酯没有透过 BBB 模型，而 HSA 纳米粒则可在保护 BBB 完整性的同时，提高穿心莲内酯渗透量；PECA 纳米粒能暂时破坏 BBB，以利于药物入脑（Guccione et al.，2017）。

纳米粒重要特征是粒径和 Zeta 电位。纳米粒 Zeta 电位可用于预测其物理稳定性，是决定纳米粒靶向位点、给药途径及载药效果的关键参数。关于纳米粒表面电荷对 BBB 完整性和渗透性的初步研究表明，中性纳米粒和低浓度阴离子纳米粒可用作脑靶向药物载体；而阳离子纳米粒在 BBB 处具有即时毒性效应（Lockman et al.，2004）。对于鼻内给药而言，表面结合壳聚糖的聚合物纳米粒带正电荷，与带负电荷纳米粒相比，可减缓药物到达大脑的速度（Bonaccorso et al.，2017）。

纳米粒根据材质、结构不同，可分为不同类型（图 5-1）。

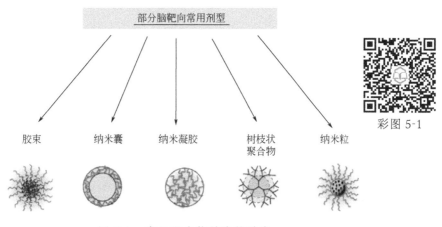

部分脑靶向常用剂型

胶束　　纳米囊　　纳米凝胶　　树枝状聚合物　　纳米粒

彩图 5-1

图 5-1　常见聚合物纳米粒种类

同时，通过在纳米粒表面连接表面活性剂、荧光配体、黏附配体、靶向配体、成像配体等，可实现长循环、主动靶向、成像等多种功能（图 5-2）。

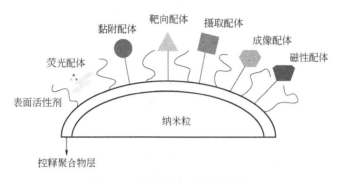

图 5-2　纳米粒多功能化修饰

此外，可通过在肿瘤切除部位局部给予纳米粒实现肿瘤术后局部化疗（图 5-3）。如果通过全身给药，尚需穿越 BBB 实现化疗，没有直接注射利用率高。

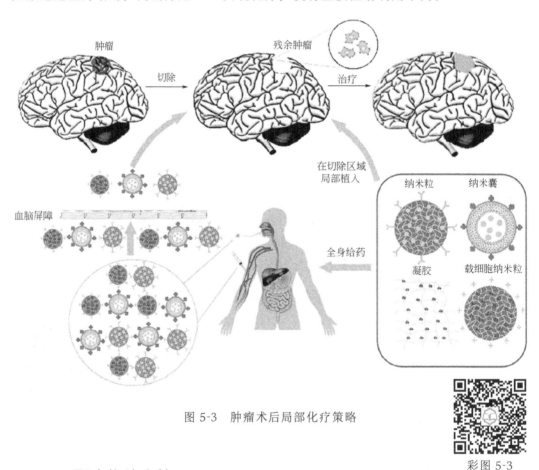

图 5-3　肿瘤术后局部化疗策略

彩图 5-3

一、聚合物纳米粒

聚合物纳米粒（Polymeric nanoparticles）一般由天然或合成的亲水性或疏水性聚合物构成，可用于递送化学药物、中药单体、生物大分子（蛋白质、多肽或基因等）

等，内核可呈亲水或疏水性（Saenz del Burgo et al.，2014）。制备纳米粒常用聚合物包括聚乙二醇、聚乳酸、聚乳酸-羟基乙酸、聚氰基丙烯酸等，如表5-1。此外，可通过对聚合物纳米粒进行不同方式的表面修饰，以实现不同功能：表面采用亲水性修饰，可避免被网状内皮系统摄取，延长纳米粒体内循环时间（Koo et al.，2006）；采用穿透肽修饰可增强细胞摄取能力（Shi et al.，2015）；生物黏附材料修饰可提高其黏膜黏附能力（Arbos et al.，2002）。

采用复乳法制备的夫罗曲坦琥珀酰化聚合物纳米粒外观光滑，粒径为（264.4±0.04）nm，Zeta 电位为（35.17±0.07）mV，包封率为（65.2±0.06）%，体外释放表现出双相释放模式，突释后还可持续释放达 72h。山羊鼻黏膜的离体扩散研究表明载药纳米粒的鼻黏膜渗透量比纯药物溶液约高 3 倍。该纳米粒在脑区能快速释放，组织病理学证明了其用药后鼻黏膜的完整性（Deepika et al.，2019）。

由吐温 80 包裹的 PLGA 纳米粒口服后可将雌二醇靶向递送至脑部，提高了雌二醇脑生物利用度，抑制了海马区 β-淀粉样蛋白脑部沉积（Mittal et al.，2011）。

经穿透肽 CRGDK 修饰具有肿瘤靶向性的 pH 敏感多柔比星前体药物纳米粒（Prodrug nanoparticles，PDNPs）注射后，首先通过 CRGDK 介导主动靶向至肿瘤血管和肿瘤细胞上过表达的神经纤毛蛋白-1 受体，然后通过热诱导自聚集进行溶胶-凝胶转变，形成可生物降解凝胶（PDNPs-gel），将大量 PDNPs 锚定在肿瘤部位。从 PDNPs-gel 中释放的 PDNPs 可有效渗透到肿瘤组织内，在肿瘤细胞内酸性环境触发下 PDNPs 最终释放出药物发挥作用（Liu et al.，2019）。

表 5-1　脑靶向聚合物纳米粒研究实例

修饰方法分类	脑靶向机制	制备方法	优点	粒径/nm	Zeta 电位/mV
阳离子型白蛋白结合聚乙二醇纳米粒载 NC-1900 入脑（Xie et al.，2006）	吸附介导的胞吞作用	双乳液/溶剂蒸发法	靶向、长循环	<100	约 -8
凝集素结合的聚乙二醇- PLGA 纳米粒载碱性成纤维生长因子细胞进入 CNS（Zhang et al.，2014）	鼻脑途径	乳液/溶剂蒸发法	靶向、长循环	<119	31.2
乳铁蛋白修饰 PEG-PLGA 纳米粒入脑（Hu et al.，2011）	鼻脑途径、受体介导的胞吞作用	复乳-溶剂蒸发法	低毒、可生物降解	<150	约 14
细胞穿透肽聚合物纳米粒（Xia et al.，2012）	吸附介导的胞吐作用	乳液/溶剂蒸发法	增加脑中纳米粒浓度	100	4.42
谷胱甘肽修饰的聚合物纳米粒（Geldenhuys et al.，2011）	载体介导的胞吞作用	纳米沉淀方法	穿透 BBB	200	—
甘露糖基化的 PLGA 纳米粒（Patel et al.，2018）		W/O/W 复乳-溶剂蒸发法	提高生物利用度	174±12.1	-46.9
血管肽-2 和表皮生长因子 1 修饰聚合物纳米粒（Gao et al.，2011）	血管内皮生长因子可渗透 BBB	单乳液法	穿透 BBB、精准靶向神经胶质细胞	126	—

二、脂质纳米囊

脂质纳米囊（Lipid nanoparticle capsules，LNCs）是以聚乳酸、PLGA、明胶等生物降解高分子材料制成的多孔纳米载体，亲水性或疏水性药物可被聚合物膜包裹，粒径为 20～100nm。比较有机金属枸橼酸他莫昔芬衍生物 LNCs 与胶束对胶质瘤的治疗效果，发现 LNCs 载药量更大，能抑制神经胶质瘤细胞增殖，而对正常细胞毒性较低，在体内能显著降低肿瘤质量和体积。本研究首次证明了有机金属化合物的抗肿瘤效果（Allard et al.，2008）。

三、固体脂质纳米粒

固体脂质纳米粒（Solid lipid nanoparticle，SLN）是一种新型纳米给药载体，是由在表面活性剂中稳定的固体脂质基质（如脂肪酸、磷脂）组成的 10～100nm 固体载体（Saenz del Burgo et al.，2014）。SLN 通常具有单层磷脂膜，内核为疏水性，能包裹溶解或分散在固体高熔点脂肪基质中的药物，磷脂链疏水端可嵌入脂肪基质中。因此，固体脂质纳米粒可携带亲脂性和亲水性药物（Patel et al.，2013），尤其适用于亲脂性药物。

SLN 具有高度稳定、安全、可控制药物释放、靶向递送、减少单核巨噬细胞系统对药物的摄取、延长药物作用时间等特点。与聚合物纳米粒相比，SLN 毒性低，载药量高，生产过程中可避免使用有机溶剂（目前，多采用高压均质法或微乳法制备），没有大规模生产等问题。处方中适宜的表面活性剂和浓度对形成稳定的 SLN 至关重要，因此通常选用 HLB<12 的表面活性剂。且脂质理化性质、制备方法也影响 SLN 稳定性（Jian，2002）。

SLN 的特殊性是具有脑渗透定向递送功能，SLN 能靶向中枢神经系统（Central nervous system，CNS），其原理可能是因为 SLN 粒径较小，可作为高生物相容性的脑靶向载体透过 BBB，另外固体脂质能增强与脑毛细血管的黏附作用，通过内皮细胞转胞吞途径入脑。在永生化人脑微血管内皮细胞（hCMEC/D3）单细胞层 BBB 模型上，考察游离多柔比星及其 SLN 的渗透能力，结果表明 SLN 有效提高了多柔比星对 hCMEC/D3 细胞层的渗透效率（Battaglia et al.，2017）。有研究发现，经冰片修饰的更昔洛韦固体脂质纳米粒（GCVb-SLN）能增加脑内药物递送量，表明其可渗透入脑，具有良好的脑靶向性。但脑靶向纳米给药也会带来副作用，关于药物在脑部组织的分布尚未完全明确，载体材料可能带来的"神经毒性"以及偏离靶点对正常脑细胞造成影响等，还需要更多高质量的研究证实。

以山嵛酸甘油酯（Compritol 888 ATO）为固体脂质，Brij78 为表面活性剂，采用乳化/蒸发/固化法制备载穿心莲内酯球形 SLN。其粒径较小，包封率约为 92%，4℃储存一个月可保持物理和化学稳定性。载药 SLN 体外释放延长，BBB 渗透量增加。SLN 解决了主药生物利用度低、水溶性差等问题（Graverini et al.，2018）。

IR-780 碘化物的荧光强度更高、更稳定，可同步实现诊疗一体化。但亲脂性和循环时间短限制了其在癌症成像和治疗中的应用。用 cRGD 穿透肽修饰的 SLN 载

IR-780 以实现 IR-780 的肿瘤靶向递送。研究发现，该 SLN 具有较好的分散性和稳定性，对过量表达 ανβ3 整合素的细胞具有显著靶向性。体外细胞毒和体内光热（Photothermal therapy）试验表明，在激光照射下应用 cRGD-IR-780 SLN 可根除 U87MG 细胞或 U87MG 移植瘤。因此 cRGD-IR-780 SLN 有望作为一种极具应用前景的近红外成像引导的肿瘤靶向治疗剂（Kuang et al., 2017）。载药 SLN 相关性质总结如下（表 5-2）。

表 5-2　载药 SLN 相关性质

制剂	制备方法	粒径/nm	Zeta 电位/mV	包封率/%	载药量/%
喜树碱 SLN （Yang et al., 1999）	高压均质法	196.8	269.3	99.6±0.3	4.8±0.3
利培酮 SLN （Patel et al., 2011）	溶剂扩散-溶剂蒸发法	148±0.85	25.4±0.45	59.7±1.18	—
载亲脂性氨甲蝶呤的脂蛋白 SLN （Battaglia et al., 2017）	凝聚法	338±10.0	−7.18±1.92	69	—
紫杉醇和柚皮素 SLN （Wang et al., 2021）	优化后的微乳化法	129	23	>80	>7
纳洛酮 SLV （Hasan et al., 2021）	溶剂蒸发法	190.2	−16	95±0.53	19.08±0.106
阿苯达唑 SLN （Marslin et al., 2017）	高剪切均质化和探针超声处理相结合	218.4±5.1	12.4±1.32	81	—

四、黏膜黏附性纳米粒

黏膜黏附性纳米粒（Bioadhesive nanoparticles）是指用某些能对生物黏膜产生特殊黏合力的材料制成的纳米粒，可黏附在作用部位，延长作用部位对药物的吸收时间，增加生物利用度。常见的黏膜黏附性纳米粒有壳聚糖纳米粒、凝集素纳米粒等（王玉丽，2002）。

壳聚糖纳米粒作为一种使用较广泛的黏膜黏附性纳米粒，具有良好的生物相容性、生物降解性、黏膜黏附性和低毒性（Yu et al., 2019）。经鼻腔给药后，可克服鼻内纤毛清除，增加药物在鼻腔内的吸收时间（Liu et al., 2018）。卡马西平壳聚糖纳米粒经鼻腔给药后可用于治疗癫痫。该纳米粒平均粒径为（218.76±2.41）nm，载药量约为 35%，包封率为 80% 左右。它可增加卡马西平生物利用度，说明其绕过了 BBB 实现了卡马西平从鼻腔到脑组织的直接转运，有利于治疗癫痫。利用离子相互作用制备了载鼠尾草酸壳聚糖纳米粒，可增强脑内神经营养蛋白的表达（Vaka et al., 2013）。

与聚合物纳米粒相比，壳聚糖纳米粒表面带正电荷且具有良好的黏膜黏附性，无论通过鼻内还是静脉给药，均有助于增强药物脑靶向递送（Yu et al., 2019）。用透明质酸/壳聚糖制备的聚电解质复合物纳米粒可作为水不溶姜黄素的载体，其外观呈球形，其粒径为 207nm，Zeta 电位为 +25.37mV，包封率为 89.9%，载药量为 6.5%。姜黄素被包裹在聚电解质复合物纳米粒中，释放时间延长；且与姜黄素溶液相比，胶质瘤 C6 细胞对其摄取率较高，因此细胞毒性较强，且呈剂量依赖性（Yang et al., 2015a）。以透明质酸和壳聚糖盐酸盐制备了类姜黄素多糖纳米制剂，经乳铁蛋白修饰后 BBB 渗透性更强，具有明显胶质瘤靶向性，为进一步探索 CNS 恶性肿瘤的治疗提供了新方法（Xu et al., 2017）。

五、无机纳米粒

无机纳米粒（Inorganic nanoparticles）是指碳、金、银、氧化铁等纳米大小的颗粒。与聚合物纳米粒和脂质纳米粒相比，无机纳米粒具有长电子顺磁共振效应、强抑菌活性、低成本、易改性等特点，但靶向性低、不可降解且可能具有潜在毒性，可用作分子探针、磁共振成像造影剂、抗肿瘤药物、抗病毒药物等（Tsou et al., 2017）。常用无机纳米粒包括多孔硅纳米粒（Porous silicon nanoparticles）（Rosenholm et al., 2010）、碳酸钙纳米粒（Wei et al., 2008）等（图 5-4）（Siafaka et al., 2021）。

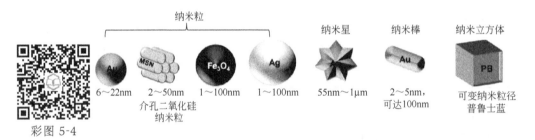

图 5-4　不同无机纳米粒类型

无机纳米粒可通过包裹、化学键连接等方式载药。以多孔硅纳米粒为例，小分子药物可从药物溶液中吸附到孔中或与孔壁上功能团链接。生物大分子（如蛋白质、酶、抗体、核酸等）可吸附或连接到粒子表面，或进入孔内。此外，多孔硅纳米粒也可载荧光染料或成像分子，以实现同步成像（图 5-5）。

纳米金（AuNPs）是纳米大小金颗粒，是一种生物惰性的无机金属纳米粒子，具有潜在的临床治疗和诊断作用，易与各种材料结合，但不易通过 BBB（Anderson et al., 2019）。采用磁共振成像引导的聚焦超声技术，增加了 BBB 通透性，能促进 AuNPs 进入 CNS，并平衡了肝和脑中药物分布（Etame et al., 2012）。

需引起高度关注的是由无机纳米粒不可降解所引发的毒性问题。更严重的是，小尺寸效应可能导致纳米粒在体内分布发生重大变化：吸入纳米粒可通过嗅球通道进入脑内（Oberdörster et al., 2004），Au55 金纳米粒与 DNA 发生相互作用（Tsoli et al., 2005）。这也是无机纳米粒难以实现临床应用的根本原因（图 5-6）。

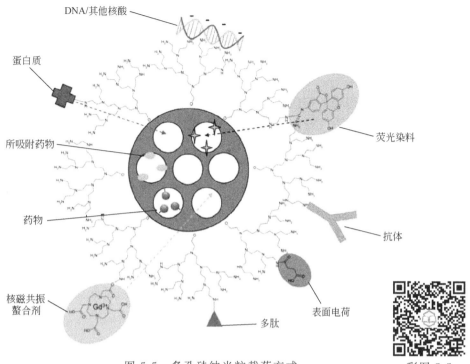

DNA/其他核酸

蛋白质

所吸附药物

药物

核磁共振螯合剂

荧光染料

抗体

表面电荷

多肽

图 5-5 多孔硅纳米粒载药方式

彩图 5-5

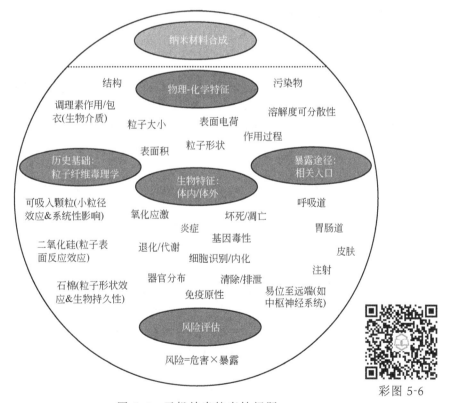

纳米材料合成

结构 物理-化学特征 污染物

调理素作用/包衣(生物介质) 溶解度可分散性

粒子大小 表面电荷

表面积 粒子形状 作用过程

历史基础:粒子纤维毒理学 生物特征:体内/体外 暴露途径:相关入口

可吸入颗粒(小粒径效应&系统性影响) 氧化应激 坏死/凋亡 呼吸道

炎症 胃肠道

二氧化硅(粒子表面反应效应) 退化/代谢 基因毒性 皮肤

细胞识别/内化 注射

石棉(粒子形状效应&生物持久性) 器官分布 清除/排泄 易位至远端(如中枢神经系统)

免疫原性

风险评估

风险=危害×暴露

彩图 5-6

图 5-6 无机纳米粒毒性问题

169

六、磁性纳米粒

磁性纳米粒（Magnetic nanoparticles，MNPs）由丸心和外包衣层组成，丸心一般是磁性氧化铁或其他磁性物质，外包衣层一般是生物相容性的葡聚糖、淀粉、壳聚糖（Sun et al.，2009）等（图 5-7）。不同聚合物可选择不同包衣方式，如多糖聚合物可在磁性纳米核外均匀包衣；末端接枝聚合物（如 PEG）可通过聚合物锚定在磁性纳米核最外层，形成刷状结构等。上述结构保留了疏水区，可用于载药。不同材料和不同修饰方式对 MNPs 影响不同，其中包衣厚度和疏水性影响最大。

彩图 5-7

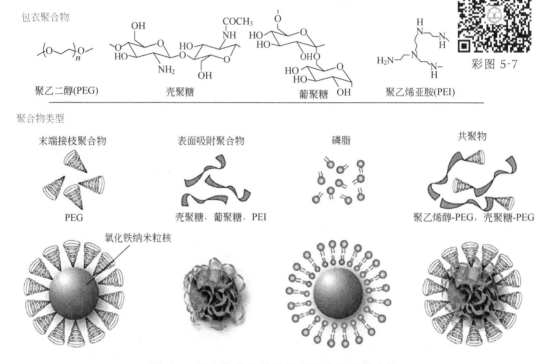

图 5-7　聚合物修饰磁性纳米粒核的不同方法

磁性氧化铁纳米粒（Iron oxide nanoparticles，IONP）粒径小、比表面积大，具有优异的超顺磁性，也称为超顺磁性氧化铁纳米粒（Superparamagnetic iron oxide nanoparticles，SPIONs）。它可在磁场作用下定向移动，通过磁靶向性实现药物定位递送，还可通过连接靶向配体、适配体、聚合物、成像分子（光学成像、放射性成像）等实现多功能递送（图 5-8）（Veiseh et al.，2010）。用磷酸盐缓冲液稀释氧化铁纳米粒悬浮液得到磁性纳米粒，给大鼠静脉注射后，通过磁共振成像（Magnetic resonance imaging，MRI）发现，IONP 可在磁场作用下高浓度蓄积于 9L 胶质瘤大鼠的脑部肿瘤部位。

MNPs 募集巨噬细胞进入神经组织主要包括以下步骤，如图 5-9：

① 具有细胞毒作用的 MNPs 刺激产生 ROS；

② ROS 增强了肿瘤坏死因子（TNF-α）的表达和释放，通过激活其两个受体 p38 和 ERK 促细胞分裂激活蛋白激酶通路来诱导；

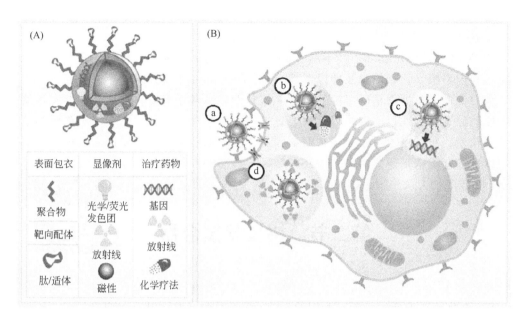

图 5-8　诊疗一体化多功能磁性纳米粒剖面图及细胞水平作用机制示意图

（A）聚合物延伸链连接 MNPs 和靶向配体，成像报告分子及治疗药物；（B）不同治疗药物的四种可能作用机制：ⓐ与细胞表面受体结合以实现内吞；ⓑ在细胞内可控释放；ⓒ基因治疗药物从内涵体中逃逸，靶向细胞核；ⓓ放射性物质细胞内衰变

彩图 5-8

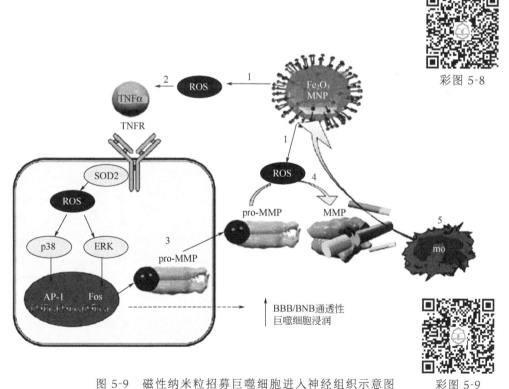

图 5-9　磁性纳米粒招募巨噬细胞进入神经组织示意图

彩图 5-9

③ 基质金属蛋白酶（Matrix metalloproteinases，MMPs）非活性前体形式的表达；

④ ROS 能直接促使活性 MMPs 表达，而 MMPs 是体内唯一能降解血脑（Blood-barin）和血神经（Blood-nerve）屏障的酶；

⑤ MMPs 能促进循环巨噬细胞（mΦ）进入神经，MNPs 的粒径和表面化学性质决定了其内吞机制、靶细胞及神经毒性（Shubayev et al.，2009）。

但磁靶向要求提供精确可控的磁场，需精准控制磁场强度、类型、梯度及作用时间等影响因素，因此目前还难以应用于复杂的临床治疗。另外，磁靶向对深层肿瘤靶向效果较差，更适用于治疗体表肿瘤。因此，脑靶向还可经配体修饰后通过主动靶向实现精准治疗。未来研究需关注 IONP 粒径与形态的控制、增强 IONP 磁响应性、提高 IONP 载药能力及生物相容性。

第二节　树枝状聚合物

彩图 5-10

树枝状聚合物（Dendrimers）是一种具有特定结构的超支化聚合物，一般由一个中心核、重复的分支结构和末端基因组成，可作为药物或基因载体（Palmerston Mendes et al.，2017）。与常规聚合物不同，树枝状聚合物具有明确的官能团和可修饰基团（Tsou et al.，2017）［图 5-10（A）］，作为药物递送载体具有以下特点：①真正纳米级（<50nm），并非常均一、稳定；②可实现多靶向技术，克服了单靶向的不足，如通过长循环实现天然被动靶向，通过 pH 敏感实现物理化学靶向，通过受体介导实现主动靶向；③载药量大，稳定性好，治疗中可减少聚合物用量；④在肿瘤组织内迅速释放药物，增强治疗效果。

树枝状大分子的特殊结构和易于设计的特点，可设计成水溶性末端和疏水性内核，使疏水性药物包裹在内部，亲水性药物结合在外部（Astruc et al.，2010）。还可通过连接键不同实现敏感性释药［图 5-10（B）］。树枝状大分子还可通过静电作用与核酸结合成复合物，促使核酸通过细胞膜，保护核酸不被降解（Palmerston Mendes et al.，2017）。

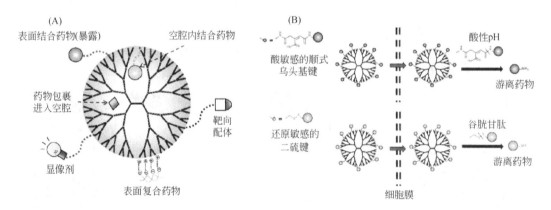

图 5-10　（A）树枝状聚合物载药与功能化修饰示意图；
（B）树枝状聚合物与药物通过可断裂键连接实现敏感性释药

树枝状聚合物具体可分为聚酰胺-胺（Polyamidoamine，PAMAM）、聚乙烯亚胺（Polyethyleneimine，PEI）、聚丙烯亚胺（Polypropyleneimine，PPI）、聚赖氨酸（Poly-L-lysine，PLL）、碳硅烷（Carbosilane）、磷（Phosphorus，PPH）、糖树枝状聚合物（Glycodendrimers）、Janus 树枝状聚合物等（Zhu et al.，2019b）（图 5-11）。其近年相关研究见表 5-3。

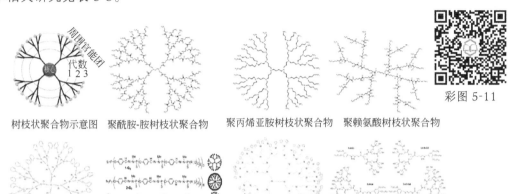

彩图 5-11

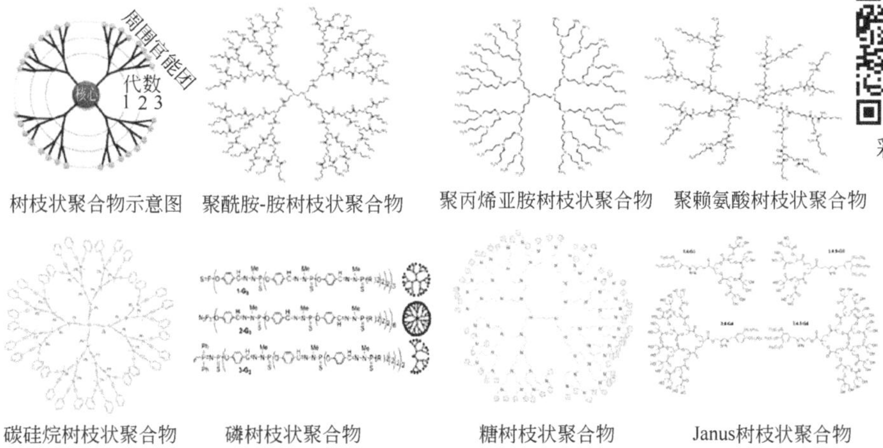

树枝状聚合物示意图　聚酰胺-胺树枝状聚合物　　聚丙烯亚胺树枝状聚合物　聚赖氨酸树枝状聚合物

碳硅烷树枝状聚合物　　磷树枝状聚合物　　　　糖树枝状聚合物　　　Janus树枝状聚合物

图 5-11　树枝状聚合物常见分类

表 5-3　参与脑部疾病靶向给药的不同树状大分子概述（Zhu et al.，2019c）

树枝状大分子	配体	靶向模式	药物	疾病	参考文献
G5 PAMAM	叶酸	双功能胶质瘤靶向	冰片	脑胶质瘤	（Xu et al.，2016）
G5 PAMAM	乳铁蛋白	靶向血脑屏障	hGDNF 质粒	帕金森	（Huang et al.，2009a；Huang et al.，2010）
G5 PAMAM	乳铁蛋白	靶向血脑屏障	pEGFP-N2，pGL2	—	（Huang et al.，2009b；Huang et al.，2008）
G5 PAMAM	转铁蛋白	靶向血脑屏障	pEGFP-N2，pGL2	—	（Huang et al.，2007）
G5 PAMAM	HAIYPRH 肽	靶向血脑屏障和肿瘤细胞	pORF-hTRAIL，阿霉素	脑胶质瘤	（Han et al.，2011）
G4 PAMAM	转铁蛋白，三苯氧胺	双向靶向血脑屏障和肿瘤细胞	阿霉素	脑胶质瘤	（Li et al.，2012）
G5 PAMAM	血管活性肽-2 肽	双向靶向血脑屏障和肿瘤细胞	pORF-hTRAIL，pGL2	脑胶质瘤	（Huang et al.，2011b）
G5 PAMAM	血管活性肽-2 肽	靶向血脑屏障	pEGFP-N2	—	（Ke et al.，2009）
G5 PAMAM	RVG29 肽	靶向血脑屏障	pEGFP-N2，pGL2	—	（Liu et al.，2009）

续表

树枝状大分子	配体	靶向模式	药物	疾病	参考文献
G5 PAMAM	氯霉素	靶向肿瘤细胞	pORF-hTRAIL	脑胶质瘤	(Huang et al., 2011a)
G4 PAMAM	SRL 肽	靶向血脑屏障	pEGFP-N2	—	(Zarebkohan et al., 2015)
G4 PAMAM 衍生物	—	—	HMGB1 siRNA	脑缺血	(Kim et al., 2012)
G3 PPI	转铁蛋白	靶向血脑屏障	pGL	脑胶质瘤	(Somani et al., 2014)
G5 PPI	唾液酸	靶向血脑屏障	紫杉醇	—	(Patel et al., 2016b)
G5 PPI	聚山梨醇酯 80	靶向血脑屏障	多西他赛	脑胶质瘤	(Gajbhiye and Jain, 2011)
G3 DGL	HAIYPRH (T7) 肽	双向靶向血脑屏障和肿瘤细胞	pORF-hTRAIL, 阿霉素	脑胶质瘤	(Liu et al., 2012b)
G3 DGL	HAIYPRH (T7) 肽	双向靶向血脑屏障和肿瘤细胞	荧光素酶 siRNA	脑胶质瘤	(Kuang et al., 2013)
G3 DGL	血管活性肽	靶向血脑屏障	hGDNF 质粒	帕金森	(Huang et al., 2013)
G3 DGL	胆碱衍生物	靶向血脑屏障	pGL3	—	(Li et al., 2011)
G3 DGL	胆碱衍生物	双向靶向血脑屏障和肿瘤细胞	pORF-hTRAIL, 阿霉素	脑胶质瘤	(Li et al., 2013)
G3 DGL	NL4 肽, 载脂蛋白 A-I	双向靶向血脑屏障和神经元	BACE1 siRNA	阿尔茨海默病	(Zhang et al., 2017)
G3 DGL	转铁蛋白, MAN	双向靶向血脑屏障和肿瘤细胞	阿霉素	脑胶质瘤	(Ruan et al., 2018)
聚乙烯亚胺-聚赖氨酸	血管活性肽-2 肽	双向靶向血脑屏障和肿瘤细胞	HSV-TK 质粒	脑胶质瘤	(Gao et al., 2016)
聚乙烯亚胺-聚赖氨酸	—	靶向多巴胺能神经元	VEGF 质粒	帕金森	(Sheikh et al., 2017)
碳硅烷树枝状大分子	—	靶向原代星形胶质瘤细胞	抗 HIV-1 Nef 的 SiRNA	艾滋病	(Serramia et al., 2015)
氨基官能团树枝状大分子	—	靶向血脑屏障	siRNA	星形胶质细胞, 胶质瘤细胞	(Stenstrom et al., 2018)

注: PAMAM, 聚酰胺-胺型树枝状高分子; PPI, 聚丙烯亚胺; hGDNF, 人神经胶质源性神经营养因子基因; EGFP, 增强型绿色荧光蛋白; HAIYPRH (T7), 一种转铁蛋白靶向肽, 对约为 10nm 的转铁蛋白具有高度亲和力; pORF-hTRAIL, 一种编码人肿瘤坏死因子相关凋亡诱导配体的治疗基因; pGL, 一种编码野生型萤火虫荧光素酶的报告基因; HMGB1, 高迁移率族蛋白 B1; NL4, 一种能结合酪氨酸激酶 A 的肽; RVG29, 源自狂犬病病毒糖蛋白的 29-氨基酸肽; DGL, 树突接枝聚赖氨酸; SRL, 丝氨酸-精氨酸-亮氨酸; BACE1, β-淀粉样转化酶 1; HSV-TK, 单纯疱疹病毒I型胸苷激酶基因; VEGF, 血管内皮生长因子; MAN, 对氨基苯-α-D-吡喃甘露糖糖苷。

一、聚酰胺-胺

聚酰胺-胺（PAMAM-Dendrimers）是医学中应用较广泛的一种树枝状聚合物（图 5-12）。其核心一般由乙二胺构成，随着代数增加，阳离子 PAMAM 细胞毒性逐渐增加，而阴离子 PAMAM 由于末端带有羧基或羟基而毒性较小（Fana et al., 2020; Palmerston Mendes et al., 2017）。PAMAM 因其独特的表面特性，比常规的线性水溶性聚合物更易穿过屏障层。相比脂质体等剂型，PAMAM 可作为一种高度特异性的脑靶向治疗载体。

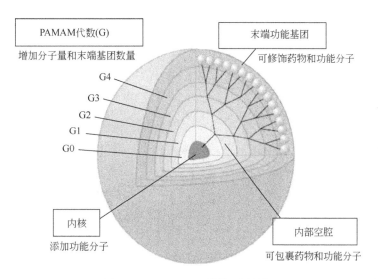

图 5-12　PAMAM 结构示意图

乳铁蛋白（Lactoferrin, Lf）与 3.0 代 PAMAM 通过表面胺基连接，形成 Lf-PAMAM，包裹美金刚通过脑靶向递送治疗 AD，能显著提高 $AlCl_3$ 导致的 AD 模型大鼠的记忆能力缺失（Gothwal et al., 2019）（图 5-13）。

抗氧化剂 N-乙酰基-L-半胱氨酸（图 5-14）通过半胱氨酸敏感键——二硫键与 PAMAM 第四代末端羟基连接，递送入脑，用于治疗乳鼠缺血缺氧性脑损伤（Nemeth et al., 2018）。为了进一步研究 PAMAM 在海马中分布，用荧光染料 Cy5 标记 PAMAM，经腹腔注射到缺血缺氧性脑损伤乳鼠模型中，发现损伤严重程度、小胶质细胞活化程度与细胞吞噬 Cy5-PAMAM 呈正相关。有趣的是，同步低温治疗方案降低了小胶质细胞吞噬，但对神经元和星形胶质细胞无影响。因此温度是一个重要因素，研究发现 CA1 区和齿状回区神经元的吞噬作用依赖于低温后的再升温（Nance et al., 2015）。

二、聚丙烯亚胺

聚丙烯亚胺（PPI）大多是以 1, 4-二氨基丁烷为核，内部含有叔三丙烯并以氨基为末端的树枝状聚合物（图 5-15）。随代数增加，细胞毒性不断增大，可通过表面修饰降低细胞毒性，提高生物相容性（Palmerston Mendes et al.，2017）。

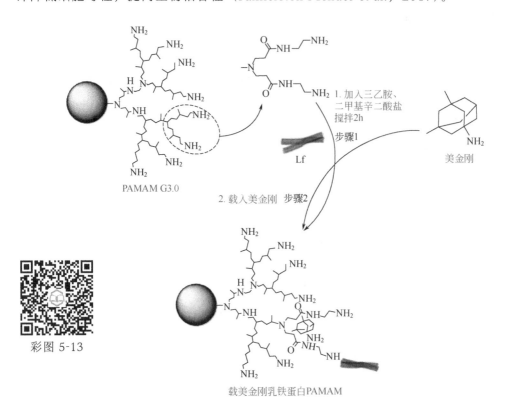

彩图 5-13

图 5-13　乳铁蛋白 PAMAM 合成及其载药示意图

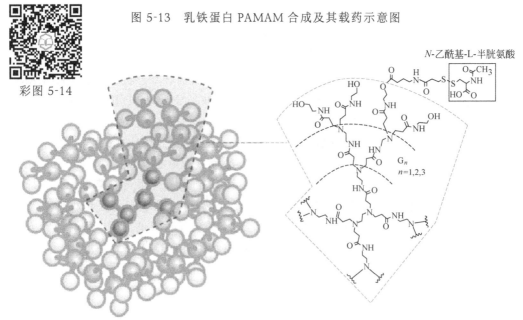

彩图 5-14

图 5-14　*N*-乙酰基-L-半胱氨酸结构示意图

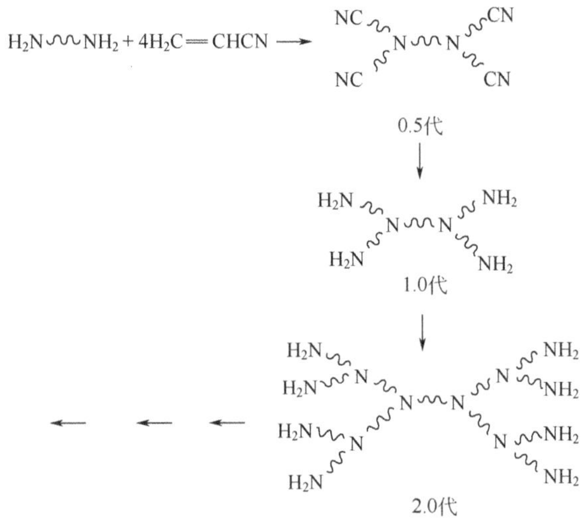

图 5-15　PPI 树枝状聚合物的合成路线

　　分别采用唾液酸、葡糖胺、刀豆蛋白 A 修饰 PPI，考察脑靶向递送多烯紫杉醇（Paclitaxel，PTX）的效果（Patel et al.，2016a）。人星形细胞瘤 U373MG 细胞的细胞毒试验显示，唾液酸 PPI、葡糖胺 PPI、刀豆蛋白 APPI、PPI 和游离 PTX 的 IC_{50} 分别为 0.40μmol/L、0.65μmol/L、0.95μmol/L、2.00μmol/L、3.50μmol/L。体内三者脑靶向效率为：唾液酸>葡糖胺>刀豆蛋白 A。

第三节　脂质体

　　脂质体（Liposomes）是一种天然存在或人工制备的封闭囊泡，可由各种脂质或类脂质混合物制备形成闭合的具有双分子层的囊泡结构，其大小可从二十纳米到几十微米（Bangham et al.，1965；Elizondo et al.，2011）。脂质体主要由磷脂构成，而磷脂是细胞膜主要成分，因此脂质体能与细胞膜融合，从而改变被包裹药物的吸收速率、吸收程度和体内药物分布，实现药物靶向治疗；同时还具有细胞亲和性、靶向性、缓释、给药途径多样化、抗原性低、毒性小、结构稳定等优点 [图 5-16（A）]。其亲水性内核可用于载亲水性药物，亲脂性磷脂双分子层可载疏水性药物；磷脂头部功能基因可与聚合物、多肽、蛋白质等连接实现更多功能。

　　脂质体载药有不同方式。被动载药时，在脂质体形成过程中不同溶解性药物进入亲水性内核（a）或疏水性磷脂双分子层（b）；主动载药时，药物可通过 pH 或盐梯度法（c）被包裹进脂质体内核；i 经梯度法进入内核后，与捕获分子形成复合物集中在内核中 ii。当然连有药物的脂质聚合物也可在形成脂质体过程中直接带入药物（d）。形成脂质体后可插入药物-磷脂聚合物耦合物，药物在脂质体表面（e）[图 5-16（B）]。

　　脂质体是一种有效穿越 BBB 的递送系统，已上市或处于临床研究阶段的脑靶向脂质体见表 5-4。

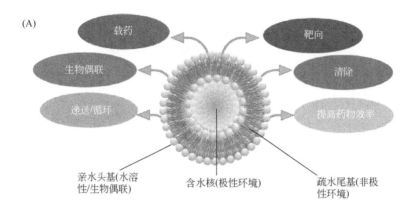

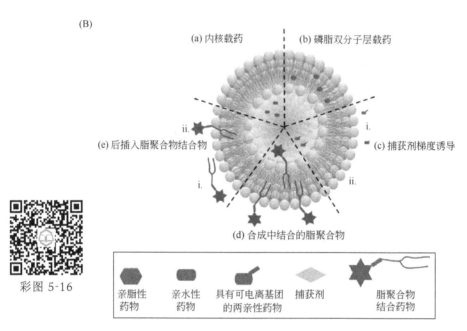

彩图 5-16

图 5-16 （A）脂质体结构示意图；（B）脂质体载药模式

表 5-4 已上市或处于临床研究阶段的脑靶向脂质体（Vieira and Gamarra, 2016）

商品名	化合物	脂质成分	适应证	适用阶段
AmBisome	两性霉素 B	HSPC，DSPG，胆固醇	隐球菌脑膜炎	无
Abelcet®	两性霉素 B	DMPC，DMPG	隐球菌脑膜炎	无
DaunoXome®	道诺霉素	DSPC，胆固醇	儿科脑肿瘤	I
Depocyt®	阿糖胞苷	胆固醇，三油酸甘油酯，DOPC，DPPG	淋巴瘤性脑膜炎	无
Doxil®/Caelyx®①	阿霉素	HSPC，胆固醇，DSPE-PEG2000	多形性胶质母细胞瘤儿童脑肿瘤	II II
Myocet®	阿霉素	EPC，胆固醇	多形性胶质母细胞瘤	II

注：DMPC，二肉豆蔻酰磷脂酰胆碱；DMPG，二肉豆蔻酰磷脂酰甘油；DOPC，二油酰基磷脂酰胆碱；DPPG，二棕榈酰磷脂酰甘油；DSPC，二硬脂酰基磷脂酰胆碱；DSPE，二硬脂酰磷脂酰乙醇胺；DSPG，二硬酯酰磷脂酰甘油；EPC，蛋黄磷脂酰胆碱；HSPC，氢化大豆磷脂酰胆碱；PEG：聚乙二醇。

① 聚乙二醇化脂质体阿霉素在美国被称为 Doxil®，在欧洲被称为 Caelyx®。

脂质体多集中于通过静脉注射给药（Guo et al., 2015）（图 5-17）。脂质体进入 CNS 可通过全身注射（a）、颈内动脉注射（b）、颅内注射（c）、鼻腔内给药（e）、腹膜内注射（f）或对流增强递送（d/n）等途径。脂质体载药后（V），通过 PEG 修饰可实现长循环，延长血液中循环时间（Ⅲ）；还可用于跨越 BBB（Ⅰ），靶向病灶区（Ⅸ）或同时达到上述目的（Ⅱ）。通过共价连接抗体（Ⅸ）、RNA 适配体（Ⅵ）或多肽（Ⅻ）可实现表面修饰。双分子层中阳离子脂质可与核酸发生静电相互作用，有利于基因治疗（Ⅷ和Ⅺ）。该示意图还包括热疗（Ⅳ）、温度升高（Ⅶ）和超声（Ⅹ）等机制。

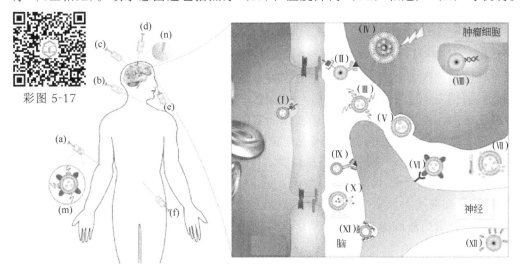

彩图 5-17

图 5-17　脂质体将治疗药物或成像分子靶向递送到脑部示意图

粒径是脂质体的一个重要性质（Danaei et al., 2018），根据其粒径大小可分为单层囊泡（Single unilamellar vesicles, SUVs），粒径<200nm；大单层囊泡（Large unilamellar vesicles，LUVs），粒径≤200nm；多层囊泡（Multilamellar vesicles，MLVs）和大多孔囊泡（Elizondo et al., 2011）。根据敏感型不同，还可分为 pH 敏感、热敏感、磁敏感脂质体等。如热敏脂质体通过吸附介导的胞吞作用可增强药物跨 BBB 转运，增加脑细胞摄取（Dai et al., 2019）。通过对膜结构进行改造，还可获得其他不同性能脂质体，如采用聚乙二醇类脂质衍生物（Kuang et al., 2012）、非离子型表面活性剂或蛋白质修饰（Moghimi and Szebeni, 2003）可制成长循环隐形脂质体。按不同分类方式，脂质体可分为以下类型。

一、pH 敏感脂质体

pH 敏感脂质体（pH-sensitive liposomes）是一种能在弱酸环境下释放药物、实现主动靶向的药物递送载体。在弱酸环境下，脂质体组成成分中脂肪酸羟基发生质子化，导致脂质体形成六方晶相，膜结构改变，使脂质体膜与靶器官或靶细胞等生物膜高度融合，促进药物在靶部位释放。与传统脂质体相比，pH 敏感脂质体进入细胞后，可避免溶酶体降解，因此 pH 敏感脂质体是增加基因、反义寡核苷酸、蛋白质等生物大分子细胞内浓度的有效递送载体。

采用薄膜水合法制备得到肿瘤特异性酸敏感多肽$[H_7K(R_2)_2]$修饰的多柔比星（Doxorubicin，DOX，阿霉素）的 pH 敏感脂质体$[DOX-PSL-H_7(R_2)_2]$。在酸性条件下 DOX 特异性释放，对胶质瘤细胞 C6 具有明显细胞毒作用；C6 荷瘤鼠和 U87-MG 原位荷瘤鼠的肿瘤生长明显被抑制，存活时间更长；$[DOX-PSL-H_7(R_2)_2]$ 有望成功用于胶质瘤靶向治疗（Zhao et al.，2016）。

二、热敏脂质体

热敏脂质体（Temperature-sensitive liposomes）由特定温敏材料制备，可在高温（通常>40℃）时发生相变，促进药物靶向释放（Bi et al.，2019）。正常体温下，脂质体膜呈紧密排列的凝胶态包裹药物；当脂质体随血液循环到达被加热的靶器官时，脂质体膜发生相变，膜结构由凝胶态转为液晶态，稳定性降低释放药物，实现靶向给药。

热敏脂质体有效利用了热疗和脂质体的双重优势，提高了治疗效果，降低了毒副作用，促进了 DOX 穿透 BBB 实现脑靶向递送（Bredlau et al.，2018）。通过颅骨钻孔将射频加热探针插入脑内特定区域并设置不同温度和时间，比较了不同温度下 DOX 体内药代动力学和组织摄取量。高效液相色谱法和荧光显微分析显示随温度升高，DOX 摄取量逐渐增大且集中在加热脑区，未加热脑区未检出。组织病理学研究表明神经毒性较小，说明热敏脂质体联合热疗可促进药物透过 BBB，安全性较高。

三、磁性脂质体

磁性脂质体（Magnetic liposomes）主要由脂质体包裹磁性纳米粒（多为纳米氧化铁）构成，可在外加磁场作用下，将药物精确递送到准确位置，实现药物靶向递送（Saiyed et al.，2010）。

利用反相蒸发法制备载磁性纳米粒、3'-叠氮基-3'-脱氧胸苷-5'-三磷酸（AZTTP）磁性脂质体。其粒径约为 150nm，最大载药量为 54.5%，最大载磁量为 45.3%。它可在外加磁场作用下，通过单核细胞介导的转运作用，促进 AZTTP 磁性脂质体穿越 BBB 携带 AZTTP 进入大脑，增强抗逆转录病毒疗法的疗效（Saiyed et al.，2010）。

叶酸受体介导温度敏感磁性脂质体作为多功能载体能实现 DOX 靶向递送，通过物理学磁场作用和生物学叶酸介导主动靶向作用使其靶向肿瘤细胞。肿瘤区域外加磁场导致高温作用下实现药物释放（Pradhan et al.，2010），为肿瘤热疗、化疗联合治疗提供新思路（图 5-18）。

四、其他类型脂质体

1. 阳离子脂质体

阳离子脂质体（Cationic liposomes）由于自身正电荷可与核酸等带负电药物通过静电吸附相互结合，进入体内后，与体内负电荷发生静电作用，解离出所携带药物，主要用作基因药物非病毒载体（图 5-19）。采用 3β-[N-(N'，N'-二甲基氨基乙烷)-氨基甲酰基]胆固醇（DC-Chol）和二油酰基磷脂酰乙醇胺（DOPE）制备的阳离子脂质体能显著增加基因递送效率（Maitani et al.，2007）。

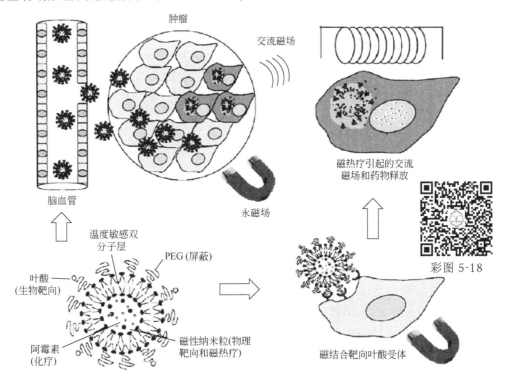

图 5-18　叶酸受体介导温度敏感磁性脂质体作为
多功能载体实现阿霉素靶向递送示意图

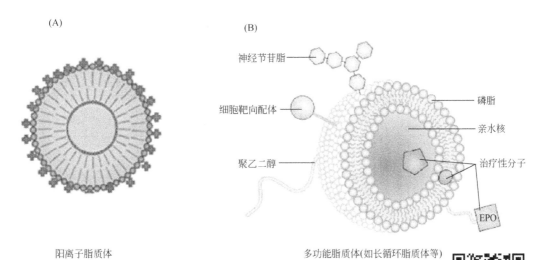

图 5-19　阳离子与多功能脂质体

2. 长循环脂质体

长循环脂质体（Long circulating liposomes）是指表面经适当修饰后可避免单核巨

噬细胞系统吞噬从而延长体内循环时间的一种脂质体。用 PEG 修饰 DOX 脂质体后，亲水性聚合物 PEG 在脂质体外层形成水化层，改善表面亲水性，避免被网状内皮系统识别和摄取，显著延长了 DOX 脂质体体内循环时间，降低了肝巨噬细胞毒性（Daemen et al.，1997）。五种不同粒径长循环脂质体经 Tc-99m 放射性标记后研究了其 24h 体内分布，发现 136.2nm、165.5nm、209.2nm、275nm 和 318nm 脂质体 24h 时体内循环比例分别为 46.4%、50.4%、46.8%、36.2%和 14.5%，对应循环半衰期分别为 21.7h、26.5h、24.9h、18.7h、8.9h。因此，长循环脂质体最佳粒径为 160～220 nm（Awasthi et al.，2003）。

3. 细胞穿透肽修饰脂质体

细胞穿透肽（Cell penetrating peptides，CPP）能特异性识别细胞膜表面不同受体且亲和力强，可产生主动靶向作用。RGD 肽是一种含有精氨酸-甘氨酸-天冬氨酸的三肽序列，可与中性粒细胞和单核细胞表面表达的整合素受体识别、结合，继而产生吞噬作用，是一种重要的 CPP（表 5-5）。将 RGD 肽与脂质体偶联，采用醋酸钙梯度法包裹阿魏酸，包封率为（80.2±5.2）%。体外流式细胞结果表明，RGD 脂质体能有效结合单核细胞和中性粒细胞，还可将阿魏酸直接递送到大脑中炎症部位，且局部药物浓度较高（Qin et al.，2007）。

表 5-5　常见细胞穿透肽类型（Zorko and Langel，2005）

名称序列	种类来源
穿透肽 RQIKIWFQNRRMKWKK[①]	蛋白质衍生 CPP 果蝇触角同源结构域（氨基酸 43-58）
Tat CGRKKRRQRRRPPQC[①]	蛋白质衍生 CPP 人免疫缺陷病毒 1 蛋白质（氨基酸 48-60）
pVEC LLIILRRRIRKQAHAHSK-酰胺	蛋白质衍生 CPP 来源于鼠血管内皮钙黏蛋白
MAP KLALKLALKALKAALKLA-酰胺	模型肽
（Arg）7 RRRRRRR	模型肽
MPG GALFLGFLGAAGSTMGAWSQPKSKRKV	设计的 CPP，来源于 HIV-1 gp41 蛋白融合序列的肽与来源于 SV40 T 抗原核定位序列的肽偶联
运输肽 GWTLNSAGYLLGKINLKALAALAKISIL-amide	设计的 CPP，甘丙肽的最小活性部分（氨基酸 1-12）通过 Lys13 偶联到肥大细胞

① 这些肽可以在羧基端酰胺化或不酰胺化。

药物或载体与 CPP 连接有几种形式（图 5-20）（Zorko and Langel，2005）。二者可通过肽键、噻唑胺键、二硫键等与 CPP 连接。当药物为多肽或蛋白质时，CPP 可以串联模式形成融合蛋白。在细胞内还原型环境下，半胱氨酸硫醇基团也可切断 CPP 和药物之间的二硫键，使药物释放。

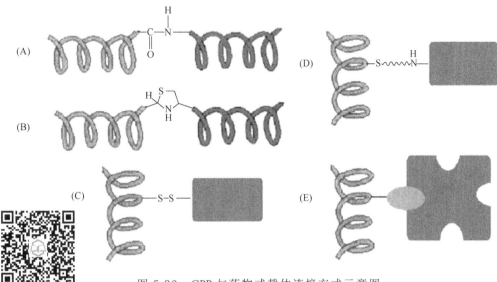

图 5-20　CPP 与药物或载体连接方式示意图

（A）肽键；（B）噻唑胺键；（C）二硫键；（D）双功能连接键；
（E）大分子（如链霉亲和素），首先与小分子（如生物素）非共价相连，再与 CPP 连接

对脑胶质瘤治疗而言，BBB 限制、多药耐药和胶质瘤干细胞增殖能力较强是必须克服的三个主要问题。新型多功能靶向酒石酸长春瑞滨/粉防己碱脂质体呈三维球形，表面光滑，直径约为 100nm，PDI<0.2，包封率>90%，Zeta 电位为（23.32±3.88）mV，48h 内体外释放率为(28.65±3.65)%。该脂质体具有较强穿越 BBB 转运能力，能明显被胶质瘤细胞和胶质瘤干细胞摄取，使药物聚集在肿瘤细胞内，抑制其生长，破坏胶质细胞球体，激活并调节相关蛋白诱导肿瘤细胞死亡（Li et al.，2016）。

4. 纳米结构脂质载体

纳米结构脂质载体（Nanostructured lipid carriers, NLC）是由固体和液体脂质（油）的混合物形成的粒径 100nm 左右的球形粒子。药物分子可溶解（亲脂性药物）或分散（亲水性药物）在两种脂质中，增加了载药量，其在储存过程中最大限度减少或避免了药物析出。脂质的天然亲脂性有利于其将药物递送至脑部，且可生物降解、毒性低。NLC 能增强对光、氧化和水解敏感化合物的化学稳定性（Alam et al.，2014；Costa et al.，2019；Muchow et al.，2008），也可以改善生物大分子类药物的吸收。NLC 适用于载水溶性差的药物，如姜黄素、藤黄酸、紫草素、绞股蓝皂苷、延胡索乙素和青蒿琥酯等，可为难溶性药物的靶向递送提供新选择。

为保护多肽类药物-神经营养因子人胰岛素样生长因子并提高其递送效率，制备了壳聚糖包衣的生物黏附性 NLC，其粒径为 114nm，Zeta 电位为+28mV，鼻腔给药后脑内分布增加，是一种安全、有效的鼻-脑给药纳米载体（Gartziandia et al.，2015）。

采用高压匀质法制备盐酸司来吉兰 NLC，并考察了鱼藤酮诱导帕金森病模型大鼠的行为学，发现通过鼻黏膜途径给药的盐酸司来吉兰 NLC 具有显著的脑靶向性，可用于治疗帕金森病（Mishra et al.，2018）。

采用溶剂蒸发-低温固化法制备了姜黄素 NLC，通过大鼠体内药代动力学研究发现，与普通姜黄素混悬液相比，姜黄素 NLC 中药物在体内各组织分布和相对滞留时间都大大提高，提高了姜黄素生物利用度，且具有良好的缓释功能。而靶向性研究表明，NLC 可有效透过 BBB，明显提高所载药物脑靶向性，有利于脑部疾病如阿尔茨海默病的治疗（方敏，2013）。

总体而言，脂质体跨越 BBB 策略包括以下几种（表 5-6）。

表 5-6　脂质体跨越 BBB 策略

跨越 BBB 策略	特点	参考文献
阳离子脂质体	阳离子脂质体表面正电荷可与 BBB 表面聚阴离子发生静电相互作用，通过吸附介导内吞跨越 BBB	Joshi et al., 2015
靶向配体修饰	脑内皮细胞上表达的受体可与靶向配体修饰的脂质体结合，通过受体介导转胞吞作用增加脑内分布；靶向配体（如抗体、适配子）可共价连接在脂质体表面或 PEG 链末端	McNeeley et al., 2009
触发式释放	脂质体基于不同外源性刺激可触发式释药，如磁场、温度、超声强度、光或电脉冲等	Guo et al., 2015
诊疗一体化	多功能诊疗一体化脂质体可实现疾病治疗过程中诊断、实时成像和脂质体体内过程的实时监测	Shazeeb et al., 2014

第四节　凝胶

凝胶（Gels）是具有交联网状结构、空隙中含大量的分散介质、可用于载药的一种新型给药系统。它生物相容性好，可通过改变官能团性质，制成各种形式，根据分散介质不同，可分为水凝胶、有机凝胶。

一、有机凝胶

有机凝胶（Organogels）是一种半固体剂型，通过凝胶因子自发形成三维网络状结构，将有机溶剂固定在其中（Vintiloiu and Leroux，2008）。它是以小分子有机化合物为凝胶因子，在很低浓度下，通过氢键力、静电力、疏水力以及 π-π 相互作用使大多数有机溶剂凝胶化而形成原位凝胶。这类凝胶因子在溶剂中能自发地聚集、组装成有序的结构，进而使整个体系凝胶化（黎坚等，2002）。有机原位凝胶可直接用于病变部位，延长药物释放周期，减少给药剂量，降低药物不良反应，避免植入剂开刀植入时的痛苦，且工艺简单。但目前相关研究较少。

有机凝胶根据凝胶因子、分子间相互作用力不同，又可分为不同类型（图 5-21）。聚合物类凝胶因子能通过交联或长链缠绕形成网络状结构而固定有机溶剂。低分子量凝胶因子则通过链间相互作用（如氢键、范德瓦耳斯力、π-π 堆积）形成聚集体形成凝胶；具体可分为强固体骨架和弱液体骨架两种。固体骨架大多基于伪晶型连接（图 5-22 中黑色圈出部分）；液体骨架多为简单长链之间的相互缠绕，凝胶分子和大量液体、长链之间的分离、结合经常发生（图 5-22 中箭头所示）（Terech and R.G.Weiss，1997）。可根据应用需求选择具体有机凝胶。由于形成机制不同，所形成的有机凝胶微观结构也不同，可分为片层状、左手螺旋状等（图 5-23）。用于药物递送的有机凝胶如表 5-7。

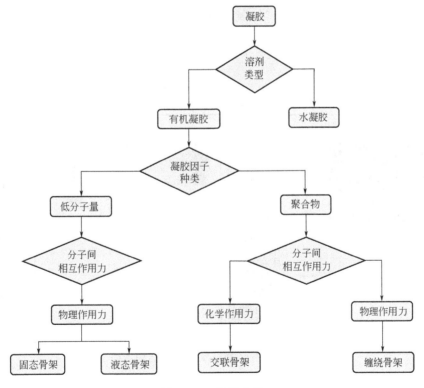

图 5-21 凝胶分类

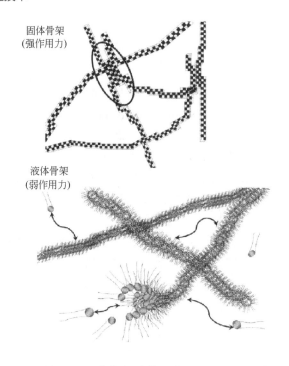

固体骨架
(强作用力)

液体骨架
(弱作用力)

彩图 5-23

图 5-22　有机凝胶的固体与液体骨架

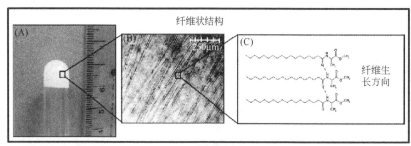

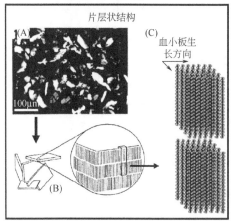

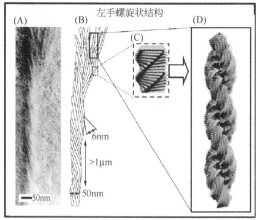

图 5-23　不同有机凝胶微观结构不同

　　卵磷脂磷酸基头部与溶剂分子发生氢键相互作用，形成溶剂、卵磷脂交替排列的线状结构，最终自组装形成有重叠的蠕虫样反相胶束。且随着加入极性溶剂，逐渐形成圆柱形胶束（图 5-24）。

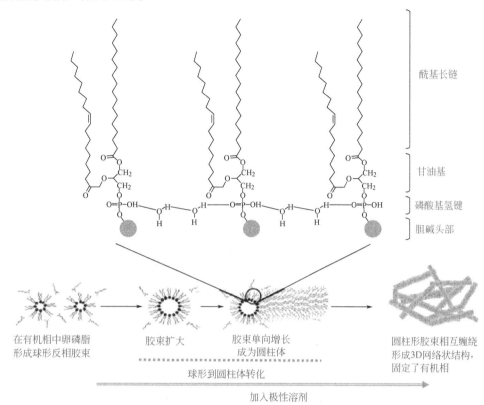

图 5-24　卵磷脂通过与极性溶剂之间的氢键作用形成由反相圆柱状胶束形成的
3D 网络状有机凝胶（Kumar and Prakash，2005）

表 5-7　用于药物递送的有机凝胶（Vintiloiu and Leroux，2008）

配方中使用的有机凝胶剂	结构	给药途径	进行的研究	药物
卵磷脂	R_1 和 R_2 =各种脂肪酸，其中亚油酸（55%）和棕榈酸（13%）	经皮	临床试验体内皮肤渗透和功效体外皮肤渗透体外释放	双氯芬酸吡罗昔康四甲苯醚东莨菪碱和冰片盐酸普萘洛尔、尼卡地平、醋氯芬酸、吲哚美辛和双氯芬酸
甘油脂肪酸酯	C_{16} 和 C_{18} 脂肪酸的单、二和三甘油酯的混合物	经皮	体内功效	左炔诺孕酮和炔雌醇
N-月桂酰-L-谷氨酸二正丁酰胺		经皮	体外释放	氟哌啶醇

配方中使用的有机凝胶剂	结构	给药途径	进行的研究	药物
聚乙烯	$\left[CH_2-CH_2\right]_n$	经皮	体外释放	哈喹诺
山梨糖醇酐单硬脂酸酯或摩尔脲	HO、OH结构，$R=(CH_2)_{16}CH_3$ 或 $(CH_2)_{10}CH_3$	鼻腔、口服、皮下和肌内	体外释放 体外释放 体外释放	盐酸普萘洛尔 环孢素 A 牛血清白蛋白和血凝素
N-硬脂酰 L-丙氨酸甲酯或乙酯	$CH_3(CH_2)$结构，$R=CH_3$ 或 CH_2CH_3	皮下	体外/体内释放 体外/体内释放和功效	利斯的明 醋酸亮丙瑞林
聚（甲基丙烯酸-共聚-甲基丙烯酸甲酯）和交联聚（丙烯酸）	结构	直肠口腔	体内功效 体内功效	水杨酸 牛血清白蛋白

氟比洛芬（Flurbiprofen）是新一代芳基丙酸类非甾体抗炎药，临床上用于治疗类风湿性关节炎、骨关节炎、强直性脊椎炎等疾病，但其口服生物利用度较低，易引起胃肠道等不良反应。为避免口服给药引起的胃肠道不良反应，采用可生物降解氨基酸类衍生物凝胶因子，以注射用大豆油为油相，辅以无水乙醇可制成室温下为液态的有机原位凝胶，皮下注射后药物释放时间延长（贾强等，2009）。

二、水凝胶

水凝胶（Hydrogels）是含有亲水基团，能被水溶胀但不溶于水的高聚物体系。水凝胶因其高含水而难以赋予足够的力学性能，诸如性能类似橡胶的高弹性聚乙烯醇（PVA）水凝胶、以聚 N-异丙基丙烯酰胺（PNIPAm）为代表的一系列智能高分子水凝胶、聚丙烯酸（PAA）系列的功能型复合水凝胶等。

原位凝胶是较为特殊的一种水凝胶，它能基于不同外界因素，实现从给药前为低黏度可流动液体，到给药后发生相变形成黏弹性凝胶的转变（Aderibigbe，2018）。根据溶胶-凝胶（In situ hydrogels）相变转化的外界响应因素不同，可分为离子敏感型原位凝胶、温度敏感型原位凝胶、pH 敏感型原位凝胶等（Hao et al.，2016）。本章将重点介绍原位凝胶。

原位凝胶会根据体内环境的某些影响因素（如温度、pH、离子、溶剂、光等）不同而发生从低黏性液体到半固体凝胶的相转化，通常在刺激去除后能可逆返回到初始状态（图 5-25）。

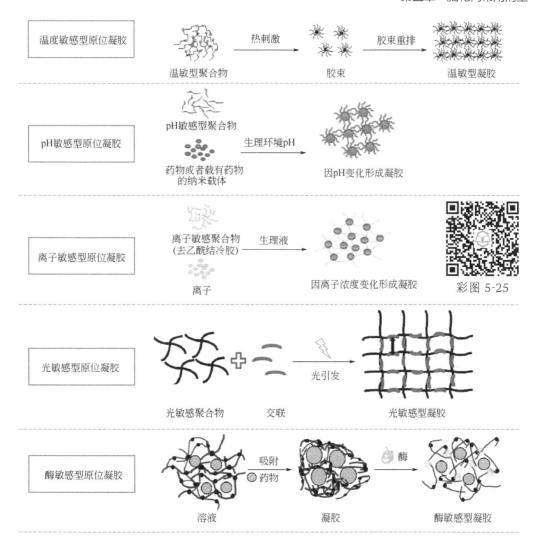

温度敏感型原位凝胶　温敏型聚合物 →热刺激→ 胶束 →胶束重排→ 温敏型凝胶

pH敏感型原位凝胶　pH敏感型聚合物　药物或者载有药物的纳米载体 →生理环境pH→ 因pH变化形成凝胶

离子敏感型原位凝胶　离子敏感聚合物（去乙酰结冷胶）　离子 →生理液→ 因离子浓度变化形成凝胶　彩图 5-25

光敏感型原位凝胶　光敏感聚合物 + 交联 →光引发→ 光敏感型凝胶

酶敏感型原位凝胶　溶液　吸附 药物 → 凝胶 →酶→ 酶敏感型凝胶

图 5-25　原位凝胶形成机制图

原位凝胶具有许多优点，如制备简单、易于给药、患者依从性好、局部停留时间长、刺激性低等（Kasiński et al., 2020；Singh et al., 2017）。其临床给药途径多样，可经皮肤、眼、口腔、鼻腔、阴道、直肠等途径实现局部或全身给药，用于治疗湿疹（Zhu et al., 2020）、低压低氧脑损伤（Alawak et al., 2020）、牙周炎（Ruan et al., 2016）、创面愈合（Lee et al.）、创伤后应激障碍（Post-traumatic stress disorder, PTSD）等多种疾病，所递送的药物种类也覆盖了小分子、生物大分子、siRNA 等，具有广阔临床应用前景（图 5-26）。

原位凝胶形成主要依赖于刺激敏感型聚合物，而不同聚合物形成机理不同：两嵌段共聚物先形成胶束，再形成凝胶；三嵌段共聚物先形成花环状或片层状胶束，再形成凝胶（图 5-27）。其中聚合物间疏水作用是重要作用机制。

凝胶流动性和可变形性有利于应用于术后化疗（图 5-28）。在手术切除肿瘤后（如脑胶质瘤），在切除区域局部注射载化疗药凝胶后，可有效杀死残存肿瘤细胞；接着注入促神经生长药物，可有效促进术后恢复（Belousov et al.，2019）。

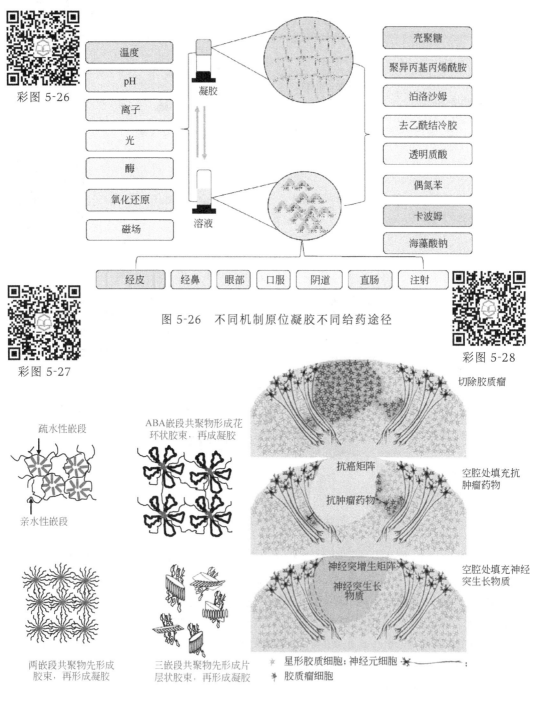

彩图 5-26

彩图 5-27

彩图 5-28

图 5-26　不同机制原位凝胶不同给药途径

图 5-27　不同凝胶形成机制示意图

图 5-28　凝胶用于脑部肿瘤手术切除后局部化疗原理图

1. 温度敏感型原位凝胶

温度敏感型水凝胶（Temperature-sensitive hydrogels）系指其网络结构受温度变

化影响而产生体积变化，进而发生溶胶-凝胶转变（Klouda et al., 2011）。此类型凝胶的重要特征是在临界溶液温度（Lower critical solution temperature, LCST）以下是溶液，在 LCST 以上形成凝胶（Koetting et al., 2015; Kuckling, 2018）。常用温度敏感型聚合物包括聚 N-异丙基丙烯酰胺 pNIPAAm 和泊洛沙姆，它们均可在 37℃形成凝胶（Tang et al., 2017），已成功用于中药单体，如粉防己碱（Zhang et al., 2020b）、葛根素（Ma et al., 2020a）和小分子化合物，如布洛芬（Gholizadeh et al., 2019）等。

姜黄素可通过调节神经内分泌免疫因子发挥抗抑郁作用。载姜黄素壳聚糖温度敏感型水凝胶黏度在 29～30℃温度范围内迅速增加，具有良好的黏膜黏附性能。该凝胶在 10h 时体外累积释放率达到 55%，可增加海马和纹状体中去甲肾上腺素、多巴胺、5-羟色胺及其代谢物的浓度。因此，鼻用姜黄素温敏型水凝胶可成为治疗神经疾病的有效给药方式（Qi et al., 2020a）。

温度敏感型水凝胶能迅速将药物局限在局部注射部位，避免药物流失从而提高肿瘤局部治疗效率，减少对正常细胞、组织的副作用（Zheng et al., 2019）。钆中子捕获疗法（Gadolinium neutron capture therapy, Gd-NCT）是肿瘤治疗新方法，其关键在于 Gd-NCT 能被递送到肿瘤内并保持足够高的浓度。采用脂质体包裹钆后再分散到温度敏感型水凝胶中，能明显延长 Gd 在瘤内滞留时间（Le et al., 2008）。

以泊洛沙姆 188 和 407 为基质制备粉防己碱鼻用温度敏感型水凝胶（Tetrandrine temperature-sensitive gel, TTG）可在鼻腔内停留 4h，能明显改善 PTSD 模型小鼠海马、前额叶皮层及杏仁核部位的病理变化（Pang et al., 2019）。有研究比较了葛根素、葛胺酮（G20）、知母皂苷 BII、大麻二酚（Cannabidiol, CBD）四种药物鼻用温敏水凝胶对小鼠缺氧性脑损伤的预防作用。结果表明 G20 和 CBD 水凝胶可显著延长常压密闭缺氧小鼠标准缺氧耐受时间、外周血中红细胞计数和血红蛋白含量；减少小鼠脑组织中炎性细胞数量，改善核固缩深染现象。其良好的抗脑缺氧效果可能与提高机体抗氧化能力、清除自由基和神经细胞保护作用有关（Ma et al., 2019）。

以泊洛沙姆 407 和 188 为主要基质采用"冷法"制备了粉防己碱温敏凝胶，经鼻腔给药后克服了 BBB 阻碍，增加了药物鼻内滞留时间，有缓释作用且无明显纤毛毒性。它解决了粉防己碱口服生物利用度低和脑内分布少的缺点，对微波脑损伤疗效显著（Zhang et al., 2020a）。

2. pH 敏感型水凝胶

pH 敏感型水凝胶（pH-sensitive hydrogels）体系中含有大量可解离基团，其胶凝行为是电荷间相互排斥作用导致分子链伸展与相互缠结造成的。以卡波姆（Carbopol）为例，结构中羧基含量高达 56%～68%，当 pH< 4 时，羧基几乎不解离，聚合物在水中分散并溶胀，但不溶解，黏性很低；无机碱或有机碱可使羧基解离，负电荷间排斥作用导致分子链膨胀、伸展，低浓度卡波姆溶液形成澄清溶液，高浓度时分子链相互缠结而形成具有一定强度和弹性的半透明状凝胶；当 pH 值为 6～12 时，卡波姆凝胶黏度最大（Zhu and Yang, 2006）。

以乙二醇二甲基丙烯酸酯为交联剂，采用共引发剂过亚硫酸铵和硫酸氢钠引发自由基聚合，制备以泊洛沙姆 407 和聚丙烯酸为原料的 pH 敏感型水凝胶可在 pH 6.8 时形成凝胶，其热力学性质稳定，药物释放遵循一级动力学、Higuchi 方程，生物相容性好（Nasir et al.,

2019）。鼻腔给予磷酸川芎嗪 pH 敏感型原位凝胶后在大鼠脑中分布速度较快，鼻腔给药后 5min 即可在脑部纹状体区测出，表明给药后能很快分布到脑部，28min 左右达到峰值。且在模型组中药物含量为正常组的 1.22 倍，说明病理状况下药物从脑部消除减慢，生物利用度增加，对急性脑缺血模型大鼠具有保护作用（Liu et al.，2012a）。

3. 离子敏感型水凝胶

离子敏感型水凝胶（Ionic sensitive hydrogels）主要是某些聚合物对外界离子强度响应从而发生结构或构象的可逆变化，完成溶液和凝胶的相互转化。成人鼻腔中每天鼻液量为 1.5 ~ 2mL，并富含阳离子（Na^+、K^+、Ca^{2+}），泪液中也含有丰富的 Na^+、K^+、Ca^{2+}，因此离子敏感型水凝胶适用于鼻用、眼用制剂。

去乙酰结冷胶（Deacetylated gellan gum，DGG）是最常见的离子敏感型聚合物。丹皮酚是一种潜在的中枢神经保护剂，因水溶性差、体内代谢快而限制了其临床应用。采用 DGG 制备载丹皮酚固体脂质体纳米粒的鼻用离子敏感型水凝胶细胞毒性较低，可在脑区靶向分布，尤其是嗅球、小脑和纹状体（Sun et al.，2020）。盐酸多奈哌齐纳米脂质体离子敏感型水凝胶可用于治疗阿尔茨海默病。与市售制剂相比，其在大鼠脑中药物分布较高，在血浆中的药物浓度较低，大鼠认知功能明显改善（Butani，2018）。为了缩短胶凝时间、提高凝胶机械强度，可考虑离子敏感型水凝胶与其他机制联合应用，如 pH 敏感型水凝胶、温度型敏感水凝胶等。

以 DGG 为辅料制成载白藜芦醇纳米混悬液离子敏感型原位凝胶，鼻腔给药后铺展性好，可延长滞留时间，扩散速率更快，生物利用度更高；纳米混悬液与离子敏感型原位凝胶结合是疏水性药物鼻腔给药的理想载体（Hao et al.，2016）。

4. 光敏感型水凝胶

光敏感型水凝胶（Light-sensitive hydrogels）是一类可响应光信号而发生物理或化学性质变化的智能型凝胶。在光照下，光敏基团经过光电离过程所产生的离子扰乱了凝胶的渗透平衡；水分子和离子进入或被驱出凝胶网络以补偿渗透性不平衡，最终导致宏观表现上凝胶溶胀或收缩（Dehghany et al.，2018）。组成光敏水凝胶的聚合物通常由骨架和光敏部分组成，光敏部分捕获光信号，通过异构化、裂解或二聚化等反应转化为化学信号影响结构改变。

光敏型水凝胶具有精度高、产热低的特点（Unger et al.，2017）。偶氮苯是最常用的光开关分子之一。偶氮苯类交联剂经紫外线照射去交联而引发固-液相转变（Ayer et al.，2017）。通过四氟偶氮苯连接两个脲基-嘧啶酮成功构建了新型可见光敏感型超分子聚合物，在可见光照射下，两种异构体之间可实现可逆异构化 [图 5-29（A）]（Zhang et al.，2017）。环己烷 1,3,5-三羧酰胺核心提供面对面的氢键键合和平面构象，从而诱导超分子聚合物自组装。环己烷 1,3,5-三羧酰胺核心被三个芳基偶氮唑臂取代后能形成三角结构凝胶，通过动态共价化学键实现凝胶组成与降解 [图 5-29（B）]（Chu et al.，2019）。卤素键具有定向性高、强度可调、疏水性好、原子尺寸大等特点，是构建超分子的重要驱动力 [图 5-29（C）]。以偶氮吡啶作为卤素键受体，1,2-二（2,3,5,6-四氟-4-碘苯基）二氮烯作为卤素键供体与可见光敏感部分连接构建了光敏感型水凝胶，该凝胶在绿光照射下可实现从凝胶到溶液的转变，而在蓝光照射下发生相反过程（Tong et al.，2019）。

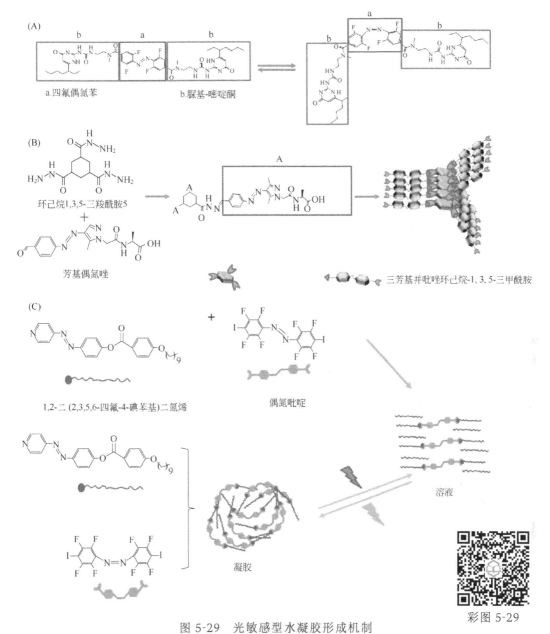

图 5-29　光敏感型水凝胶形成机制

（A）四氟偶氮苯可逆光异构化；（B）环己烷 1,3,5-三羧酰胺的三分支结构；
（C）卤素键组成的超分子结构

新技术的出现进一步促进了光敏感型水凝胶的发展。低分子量自组装肽可通过响应外部环境变化改变其网络结构。用 6-硝基过氧化丙烯酰胺基-二苯丙氨酸自组装形成载异硫氰酸荧光素-胰岛素（FITC-Insulin）的纳米纤维凝胶，该凝胶在紫外线照射下能降解产生二苯丙氨酸，进一步促进凝胶降解和 FITC-Insulin 释放（Roth-Konforti et al., 2018）。另一种新型自组装肽凝胶上羧基能与钙离子通过配位作用形成凝胶，在 365nm 紫外线照射下，凝胶降解连续释放药物，为药物有效包裹、时空可控释放提供了新思路（Zhang et al., 2020d）。

5. 酶敏感型水凝胶

将可以和某种酶发生特定反应的多肽分子通过物理或者化学方式与凝胶基质连接，在酶作用下降解，从而释放出所包裹或连接的药物。改变处方、交联参数可调节凝胶降解速度及降解时间（Skaalure et al.，2016）。利用酶促交联将 3-（4-羟基苯基）-丙酸-乙二醇壳聚糖制备成可注射用生物降解凝胶，它可被溶菌酶降解释放所载蛋白质，改变乙酰化程度可调节释放速率（Gohil et al.，2020）。结冷胶分别采用二乙烯基砜、巯基细胞黏附肽进行功能化修饰后，通过对金属蛋白酶 I 敏感的二硫代肽交联剂，与谷丙转氨酶或肽功能化谷丙转氨酶连接形成凝胶。该凝胶可被金属蛋白酶 I 生物降解并使内皮细胞增殖（da Silva et al.，2018）。将转铁蛋白通过二硫键锚定在中空介孔二氧化硅纳米粒子表面而制备的多功能纳米载体可在谷胱甘肽存在下降解（Tian et al.，2016），尤其适用于肿瘤靶向药物递送和释放。

现有酶敏感型水凝胶只能在特定酶存在条件下释放药物，并不能根据病理生理过程中酶变化实现时空可控性释放。因此持续研究响应性智能化酶敏感释药凝胶前景广阔。

6. 磁敏感型水凝胶

磁敏感型水凝胶一般载超顺磁性氧化铁纳米粒子（Superparamagnetic iron oxide nanoparticles，SPIONs），其重要的生物学机制是在外磁场作用下可被远程加热（Milcovich et al.，2017）。因此可利用热疗与放疗、化疗结合提高肿瘤治疗效果。基于 SPIONs 的凝胶生物相容性较好，可选择性杀死 M059K 胶质母细胞瘤细胞（Meenach et al.，2010）。通过聚醚砜、pNIPAAm 纳米粒凝胶和氧化铁磁性纳米粒协同作用可在 80℃ 高温下控制纳米多孔屏障层的溶胀和去溶胀，以实现药物可控释放。且可通过非溶剂诱导相分离工艺条件控制上述多孔屏障层，有望用作生物大分子递送（Lin et al.，2016）。

7. 氧化还原敏感型水凝胶

氧化还原敏感型水凝胶允许水溶性分子扩散，其结构中氧化还原对通过电子传导而发生快速还原和氧化，因此能基于外界氧化还原环境改变而响应性释药（Chen et al.，2011）。由水溶性氧化还原聚合物交联形成的网络在水中膨胀而不溶解（Heller，2006）。采用 β 环糊精、十二烷基改性聚丙烯酸和氧化还原敏感型客体二茂铁羧酸（Ferrocenecarboxylic acid）构建了氧化还原敏感型水凝胶，还原态呈凝胶状，而在氧化状态下则表现为溶液（Tomatsu et al.，2006）。

8. 多重敏感型水凝胶

出于增加凝胶机械强度、加快胶凝速度等不同目的的考虑，双重或三重等多重复合敏感型水凝胶应运而生。

（1）pH/温度敏感型

基于聚乙二醇-聚氨基碳酸酯共聚物制备了新型 pH 和温度双重敏感水凝胶用来递送人类生长激素，该凝胶在 pH 6.0、23℃下以溶液形式存在，该凝胶在生理条件（pH7.4、37℃）下形成可生物降解的注射用凝胶。在大鼠背部注射后可形成均一多孔结构，且在注射部位和周围组织没有炎症（Phan et al.，2016）。温度敏感的聚 N-乙烯基己内酰胺与 pH 敏感共聚单体衣康酸通过自由基聚合可制备成载对乙酰氨基酚温度/pH 双重敏感水凝胶。加入衣康酸降低了凝胶最低胶凝化温度，提高了凝胶力学性能，当 pH 为 6.8 时最大释药量为 74%（Fallon et al., 2019）。采用泊洛沙姆 407 和去乙酰结冷胶制备的温度/离子双重敏感载酮咯酸氨丁三醇鼻用凝胶具有生物黏附性，可持续释放药物，鼻黏膜刺激性小，具有明显中枢镇痛作用（Li et al., 2015）。

（2）温度/离子敏感型

采用泊洛沙姆 407 和去乙酰结冷胶制备的苯甲酸利扎曲普坦鼻用温度/离子敏感型原位凝胶的胶凝温度为 31.5℃，较鼻腔正常温度的下限稍低，可保证在正常鼻腔内完全胶凝。同时鼻腔内离子强度可满足去乙酰结冷胶的离子敏感性，使胶凝时间缩短（约 25s），可在鼻腔内迅速胶凝。体外释药表明 5min 内释放低于 20%，突释作用较小，同时具有明显缓释效果（Wang and He, 2019）。同样采用泊洛沙姆 407 和去乙酰结冷胶制备知母皂苷 BII 温度/离子双重敏感水凝胶经鼻腔给药后具有脑靶向性，能明显改善脑部注射脂多糖导致的空间记忆力和自发活动下降，可用于预防阿尔茨海默病（Chen et al., 2020）。

知母皂苷 BII 是一种具有预防阿尔茨海默病潜力的药物，但其生物利用度低，分子量高，口服不易吸收，体内代谢快。为克服这一问题，研究者采用"冷法"将知母皂苷 BII 配制成双（温度和离子）敏感的原位凝胶，通过鼻内给药，利用鼻腔的生理条件以及温度和离子敏感机制，将知母皂苷 BII 绕过血脑屏障，靶向递送进入大脑，为使用知母皂苷 BII 提供了新的给药途径。

三、纳米凝胶

彩图 5-30

纳米凝胶（Nanogel）是纳米级水凝胶粒子，一般尺寸在 20～220nm 之间，是由两亲性或水溶性聚合物通过物理或化学作用构成的聚合物网络；它是水凝胶中嵌入纳米粒子或纳米结构的三维聚合物网络，作为一种新型纳米载药系统，载药量大、BBB 渗透性好（Jain, 2012; Kalaiarasi et al., 2016; Yuan et al., 2020），且易分散在水中，外表亲水、柔软，且包含大量水分，能包裹大量生物活性分子，有很好的体内相容性。除了物理包裹外，还可通过成盐、氢键、疏水相互作用包裹在纳米凝胶中（图 5-30）（Kabanov and Vinogradov, 2009; Vinogradov, 2010）。纳米凝胶表面呈亲水性，在血液中不易被调理化，可避免巨噬细胞吞噬，因而在肿瘤中分布较高（Gao et al., 2008），包封率高、稳定性好，具有环境敏感性（如离子强度、pH、温度），是一种非常有前景的给药系统。

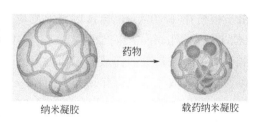

图 5-30　纳米凝胶示意图

不同结构和组成的纳米凝胶可包裹各种类型药物，其中主要为抗肿瘤药物，包括亲水性药物［氟达拉滨（Vinogradov et al., 2005）、顺铂（Oberoi et al., 2011）]、疏水性药物[如喜树碱（Lee et al., 2006）、紫杉醇（Qiao et al., 2011）]、多肽蛋白类药物［如胰岛素（Akiyoshi et al., 1998）、白细胞介素 IL-12（Hasegawa et al., 2009）、RNA 酶（Choi et al., 2010)]、核酸类药物 [如 siRNA (Naeye et al., 2010; Tamura et al., 2010)] 等。

星形胶质增生是脊髓损伤的特殊反应，不利于恢复，因此迫切需要靶向活化的星形胶质细胞抑制其增生 (Papa et al., 2021)。一种经—NH$_2$ 和 Cy5 修饰的纳米凝胶能特异性靶向星形胶质细胞，避免被巨噬细胞吞噬。其内吞作用是由网格蛋白介导的，进入星形胶质细胞细胞质后，经溶酶体降解释放药物。

以壳聚糖、维生素 E 和明胶为主要辅料，采用高压均质法制备了替莫唑胺纳米脂质壳聚糖水凝胶，其平均粒径为 134nm，PDI 为 0.18，包封率为(88.5±4.45)%，载药量为(9.12±0.78)%，药物释放可达(84.2±4.45)%。鼻腔给药后发现脑区分布较多。壳聚糖增加了制剂黏度和鼻腔内停留时间，使药物释放和渗透时间延长，增加了脑内药物分布，是一种安全有效的给药途径 (Khan et al., 2018a)。

采用热敏感型聚合物聚 N-异丙基丙烯酰胺成功制备了盐酸多奈哌齐纳米凝胶，其粒径为 20nm，包封率为 87.5%，可在脑内基于热敏感释药。以斑马鱼为模型，给药后发现斑马鱼软脑膜面积增加；当制剂剂量>5mg/mL 时，会导致斑马鱼胚胎轻微发育畸形，说明其毒性较小，但能穿过 BBB 将药物靶向递送到大脑。本研究可为神经特异性纳米凝胶研究提供借鉴 (Kalaiarasi et al., 2016)。

四、常用凝胶聚合物

1. 温度敏感型聚合物——pNIPAAm

pNIPAAm 是常见的合成类温敏性聚合物，由 N-取代丙烯酰胺和甲基丙烯酰胺单体合成，其胶凝温度约为 32℃，低于此温度时以无序线团状存在。pNIPAAm 与其他聚合物结合可调节 LCST 以满足不同相转变需求。

pNIPAAm 通过半互穿聚合物网络策略制备了木质素温敏水凝胶；所添加的木质素有利于改善凝胶疏水性以获得更好的机械强度；在 LCST 附近表现出疏水性、亲水性之间的良好转换 (Xia et al., 2019)。采用硫酸催化纯碱木质素合成了酚醛木质素，再使酚醛木质素与 pNIPAAm 通过热聚合获得了温敏水凝胶。与纯碱木质素凝胶相比，由于接枝在 pNIPAAm 疏水侧链的反应位点增加和空间变小，所得凝胶交联度较高、LCST 较低 (Jiang et al., 2018)。由 pNIPAAm 和海藻酸盐制成的温敏水凝胶在室温下溶于水或磷酸盐缓冲溶液中，当温度升高到胶凝温度以上时形成凝胶。载阿霉素后可实现持续释放，细胞毒作用明显 (Liu et al., 2017)。N, N'-亚甲基双丙烯酰胺 (N, N'-methylenebisacrylamide, MBA) 与 pNIPAAm 交联形成 pNIPAAm-MBA 凝胶，其溶胀能力随 MBA 浓度增加而显著下降，这是共聚过程中交联效率较高所致。冷冻-扫描电镜发现 pNIPAAm-MBA 孔径较小、孔密度较高。差示扫描量热分析证实了 pNIPAAm-MBA 凝胶的温度敏感性 (Jovancic et al., 2016)。pNIPAAm 凝胶最大缺点是不可生物降解。将被乙烯基修饰的聚 γ-谷氨酸与 pNIPAAm 通过交联聚合可形成具有可降解性的水凝胶，该凝胶同时具备 pH 敏感性和温敏性 (Yang et al., 2017)。

2. 温度敏感型聚合物——泊洛沙姆

泊洛沙姆也是常用的温度敏感型聚合物，是由聚氧乙烯 (Polyoxyethylene, PEO) 和聚氧丙烯（Polyoxypropylene，PPO）组成的 PEO-PPO-PEO 型三嵌段共聚物。作为温敏水凝胶基质使用时，可选择不同型号泊洛沙姆，PEO、PPO 比例不同则胶凝温度不同（表 5-8）。当聚合物浓度达到临界胶束浓度（Critical micelle concentration，CMC）时，泊洛沙姆水溶液在其胶凝温度（Gelation temperature）附近可呈现从溶胶到凝胶（胶凝温度）以及从凝胶到溶胶（胶熔温度）的相变过程。常用泊洛沙姆型号包括泊洛沙姆 407、泊洛沙姆 188 等。

表 5-8　常用泊洛沙姆聚合物类型

泊洛沙姆	物理形态	熔点/℃	黏度/mPa·s（>7℃）	HLB	最低凝胶质量浓度/g·L⁻¹
124	液体	14	440	16	—
188	固体	52	100	29	600
237	固体	49	700	24	650
338	固体	57	2800	27	300
407	固体	56	3100	22	200

泊洛沙姆 407 凝胶可实现药物长达 72 h 恒定释放（Giuliano et al.，2020）。由泊洛沙姆 407 和 188 制备得到的马来酸噻吗洛尔眼用温敏水凝胶，在生理温度下与人工泪液接触即可发生相转变形成半固体凝胶，延长眼表滞留时间，提高眼部生物利用度，有效降低眼压（Zeng et al.，2018）。以戊二醛作为交联剂连接羧甲基壳聚糖和泊洛沙姆，可形成三维交联凝胶，其胶凝温度为 32～33℃。负载奈帕芬胺的凝胶在 35℃、pH 7.4 时释放速率最大，且对人角膜上皮细胞无明显毒性，可作为眼科药物递送（Yu et al.，2017）。1%（质量分数）壳聚糖冰醋酸溶液和泊洛沙姆水溶液等量混合后，可形成稳定、均匀的温敏壳聚糖-泊洛沙姆凝胶。该凝胶在 4～30℃之间可注射，在生理条件下可生物降解（Dahake et al.，2020）。基于泊洛沙姆的温敏水凝胶常用于经皮给药中（Chatterjee et al.，2018）。同样由泊洛沙姆 407 和海藻酸盐制成的温度敏感型水凝胶被用于经皮递送帕金森病治疗药物盐酸司来吉兰，可实现持续、可控释放（Chen et al.，2011）。由泊洛沙姆 407 和羧甲基纤维素钠制备的温敏水凝胶可装载中药有效成分，用于皮肤局部疾病治疗（Wang et al.，2016c；Wang et al.，2016d）。

3. 离子敏感型聚合物-去乙酰结冷胶

去乙酰结冷胶（Deacetylated gellan gum，DGG）是目前最常用的离子敏感型聚合物，它是酰基全部或部分被去除的一种线性阴离子杂多糖，因空间阻碍作用明显减弱，形成凝胶能力增强。它能与多价阳离子形成三维凝胶结构，大量吸收水或体液，并在聚合物长链间隙中充分包载药物，已成功应用于药物递送（Das and Giri，2020）。

将白藜芦醇纳米悬浮液分散在 DGG 溶液中制备成离子敏感水凝胶，6mg/mL DGG 凝胶具有良好的胶凝能力和离子敏感性。通过鼻腔给药，绕过了血脑屏障，药物在脑中的生物利用度增加了 2.88 倍，脑靶向效率提高了 45.82%（Hao et al.，2016）。使用天然多糖和 DGG 制备的富马酸酮替芬离子敏感型水凝胶与普通滴剂相比，在 180 天储存期内，制剂黏度几乎无变化；且该凝胶可持续释放药物从而有效延长药物作用时间（Zhu et al.，2015）。鼻液、泪液含有丰富离子，因此离子敏感型可单纯或与其他机制联合应用于鼻腔、眼内给药。

4. 光敏感型聚合物中常见光敏基团

光敏型聚合物由骨架和光敏基团组成。根据光敏基团光化学反应机理不同，光敏感基质可分为以下 3 类：光异构型、光裂解型和光聚合型。常见的光异构基团包括偶氮苯、螺吡喃、二芳基乙烯等；光裂解型基团包括邻硝基苄基、香豆素等；光聚合型基团包括肉桂酸酯、蒽等。

由于易合成和可逆异构化，偶氮苯及其衍生物是使用最广泛的光敏基团。偶氮苯及其衍生物存在顺式和反式两种异构体。紫外线下会发生反式结构向顺式结构转变的过程，而在可见光下又恢复到反式结构。两种结构的可逆性转变会引起分子极性、分子尺寸、空间位阻等变化，进而导致凝胶体系形状、体积、溶胀性质及功能改变，最终引起溶液-凝胶转变。4,4,-二烯丙氧基-偶氮苯和八氢硅氧烷之间通过氢化硅烷化反应得到的偶氮苯桥连立方硅倍半氧烷网络 [图 5-31 (A)] 在干燥环境中保持较高的热稳定性，但非极性溶剂中具有可逆光异构化行为（Guo et al.，2016）。通过化学桥接偶氮苯和带有 1,4-苯二甲酰胺连接基的联苯树枝状分子合成了一种不对称凝胶 [图 5-31 (B)]：它在紫外线下发生异构化，形成牢固的氢键（Choi et al.，2018）。β-环糊精二聚体和四邻甲氧基取代的偶氮苯二聚体之间通过相互作用制备了全可见光敏感型超分子凝胶 [图 5-31 (C)]；相对于传统的紫外线敏感型分子，它可用于生物医学、智能化给药等领域（Yin et al.，2020）。

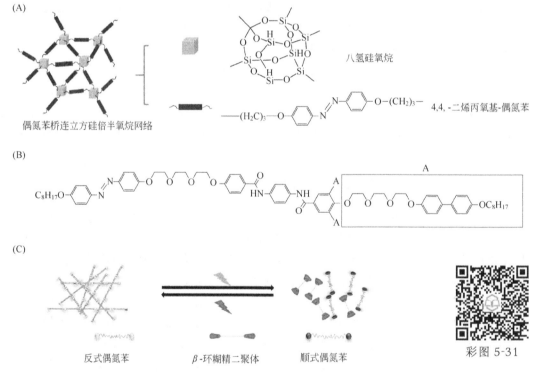

图 5-31 (A) 4,4,-二烯丙氧基-偶氮苯和八氢硅氧烷之间通过氢化硅烷化反应得到偶氮苯桥连立方硅倍半氧烷网络的可逆光异构化； (B) 偶氮苯和带有 1,4-苯二甲酰胺连接基的联苯树枝状分子合成不对称凝胶； (C) 全可见光敏感型超分子凝胶

　　光裂解型聚合物的分子主链或侧基中一般存在光裂解型基团，在特定光照条件下发生断链，导致凝胶网络的溶胀度、极性等理化性质发生改变。其中，邻硝基苄基及其衍生物是运用最多的一类光裂解型基团。邻硝基苄基的光裂解反应往往是不可逆的，利用这种裂解反应，可不同程度破坏聚合物网络，进而达到有效调控凝胶释药的目的。花青素和多肽共聚物形成的凝胶对光和温度均敏感，其溶胶-凝胶相转变可被螺吡喃结构的反向光致变色作用所控制［图 5-32（A）］（Wang et al.，2015）。基于四臂星形聚合物聚乙二醇-*b*-聚（*γ-o*-硝基苯基-L-谷氨酸）的疏水相互作用而设计的光降解注射自愈性凝胶具有良好的可注射性和自愈能力。在紫外线照射下，对硝基苄基酯基被裂解，由疏水结构域转化为亲水结构域，有效释放了所载疏水性药物［图 5-32（B）］（Zhao et al.，2018）。

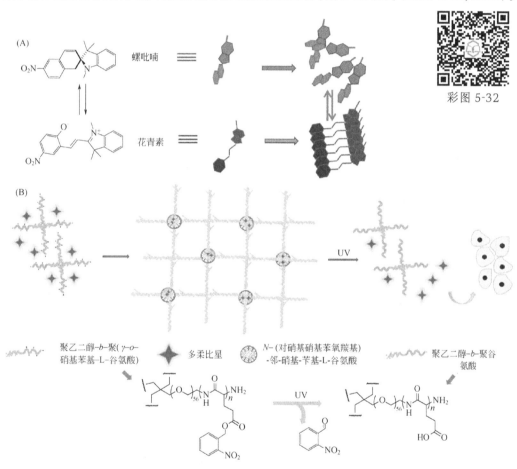

彩图 5-32

图 5-32 （A）螺吡喃的可逆光异构化； （B）注射用光降解自愈性凝胶

5. 壳聚糖

　　壳聚糖（Chitosan）作为一种天然阳离子多糖，经修饰或与其他辅料联用能同时表现出温度敏感性和 pH 敏感性（Fathi et al.，2017），适用于肿瘤治疗和皮肤疾病治疗。当然，由于壳聚糖伯胺基团在水中能形成阳离子凝胶网络，通过在酸性条件下（pH < pKa）膨胀和在碱性条件下（pH > pKa）收缩可表现出一定对 pH 的响应行为（Wang et al., 2016a)。由聚乙二醇接枝壳聚糖制成的可注射温度/pH 敏感型水凝胶在低温下以溶液状态注射，在体温下可形成凝胶，并能实现药物持续释放（Bhattarai et al., 2005)。温敏性可注射 *N*-己酰乙二醇壳聚糖凝胶表现出明显溶胶-凝胶转变，这可能是基于己酰基之间的疏水相互作用（Li et al., 2018)。用硫脲修饰壳聚糖，再接枝一定比例聚 L-丙交酯、聚 *N*-异丙基丙烯酰胺、聚丙烯酰胺可形成温敏型胶束（Pourjavadi et al., 2020)。

由脱乙酰壳多糖、丙烯酸、（2-二甲基氨基）-甲基丙烯酸乙酯通过原位自由基聚合形成的 pH 敏感型水凝胶机械性能提高，可用于递送牛血清白蛋白和 5-氟尿嘧啶。该凝胶对肝癌细胞具有一定细胞毒性（Che et al., 2016)。将羧甲基壳聚糖与甘油磷酸二钠盐水合物交联形成温敏型水凝胶胶凝时间明显缩短，生物活性和化学稳定性提高。该凝胶未来可用于骨种植体以实现长期固定及维持表面性质的稳定性（Zhang et al., 2020c)。采用壳聚糖、羟丙基甲基纤维素、甘油联合制备了新型温敏水凝胶：其中羟丙基甲基纤维素通过疏水相互作用促进凝胶化；高浓度甘油破坏聚合物水鞘，促进疏水区域形成，降低相变温度。这种新型温敏水凝胶在 15min 内可迅速形成凝胶，细胞毒性较低，可生物降解，在生物医学领域应用广泛（Wang et al., 2016b)。

6. 透明质酸

透明质酸（Hyaluronic acid, HA）是一种由 D-葡萄糖醛酸和 *N*-乙酰葡萄糖胺组成的天然酸性糖胺聚糖，具有优越的亲水性和可降解性。HA 凝胶对透明质酸酶和自由基敏感，通过对 HA 链上羟基、羧基和乙酰氨基位点进行化学修饰（Walimbe et al., 2017）可改变 HA 凝胶物理和化学性质，可作为酶敏感型、温度敏感型、光敏感型水凝胶基质。酪胺化 HA 凝胶具有优良的抗酶解性能，通过控制 HA 含量可控制不同降解时间，最长可在体内维持一个月（Raia et al., 2017)。酪胺化 HA 与关节软骨通过光交联反应连结，可修复关节软骨缺陷（Donnelly et al., 2017)。将 pNIPAAm 接枝到 HA 上可得到温度敏感型水凝胶，1min 内即可完成溶液-凝胶态互变（Tan et al., 2009)。因此 HA 凝胶在组织修复、药物递送领域研究较多。

7. 卡波姆

卡波姆（Carbopol）是由丙烯酸与烷基蔗糖交联而成的一种聚合物。卡波姆在很低浓度下即能形成具有生物黏附性的高黏度凝胶，其常用浓度为 0.1%~3%，在 pH6~12 时黏度最大，当 pH<3 或 pH>12 时黏度下降。与其他辅料联用或经修饰后，可具有环境敏感性。由卡波姆和羟丙基甲基纤维素组成的伊曲康唑 pH 敏感水凝胶具有较高黏度和较强黏膜黏附力，可在口腔内停留 6h 以保持有效药物作用时间且药物释放可达 80%（Nief et al., 2019)。由白芨多糖、生物活性天然高分子羧甲基壳聚糖与卡波姆 940 物理共混后制备的 pH 敏感型水凝胶 3h 释放率超过 90%。该凝胶可促进胶原纤维和新生血管形成，用于促进创面愈合（Huang et al., 2019)。

8. 海藻酸钠

海藻酸钠（Sodium alginate）是 *β*-D-甘露糖醛酸和 *α*-L-古洛糖醛酸按照（1→4）

糖苷键连接而成的线型聚合物，具有良好的生物相容性、可生物降解性和 pH 敏感性。采用自由基聚合技术以乙二醇二甲基丙烯酸酯作为交联剂，海藻酸钠为基质制备了 pH 敏感型水凝胶，其溶胀率随丙烯酸和交联剂浓度增加而降低，而随海藻酸钠浓度增加而增加（Jalil et al., 2017）。通过半互穿聚合物网络和微波辐射，在聚乙烯吡咯烷酮存在下，得到海藻酸钠-聚（丙烯酸-共-丙烯酰胺）新型凝胶，表现出良好的 pH 敏感性，可用于药物递送（Tally and Atassi, 2015）。

第五节　液晶

液晶（Liquid crystal）是由双连续的脂质双层组成的多孔性结构，具有装载不同理化性质药物的能力（Patil et al., 2019）。液晶脂质双层可在三维空间延伸并分隔两个全等的水通道网络（Wu et al., 2008），能使水溶性药物保持在通道内，而疏水性药物结合在脂质基质内（von Eckardstein et al., 2005）。其独特、稳定的多孔结构允许水溶性药物从通道中通过；液晶中主要成分单油酸甘油酯可生物降解，导致疏水性药物释放（von Eckardstein et al., 2005）。液晶一般还具有各向同性和热力学稳定性，可通过控制释放药物到外部水环境中，并可基于脂质系统来改变体内药代动力学行为（Rarokar et al., 2016）。由于液晶通常为两亲性分子制备，也称为溶致液晶（Lyotropic liquid crystal, LLC）。它是由两亲性分子溶解在水或其他极性溶剂中形成的具有特殊几何结构的体系，能载多种药物，包括亲水性和疏水性药物、核酸、蛋白质等，甚至可以保护核酸、酶等生物大分子免受降解。随着含水量增加或温度升高，液晶通常会经历从层状液晶（Lα）→反相双连续相（Q_{II}）→反相六角相（H_{II}）的相变，直至形成反相胶束。层状液晶（Lα）中脂质分子呈线性排列，亲水头部与水接触，疏水尾部指向层状中心；两亲性分子被水层分隔进行平行排，体系呈现层状结构。反相双连续相（Q_{II}）即立方液晶，由 7 个棒状胶束堆积成六角形截面，内外水道彼此隔离；它是介于反相六角相（H_{II}）和层状（Lα）相之间的一种形式，由双层两亲性分子在三维空间中形成类似于"蜂窝状"结构。根据立方液晶相晶格结构的特点，进一步可将其分为：双菱形晶格（Pn3m, Q^{229}）、螺旋形晶格（Ia3d, Q^{224}）和体心立方晶格（Im3m, Q^{229}）。非连续型立方相即立方胶束相，又分为面心立方相（fcc）和体心立方相（bcc）。反相六角相（H_{II}）呈含有水和脂质的闭合双层蜂窝状结构，表面积大，两条水通道互不相通，一条封闭，另一条与外水相连接（图 5-33）。

根据不同类型晶格结构的小角 X 射线散射（Small angle X-ray scattering, SAXS）谱图中散射因子的比值不同，可区分不同类型液晶：层状液晶为 1:2:3:4；反相六角相液晶为 $1:\sqrt{3}:2:\sqrt{7}$；体心立方液晶（Q_{II}-Im3m）为 $\sqrt{2}:\sqrt{4}:\sqrt{6}:\sqrt{8}$；双菱形立方液晶（$Q_{II}$-Pn3m）为 $\sqrt{2}:\sqrt{3}:\sqrt{4}:\sqrt{6}$；螺旋形立方液晶（$Q_{II}$-Ia3d）为 $\sqrt{3}:\sqrt{4}:\sqrt{7}:\sqrt{8}$。根据所得的 SAXS 谱图中各样品散射因子比值，即可判断出晶格类型。

应该说，目前有关液晶本身及其具体分类的名称较混乱，除了液晶、溶致液晶外，还有立方液晶纳米粒（Cubosome）、脂质立方相（Lipid cubic phase）、离子液体晶体（Ionic liquid crystals）、脂基立方液晶纳米粒子（Lipid-based cubic liquid crystalline nanoparticles）、纳米立方体等名称，需注意区分。

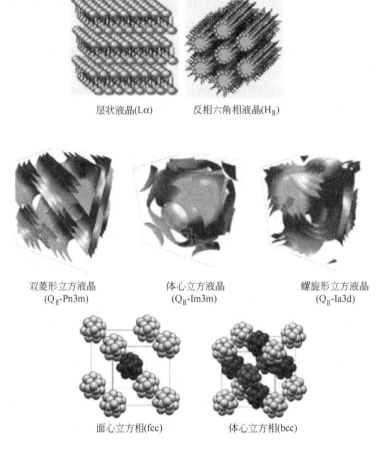

层状液晶(Lα)　　　　反相六角相液晶(H∥)

双菱形立方液晶　　　体心立方液晶　　　螺旋形立方液晶
(Q∥-Pn3m)　　　　　(Q∥-Im3m)　　　　(Q∥-Ia3d)

面心立方相(fcc)　　　　体心立方相(bcc)

图 5-33　溶致液晶内部结构示意图

一、液晶常用材料

用于制备液晶的常用两亲性材料包括单油酸甘油酯（Glyceryl monooleate，GMO）、植烷三醇（Phytantriol，PT）、油醇甘油酸酯（OG）和植烷基甘油酸酯（PG）（图 5-34）。

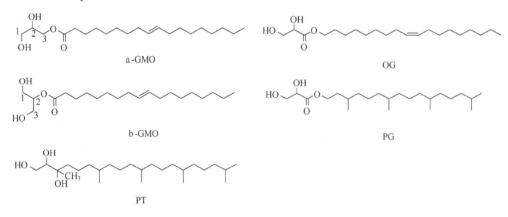

a-GMO　　　　　　　　　　　　　　OG

b-GMO　　　　　　　　　　　　　　PG

PT

图 5-34　液晶常用材料

GMO 为最常用的两亲性材料，其无毒、可生物降解且具有独特的生物黏附性。立方液晶制备还需加入一定量的稳定剂，如泊洛沙姆 407、多肽、聚乙烯醇等。泊洛沙姆 407 是一种两亲性嵌段共聚物，可增加整个体系黏度，因此能支撑立方液晶的框架结构。

二、制备方法

液晶常用制备方法包括机械搅拌法和前体注入法。机械搅拌法是先将脂质材料及稳定剂在水浴加热下熔融形成共熔物，然后将共熔物缓慢地滴加到过量的已经预热的水相中混合均匀，机械力（如磁力搅拌）作用一定时间，再经超声波粉碎或高压均质等方法最终制得立方液晶。前体注入法则是先将脂质材料溶解于适量的有机溶剂（如无水乙醇）中，搅拌使其形成透明的低黏度的前体溶液，再将前体溶液缓慢地滴入水相中，搅拌使其混合均匀，再经高压均质。一般前体注入法制得液晶的粒径和稳定性优于机械搅拌法。

三、液晶用于脑靶向递送

将盐酸多奈哌齐液晶载入到黏膜黏附性原位凝胶中可增强盐酸多奈哌齐脑靶向性，有望成为治疗阿尔茨海默病的新选择（Patil et al., 2019）。

以 GMO 和 C_{17} 单甘油酯为基质制备了载疏水性药物曲尼司特液晶。与曲尼司特溶液相比，C_{17} 单甘油酯、单油酸甘油酯液晶能分别提高脑摄取率 10 ~ 12 倍和 2 ~ 2.4 倍。其中嗅球中药物分布最多，证明鼻-脑通路存在直接脑靶向途径（See et al., 2020）。

吐温 80 包裹纳米粒能提高其穿越 BBB 的能力，吐温 80 加入到植烷三醇和水混合物中能形成溶致中间相，进而形成 Im3m 立方结构。这说明吐温 80 能有效稳定植烷三醇立方相，有利于其穿越 BBB（Azhari et al., 2016）。

脑血管病变结合阿尔茨海默病导致的死亡率非常高，其中脑血管上皮细胞是重要靶标。将依达拉奉、二十二碳六烯酸（Docosahexaenoic acid, DHA）等药物包裹进立方液晶，能通过靶向细胞表面清除受体（主要是 B 级I型）实现跨越 BBB，适用于阿尔茨海默病相关细胞的靶向给药（D'Arrigo, 2018）。

第六节　胶束

当表面活性剂溶于水降低了液面表面张力，由于表面活性剂浓度很大，液面已达到饱和状态，一部分药物就进入液面以下形成了胶束（Micelles），其疏水尾部向内，亲水头部向外，可用于增加溶解度（图 5-35）。表面活性剂形成胶束的最低浓度称为临界胶束浓度（Critical micelle concentration, CMC）。CMC 浓度越高，胶束越不稳定。

与其他纳米载体相比较，胶束有以下特点：

① 胶束可通过高通透性和滞留（Enhanced permeability and retention effect, EPR）效应进入实体瘤，因此具有肿瘤靶向作用；

② 可将难溶于水的药物包裹在胶束核壳结构中，提高药物溶解性和生物利用度；

③ 胶束在水性介质中热力学稳定，生物相容性好，可降低毒副作用；

④ 制备工艺较简单，载药量高；

⑤ 延长药物在血液循环中滞留时间，具有长循环作用（Lee et al.，2003）。

常见载药胶束为聚合物胶束。聚合物胶束两亲性嵌段共聚物在水介质中自组装形成的聚集体，其制备过程简单，通常小于 100nm，表面易修饰，可制备多功能胶束，如氧化还原敏感胶束、磁性聚合物胶束、pH 敏感胶束等。与普通纳米粒不同，两亲性聚合物自组装形成胶束可控、可模拟和预测（Li et al.，2017；Luo and Jiang，2012；Razavilar and Choi，2014）

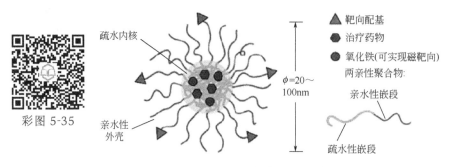

彩图 5-35

图 5-35 胶束组成及结构

胶束是脑靶向常见剂型，其穿透 BBB 的可能机制包括：

① 胶束吸附于脑毛细血管壁，延长了药物在毛细血管内滞留时间，促进药物入脑；

② 胶束增加了 BBB 对药物的通透性，提高了血管内皮细胞膜脂质的溶解度，还可使 BBB 紧密连接开放；

③ 主动外排转运（Active efflux transport），如胶束基质普郎尼克可抑制高效外排泵的作用，尤其是 P-糖蛋白（P-glycoprotein，P-gp），从而延长药物作用时间；

④ 受体介导转运（Aeceptor mediated transport），内皮细胞中许多类型的受体参与了大脑对药物的吸收，如转铁蛋白受体、叶酸受体、胰岛素受体和低密度脂蛋白受体相关蛋白等；

⑤ 吸附介导内吞作用（Adsorptive-mediated endocytosis，AME），由于内皮细胞表面带负电荷，高分子药物、纳米载体和阳离子配体很易穿透脑实质组织；

⑥ 载体介导转运（Carrier mediated transport，CMT），经过转运蛋白、多肽等修饰的药物更易入脑。

分子动力学和粗粒耗散粒子动力学可用于模拟胶束形成、药物负载和释放（Li et al.，2017）。首先选用三嵌段两亲性共聚物，甲氧基-聚乙二醇 2000-聚［甲基丙烯酸 2-(N,N-二乙氨基)乙酯］-聚己内酯（PDC）载紫杉醇制成聚合物胶束。紫杉醇和 PDC 基于疏水相互作用形成胶束，在中性环境中，紫杉醇可插入疏水性 PDEAPCL 内核中；酸性环境中，胶束又快速释放出紫杉醇。这是由于从中性环境转化为酸性环境后，pH 敏感片段 PDEA（含有叔胺基的聚合物链段）转变成质子化形式 PDEAH$^+$，由疏水转变为亲水从而释药。该体系适用于在弱酸性肿瘤微环境中触发释药。因此，聚合物胶束是一种有前途的抗肿瘤药物纳米载体。

胶束粒径比较小，为有效到达脑部提供了必要条件，在聚合物胶束上修饰相应的脑靶向配体或抗体能有效提高药物在脑中分布。因此，胶束作为脑靶向药物载体在颅内肿瘤、癫痫和神经退行性变性疾病等方面已有较多研究。

采用薄膜水化法制备载药胶束，将胶束与脑靶向分子 Angiopep-2 连接，使胶束具有脑靶向功能。结果表明它能高效穿透体外血脑屏障模型，并能高效抑制 HER-2 阳性乳腺癌细胞的生长，可用于治疗乳腺癌脑转移（陆恒和王雅杰，2017）。以碳二亚胺为交联耦合剂将壳聚糖经硬脂酸疏水修饰，得到壳寡糖硬脂酸嫁接物，可在水中形成胶束，作为一种较安全的药物载体可应用于脑靶向给药（谢贻斑，2012）。

以 P-gp 单克隆识别抗体为靶向头基的载苯妥英钠的载药纳米胶束系统（P-gp MAb nanopartical micelles，PNM）是 100nm 左右的壳核状纳米粒，具有缓释效应，对神经系统生物相容性较好。以无镁细胞外液短暂处理神经元，诱导神经元癫痫样放电为癫痫细胞模型，验证了 PNM 对癫痫的治疗作用。建立氯化锂-匹鲁卡品诱导的慢性癫痫大鼠模型和最大电休克癫痫发作（Maximal electroshock seizure，MES）小鼠模型，验证 PNM 对耐药性癫痫的靶向治疗作用及对抗原呈递细胞（Antigen presenting cell）的影响。结果表明，PNM 对耐药性癫痫有靶向治疗作用，可明显减少其余组织内血药浓度，并避免单核/巨噬细胞的识别和清除（刘晓英，2009）。

罗替高汀聚合物胶束温敏性凝胶能提高其溶解度，延长局部停留时间，增加脑内分布。其粒径、包封率、载药量分别为(88.62±1.47)nm、(93.5±0.79)%、(19.9±0.60)%。其聚合物胶束和聚合物胶束凝胶的平均滞留时间分别是静脉给药的 2.43、2.79 倍。罗替高汀聚合物胶束凝胶在嗅球、大脑、小脑、纹状体中分布分别为静脉给药的 27.66%、17.05%、16.65%、18.44%，有望用于帕金森病治疗（Wang et al.，2020）。

以聚乙二醇-聚己内酯［Poly(ethyleneglycol)-poly(caprolactone)］和超顺磁氧化铁制备了载萘普生磁性聚合物胶束，其中 137nm 胶束比 242nm 胶束在脑中分布明显升高，提示粒径<150nm 纳米粒可能更易脑靶向治疗 CNS 疾病（Karami et al.，2018）（图 5-36）。

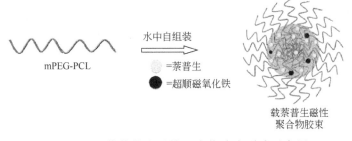

图 5-36 载萘普生磁性聚合物胶束形成示意图

单唾液酸四己糖神经节苷酯（Monosialotetrahexosylganglioside）（GM1）由亲水性糖链和亲脂性神经酰胺组成，是哺乳动物神经节苷酯的重要组成成分。它在神经发育、神经细胞生长/分化、受损神经元再生长等方面都发挥重要作用。外源性 GM1 及其衍生物还可跨越 BBB。lysoGM1 是 GM1 的水解产物，保留了亲水性糖链，结构中—NH_2 能与含羧基的疏水性化合物连接而形成胶束，可利用 lysoGM1 跨越 BBB 实现脑靶向。将多柔比星（Doxorubicin，DOX）包裹进 PLGA-lysoGM1 胶束中，通过正交设计其载药量和包封率可达 3.8%和 61.6%，在生理条件下可实现缓释，通过大胞饮和自噬/溶酶体途径达到高细胞摄取率。PLGA-lysoGM1/DOX 胶束能跨越 BBB 特异性在脑内聚集，可用于治疗脑胶质瘤和其他 CNS 疾病（Yin et al.，2020）（图 5-37）。

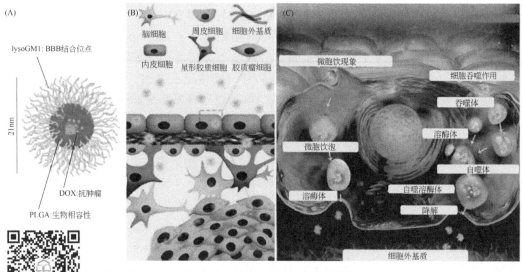

图 5-37 （A）PLGA-lysoGM1/DOX 胶束给药系统的制备；
（B）PLGA-lysoGM1/DOX 胶束对胶质瘤的作用示意图；
彩图 5-37 （C）PLGA-lysoGM1/DOX 胶束通过大胞饮和自噬/溶酶体途径穿过 BBB

　　由于药物很难进入肿瘤内部，多形性胶质母细胞瘤（Glioblastoma multiforme，GBM）缺乏有效治疗措施。αvβ3 和 αvβ5 整合素在 GBM 上皮细胞高表达，因此可利用 cRGD 多肽修饰盐酸表柔比星聚合物胶束用于治疗脑部肿瘤（Quader et al.，2017）（图 5-38）。cRGD 盐酸表柔比星聚合物胶束比未修饰胶束能更快、更多地渗透进入 U87MG 细胞球，在体内能更有效抑制原位 GBM 生长。

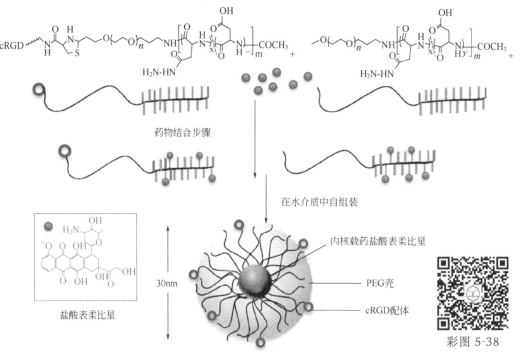

彩图 5-38

图 5-38　cRGD 多肽修饰盐酸表柔比星聚合物胶束治疗脑部肿瘤

第七节　微针

微针（Microneedles，MN）是由多个针体长度 10 ~ 2000μm，直径小于 300μm 微细针簇构成。20 世纪 90 年代，以钙黄绿素为模型药物的微针辅助局部给药，极大地增强了药物的渗透性（Henry et al.，1998）。微针介导的吸收促进机制是通过微针的穿刺作用对生物屏障造成轻微的物理损伤，其最大的优势就是可无痛注射小分子和大分子量的活性药物成分（Kaushik et al.，2001）。

微针最重要组成部分是针尖，针尖影响了微针穿越屏障层能力、载药量、给药方式等重要方面，需根据适应证、目标人群等具体因素选择不同类型（图 5-39）。

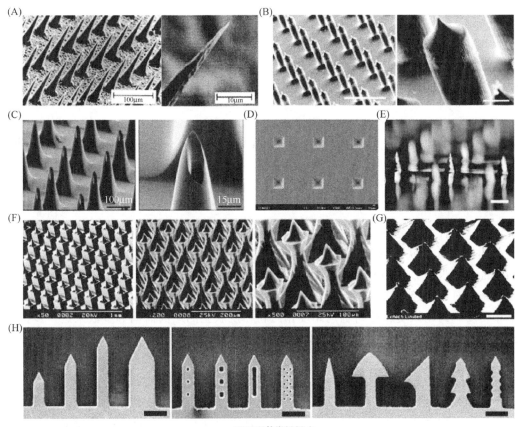

图 5-39　微加工微针的不同形状针尖

（A）采用深度反应离子蚀刻制备的硅微针；　（B）采用 Bosch 工艺得到各向同性的蚀刻微针［比例尺条=200μm（左），20μm（右）］；　（C）可用于生物取样的空心锥形微针；　（D）采用 KOH 湿性蚀刻得到削尖角度为 54.72°的金字塔形微针空腔；（E）KOH 湿性蚀刻得到的微针阵列；（F）通过切割-湿性蚀刻得到复合结构的微针；（G）准分子激光制得微针；（H）激光切割微针平面图

一、微针分类

微针主要分为四种类型（图 5-40）：固体微针（Solid microneedle），包衣微针（Coated microneedle），中空微针（Hollow microneedle），可溶性微针（Dissolving microneedle）。

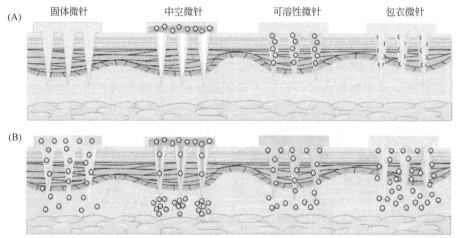

图 5-40　常见微针类型

（A）微针刺入生物屏障示意图；　（B）微针释放药物示意图

彩图 5-40

1. 固体微针

固体微针多为金属或硅材质制备的微针，主要对皮肤进行预处理，便于后续施加的药物渗透入皮肤。固体微针目前主要用于增强护肤品疗效，例如 Dermaroller®、Dermastamp™、Dermapen®等商业美容固体微针设备。研究表明，固体微针的针体长度和密度对药物递送影响较大（Yan et al., 2010）。因此，可以通过优化微针阵列高度和密度、药物浓度、药物制剂黏度和药物在皮肤上的给药时间等参数来进一步控制药物递送（Cheung et al., 2014; Osterberg and Blaschke, 2005）。

2. 包衣微针

包衣微针是将药物均匀地包裹在微针表面，多使用金属或硅材质，与固体微针需首先经皮肤预处理相比，更加可控、有效。针体尺寸较小，因此载药量受限。另外包衣层处方很重要（Gill and Prausnitz, 2007），它应保证药物包衣层厚度均匀，保证药物稳定，才能确保高效的皮肤渗透性（Davidson et al., 2008）。

3. 中空微针

中空微针制作更为复杂，先用硅、金属或者玻璃制备内部中空结构的针头，再将药物灌注到孔中形成药物储库，药物通过被动扩散进入皮肤。与固体微针和包衣微针相比，中空微针可携带更多药物，药物利用率高。但空心微针更易破损（Martanto et al.,

2006），影响后续药物递送（Davis et al.，2004）。通过外加压力或电泵驱动的方式可实现持续或间断性给药（Gardeniers et al.，2003）。

4. 可溶性微针

当前，有关可溶性微针递送蛋白质、核酸等生物大分子药物引起广泛关注，包括眼部微针及智能化响应型微针给药系统。可溶性微针是采用生物相容性较好的聚合物材料，例如 HA（Yang et al.，2020）、PVA（Eum et al.，2021）、PLGA（Zhao et al.，2020）、PVP（Dillon et al.，2017）等，通过浇筑离心（Yao et al.，2019）、抽真空法（Ye et al.，2020）或 3D 打印（Cordeiro et al.，2020）等方法直接包裹药物制备的微针（Littauer et al.，2018）。上述材料生物相容性好、价格低廉、可生物降解、无交叉感染风险、可在环境温度下加工，有利于递送热不稳定的活性药物，如多肽、蛋白质。当可溶性微针刺入皮肤后，针体与皮肤组织间液接触迅速溶解，药物从基质材料中释放。可通过改变处方中材料种类、比例及修饰方式，控制药物释放速率，也可通过 pH 响应或体内代谢物响应的微针调节药物释放速率。

可溶性微针主要用于蛋白质、多肽、核酸及其他水溶性分子递送。针对疏水性药物，则需首先制备成纳米粒、包合物和固体分散体等得到在水中溶解或高度分散的中间体后，再制备成可溶性微针。其制备工艺复杂，且单片微针载药量较低，如两性霉素 B 聚乙烯醇可溶性微针贴片中药物含量仅为 $51.02\mu g/cm^2$，并不能满足实际临床用药的需求。此外，加入药物可能会对聚合物物理性质产生不利影响。如载药量会影响微针的机械强度，微针载药量越高，机械强度下降越多（Park et al.，2006）。因此如何平衡载药量和机械强度的矛盾值得研究。

5. 水凝胶微针

水凝胶微针（Hydrogel microneedle）是由交联聚合物制备的独特微针阵列，其本身不含药物。插入皮肤时会迅速吸收皮肤组织间液，形成连续的、不可阻断的水凝胶导管，从附着的贴片型药物储库进入皮肤内，到达皮肤微循环。这种微针可制成各种尺寸和几何形状，在适当位置可有效抵抗孔的闭合，且可从皮肤上完整去除，方便自行给药。将水凝胶微针和盐酸多奈哌齐薄膜组成集成微针，可用于治疗阿尔茨海默病。24h 后穿透新生乳猪皮肤的药量可达（854.71±122.71）μg，血药浓度可达（51.8±17.6）ng/mL（Kearney et al.，2016）（图 5-41）。

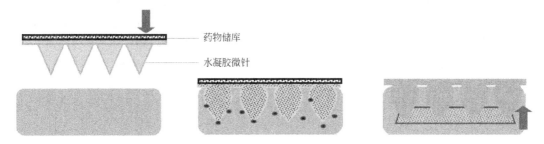

图 5-41　药物储库通过水凝胶微针释药

二、微针给药途径

除经皮给药外，微针还可通过眼内、鼻腔、阴道、口服等途径给药。

1. 眼部给药

眼部给药可实现脑靶向，但角膜屏障影响药物的渗透及药效。采用微针可实现眼前部和后部给药。眼前部给药可采用三种类型微针：包衣微针、可溶性微针和可剥离微针。而眼后部给药有三种方式：脉络膜周隙（Suprachoroidal space，SCS）注射、玻璃体内注射、巩膜注射（Lee et al.，2020）（图5-42）。

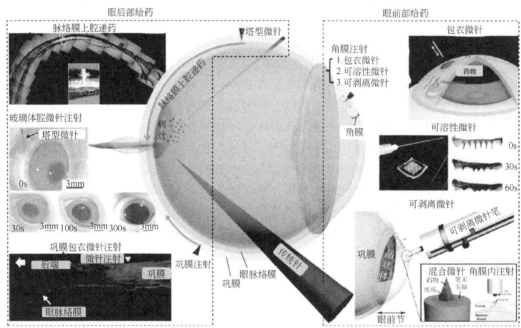

图 5-42 眼前部和后部微针给药示意图

彩图 5-42

2. 口腔给药

将多柔比星 PLGA 纳米囊以包衣的形式通过湿性蚀刻包裹在不锈钢微针上，通过最小侵入性方式进行瘤内注射，深度可达 4mm，覆盖面积为 1cm×1cm。与传统皮下注射相比，分布更均匀（Ma et al.，2015）。唾液层也是口腔内药物吸收主要障碍，包衣微针可促进唾液层流动增加吸收。以磺基罗丹明为模型药物，所制得包衣微针在猪口腔黏膜中能停留 1 天以上（Serpe et al.，2016）（图5-43）。

3. 阴道给药

阴道给药由于表面积大，环境温和，是黏膜免疫的重要途径。以蔗糖、PVP 和羧甲基纤维素（CMC）制备载蛋白可溶性微针，可有效实现免疫且无明显副作用，可用于预防传染性病原体，尤其是性传染疾病（N.Wang et al.，2017）（图5-44）。

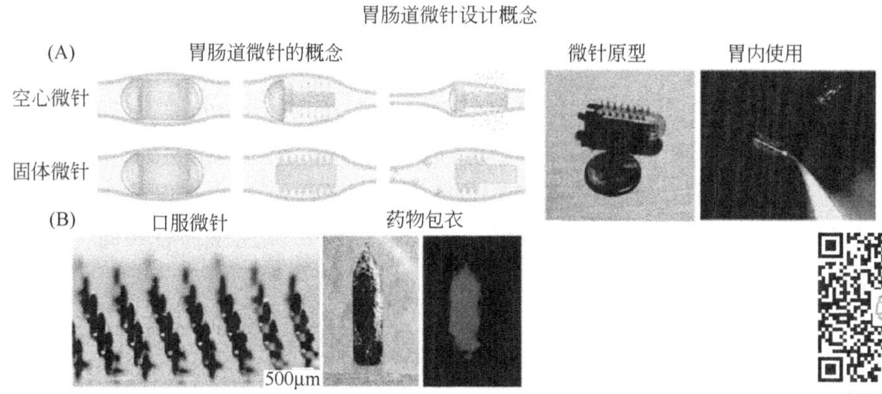

胃肠道微针设计概念

(A) 胃肠道微针的概念

空心微针

固体微针

(B) 口服微针　　　　　药物包衣

500μm

微针原型　　　　胃内使用

彩图 5-43

图 5-43　（A）胃肠道给药微针设计概念和模型；（B）用于口腔给药的包衣微针

　　微针还可用于心肌梗死后的再生（Tang et al., 2018）。将能分泌心脏再生因子的心脏基质细胞载到 PVA 微针贴片中，能将再生因子高效递送到心肌梗死区，且副作用较小（图 5-45）。

彩图 5-44

彩图 5-45

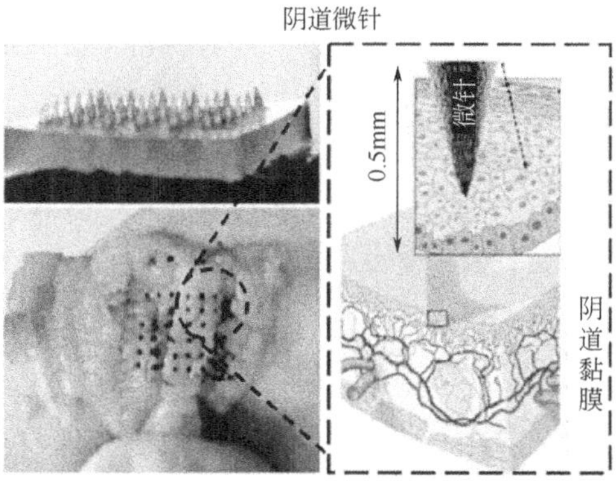

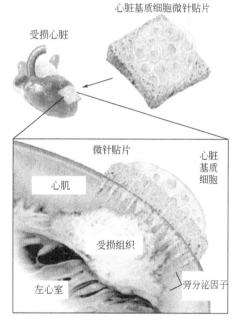

心脏基质细胞微针贴片

受损心脏

微针贴片

心肌

受损组织

左心室

心脏基质细胞

旁分泌因子

阴道微针

0.5mm

微针

阴道黏膜

图 5-44　微针用于阴道药物递送

图 5-45　用于心脏再生的心脏基质细胞微针贴片

三、微针用于脑靶向

　　为了更有效地将磷酸川芎嗪递送入脑治疗中度脑动脉阻塞（Cerebral artery occlusion），比较了三种方式递送效率的差异，即吸收促进剂-冰片（制备形成磺丁基

β-环糊精复合物），物理促吸收-离子导入和微针共分成四组，被动扩散组（无离子导入和微针）、离子导入组、微针组和微针/离子导入联合组。以磷酸川芎嗪计算，四组体外透皮通量为（79.12±14.5）μg/cm²、（395.43±12.37）μg/cm²、（319.16±29.99）μg/cm²、（1018.07±108.92）μg/cm²；以冰片计算，则为（39.34±1.31）μg/cm²、（202.81±53.56）μg/cm²、（715.47±75.52）μg/cm²、（1088.60±53.90）μg/cm²。说明微针和离子导入联合能显著提高磷酸川芎嗪和冰片吸收。且在二者共同作用下，脑阻塞面积和IL-β表达显著下降。与不含冰片组相比，冰片能显著提高磷酸川芎嗪在心、脑中的分布，C_{max} 川芎嗪分别增加了1.76、1.59倍，AUC_{0-t} 川芎嗪分别增加了1.50、1.19倍（Xiao et al.，2020）。

石杉碱甲（Huperzine A）是我国首创的强效可逆性乙酰胆碱酯酶抑制剂，用于治疗良性记忆障碍及阿尔茨海默病，但口服生物利用度低。将其制成可溶性微针贴片，能成功刺入皮肤在5min内溶解（图5-46），3天内石杉碱甲释放可达80%。微针组 T_{max}、$t_{1/2}$、C_{max}、$AUC_{0-\infty}$ 分别为口服组的2倍、5倍、3/4倍、2倍。与未治疗组相比，载药微针能明显提高认知功能，为石杉碱甲治疗阿尔茨海默病提供了新选择（Yan et al.，2020）。

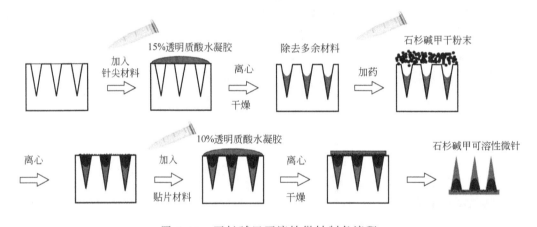

图 5-46　石杉碱甲可溶性微针制备流程

第八节　微泡

微泡（Microbubbles）起初作为超声造影剂应用，已有几十年历史，其安全性和有效性在长期临床诊断中已得到证实。其主要原理是使后散射回声增强以提高超声诊断的分辨力、敏感性和特异性。微泡用于脑靶向递送多与超声尤其是聚焦超声联合使用，以实现诊疗（Theranostics）一体化。超声微泡由材料外壳和其包裹的气体核心构成，呈球形，可装载药物，它可在外部超声的作用下，使微泡产生空化效应，暂时打开BBB，增加BBB通透性以实现药物脑靶向递送。超声微泡的脑靶向作用主要与微泡浓度、材料、超声频率、时长有关。

一、商品化微泡

微泡直径一般为 1 ~ 10μm，外壳通常为脂质、蛋白质或聚合物，内核气体常采用空气、氧气、全氟化碳（Perfluorocarbon，PFC）或六氟化硫（Sulfur hexafluoride，SF$_6$）（图 5-47）。外壳和内核气体的成分决定了微泡的物理化学性质，磷脂是目前使用最广泛的外壳材料，已应用于商用微泡 SonoVue®。已批准上市使用的微泡类型详见表 5-9（Frinking et al.，2020），包括三种经 FDA 批准的微泡产品（Optison®、SonoVue®和 Definity®）。

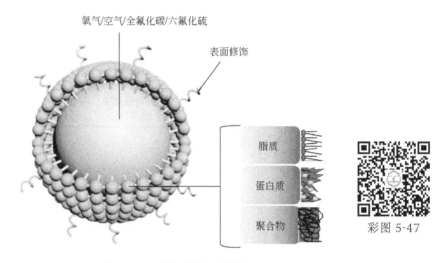

图 5-47　微泡结构示意图

PFC=全氟化碳；SF$_6$=六氟化硫

彩图 5-47

微泡联合超声用于脑靶向递送受到微泡、超声和生理条件影响。其中对超声参数研究较多（图 5-48），而对微泡、生理条件的研究较少。上述因素对脑靶向递送的广度、持续时间、组织破坏、免疫反应和药物分布均有显著影响（Song et al.，2018）。

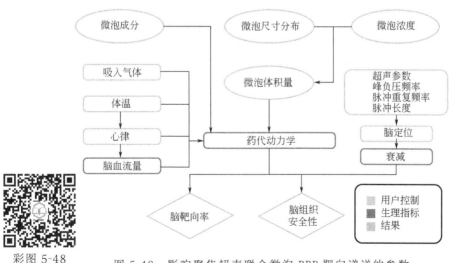

彩图 5-48

图 5-48　影响聚焦超声联合微泡 BBB 靶向递送的参数

表 5-9 商业化临床用超声造影剂

名称	首次临床批准使用时间	外壳成分	内充气体	应用	生产商家	地区
Optison	1998 年	白蛋白	全氟丙烷	左心室混浊，心内膜边缘描绘	通用电气医疗保健公司（英国白金汉郡）	美国、日本
Sonazoid	2006 年	磷脂	全氟丁烷	心肌灌注，肝脏成像	通用电气医疗保健公司（英国白金汉郡）/第一三共株式会社（日本东京）	日本、韩国、中国
Definity	2001 年	磷脂	全氟丙烷	超声心动图，肝/肾成像	兰特斯医学成像公司（美国马萨诸塞州）	北美洲、欧洲
Luminity	2006 年					
Lumason	2001 年	磷脂	六氟化硫	左心室浑浊化，微血管增强（肝脏和乳腺病变检测）	Bracco 诊断公司（美国新泽西州门罗镇）/Bracco 影像公司（意大利科莱雷托贾科萨）	北美洲、欧洲、巴西
SonoVue	2014 年					

二、微泡外壳材料

选择合适的外壳材料，通过优化处方、工艺制备结构致密的微泡，能防止聚结和扩散，并提供一定的弹性来维持较高的压力，对于增强微泡稳定性至关重要。

1. 脂质外壳

脂质是微泡外壳最常用的材料。典型的脂质分子通常由一个亲水头部和一个疏水尾部组成；在水相中，亲水部分与水相互作用，而疏水部分之间由于疏水相互作用形成层状结构，有助于将气体包封在微泡核心。为防止包封气体逸出，要求脂质外壳结构致密，因此采用在其相变温度以上对脂质进行热处理然后快速骤冷至室温的方式，使脂质分子被密集地包裹在外壳中，从而限制气体分子扩散，延长微泡寿命。磷脂是应用最广泛的脂质材料，包括二硬脂酰磷脂酰胆碱（1，2-Distearoyl-sn-glycero-3-phosphocholine，DSPC）、二棕榈酰磷脂酰胆碱（dipalmitoyl phosphatidyl choline，DPPC）等。磷脂壳包被的微泡向细胞膜的物质转移被认为在超声介导的药物递送中发挥着重要作用，采用定量荧光显微镜技术证明了这种现象（Carugo et al., 2017）。磷脂转移会改变细胞膜脂质的有序排列或堆积，影响膜的机械性能和通透性。若制备的微泡制剂含有某种成分（除磷脂外）能改变细胞膜脂质的顺序，从而改变细胞膜的机械性能，或许也能在超声诱导的生物效应中发挥作用。iRGD 修饰的紫杉醇脂质体-微泡复合物经超声处理后，与肿瘤细胞亲和力升高，表现出明显的肿瘤生长抑制效果（Zhang et al., 2018）。

2. 蛋白质外壳

蛋白质外壳是由天然和变性白蛋白分子组成的单分子层，通常使用白蛋白作为外壳材料，它采用预热的白蛋白溶液经超声处理形成，例如牛血清白蛋白、人血清白蛋白和血红蛋白，这些白蛋白溶液的共同之处是蛋白质分子都含有半胱氨酸残基，在蛋白质变性过程中，半胱氨酸残基的二硫键断裂，巯基暴露被氧化，形成分子间二硫键，即蛋白质分子的交联，形成坚固的外壳结构（Upadhyay and Dalvi，2019）。另外，改变化学试剂（如十二烷基硫酸钠、氧自由基等）的酸碱度和压力也可使蛋白质变性。除了白蛋白之外，其他蛋白质如溶菌酶由于分子间二硫键形成膜状结构，也被用于制备稳定且生物相容性好的微泡外壳（Mahalingam et al.，2015）。蛋白质壳微泡中二硫键交联结构能够维持微泡在压力之下的球形结构，使用 Traut 试剂（2-亚氨基硫氰酸盐酸盐）处理牛血清蛋白，将伯胺转化为硫醇后形成稳定性高的微泡。傅里叶变换红外光谱和 X 射线光电子能谱表征其表面存在硫醇和伯胺基团，通过耗散型石英晶体微天平吸附测试证明这些基团具有反应活性。Traut 试剂用量影响伯胺向硫醇的转化率，但并非剂量越高越好：当 Traut 试剂用量为牛血清白蛋白 20 倍物质的量时，能提供足够多的巯基表面覆盖率，增强外壳厚度；当用量持续增加则会产生过多的空间位阻，影响稳定性。因此，Traut 试剂与蛋白质的最佳比例是构建高稳定性微泡的关键所在（Ma et al.，2017）。

纳米颗粒具有尺寸小、表面积大的特点，足以通过组织渗透进入肿瘤，并产生增强渗透与滞留效应，并与肿瘤细胞受体特异性结合（Jamburidze et al.，2019）。将掺杂近红外染料的白蛋白纳米粒与 N-羟基琥珀酰亚胺微泡结合，制备超声敏感纳米颗粒复合物，通过小鼠活体成像证明在超声作用下可打开 BBB 并将其有效递送至大脑，且不会产生细胞毒性（Ha et al.，2019）。

3. 聚合物外壳

聚合物作为微泡外壳厚度通常为 50～150nm。与脂质软壳微泡相比，聚合物硬壳微泡能将大量的药物分子封装在更厚的壳中。常用聚合物材料生物相容性好、降解可控、毒性低，如聚乳酸-羟基乙酸共聚物（poly lactic-co-glycolic acid，PLGA）、聚乙烯醇（Polyvinyl alcohol，PVA）。以 PVA 为外壳材料、空气为核心气体制备的微泡具有更强的硬度和机械性，PVA 微泡体积足够大，通过数字全息显微镜、透射电子显微镜、共聚焦激光扫描显微镜等光学技术可获得其确切尺寸、壳厚度、折射率和表面成分等信息。采用与毛细管电泳耦合的紫外成像检测器可实现 PVA 微泡定量分析（Josefsson et al.，2020）。多聚氰基丙烯酸正丁酯 [Poly（butyl cyanoacrylate），PBCA] 是一种由阴离子聚合形成的生物相容性聚合物，PBCA 壳厚度为 50～200nm，具有高度的疏水性；以 PBCA 为外壳材料制备微泡封装四种皮质类固醇药物（地塞米松、布地奈德、哈西奈德、环索奈德）和四种荧光染料（罗丹明 B、尼罗红、香豆素 6、芘），考察其载药能力和封装效率。结果表明 PBCA 微泡对超声产生良好响应性，载药量随药物疏水性和分子量增加而增加，但疏水性和分子量大的药物在超声破坏微泡后释放率相对较低，因此药物理化性质对 PBCA 微泡载药量和释放影响巨大，该研究同时有力证明了 PBCA 微泡可包封多种不同类型的药物（Liu et al.，2020）。

聚合物微泡还可通过直接和间接的偶联机制实现表面功能化多样性。一种新型脂质/PLGA 微泡将脂质掺入 PLGA 壳中，并将可分解的碳酸氢铵作为内核气体调节微泡壳弹性，形成软性外壳和多孔结构，该多孔结构增强了微泡散射能力和超声响应性。载阿霉素后，与普通脂质微泡相比，药物包封率较高；与普通聚合物微泡相比，能提高超声成像能力。超声后，该阿霉素-脂质/PLGA 微泡在荷瘤小鼠中能有效释放药物、增强肿瘤抑制作用（Chen et al., 2019）。粒径 1~3μm 的载阿霉素聚乳酸微泡表面同时采用 PEG、肿瘤坏死因子相关凋亡诱导配体（TNF related apoptosis inducing ligand, TRAIL）修饰，PEG 化降低微泡的免疫原性，TRAIL 能靶向并附着于肿瘤细胞表面受体，诱导细胞死亡；超声聚焦于肿瘤部位，利用其空化效应能实现肿瘤靶向递送（Jablonowski et al., 2018）。该聚合物外壳非常坚固，可进行多种修饰和改造（如 TRAIL 连接），而不会损害其完整性；可根据临床需要定制个性化的微泡制剂，对聚合物外壳成分进行调整使微泡响应不同的超声频率，从而实现了不同深度组织治疗的灵活性，扩大临床应用。

脂质壳较薄（3~5nm）、柔软、结构灵活，对超声响应性好，但薄壳增加了核心气体扩散的可能性，同时也限制了高载药量。蛋白质外壳厚度为 15~20nm，气体扩散阻力更大，稳定性更高，较脂质壳能更有效携带药物。但蛋白质微泡的免疫原性使其从体循环中过早清除，生物利用度较低，超声响应性低于脂质壳。因此，理想的微泡制剂应具有超声响应性好、载药量高、生物相容性好（无免疫原性）、体内外稳定性好等优点。

微泡外壳设计对微泡性能具有深远影响，应了解外壳材料的物理特性及其对微泡的影响指导微泡制备。微泡建模能对微泡设计和制备提供理论支持，如脂质分子间作用力模型能提供脂质化学与微泡性能之间的定量关系，在分子动力学模拟的力场基础上，基于脂质首尾之间的横向库仑力和范德瓦耳斯力相互作用提出脂质微泡壳模型，能精准预测脂质微泡的单层渗透性、弹性和温度的函数变化及脂质在空气-水界面上的表面扩散平衡（Borden, 2019）。将来可使用分子间作用力模型来阐明更复杂的特性（表面剪切力和膨胀黏度等），采用脂质和蛋白质动力学解释微泡动力学行为，如研究蛋白质微泡溶解动力学来估计蛋白质壳的特性（壳电阻、表面张力和壳弹性等）（Khan and Dalvi, 2020）。此外，需要扩展化学基团研究以丰富脂质和蛋白质的组成类别，为新型医学微泡制备提供更多选择。

三、微泡内核气体

常用的内核气体包括空气、氧气、全氟化碳类或六氟化硫等，这些气体通常分子量较大，以增强微泡贮存稳定性和体内稳定性。内核气体从微泡扩散到周围介质的过程影响微泡稳定性，内核气体扩散会导致微气泡过早破裂。因此，除了需要考察外壳材料对气体扩散的渗透性外，也需评估气体特性，如分子量、水中溶解度等。但关于包封气体对微泡稳定性及载药能力的影响研究较少。采用相同脂质壳装载全氟丙烷（C_3F_8）、全氟丁烷（C_4F_{10}）和六氟化硫（SF_6）制备不同微泡，探讨气体成分对微泡的影响，这三种气体已经被 FDA 批准用于微泡。与 SF_6 微泡相比，C_3F_8 和 C_4F_{10} 微泡体内外超声成像能力较强，并能更有效地将模型药物——伊文思蓝递送到大脑，说明 C_3F_8 和 C_4F_{10} 微泡稳定性更高，可用于同步超声成像和药物递送（Omata et al., 2019）。氧气微泡在超声作用下于体内成像，可实现图像引导治疗。同时，氧气微泡能为低氧性肿瘤提供氧气，增加放射敏感性，降低肿瘤转移的风险，实现真正的微创治疗。增加氧气微泡脂质壳的磷脂酰基链长度可使氧气微泡造影持久性和造影强度增强，体内循环时间延长（Reusser et al.，2020）。

四、微泡制备方法

传统的微泡制备方法是简单的机械搅拌和超声。机械搅拌是在振荡器中加入聚合物溶液，从顶部灌注气体，然后以每分钟几千次的振荡速度机械搅拌，使外壳材料及时包裹所需的内核气体。机械搅拌是一种适用于工业化生产的微泡制备方法，尤其适于脂质微泡的制备（Khan et al.，2018b）。通过机械振荡制备了与抗 PD-L1 单克隆抗体缀合的脂质壳微泡，在超声介导下与顺铂联合可有效抑制宫颈癌生长，比单独使用顺铂抗肿瘤活性更高，对提高宫颈癌治疗效果具有重要意义（Ma et al.，2020b）。

超声制备微泡主要基于液体暴露于超声中产生的空化作用。高强度超声引起液体压缩和扩张，导致溶液中出现微小气泡，加热使脂质达到玻璃化转变温度或使蛋白质变性，以形成坚固外壳；主要步骤包括预处理（加热）、超声两个过程。通过低强度搅拌乳化流经样品溶液的气体，再采用高强度超声产生空腔，将乳化气体包封于壳膜中也可制备微泡（Upadhyay et al.，2017）。

脂质微泡制备过程如下。首先，将溶解在氯仿中的脂质在惰性环境（氮气或氩气）中干燥，干燥的脂质膜和乳化剂共溶于缓冲液（羟乙基哌嗪乙硫黄酸和磷酸盐缓冲液）中，并加热至其玻璃化转变温度，通入内核气体，超声处理产生微泡悬浮液后，将微泡悬浮液骤冷至室温，获得具有致密脂质外壳的微泡。需注意的是，乳化剂是其中重要成分，没有乳化剂不能形成微泡；常用乳化剂包括二硬脂酰基磷脂酰乙醇胺-聚乙二醇 2000（DSPE-PEG2000）和 PEG40S。以牛血清白蛋白、*N*-乙酰基-D,L-色氨酸、二硬脂酰磷脂酰胆碱为主要成分，PEG40S 为乳化剂，内充全氟化碳气体，采用超声制备微泡悬浮液，通过差速离心法分选出粒径 3~5μm 微泡。超声成像显示脂质微泡比蛋白质微泡造影能力更好，且微泡经 PEG 修饰后，免疫原性消失，贮存稳定性和体外稳定性增加。

需注意的是，超声制备的微泡一般直径较大，多在 50μm 以上，远远大于医学用微泡的直径要求（一般<10μm）。因此还需采用微泡尺寸分选技术进一步处理，主要包括浮选、差速离心、夹流分馏技术、声学分选和流动聚焦。其中，采用微流体装置的流动聚焦技术作为一种新兴趋势，能允许液体（脂质/蛋白质或其他外壳材料溶液）和气体以不同速率和压力流动，剪切力和压力差异导致气体被包裹于液体中，并在出口处拉伸断裂，形成单个微泡。这种微流体装置制备的微泡尺寸通常在 10μm 左右，但产率较低。使用微流体技术，以牛血清白蛋白和牛血浆蛋白作为外壳材料，氮气作为核心气体，能产生瞬时稳定的微泡，但在 2min 内迅速溶解，可能是交联蛋白质分子之间氢键作用较弱，形成外壳不牢固所致（Chen et al.，2014）。

其他微泡制备方法还包括汞齐化法、冷冻干燥和盐水振摇。汞齐化法是一种混合方法，首先将脂质加热到相变温度以上，再将核心气体充入溶液上部空间，最后振摇产生微泡。冷冻干燥法是首先使用高速剪切力实现乳化，将液体分散在包含稳定剂的连续水相中，这时稳定剂分子吸附在分散相和连续相之间的界面上形成乳液滴，经低温干燥转化为微泡（Lee et al.，2015）。盐水振摇装置由一对注射器和一个三通旋塞阀组成，其中一个注射器装有 10mL 生理盐水（0.9%NaCl），另一个装有 1mL 空气，旋塞阀打开后生理盐水和空气充分混合产生空气微泡；该方法制备的微泡多用于超声心动图（da Hora Passos et al.，2017）。上述方法易于操作，可快速制备得到高分散微泡悬浮液。

通过表面修饰（如靶向配体修饰）微泡可作为药物和基因递送的有效递送载体。载药微泡暴露于低压超声下，由于剧烈的气泡振荡而破裂从而释放药物。PEG常用于修饰微泡表面，能增加脂质壳硬度，还可与其他官能团联合增强微泡功能（Omata et al.，2020）。在微泡表面连接特定配体分子，可实现炎症细胞或血管生成内皮细胞靶向（Presset et al.，2020）。另外一种磁靶向方法是将磁性材料包裹在微泡内制备磁响应性微泡，已成功应用于增强体内外多种治疗药物的递送（Stride et al.，2020）。

建立脑胶质瘤大鼠模型，探索1MHz低频超声结合微泡对脑胶质瘤部位BBB开放的影响，与非超声条件下伊文思蓝（Evans blue，EB）渗透BBB进行了比较。结果表明，脑胶质瘤对BBB渗透性影响非常有限；而超声微泡可短暂有限开放BBB，并具有可逆性，可促进EB和钆喷酸葡胺（gadolinium-diethylenetriaminepentaacetic acid，Gd-DTPA）渗透BBB。超声时长30s最合适，可开放BBB，并且对脑组织不会造成明显损伤。药物需在超声前注射才能借助BBB开放进入脑。因此超声微泡可安全有效开放BBB，控制时机和时长，能促进药物进入脑胶质瘤和脑组织。其最优条件如下：超声频率为1MHz，声强为4W·cm^{-2}，微泡粒径约3.26μm，浓度5.8×10^8~6.7×10^8/mL。超声辐照30s时，可打开BBB，帮助药物进入脑部治疗脑胶质瘤（陈丽娟等，2015）。

彩图 5-49

第九节　外泌体

胞外囊泡（Extracellular vesicles，EV）是细胞分泌的脂质双分子层膜包绕形成的囊状结构，一般直径介于30~5000nm之间，几乎所有种类的细胞都可向其所生存的微环境中分泌产生EV，而外泌体（Exosomes）则是来源于内吞途径的纳米级EV。目前认为外泌体是由各种细胞分泌的、直径大小在40~100nm之间多形性囊泡样小体结构，是细胞间信号传递的"膜信使"；且外泌体包裹的药物可避免被体液中的酶降解，这一特点使外泌体成为新型的天然药物运载系统。

外泌体的纳米膜型结构（图5-49）主要由脂质双层构成，还包括表面黏附蛋白、特定配体[四跨膜蛋白、整合素、分化聚集体（CD11b和CD18受体）]和主要组织相容性复合体（Major histocompatibility complex，MHC）、小分子核糖核酸（Micro ribonucleic acid，miRNA）、信使核糖核酸（Messenger ribonucleic acid，mRNA）、脱氧核糖核酸片段和蛋白质。此外，外泌体还

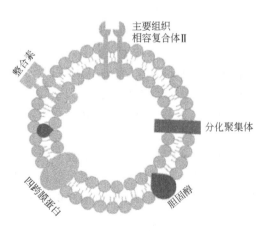

图 5-49　外泌体示意图

富含脂类，包括胆固醇、神经酰胺和磷酸甘油酸，及饱和脂肪酸链。外泌体可从供体细胞传递到受体细胞，且可在新位置发挥功能（Liao et al., 2019）。

多种细胞在正常及病理状态下均可分泌外泌体。在免疫细胞、间充质干细胞、成纤维细胞、神经元、内皮细胞和上皮细胞等细胞中都能观察到外泌体产生（Kalluri, 2016）。外泌体天然存在于体液中，包括血液、唾液、尿液、脑脊液、乳汁、羊水、腹水和胆汁中（Masyuk et al., 2010）。目前外泌体被视为特异性分泌的膜泡，有介导细胞间通讯、免疫系统功能、发育和分化、神经元功能、细胞信号、肿瘤侵袭和再生等作用（Colombo et al., 2014）。

一、外泌体脑靶向机制

外泌体可通过介导脑微血管内皮细胞内吞作用穿过 BBB。而内吞作用可通过不同途径实现。通过一系列表面黏附蛋白、特定载体配体（四跨膜蛋白、整合素、CD11b 和 CD18 受体）和 MHC 附着，外泌体被有效传递给靶细胞。各种黏附蛋白如细胞间黏附分子-1（Intercellular adhesion molecule-1，ICAM-1）及从人脑微血管内皮 D3 细胞（Human microvascular endothelial cells/D3，HCMEC/D3）中分离的四跨膜蛋白 CD9、CD63 和 CD81 在星形胶质细胞和皮层神经元之间的通讯中起着非常重要的作用（Alvarez-Erviti et al., 2011），也是外泌体跨越 BBB 的重要途径。

体外模型中证实巨噬细胞衍生的外泌体从其亲本细胞中继承了淋巴细胞功能相关抗原-1（Lymphocyte function associated antigen-1，LFA-1）和 ICAM-1 共同介导了 HCMEC/D3 对巨噬细胞外泌体的摄取（Haqqani et al., 2013）。在斑马鱼体内证实了外泌体能通过介导与脑微血管内皮细胞 CD63 结合内化而透过 BBB，这种介导是能量依赖性内化过程（Yang et al., 2015b）。

二、外泌体用于脑部疾病治疗

外泌体跨越 BBB 脑靶向递送已被广泛用于神经退行性变性疾病、脑部肿瘤和脑血管疾病等多种脑部疾病的治疗。

1. 外泌体用于神经退行性变性疾病

神经退行性变性疾病（Neurodegenerative disease）是指一组由慢性进行性的中枢神经组织退行性变性而产生的疾病总称。病理上可见脑或脊髓发生神经元退行性变性、丢失，随着时间的推移而恶化，出现功能障碍。主要疾病包括帕金森病（Parkinson disease，PD）、阿尔茨海默病（Alzheimer's disease，AD）和亨廷顿病（Huntington disease，HD）。神经元与胶质细胞的通讯是 CNS 功能性突触传递和生理学的基础。外泌体在体内的定位，尤其是在神经元室中的定位尚不清楚。通过建立细胞型特异性外显子报告小鼠并通过共聚焦和免疫电镜分析，显示了神经元 CaMKII-Cre 诱导的细胞外定位的 CD63-绿色荧光蛋白（Green fluorescent protein，GFP[+]）小泡，提供了第 1 个从大脑神经元分泌 CD63[+] 小泡的原位证据。脑切片免疫电镜分析和培养神经元共聚焦分析均发现，Cre 诱导的细胞内 CD63-GFP[+] 点状结构主要定位于核周胞体和树突，而非轴突（Men et al., 2019）。

PD 是一种常见的运动障碍，其典型运动特征与路易体和黑质多巴胺能神经元的表失有关。由于病灶位于脑内，可选择药物有限。目前左旋多巴是主要的治疗药物，但左旋多巴诱发的运动障碍在 PD 患者中普遍存在，因此需要开发更有效的治疗药物，提高 PD 患者的生活质量。黑质多巴胺能神经元的丢失和含有路易体的 α-突触核蛋白的形成被认为是 PD 主要诱因。用饱和溶液孵育法能有效地将多巴胺装入外泌体，通过三维成像及流式细胞术，观察到所制备的外泌体在 bEnd.3 细胞的细胞质中大量聚集。通过静脉注射载多巴胺的外泌体，表明外泌体能成功地将多巴胺传递到大脑的纹状体和黑质 (Qu et al., 2018)。Izco 等运用电穿孔将短发夹核糖核酸 (short hairpin RNA, shRNA) 加载到 RVG 外泌体中，小鼠静脉注射载 shRNA 的 RVG 外泌体后，减少了 PD 小鼠大脑中 α-突触核蛋白的聚集和多巴胺能神经元的丢失。此外，PD 与脑内炎症、小胶质细胞活化和分泌性神经毒性活动有关，包括活性氧水平提高 (Ebadi et al., 1996)。氧化还原酶、过氧化氢酶和超氧化物歧化酶及其他抗氧化剂的水平降低，导致 PD 患者脑内的氧化应激和神经变性。将过氧化氢酶通过室温孵育、皂苷渗透、冻融循环、超声或挤压 4 种不同的方法体外装载到外泌体中。共聚焦成像显示，与 PC12 神经细胞孵育 3h 后外泌体能有效地被神经元细胞摄取；这些外泌体经鼻腔给药后，可在 PD 小鼠脑内检测到大量的载过氧化氢酶的外泌体。空白外泌体载体在大脑中没有神经毒性作用，载过氧化氢酶外泌体在 PD 体内外模型中具有明显的神经保护作用 (Haney et al., 2015b)。运用 6-羟基多巴胺诱导 PD 模型，通过质粒转染制备载过氧化氢酶 mRNA 的外泌体，经静脉注射至 C57BL/6J 小鼠体内。结果显示，外泌体减少了活性氧引发的神经炎症，且能减轻脂多糖导致的神经元毒性 (Kojima et al., 2018)。

以健忘症为主要临床表现的 AD，主要是通过正电子发射断层扫描和脑脊液分析来研究淀粉样蛋白和 tau 蛋白的生物标记物状态。罕见的常染色体显性突变也占早发性 AD 的一小部分。由于缺乏可靠的非 AD 性神经退行性变性疾病生物标记物，早期诊断和治疗仍是当前 AD 治疗的挑战。通过共孵育的方式得到载姜黄素巨噬细胞外泌体，与 HCMEC/D3 细胞共孵育后，相较于几乎没有被摄取的游离姜黄素，载姜黄素外泌体展现出较强的荧光，其内化主要是通过 LFA-1 与 ICAM-1 相互作用介导的 (Wang et al., 2019)。通过冰浴超声孵育得到载槲皮素外泌体，具有较高的生物相容性和安全性，能提高槲皮素脑靶向性和生物利用度；经静脉注射至 SD 大鼠体内，能抑制细胞周期蛋白依赖性激酶 5 介导的 tau 磷酸化和减少不溶性神经纤维缠结的形成，更好地缓解 AD 症状 (Qi et al., 2020b)。

HD 是一种常染色体显性遗传性神经退行性变性疾病，由编码亨廷顿蛋白的基因中 CAG 重复序列的异常扩增引起。HD 主要由基因异常扩增的父母传播，每个后代有50%的机会在突变基因中遗传可变重复长度的不稳定 CAG 扩增。尽管 HD 神经退行性变性病变的确切机制尚不清楚，但其中一个机制涉及转录调节因子的改变，如抑制元件 1 沉默转录因子 (Repressor element 1 silencing transcription factor, REST) (Zuccato et al., 2003)。突变的亨廷顿蛋白不再沉默 REST 的活性，这种缺失导致 REST 与抑制元件 1 神经元限制性沉默元件的结合增加，产生转录功能障碍，因此降低突变的亨廷顿蛋白和 REST 水平为治疗 HD 提供了有效的策略 (Orozco et al., 2019)。通过质粒转染的方式，从 miRNA-124 过度表达的细胞系中得到了含 miRNA-124 的外泌体。当含 miRNA-124 的外泌体被注射到大脑纹状体时，显著降低了大脑中 REST 的表达，提高了 HD 治疗效果（Lee et al., 2017）。

2. 外泌体用于脑部肿瘤

化疗是癌症治疗的金标准，但对脑部肿瘤的疗效有限，因为药物不能有效地通过 BBB 到达大脑（Morikawa et al., 2015）。代表性化疗药物如紫杉醇、多柔比星、氨甲蝶呤和长春新碱等都不能跨越血脑屏障。而外泌体具有低免疫原性、高生物降解性和低毒性，对所载药物有很强的保护作用，且能跨越血脑屏障（Kooijmans et al., 2016）。在斑马鱼脑室注射 DiD 标记的 U-78MG 细胞建立原发性脑癌模型，共孵育得到载多柔比星的外泌体，经主静脉给药，能显著抑制斑马鱼脑肿瘤模型中血管内皮生长因子的核糖核酸（Yuan et al., 2017）。

神经胶质瘤是最常见的原发性 CNS 肿瘤，其死亡率和致残率高，预后差。根据电穿孔和点击化学的原理，制备了神经肽-1 靶向肽修饰的、超顺磁性氧化铁纳米粒和姜黄素负载的外泌体，用于胶质瘤细胞和原位异种移植瘤的靶向成像和治疗。结果表明，该外泌体通过静脉注射能顺利穿过血脑屏障并准确识别胶质瘤，且磁流热疗联合姜黄素外泌体具有协同作用，与未联合磁流热疗组相比，对胶质瘤抑制效果显著提高（Jia et al., 2018）。构建体外胶质母细胞瘤模型和体内皮下及原位异种移植模型，将载紫杉醇的胚胎干细胞外泌体通过环（精氨酸-甘氨酸-天冬氨酸-D-酪氨酸-赖氨酸）肽 [Cyclo（arginine-glycine-aspartic-D-tyrosine-lysine）peptide, c（RGDyK)]修饰来增强肿瘤靶向性，尾静脉给药后，修饰 c（RGDyK)靶头与未修饰的外泌体相比，显著抑制了肿瘤生长，提高了紫杉醇治疗小鼠胶质母细胞瘤的疗效（Zhu et al., 2019a）。

外泌体可帮助药物很好地跨越 BBB。与退行性变性疾病相比，在脑部肿瘤治疗中，外泌体上通常会修饰一个肿瘤靶向分子 [如 c（RGDyK)]，以能更好地靶向脑肿瘤细胞，提高药物递送效率和抗肿瘤效果。

3. 外泌体用于脑血管疾病

脑卒中是一种急性脑血管疾病，是由于脑部血管突然破裂或因血管阻塞导致血液不能流入大脑而引起脑组织损伤的一组疾病。由脑动脉血栓栓塞引起的缺血性脑卒中占所有脑卒中的 80%以上（Mozaffarian et al., 2016）。目前唯一批准的治疗这类脑卒中的药物是重组组织纤溶酶原激活剂，但该药治疗窗口窄（＜4.5h）。由于外泌体具有免疫原性低、生物降解性好、毒性低和能跨越血脑屏障等优点，可作为一个安全有效的递药系统用于治疗缺血性脑卒中。在构建的短暂性大脑中动脉闭塞小鼠模型中，验证了 c（RGDyK)修饰的骨髓间充质干细胞外泌体可作为姜黄素治疗大脑缺血的有效载体，静脉注射该外泌体能有效抑制 C57BL/6J 小鼠缺血性脑损伤区域的炎症和细胞凋亡（Tian et al., 2018）。将 c（RGDyK)偶联到骨髓间充质干细胞外泌体上，再包载胆固醇修饰的 miRNA-210，静脉注射后 C57BL/6 小鼠大脑中整合素 β3、血管内皮生长因子和 CD34 显著升高，血管生成明显改善（Zhang et al., 2019）。

4. 其他脑部疾病

颅脑损伤（Traumatic brain injury, TBI）是世界范围内最常见的死亡和神经营养不良相关损伤的发病原因之一。国际上每年有超过 5000 万人被新诊断为 TBI。TBI 产生涉及一系列复杂的病理过程，主要可分为两个阶段：原发性脑损伤主要由外部冲击引起，并导致急性病理改变，包括脑挫伤、脑出血和轴突剪切；继发性病理改变，包括氧化应激、钙超载、线粒体损伤、谷氨酸兴奋性毒性和神经炎症等，导致神经功能进一步受损。通过模拟体外脑损伤的微环境，发现富含 miRNA-21-5p 的神经元外泌体可通过靶向 Rab11a 抑制神经元自噬活性，从而减轻创伤诱导的、自噬介导的神经损伤（Liao et al., 2019）。转染得到载阿片受体 Mu（opioid receptor Mu, MOR）siRNA 的狂犬病病毒糖蛋白外泌体，MOR 是吗啡、芬太尼和盐酸美沙酮等临床阿片类镇痛药的主要靶点，是导致阿片类药物成瘾性的主要原因。该外泌体静脉注射至小鼠体内，显著降低了 MOR mRNA 和蛋白质水平，且通过下调 MOR 表达水平强烈抑制吗啡成瘾的复发（Liu et al., 2015）。

三、外泌体脑靶向递送研究

外泌体在 CNS 稳态、病理和随后恢复中起着关键作用，与脂质体、纳米粒、微乳等其他脑靶向递释载体相比，外泌体具有免疫原性低、半衰期长和传递率高等特点，可与其他生物工程方法结合以增强体内分布，尤其是其天然绕过血脑屏障的能力（Morad et al., 2019），能提高药物的脑内递送效率。自衍生树突状细胞外泌体能降低免疫原性，包载神经元特异性狂犬病毒衍生肽（Rabies-virus-derived peptide, RVG）实现大脑神经元、小胶质细胞和少突胶质细胞靶向（Alvarez-Erviti et al., 2011）。以外泌体为载药系统包载多巴胺通过静脉注射进入大脑比注射游离的多巴胺效果增强了15 倍，证实了外泌体的高效递送效率（da Silva et al., 2018）。

多种来源的外泌体都已被证实具有跨越血脑屏障的能力。纳米级 EV 可绕过 BBB，为药物脑靶向递送提供新思路（Tominaga et al., 2015）。在脑胶质瘤荷瘤小鼠和人胶质母细胞瘤患者的血液循环中检测到肿瘤来源的外泌体，证实外泌体具有穿越血脑屏障的能力（Skog et al., 2008）。在小鼠模型中利用外泌体包载姜黄素和过氧化氢酶具有神经保护作用（Zhuang et al., 2011）。树突状细胞的外泌体能将治疗用的干扰小核糖核酸（Small interfering ribonucleic acid, siRNA）通过 BBB 递送到小鼠大脑（Morad et al., 2019）。

此外，外泌体经鼻腔递送也是实现脑靶向的理想给药途径（Wood et al., 2011）。来自小鼠淋巴瘤细胞系的外泌体可通过鼻内给药将姜黄素通过血脑屏障传递给脑内小胶质细胞，以减轻实验性自身免疫性脑脊髓炎中的脑内炎症和自身免疫反应（Zhuang et al., 2011）。外泌体包裹抗氧化剂-过氧化氢酶可实现鼻腔递送，经超声/挤出、皂苷渗透法制得的外泌体粒径为 100 ~ 200nm，载药量高，可缓释，能抵抗蛋白酶降解。在 PD 模型小鼠脑部有较多分布，体内外模型中均具有较好的神经保护作用，可能对脑部炎症或神经退行性变性疾病具有较好作用（Haney et al., 2015a）。

第十节 纳米晶体

纳米晶体（Nanocrystals）是由药物颗粒组成的纳米粒子，其表面吸收有少量的稳定剂，载药量高，可提高释药系统性能，达到特定的治疗效果。在适当稳定剂存在下，纳米晶体保持稳定，粒子之间没有明显的聚集障碍。如今，纳米晶体广泛用于解决低水溶性与口服生物利用度差等相关问题（De Smet et al., 2014; Singh et al., 2018）。

口服葛根素纳米晶体的制备解决了葛根素水溶性差和口服生物利用度低的问题。采用抗溶剂沉淀法制备的葛根素纳米晶体（PU-NCs）近似球形，粒径为（83.1±1.96）nm，PDI 为 0.047±0.009，载药量 72.7%，体外溶出速率快。其与普通葛根素悬浮液相比，细胞摄取和渗透量显著增强，脑积累量显著增加。且 PU-NCs 对 1-甲基-4-苯基吡啶离子诱导的细胞损伤具有显著的神经保护作用，可改善 1-甲基-4-苯基-1,2,3,6 四氢吡啶诱导的行为缺陷，减轻多巴胺消耗，提高多巴胺及其代谢水平。斑马鱼体内实验显示出低毒性。总之，PU-NCs 通过改善葛根素的低生物利用度和增强其向大脑的传递，其可被开发为治疗帕金森病的潜在口服给药系统（Xiong et al., 2019）。

第十一节　微乳和纳米乳

微乳（Microemulsion）是水相、油相、表面活性剂和助表面活性剂在一定条件下形成粒径为 10～100nm 的澄清透明的油水分散体系。液滴为纳米级，具有热力学稳定性，是难溶性药物的理想载体。但由于微乳形成需要高浓度表面活性剂，长期使用会增加慢性毒性。另外，微乳进入血液中后，经大量血液稀释容易出现破乳，导致药物析出。纳米乳（Nanoemulsion）粒径在 20～200nm 之间，其粒径大小比较适合载药和靶向（图 5-50）。

微乳和纳米乳均能增加 BBB 通透性，从而提高脑内药物浓度。用玻璃酸壳聚糖修饰聚氧乙烯蓖麻油微乳，提高了伊文思蓝的脑内浓度，脑靶向性明显高于普通微乳组，并降低了其在肝、肾中分布（姚静等，2006）。将尼莫地平制成鼻腔给药纳米乳，刺激性小，与尼莫地平纳米乳注射液相比具有显著脑靶向性（徐雄波等，2012）。

以地西泮、油酸、表面活性剂、水、壳聚糖为材料制备地西泮黏膜黏附性

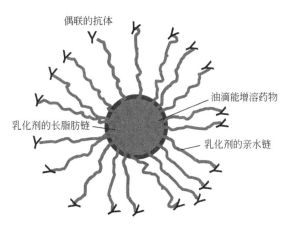

偶联的抗体

油滴能增溶药物

乳化剂的长脂肪链

乳化剂的亲水链

图 5-50　微乳、纳米乳结构示意图

微乳，其粒径为 96.45nm，PDI 为 0.21，Zeta 电位为 13.52mV，药物靶向率为 314%，鼻脑转运率为 68.1%。经鼻给药后提高了药物鼻黏膜渗透性，为治疗癫痫提供了一种有效的、非侵入性靶向给药方式（Ramreddy and Janapareddi, 2019）。

鼻用卡马西平微乳可用于治疗癫痫，其粒径为(34.11±1.41)nm，与静脉注射相比，鼻腔给药脑内分布增加了 2～3 倍，脑靶向效率和直接转运率显著升高（Patel et al., 2016c）。

除上述剂型单独使用外，两种或多种剂型可复合使用。如将粉末形式的生物黏附微球再制备成温敏凝胶，可延缓鼻腔清除速率，增加药物鼻内局部吸收时间。劳拉西

泮微球温敏凝胶是以壳聚糖和普朗尼克-127、普朗尼克-68 为主要基质，其中壳聚糖作为生物黏附材料。该制剂鼻腔给药后，延长了药物局部滞留时间，提高了生物利用度和脑靶向效率，克服劳拉西泮片剂和注射剂的不足，是治疗癫痫的新选择（Jose et al., 2013）

脂质体温敏凝胶兼具脂质体和温敏凝胶的双重优势，使药物包封于脂质双层中，提高了药物稳定性，经鼻腔给药后可达到双重缓释的目的。葛根素可用于治疗缺血性脑损伤，但其注射剂在脑部分布较少，不利于疾病治疗。将其制备成鼻用脂质体温敏凝胶后可增加葛根素脑靶向浓度，为葛根素治疗脑部疾病提供了新型给药系统（陈函等，2020）。

脑靶向给药的最大障碍是 BBB。上述列出的是目前研究较多、可帮助药物实现脑靶向的几种常用剂型，但大多停留在实验阶段，距离上市还有很长距离。需重点关注其有效性、安全性及适用条件选择等。但毫无疑问，上述脑靶向剂型从实验室走向应用将为 CNS 疾病治疗提供更多选择。

参考文献

Aderibigbe B A, 2018. In situ-based gels for nose to brain delivery for the treatment of neurological diseases. Pharmaceutics, 10: 40.

Akiyoshi K, Kobayashi S, Shichibe S, et al., 1998. Selfassembled hydrogel nanoparticle of cholesterol-bearing pullulan as a carrier of protein drugs: Complexation and stabilization of insulin. J Control Release, 54: 313-320.

Alam M I, Baboota S, Ahuja A, et al., 2014. Pharmacoscintigraphic evaluation of potential of lipid nanocarriers for nose-to-brain delivery of antidepressant drug. Int J Pharm, 470: 99-106.

Alawak M, Mahmoud G, Dayyih A A, et al., 2020. Magnetic resonance activatable thermosensitive liposomes for controlled doxorubicin delivery. Mater Sci Eng C Mater Biol Appl, 115: 111116.

Allard E, Passirani C, Garcion E, et al., 2008. Lipid nanocapsules loaded with an organometallic tamoxifen derivative as a novel drug-carrier system for experimental malignant gliomas. J Control Release, 130: 146-53.

Alvarez-Erviti L, Seow Y Q, Yin H F, 2011. Delivery of sirna to the mouse brain by systemic injection of targeted exosomes. Nat Biotechnol, 29: 341-345.

Anderson S D, Gwenin V V, Gwenin C D, 2019. Magnetic functionalized nanoparticles for biomedical, drug delivery and imaging applications. Nanoscale Research Letters, 14: 16.

Arbos P, Arangoa M A, Campanero M A, et al., 2002. Quantification of the bioadhesive properties of protein-coated pvm/ma nanoparticles. Int J Pharm, 242: 129-136.

Astruc D, Boisselier E, Ornelas C, 2010. Dendrimers designed for functions: From physical, photophysical, and supramolecular properties to applications in sensing, catalysis, molecular electronics, photonics, and nanomedicine. Chem Rev, 110: 1857-959.

Awasthi V D, Garcia D, Goins B A, et al., 2003. Circulation and biodistribution profiles of long-circulating peg-liposomes of various sizes in rabbits. Int J Pharm, 253: 121-132.

Ayer M A, Schrettl S, Balog S, et al., 2017. Light-responsive azo-containing organogels. Soft Matter,

13: 4017-4023.

Azhari H, Strauss M, Hook S, et al., 2016. Stabilising cubosomes with tween 80 as a step towards targeting lipid nanocarriers to the blood-brain barrier. Eur J Pharm Biopharm, 104: 148-155.

Bangham A D, Standish M M, Watkins J C, 1965. Diffusion of univalent ions across the lamellae of swollen phospholipids. J Mol Biol, 13: 238-52.

Battaglia L, Muntoni E, Chirio D, et al., 2017. Solid lipid nanoparticles by coacervation loaded with a methotrexate prodrug: Preliminary study for glioma treatment. Nanomedicine (Lond), 12: 639-656.

Belousov A, Titov S, Shved N, et al., 2019. The extracellular matrix and biocompatible materials in glioblastoma treatment. Front Bioeng Biotech, 7: 341.

Bhattarai N, Matsen F A, Zhang M, 2005. Peg-grafted chitosan as an injectable thermoreversible hydrogel. Macromol Biosci, 5: 107-11.

Bi H, Xue J, Jiang H, et al., 2019. Current developments in drug delivery with thermosensitive liposomes. Asian J Pharm Sci, 14: 365-379.

Bonaccorso A, Musumeci T, Serapide M F, et al., 2017. Nose to brain delivery in rats: Effect of surface charge of rhodamine b labeled nanocarriers on brain subregion localization. Colloids Surf B Biointerfaces, 154: 297-306.

Borden M A, 2019. Intermolecular forces model for lipid microbubble shells. Langmuir, 35: 10042-10051.

Bredlau A L, Motamarry A, Chen C, et al., 2018. Localized delivery of therapeutic doxorubicin dose across the canine blood-brain barrier with hyperthermia and temperature sensitive liposomes. Drug Deliv, 25: 973-984.

Butani S, 2018. Fabrication of an ion-sensitive in situ gel loaded with nanostructured lipid carrier for nose to brain delivery of donepezil. Asian Journal of Pharmaceutics (AJP): Free full text articles from Asian J Pharm, 12: 2838.

Carugo D, Aron M, Sezgin E, et al., 2017. Modulation of the molecular arrangement in artificial and biological membranes by phospholipid-shelled microbubbles. Biomaterials, 113: 105-117.

Chatterjee S, Hui P C, Kan C W, 2018. Thermoresponsive hydrogels and their biomedical applications: Special insight into their applications in textile based transdermal therapy. Polymers (Basel), 10: 480.

Che Y, Li D, Liu Y, et al., 2016. Physically cross-linked ph-responsive chitosan-based hydrogels with enhanced mechanical performance for controlled drug delivery. RSC advances, 6: 106035-106045.

Chen C C, Fang C L, Al-Suwayeh S A, et al., 2011. Transdermal delivery of selegiline from alginate-pluronic composite thermogels. Int J Pharm, 415: 119-28.

Chen J L, Dhanaliwala A H, Dixon A J, et al., 2014. Synthesis and characterization of transiently stable albumin-coated microbubbles via a flow-focusing microfluidic device. Ultrasound Med Biol, 40: 400-409.

Chen W, Li R, Zhu S, et al., 2020. Nasal timosaponin bii dually sensitive in situ hydrogels for the prevention of alzheimer's disease induced by lipopolysaccharides. Int J Pharm, 578: 119115.

Chen Y, Liang Y, Jiang P, et al., 2019. Lipid/plga hybrid microbubbles as a versatile platform for noninvasive image-guided targeted drug delivery. ACS Appl Mater Interfaces, 11: 41842-41852.

Cheung K, Han T, Bhusan D, 2014. Effect of force of microneedle insertion on the permeability of insulin in skin. Sci Technol, 8: 444-452.

Choi J H, Jang J Y, Joung Y K, et al., 2010. Intracellular delivery and anti-cancer effect of self-assembled heparin-pluronic nanogels with rnase. J Control Release, 147: 420-427.

Choi Y J, Kim J T, Yoon W J, et al., 2018. Azobenzene molecular machine: Light-induced wringing gel fabricated from asymmetric macrogelator. Acs Macro Letters, 7: 576-581.

Chu C W, Stricker L, Kirse T M, et al., 2019. Light-responsive arylazopyrazole gelators: From organic to aqueous media and from supramolecular to dynamic covalent chemistry. Chemistry, 25: 6131-6140.

Colombo M, G R, Thery C, 2014. Biogenesis, secretion, and intercellular interactions of exosomes and other extracellular vesicles. Annu Rev Cell Dev Biol, 30: 255-289.

Cordeiro A S, Tekko I A, Jomaa M H, et al., 2020. Two-photon polymerisation 3d printing of microneedle array templates with versatile designs: Application in the development of polymeric drug delivery systems. Pharm Res, 37: 174.

Costa C, Moreira J N, Amaral M H, et al., 2019. Nose-to-brain delivery of lipid-based nanosystems for epileptic seizures and anxiety crisis. J Control Release, 295: 187-200.

D'Arrigo J S, 2018. Targeting early dementia: Using lipid cubic phase nanocarriers to cross the blood-brain barrier. Biomimetics, 3: 4.

da Hora Passos R, Ribeiro M, Neves J, et al., 2017. Agitated saline bubble-enhanced ultrasound for assessing appropriate position of hemodialysis central venous catheter in critically ill patients. Kidney Int Rep, 2: 952-956.

da Silva L P, Jha A K, Correlo V M, et al., 2018. Gellan gum hydrogels with enzyme-sensitive biodegradation and endothelial cell biorecognition sites. Adv Healthc Mater, 7: 1700686.

Daemen T, Regts J, Meesters M, et al., 1997. Toxicity of doxorubicin entrapped within long-circulating liposomes. J Controlled Release, 44: 1-9.

Dahake P T, Baliga S M, Punse T, et al., 2020. Formulation and physical characterization of bio-degradable chitosan-poloxamer gel base for local drug delivery. Journal of Drug Delivery and Therapeutics, 10: 59-66.

Dai Y, Su J, Wu K, et al., 2019. Multifunctional thermosensitive liposomes based on natural phase-change material: Near-infrared light-triggered drug release and multimodal imaging-guided cancer combination therapy. ACS Appl Mater Interfaces, 11: 10540-10553.

Danaei M, Dehghankhold M, Ataei S, et al., 2018. Impact of particle size and polydispersity index on the clinical applications of lipidic nanocarrier systems. Pharmaceutics, 10: 57.

Das M, Giri T K, 2020. Hydrogels based on gellan gum in cell delivery and drug delivery. Journal of Drug Delivery Science and Technology, 56: 101586.

Davidson A, Al-Qallaf B, Das D B, 2008. Transdermal drug delivery by coated microneedles: Geometry effects on effective skin thickness and drug permeability. Chem Eng Res Des, 86: 1196-1206.

Davis S P, Landis B J, Adams Z H, et al., 2004. Insertion of microneedles into skin: Measurement and prediction of insertion force and needle fracture force. J Biomech, 37: 1155-1163.

De Smet L, Saerens L, De Beer T, et al., 2014. Formulation of itraconazole nanococrystals and evaluation of their bioavailability in dogs. Eur J Pharm Biopharm, 87: 107-13.

Deepika D, Dewangan H K, Maurya L, et al., 2019. Intranasal drug delivery of frovatriptan succinate-loaded polymeric nanoparticles for brain targeting. J Pharm Sci, 108: 851-859.

Dehghany M, Zhang H, Naghdabadi R, et al., 2018. A thermodynamically-consistent large deformation theory coupling photochemical reaction and electrochemistry for light-responsive gels. Journal of the

Mechanics and Physics of Solids, 116: 239-266.

Dillon C, Hughes H, O'Reilly N J, et al., 2017. Formulation and characterisation of dissolving microneedles for the transdermal delivery of therapeutic peptides. Int J Pharm, 526: 125-136.

Donnelly P E, Chen T, Finch A, et al., 2017. Photocrosslinked tyramine-substituted hyaluronate hydrogels with tunable mechanical properties improve immediate tissue-hydrogel interfacial strength in articular cartilage. J Biomater Sci Polym Ed, 28: 582-600.

Ebadi M, Srinivasan S K, Baxi M D, 1996. Oxidative stress and antioxidant therapy in parkinson's disease. Prog Neurobiol, 48: 1-19.

Elizondo E, Moreno E, Cabrera I, et al., 2011. Liposomes and other vesicular systems, Nanoparticles in translational science and medicine. Progress in molecular biology and translational science: 1-52.

Etame A B, Diaz R J, O'Reilly M A, et al., 2012. Enhanced delivery of gold nanoparticles with therapeutic potential into the brain using mri-guided focused ultrasound. Nanomedicine, 8: 1133-1142.

Eum J, Ki Y, Um D J, et al., 2021. Solvent-free polycaprolactone dissolving microneedles generated via the thermal melting method for the sustained release of capsaicin. Micromachines, 12: 167-176.

Fallon M, Halligan S, Pezzoli R, et al., 2019. Synthesis and characterisation of novel temperature and ph sensitive physically cross-linked poly (n-vinylcaprolactam-co-itaconic acid) hydrogels for drug delivery. Gels (Basel, Switzerland), 5: 41.

Fana M, Gallien J, Srinageshwar B, et al., 2020. Pamam dendrimer nanomolecules utilized as drug delivery systems for potential treatment of glioblastoma: A systematic review. Int J Nanomedicine, 15: 2789-2808.

Fathi M, Sahandi Zangabad P, Majidi S, et al., 2017. Stimuli-responsive chitosan-based nanocarriers for cancer therapy. Bioimpacts, 7: 269-277.

Frinking P, Segers T, Luan Y, et al., 2020. Three decades of ultrasound contrast agents: A review of the past, present and future improvements. Ultrasound Med Biol, 46: 892-908.

Gajbhiye V, Jain N K, 2011. The treatment of glioblastoma xenografts by surfactant conjugated dendritic nanoconjugates. Biomaterials, 32: 6213-6225.

Gao D, Xu H, Philbert M A, et al., 2008. Bioeliminable nanohydrogels for drug delivery. Nano Lett, 8: 3320-3324.

Gao H, Pan S, Yang Z, et al., 2011. A cascade targeting strategy for brain neuroglial cells employing nanoparticles modified with angiopep-2 peptide and egfp-egf1 protein. Biomaterials, 32: 8669-8675.

Gao S Q, Tian H Y, Xing Z K, et al., 2016. A non-viral suicide gene delivery system traversing the blood brain barrier for non-invasive glioma targeting treatment. Journal of Controlled Release, 243: 357-369.

Gardeniers H J G E, Luttge R, Berenschot E J W, et al., 2002. Silicon micromachined hollow microneedles for transdermal liquid transport. Journal of Microelectromechanical Systems, 12: 855-862.

Gartziandia O, Herran E, Pedraz J L, et al., 2015. Chitosan coated nanostructured lipid carriers for brain delivery of proteins by intranasal administration. Colloids Surf B Biointerfaces, 134: 304-13.

Geldenhuys W, Mbimba T, Bui T, et al., 2011. Brain-targeted delivery of paclitaxel using glutathione-coated nanoparticles for brain cancers. J Drug Target, 19: 837-845.

Gholizadeh H, Cheng S, Pozzoli M, et al., 2019. Smart thermosensitive chitosan hydrogel for nasal delivery of ibuprofen to treat neurological disorders. Expert Opinion on Drug Delivery, 16: 453-466.

Gill H S, Prausnitz M R, 2007. Coating formulations for microneedles. Pharmaceutical Research, 24:

1369-1380.

Giuliano E, Paolino D, Cristiano M C, et al., 2020. Rutin-loaded poloxamer 407-based hydrogels for in situ administration: Stability profiles and rheological properties. Nanomaterials (Basel), 10: 1069.

Gohil S V, Padmanabhan A, Kan H M, et al., 2020. Degradation-dependent protein release from enzyme sensitive injectable glycol chitosan hydrogel. Tissue Eng Part A: 24.

Gothwal A, Kumar H, Nakhate K T, et al., 2019. Lactoferrin coupled lower generation pamam dendrimers for brain targeted delivery of memantine in aluminum chloride induced alzheimer's disease in mice. Bioconjugate Chem, 30: 2573-2583.

Graverini G, Piazzini V, Landucci E, et al., 2018. Solid lipid nanoparticles for delivery of andrographolide across the blood-brain barrier: In vitro and in vivo evaluation. Colloids Surf B Biointerfaces, 161: 302-313.

Guccione C, Oufir M, Piazzini V, et al., 2017. Andrographolide-loaded nanoparticles for brain delivery: Formulation, characterisation and in vitro permeability using hcmec/d3 cell line. Eur J Pharm Biopharm, 119: 253-263.

Guo H, Chen W, Sun X, et al., 2015. Theranostic magnetoliposomes coated by carboxymethyl dextran with controlled release by low-frequency alternating magnetic field. Carbohydr Polym, 118: 209-217.

Guo S, Okubo T, Kuroda K, et al., 2016. A photoresponsive azobenzene-bridged cubic silsesquioxane network. Journal of Sol-Gel Science and Technology, 79: 262-269.

Ha S W, Hwang K, Jin J, et al., 2019. Ultrasound-sensitizing nanoparticle complex for overcoming the blood-brain barrier: An effective drug delivery system. Int J Nanomedicine, 14: 3743-3752.

Han L A, Huang R Q, Li J F, et al., 2011. Plasmid porf-htrail and doxorubicin co-delivery targeting to tumor using peptide-conjugated polyamidoamine dendrimer. Biomaterials, 32: 1242-1252.

Haney M J, Klyachko N L, Zhao Y, et al., 2015a. Exosomes as drug delivery vehicles for parkinson's disease therapy. J Controlled Release, 207: 18-30.

Haney M J, Klyachko N L, Zhao Y L, 2015b. Exosomes as drug delivery vehicles for parkinson's disease therapy. J Controlled Release, 207: 18-30.

Hao J, Zhao J, Zhang S, et al., 2016. Fabrication of an ionic-sensitive in situ gel loaded with resveratrol nanosuspensions intended for direct nose-to-brain delivery. Colloids Surf B Biointerfaces, 147: 376-386.

Haqqani A S, Delaney C E, Tremblay T L, 2013. Method for isolation and molecular characterization of extracellular microvesicles released from brain endothelial cells. Fluids Barriers CNS, 10: 4.

Hasan N, Imran M, Kesharwani P, et al., 2021. Intranasal delivery of naloxone-loaded solid lipid nanoparticles as a promising simple and non-invasive approach for the management of opioid overdose. International journal of pharmaceutics, 599: 120428.

Hasegawa U, Sawada S, Shimizu T, et al., 2009. Raspberry-like assembly of cross-linked nanogels for protein delivery. J Control Release, 140: 312-317.

Heller A, 2006. Electron-conducting redox hydrogels: Design, characteristics and synthesis. Curr Opin Chem Biol, 10: 664-72.

Henry S, McAllister D V, Allen M G, et al., 1998. Microfabricated microneedles: A novel approach to transdermal drug delivery. J Pharm Sci, 87: 922-925.

Hu K, Shi Y, Jiang W, et al., 2011. Lactoferrin conjugated peg-plga nanoparticles for brain delivery: Preparation, characterization and efficacy in parkinson's disease. Int J Pharm, 415: 273-283.

Huang R Q, Han L, Li J H, et al., 2009a. Neuroprotection in a 6-hydroxydopamine-lesioned parkinson model using lactoferrin-modified nanoparticles. Journal of Gene Medicine, 11: 754-763.

Huang R Q, Ke W L, Han L, et al., 2009b. Brain-targeting mechanisms of lactoferrin-modified DNA-loaded nanoparticles. Journal of Cerebral Blood Flow and Metabolism, 29: 1914-1923.

Huang R Q, Ke W L, Han L A, et al., 2011a. Targeted delivery of chlorotoxin-modified DNA-loaded nanoparticles to glioma via intravenous administration. Biomaterials, 32: 2399-2406.

Huang R Q, Ke W L, Liu Y, et al., 2008. The use of lactoferrin as a ligand for targeting the polyamidoamine-based gene delivery system to the brain. Biomaterials, 29: 238-246.

Huang R Q, Ke W L, Liu Y, et al., 2010. Gene therapy using lactoferrin-modified nanoparticles in a rotenone-induced chronic parkinson model. Journal of the Neurological Sciences, 290: 123-130.

Huang R Q, Ma H J, Guo Y B, et al., 2013. Angiopep-conjugated nanoparticles for targeted long-term gene therapy of parkinson's disease. Pharmaceutical Research, 30: 2549-2559.

Huang R Q, Qu Y H, Ke W L., et al., 2007. Efficient gene delivery targeted to the brain using a transferrin-conjugated polyethyleneglycol-modified polyamidoamine dendrimer. Faseb Journal, 21: 1117-1125.

Huang S X, Li J F, Han L, et al., 2011b. Dual targeting effect of angiopep-2-modified, DNA-loaded nanoparticles for glioma. Biomaterials, 32: 6832-6838.

Huang Y, Shi F, Wang L, et al., 2019. Preparation and evaluation of bletilla striata polysaccharide/carboxymethyl chitosan/carbomer 940 hydrogel for wound healing. Int J Biol Macromol, 132: 729-737.

Jablonowski L J, Conover D, Teraphongphom N T, et al., 2018. Manipulating multifaceted microbubble shell composition to target both trail-sensitive and resistant cells. J Biomed Mater Res A, 106: 1903-1915.

Jain K K, 2012. Nanobiotechnology-based strategies for crossing the blood-brain barrier. Nanomedicine, 7: 1225-1233.

Jalil A, Khan S, Naeem F, et al., 2017. The structural, morphological and thermal properties of grafted ph-sensitive interpenetrating highly porous polymeric composites of sodium alginate/acrylic acid copolymers for controlled delivery of diclofenac potassium. Designed Monomers and Polymers, 20: 308-324.

Jamburidze A, Huerre A, Baresch D, et al., 2019. Nanoparticle-coated microbubbles for combined ultrasound imaging and drug delivery. Langmuir, 35: 10087-10096.

Jia G, Y H, An Y L, 2018. Nrp-1 targeted and cargo-loaded exosomes facilitate simultaneous imaging and therapy of glioma in vitro and in vivo Biomaterials, 178: 302-316.

Jian X W, Sun X, Zhi R Z, 2002. Enhanced brain targeting by synthesis of 30, 50-dioctanoyl-5-fluoro-20deoxyuridine and incorporation into solid lipid nanoparticles. European Journal of Pharmaceutics and Biopharmaceutics, 54: 285-290.

Jiang P, Sheng X, Yu S, et al., 2018. Preparation and characterization of thermo-sensitive gel with phenolated alkali lignin. Scientific Reports, 8: 1-10.

Jose S, Ansa C R, Cinu T A, et al., 2013. Thermo-sensitive gels containing lorazepam microspheres for intranasal brain targeting. Int J Pharm, 441: 516-526.

Josefsson L, Goodall D, Emmer Å, 2020. Implementation of a ultraviolet area imaging detector for analysis of polyvinyl alcohol microbubbles by capillary electrophoresis. J Chromatogr A, 1619: 460899.

Joshi S, Singh-Moon R P, Ellis J A, 2015. Cerebral hypoperfusion-assisted intra-arterial deposition of liposomes in normal and glioma-bearing rats. Neurosurgery, 76: 92-100.

Jovancic P, Vilchez A, Molina R, 2016. Synthesis of thermo-sensitive hydrogels from free radical copolymerization of nipaam with mba initiated by atmospheric plasma treatment. Plasma Processes and Polymers, 13: 752-760.

Kabanov A V, Vinogradov S V, 2009. Nanogels as pharmaceutical carriers: Finite networks of infinite capabilities. Angew Chem Int Ed, 48: 5418-5429.

Kalaiarasi S, Arjun P, Nandhagopal S, et al., 2016. Development of biocompatible nanogel for sustained drug release by overcoming the blood brain barrier in zebrafish model. Journal of Applied Biomedicine, 14: 157-169.

Kalluri R, 2016. The biology and function of exosomes in cancer. J Clin Invest, 126: 1208-1215.

Karami Z, Sadighian S, Rostamizadeh K, et al., 2018. Magnetic brain targeting of naproxen-loaded polymeric micelles: Pharmacokinetics and biodistribution study. Materials Science & Engineering C, 100: 771-780.

Kasiński A, Zielińska-Pisklak M, Oledzka E, et al., 2020. Smart hydrogels - synthetic stimuli-responsive antitumor drug release systems. Int J Nanomedicine, 15: 4541-4572.

Kaushik S, Hord A H, Denson D D, et al., 2001. Lack of pain associated with microfabricated microneedles. Anesth Analg, 92: 502-504.

Ke W L, Shao K, Huang R Q, et al., 2009. Gene delivery targeted to the brain using an angiopep-conjugated polyethyleneglycol-modified polyamidoamine dendrimer. Biomaterials, 30: 6976-6985.

Kearney M-C, Caffarel-Salvador E, Fallows Steven J, et al., 2016. Microneedle-mediated delivery of donepezil: Potential for improved treatment options in alzheimer's disease. Eur J Pharm Biopharm, 103: 43-50.

Khan A, Aqil M, Imam S S, et al., 2018a. Temozolomide loaded nano lipid based chitosan hydrogel for nose to brain delivery: Characterization, nasal absorption, histopathology and cell line study. Int J Biol Macromol, 116: 1260-1267.

Khan A H, Dalvi S V, 2020. Kinetics of albumin microbubble dissolution in aqueous media. Soft Matter, 16: 2149-2163.

Khan M S, Hwang J, Lee K, et al., 2018b. Oxygen-carrying micro/nanobubbles: Composition, synthesis techniques and potential prospects in photo-triggered theranostics. Molecules, 23: 2210.

Kim I D, Shin J H, Kim S W, et al., 2012. Intranasal delivery of hmgb1 sirna confers target gene knockdown and robust neuroprotection in the postischemic brain. Molecular Therapy, 20: 829-839.

Klouda L, Perkins K R, Watson B M, et al., 2011. Thermoresponsive, in situ cross-linkable hydrogels based on n-isopropylacrylamide: Fabrication, characterization and mesenchymal stem cell encapsulation. Acta Biomater, 7: 1460-1467.

Koetting M C, Peters J T, Steichen S D, et al., 2015. Stimulus-responsive hydrogels: Theory, modern advances, and applications. Mater Sci Eng R Rep, 93: 1-49.

Kojima R, Bojar D, Rizzi G, 2018. Designer exosomes produced by implanted cells intracerebrally deliver therapeutic cargo for parkinson's disease treatment. Nat Commun, 9: 1305.

Koo Y E, Reddy G R, Bhojani M, et al., 2006. Brain cancer diagnosis and therapy with nanoplatforms. Adv Drug Deliv Rev, 58: 1556-1577.

Kooijmans S A A, Schiffelers R M, Zarovni N, 2016. Modulation of tissue tropism and biological activity of exosomes and other extracellular vesicles: New nanotools for cancer treatment. Pharmacol Res, 111: 487-500.

Kuang Y, Liu J, Liu Z, et al., 2012. Cholesterol-based anionic long-circulating cisplatin liposomes with reduced renal toxicity. Biomaterials, 33: 1596-1606.

Kuang Y, Zhang K, Cao Y, et al., 2017. Hydrophobic ir-780 dye encapsulated in crgd-conjugated solid lipid nanoparticles for nir imaging-guided photothermal therapy. ACS Appl Mater Interfaces, 9: 12217-12226.

Kuang Y Y, An S, Guo Y B, et al., 2013. T7 peptide-functionalized nanoparticles utilizing rna interference for glioma dual targeting. International Journal of Pharmaceutics, 454: 11-20.

Kuckling D, 2018. Stimuli-responsive gels. Gels, 4: 60.

Kumar R, Prakash O K, 2005. Lecithin organogels as a potential phospholipid-structured system for topical drug delivery: A review. AAPS Pharm. Sci Tech, 6: E298.

Le U M, Shaker D S, Sloat B R, et al., 2008. A thermo-sensitive polymeric gel containing a gadolinium (gd) compound encapsulated into liposomes significantly extended the retention of the gd in tumors. Drug Devel Indus Pharm, 34: 413-418.

Lee E S, Na K, Bae Y H, 2003. Polymeric micelle for tumor ph and folate-mediated targeting. J Controlled Release, 91: 103-113.

Lee K, Goudie M J, Tebon P, et al., 2020. Non-transdermal microneedles for advanced drug delivery. Adv Drug Deliv Rev, 165-166: 41-59.

Lee M, Lee E Y, Lee D, et al., 2015. Stabilization and fabrication of microbubbles: Applications for medical purposes and functional materials. Soft Matter, 11: 2067-2079.

Lee S T, Wooseok I, Jae J B, 2017. Exosome-based delivery of mir-124 in a huntington's disease model. J Mov Disord, 10: 45-52.

Lee W C, Li Y C, Chu I M, 2006. Amphiphilic poly (d, l-lactic acid) /poly (ethylene glycol) /poly (d, l-lactic acid) nanogels for controlled release of hydrophobic drugs. Macromol Biosci, 6: 846-854.

Lee Y, Bae J W, Lee J W, et al., 2014. Enzyme-catalyzed in situ forming gelatin hydrogels as bioactive wound dressings: Effects of fibroblast delivery on wound healing efficacy. J Mater Chem B, 2: 7712-7718.

Li J F, Guo Y B, Kuang Y Y, et al., 2013. Choline transporter-targeting and co-delivery system for glioma therapy. Biomaterials, 34: 9142-9148.

Li J F, Zhou L, Ye D Y, et al., 2011. Choline-derivate-modified nanoparticles for brain-targeting gene delivery. Advanced Materials, 23: 4516-4520.

Li Q, Yao W, Yu X, et al., 2017. Drug-loaded ph-responsive polymeric micelles: Simulations and experiments of micelle formation, drug loading and drug release. Colloids Surf B Biointerfaces, 158: 709-716.

Li X, Du L, Chen X, et al., 2015. Nasal delivery of analgesic ketorolac tromethamine thermo- and ion-sensitive in situ hydrogels. Int J Pharm, 489: 252-260.

Li X T, Tang W, Jiang Y, et al., 2016. Multifunctional targeting vinorelbine plus tetrandrine liposomes for treating brain glioma along with eliminating glioma stem cells. Oncotarget, 7: 24604-24622.

Li Y, He H, Jia X R, et al., 2012. A dual-targeting nanocarrier based on poly (amidoamine) dendrimers conjugated with transferrin and tamoxifen for treating brain gliomas. Biomaterials, 33: 3899-3908.

Li Z, Shim H, Cho M O, et al., 2018. Thermo-sensitive injectable glycol chitosan-based hydrogel for treatment of degenerative disc disease. Carbohydr Polym, 184: 342-353.

Liao W, Du Y, Zhang C, et al., 2019. Exosomes: The next generation of endogenous nanomaterials for advanced drug delivery and therapy. Acta Biomaterialia, 86: 1-14.

Lin X, Nguyen Quoc B, Ulbricht M, 2016. Magnetoresponsive poly (ether sulfone) -based iron oxide cum hydrogel mixed matrix composite membranes for switchable molecular sieving. ACS Appl Mater Interfaces, 8: 29001-29014.

Littauer E Q, Mills L K, Brock N, et al., 2018. Stable incorporation of gm-csf into dissolvable microneedle patch improves skin vaccination against influenza. J Control Release, 276: 1-16.

Liu H, Shi X, Wu D, et al., 2019. Injectable, biodegradable, thermosensitive nanoparticles-aggregated hydrogel with tumor-specific targeting, penetration, and release for efficient postsurgical prevention of tumor recurrence. ACS Appl Mater Interfaces, 11: 19700-19711.

Liu H W, Yan Y L, Zhou L L, 2012a. Comparison of the brain pharmacokinetics of nasal tetramethylpyrazine phosphate ph-sensitive in situ gel in normal rats and model rats Acta Pharmaceutica. Sinica (药学学报), 47: 677-679.

Liu M, Dasgupta A, Koczera P, et al., 2020. Drug loading in poly (butyl cyanoacrylate) -based polymeric microbubbles. Mol Pharm, 17: 2840-2848.

Liu M, Song X, Wen Y, et al., 2017. Injectable thermoresponsive hydrogel formed by alginate-g-poly (n-isopropylacrylamide) that releases doxorubicin-encapsulated micelles as a smart drug delivery system. ACS Appl Mater Interfaces, 9: 35673-35682.

Liu S, Yang S, Ho P C, 2018. Intranasal administration of carbamazepine-loaded carboxymethyl chitosan nanoparticles for drug delivery to the brain. Asian J Pharm Sci, 13: 72-81.

Liu S H, Guo Y B, Huang R Q, et al., 2012b. Gene and doxorubicin co-delivery system for targeting therapy of glioma. Biomaterials, 33: 4907-4916.

Liu Y, Huang R Q, Han L, et al., 2009. Brain-targeting gene delivery and cellular internalization mechanisms for modified rabies virus glycoprotein rvg29 nanoparticles. Biomaterials, 30: 4195-4202.

Liu Y C, Li D M, Liu Z Y, 2015. Targeted exosome-mediated delivery of opioid receptor mu sirna for the treatment of morphine relapse. Sci Rep, 5: 17543.

Lockman P R, Koziara J M, Mumper R J, et al., 2004. Nanoparticle surface charges alter blood-brain barrier integrity and permeability. J Drug Target, 12: 635-641.

Luo Z, Jiang J, 2012. Ph-sensitive drug loading/releasing in amphiphilic copolymer pae-peg: Integrating molecular dynamics and dissipative particle dynamics simulations. J Control Release, 162: 185-193.

Ma J Q, Pang L L, Zhu S Q, et al., 2019. Effect of four drug-loaded hydrogels on prevention of hypoxic brain damage. J Int Pharm Res (国际药学研究杂志), 46: 516-521.

Ma J Q, Pang L L, Zhu S Q, et al., 2020a. Comparative study of oral and intranasal puerarin for prevention of brain injury induced by acute high-altitude hypoxia. Int J Pharm (国际药学研究杂志), 591: 120002.

Ma X, Bussonniere A, Liu Q, 2017. A facile sonochemical synthesis of shell-stabilized reactive microbubbles using surface-thiolated bovine serum albumin with the traut's reagent. Ultrason Sonochem, 36: 454-465.

Ma Y, Boese S E, Luo Z, et al., 2015. Drug coatedmicroneedles forminimallyinvasive treatment of oral carcinomas: Development and in vitro evaluation. Biomed Microdevices, 17: 44.

Ma Y, Han J, Jiang J, et al., 2020b. Ultrasound targeting of microbubble-bound anti pd-l1 mab to enhance anti-tumor effect of cisplatin in cervical cancer xenografts treatment. Life Sci, 262: 118565.

Mahalingam S, Raimi-Abraham B T, Craig D Q, et al., 2015. Formation of protein and protein-gold nanoparticle stabilized microbubbles by pressurized gyration. Langmuir, 31: 659-666.

Maitani Y, Igarashi S, Sato M, et al., 2007. Cationic liposome (dc-chol/dope=1: 2) and a modified ethanol injection method to prepare liposomes, increased gene expression. Int J Pharm, 342: 33-39.

Marslin G, Siram K, Liu X, et al., 2017. Solid lipid nanoparticles of albendazole for enhancing cellular uptake and cytotoxicity against u-87 mg glioma cell lines. Molecules (Basel, Switzerland), 22: 2040.

Martanto W, Moore J S, Kashlan O, et al., 2006. Microinfusion using hollow microneedles. Pharm Res, 23: 104-113.

Masyuk A I, Huang B Q, Ward C J, 2010. Biliary exosomes influence cholangiocyte regulatory mechanisms and proliferation through interaction with primary cilia. Am J Physiol Gastrointest Liver Physiol, 299: G990-G999.

McNeeley K M, Karathanasis E, Annapragada A V, et al., 2009. Masking and triggered unmasking of targeting ligands on nanocarriers to improve drug delivery to brain tumors. Biomaterials, 30: 3986-3995.

Meenach S A, Hilt, J Z, Anderson K W, 2010. Poly (ethylene glycol) -based magnetic hydrogel nanocomposites for hyperthermia cancer therapy. Acta Biomater, 6: 1039-1046.

Men Y Q, Yelick J, J J S, 2019. Exosome reporter mice reveal the involvement of exosomes in mediating neuron to astroglia communication in the cns. Nat Commun, 10: 4136.

Milcovich G, Lettieri S, Antunes F E, et al., 2017. Recent advances in smart biotechnology: Hydrogels and nanocarriers for tailored bioactive molecules depot. Adv Colloid Interface Sci, 249: 163-180.

Mishra N, Sharma S, Deshmukh R, 2018. Development and characterization of nasal delivery of selegiline hydrochloride loaded nanolipid carriers for the management of parkinson's disease. Cent Nerv Syst Agents Med Chem, 19: 46-56.

Mittal G, Carswell H, Brett R, et al., 2011. Development and evaluation of polymer nanoparticles for oral delivery of estradiol to rat brain in a model of alzheimer's pathology. J Control Release, 150: 220-228.

Moghimi S M, Szebeni J, 2003. Stealth liposomes and long circulating nanoparticles: Critical issues in pharmacokinetics, opsonization and protein-binding properties. Prog in Lipid Res, 42: 463-478.

Morad G, Carman C V, Hagedorn E J, 2019. Tumor-derived extracellular vesicles breach the intact blood-brain barrier via transcytosis. ACS Nano, 13: 13853-13865.

Morikawa A, Peereboom D M, Thorsheim H R, 2015. Capecitabine and lapatinib uptake in surgically resected brain metastases from metastatic breast cancer patients: A prospective study. Neuro Oncol, 17: 289-295.

Mozaffarian D, Benjamin E J, Go A S, 2016. Heart disease and stroke statistics-2016 update: A report from the american heart association. Circulation, 133: e38-e360.

Muchow M, Maincent P, Muller R H, 2008. Lipid nanoparticles with a solid matrix (sln, nlc, ldc) for oral drug delivery. Drug Dev Ind Pharm, 34: 1394-1405.

N Wang, Zhen Y, Jin Y, et al., 2017. Combining different types of multifunctional liposomes loaded with ammonium bicarbonate to fabricate microneedle arrays as a vaginal mucosal vaccine adjuvant-dual delivery system（vadds）. J. Control. Release, 246: 12-29.

Naeye B, Raemdonck K, Demeester J, et al., 2010. Interactions of sirna loaded dextran nanogel with blood cells. J Control Release, 148: e90-e91.

Nance E, Porambo M, Zhang F, et al., 2015. Systemic dendrimer-drug treatment of ischemia-induced neonatal white matter injury. J Controlled Release, 214: 112-120.

Nasir N, Ahmad M, Minhas M U, et al., 2019. Ph-responsive smart gels of block copolymer pluronic f127-co-poly（acrylic acid）for controlled delivery of ivabradine hydrochloride: Its toxicological evaluation. Journal of Polymer Research, 26: 212.

Nemeth C L, Drummond G T, Mishra M K, et al., 2018. Uptake of dendrimer-drug by different cell types in the hippocampus after hypoxic-ischemic insult in neonatal mice: Effects of injury, microglial activation and hypothermia. Nanomed, 13: 2359-2369.

Nief R A, Tamer M A, Abd Alhammid S N, 2019. Mucoadhesive oral in situ gel of itraconazole using ph-sensitive polymers: Preparation, and in vitro characterization, release and rheology study. Drug Invention Today, 11: 1451-1455.

Oberdörster G, Sharp Z, Atudorei V, et al., 2004. Translocation of inhaled ultrafine particles to the brain. Inhal Toxicol, 16: 437-445.

Oberoi H S, Laquer F C, Marky L A, et al., 2011. Core cross-linked block ionomer micelles as ph-responsive carriers for cis-diamminedichloroplatinum（ii）. J Control Release, 153: 64-72.

Omata D, Maruyama T, Unga J, et al., 2019. Effects of encapsulated gas on stability of lipid-based microbubbles and ultrasound-triggered drug delivery. J Control Release, 311-312: 65-73.

Omata D, Unga J, Suzuki R, et al., 2020. Lipid-based microbubbles and ultrasound for therapeutic application. Adv Drug Deliv Rev, 154-155: 236-244.

Orozco D R, Sánchez A A, Hernández H J M, 2019. The interaction between re1-silencing transcription factor（rest）and heat shock protein 90 as new therapeutic target against huntington's disease. PLoS One, 14: e0220393.

Osterberg L, Blaschke T, 2005. Adherence to medication. Engl J Med, 353: 487-497.

Palmerston Mendes L, Pan J, Torchilin V P, 2017. Dendrimers as nanocarriers for nucleic acid and drug delivery in cancer therapy. Molecules, 22: 1401.

Pang L L, Gao Y, Zhang L H, et al., 2019. Intranasal tetrandrine temperature-sensitive gel for treatment of post-traumatic stress disorder. Acta Pharmaceutica Sinica（药学学报）, 54: 1680-1687.

Papa S, Veneruso V, Mauri E, et al., 2021. Functionalized nanogel for treating activated astrocytes in spinal cord injury. J Controlled Release, 330: 218-228.

Park J-H, Allen M G, Prausnitz M R, 2006. Polymer microneedles for controlled-release drug delivery. Pharm Res, 23: 1008-1019.

Patel B K, Parikh R H, Patel N, 2018. Targeted delivery of mannosylated-plga nanoparticles of antiretroviral drug to brain. Int J Nanomedicine, 13: 97-100.

Patel H K, Gajbhiye V, Kesharwani P, et al., 2016a. Ligand anchored poly（propyleneimine）dendrimers for brain targeting: Comparative in vitro and in vivo assessment. J Colloid Interface Sci, 482: 142-150.

Patel H K, Gajbhiye V, Kesharwani P, et al., 2016b. Ligand anchored poly（propyleneimine）dendrimers for brain targeting: Comparative in vitro and in vivo assessment. Journal of Colloid and Interface Science,

482: 142-150.

Patel M, Souto E B, Singh K K, 2013. Advances in brain drug targeting and delivery: Limitations and challenges of solid lipid nanoparticles. Expert Opin Drug Deliv, 10: 889-905.

Patel R B, Patel M R, Bhatt K K, et al., 2016c. Microemulsion-based drug delivery system for transnasal delivery of carbamazepine: Preliminary brain-targeting study. Drug Deliv, 23: 207-213.

Patel S, Chavhan S, Soni H, et al., 2011. Brain targeting of risperidone-loaded solid lipid nanoparticles by intranasal route. J Drug Target, 19: 468-474.

Patil R P, Pawara D D, Gudewar C S, et al., 2019. Nanostructured cubosomes in an in situ nasal gel system: An alternative approach for the controlled delivery of donepezil hcl to brain. J Liposome Res, 29: 264-273.

Phan V H, Thambi T, Duong H T, et al., 2016. Poly (amino carbonate urethane) -based biodegradable, temperature and ph-sensitive injectable hydrogels for sustained human growth hormone delivery. Sci Rep, 6: 1-12.

Pourjavadi A, Bagherifard M, Doroudian M, 2020. Synthesis of micelles based on chitosan functionalized with gold nanorods as a light sensitive drug delivery vehicle. Int J Biol Macromol, 149: 809-818.

Pradhan P, Giri J, Rieken F, et al., 2010. Targeted temperature sensitive magnetic liposomes for thermo-chemotherapy. J Controlled Release, 142: 108-121.

Presset A, Bonneau C, Kazuyoshi S, et al., 2020. Endothelial cells, first target of drug delivery using microbubble-assisted ultrasound. Ultrasound Med Biol, 46: 1565-1583.

Qi X J, Liu X Y, Tang L M, et al., 2020a. Anti-depressant effect of curcumin-loaded guanidine-chitosan thermo-sensitive hydrogel by nasal delivery. Pharm Dev Technol, 25: 316-325.

Qi Y, Guo L, Jiang Y B, 2020b. Brain delivery of quercetin-loaded exosomes improved cognitive function in ad mice by inhibiting phosphorylated tau-mediated neurofibrillary tangles. Drug Deliv, 27: 745-755.

Qiao Z Y, Zhang R, Du F S, et al., 2011. Multi-responsive nanogels containing motifs of ortho ester, oligo (ethylene glycol) and disulfide linkage as carriers of hydrophobic anti-cancer drugs. J Controlled Release, 152: 57-66.

Qin J, Chen D, Hu H, et al., 2007. Surface modification of rgd-liposomes for selective drug delivery to monocytes/neutrophils in brain. Chem Pharm Bull (Tokyo), 55: 1192-1197.

Qu M K, Lin Q, Huang L Y, 2018. Dopamine-loaded blood exosomes targeted to brain for better treatment of parkinson's disease. J Controlled Release, 287: 156-166.

Quader S, Liu X, Chen Y, et al., 2017. Crgd peptide-installed epirubicin-loaded polymeric micelles for effective targeted therapy against brain tumors. J Controlled Release, 258: 56-66.

Raia N R, Partlow B P, McGill M, et al., 2017. Enzymatically crosslinked silk-hyaluronic acid hydrogels. Biomaterials, 131: 58-67.

Ramreddy S, Janapareddi K, 2019. Brain targeting of chitosan-based diazepam mucoadhesive microemulsions via nasal route: Formulation optimization, characterization, pharmacokinetic and pharmacodynamic evaluation. Drug Dev Ind Pharm, 45: 147-158.

Rarokar N R, Saoji S D, Raut N A, et al., 2016. Nanostructured cubosomes in a thermoresponsive depot system: An alternative approach for the controlled delivery of docetaxel. AAPS PharmSciTech, 17: 436-445.

Razavilar N, Choi P, 2014. Molecular dynamics study of the diffusivity of a hydrophobic drug cucurbitacin b in pseudo-poly (ethylene oxide-b-caprolactone) micelle environments. Langmuir, 30: 7798-7803.

Reusser T D, Song K H, Ramirez D, et al., 2020. Phospholipid oxygen microbubbles for image-guided therapy. Nanotheranostics, 4: 83-90.

Rosenholm J M, Sahlgren C, Linden M, 2010. Towards multifunctional, targeted drug delivery systems using mesoporous silica nanoparticles - opportunities & challenges. Nanoscale, 2: 1870-1883.

Roth-Konforti M E, Comune M, Halperin-Sternfeld M, et al., 2018. Uv light-responsive peptide-based supramolecular hydrogel for controlled drug delivery. Macromol Rapid Commun, 39: 1800588.

Ruan H, Yu Y, Liu Y, et al., 2016. Preparation and characteristics of thermoresponsive gel of minocycline hydrochloride and evaluation of its effect on experimental periodontitis models. Drug Deliv, 23: 525-531.

Ruan S B, Qin L, Xiao W, et al., 2018. Acid-responsive transferrin dissociation and glut mediated exocytosis for increased blood-brain barrier transcytosis and programmed glioma targeting delivery. Advanced Functional Materials, 28: 1802227.

Saenz del Burgo L, Hernández R M, Orive G, et al., 2014. Nanotherapeutic approaches for brain cancer management. Nanomedicine: Nanotechnology, Biology and Medicine, 10: e905-e919.

Saiyed Z M, Gandhi N H, Nair M P, 2010. Magnetic nanoformulation of azidothymidine 5'-triphosphate for targeted delivery across the blood-brain barrier. Int J Nanomed, 5: 157-166.

See G L, Jr F A, Dahlizar S, et al., 2020. Enhanced nose-to-brain delivery of tranilast using liquid crystal formulations. J Controlled Release, 325: 1-9.

Serpe L, Jain A, Macedo C G d, et al., 2016. Influence of salivary washout on drug delivery to the oral cavity using coatedmicroneedles: An in vitro evaluation. Eur J Pharm Sci, 93: 215-223.

Serramia M J, Alvarez S, Fuentes-Paniagua E, et al., 2015. In vivo delivery of sirna to the brain by carbosilane dendrimer. Journal of Controlled Release, 200: 60-70.

Shazeeb M S, Feula G, Bogdanov A, 2014. Liposome-encapsulated superoxide dismutase mimetic: Theranostic potential of an mr detectable and neuroprotective agent. Contrast Media Mol Imaging, 9: 221-228.

Sheikh M A, Malik Y S, Xing Z K, et al., 2017. Polylysine-modified polyethylenimine (pei-pll) mediated vegf gene delivery protects dopaminergic neurons in cell culture and in rat models of parkinon's disease (pd). Acta Biomaterialia, 54: 58-68.

Shi K, Li J, Cao Z, et al., 2015. A ph-responsive cell-penetrating peptide-modified liposomes with active recognizing of integrin $\alpha v \beta 3$ for the treatment of melanoma. J Control Release, 217: 138-150.

Shubayev V I, II T R P, Jin S, 2009. Magnetic nanoparticles for theragnostics. Adv Drug Deliv Rev, 61: 467-477.

Siafaka P I, Okur N Ü, Karantas I D, et al., 2021. Current update on nanoplatforms as therapeutic and diagnostic tools: A review for the materials used as nanotheranostics and imaging modalities. Asian J Pharm Sci, 16: 24-46.

Singh B, Khurana R K, Garg B, et al., 2017. Stimuli-responsive systems with diverse drug delivery and biomedical applications: Recent updates and mechanistic pathways. Crit Rev Ther Drug Carrier Syst, 34: 209-255.

Singh M K, Pooja D, Ravuri H G, et al., 2018. Fabrication of surfactant-stabilized nanosuspension of naringenin to surpass its poor physiochemical properties and low oral bioavailability. Phytomedicine, 40: 48-54.

Skaalure S C, Akalp U, Vernerey F J, et al., 2016. Tuning reaction and diffusion mediated degradation of enzyme-sensitive hydrogels. Adv Healthc Mater, 5: 432-438.

Skog J, Würdinger T, van Rijn S, 2008. Glioblastoma microvesicles transport rna and proteins that promote tumour growth and provide diagnostic biomarkers. Nat Cell Biol, 10: 1470-1476.

Somani S, Blatchford D R, Millington O, et al., 2014. Transferrin-bearing polypropylenimine dendrimer for targeted gene delivery to the brain. Journal of Controlled Release, 188: 78-86.

Song K-H, Harvey B K, Borden M A, 2018. State-of-the-art of microbubble-assisted blood-brain barrier disruption. Theranostics, 8: 4393-4408.

Stenstrom P, Manzanares D, Zhang Y N, et al., 2018. Evaluation of amino-functional polyester dendrimers based on bis-mpa as nonviral vectors for sirna delivery. Molecules, 23: 2028.

Stride E, Segers T, Lajoinie G, et al., 2020. Microbubble agents: New directions. Ultrasound in Medicine and Biology, 46: 1326-1343.

Sun Y, Chen Z-l, Yang X-x, et al., 2009. Magnetic chitosan nanoparticles as a drug delivery system for targeting photodynamic therapy. Nanotechnology, 20: 135102.

Sun Y, Li L, Xie H, et al., 2020. Primary studies on construction and evaluation of ion-sensitive in situ gel loaded with paeonol-solid lipid nanoparticles for intranasal drug delivery. Int J Nanomedicine, 15: 3137-3160.

Tally M, Atassi Y, 2015. Optimized synthesis and swelling properties of a ph-sensitive semi-ipn superabsorbent polymer based on sodium alginate-g-poly (acrylic acid-co-acrylamide) and polyvinylpyrrolidone and obtained via microwave irradiation. Journal of Polymer Research, 22: 181.

Tamura A, Oishi M, Nagasaki Y, 2010. Efficient sirna delivery based on pegylated and partially quaternized polyamine nanogels: Enhanced gene silencing activity by the cooperative effect of tertiary and quaternary amino groups in the core. J Control Release, 146: 378-387.

Tan H, Ramirez C M, Miljkovic N, et al., 2009. Thermosensitive injectable hyaluronic acid hydrogel for adipose tissue engineering. Biomaterials, 30: 6844-6853.

Tang J, Wang J, Huang K, et al., 2018. Cardiac cell-integrated microneedle patch for treating myocardial infarction. Sci Adv, 4: eaat9365.

Tang S, Floy M, Bhandari R, et al., 2017. Synthesis and characterization of thermoresponsive hydrogels based on n-isopropylacrylamide crosslinked with 4, 4'-dihydroxybiphenyl diacrylate. ACS Omega, 2: 8723-8729.

Terech P, R G Weiss, 1997. Low molecular mass gelators of organic liquids and the properties of their gels. Chem Rev, 97: 3133-3159.

Tian T, Zhang H X, He C P, 2018. Surface functionalized exosomes as targeted drug delivery vehicles for cerebral ischemia therapy. Biomaterials, 150: 137-149.

Tian Y, Guo R, Jiao Y, et al., 2016. Redox stimuli-responsive hollow mesoporous silica nanocarriers for targeted drug delivery in cancer therapy. Nanoscale Horiz, 1: 480-487.

Tomatsu I, Hashidzume A, Harada A, 2006. Redox-responsive hydrogel system using the molecular recognition of β-cyclodextrin. Macromolecular rapid communications, 27: 238-241.

Tominaga N, Kosaka N, Ono M, et al., 2015. Brain metastatic cancer cells release microrna-181c-containing extra-cellular vesicles capable of destructing blood- brain barrier. Nat Commun, 6: 6716.

Tong X, Qiu Y, Zhao X, et al., 2019. Visible light-triggered gel-to-sol transition in halogen-bond-based supramolecules. Soft Matter, 15: 6411-6417.

Tsoli M, Kuhn H, Brandau W, et al., 2005. Cellular uptake and toxicity of au55 clusters. Small, 1: 841-844.

Tsou Y H, Zhang X Q, Zhu H, et al., 2017. Drug delivery to the brain across the blood-brain barrier using nanomaterials. Small, 13: e1801588.

Unger K, Salzmann P, Masciullo C, et al., 2017. Novel light-responsive biocompatible hydrogels produced by initiated chemical vapor deposition. ACS Appl Mater Interfaces, 9: 17408-17416.

Upadhyay A, Dalvi S V, 2019. Microbubble formulations: Synthesis, stability, modeling and biomedical applications. Ultrasound Med Biol, 45: 301-343.

Upadhyay A, Dalvi S V, Gupta G, et al., 2017. Effect of pegylation on performance of protein microbubbles and its comparison with lipid microbubbles. Mater Sci Eng C Mater Biol Appl, 71: 425-430.

Vaka S R, Shivakumar H N, Repka M A, et al., 2013. Formulation and evaluation of carnosic acid nanoparticulate system for upregulation of neurotrophins in the brain upon intranasal administration. J Drug Targeting, 21: 44-53.

Veiseh O, Gunn J W, Zhang M, 2010. Design and fabrication of magnetic nanoparticles for targeted drug delivery and imaging. Adv Drug Deliv Rev, 62: 284-304.

Vieira D B, Gamarra L F, 2016. Getting into the brain: Liposome-based strategies for effective drug delivery across the blood-brain barrier. Int J Nanomed, 11: 5381-5414.

Vinogradov S V, 2010. Nanogels in the race for drug delivery. Nanomed Nanotech Biol Med, 5: 165-168.

Vinogradov S V, Zeman A D, Batrakova E V, et al., 2005. Polyplex nanogel formulations for drug delivery of cytotoxic nucleoside analogs. J Control Release, 107: 143-157.

Vintiloiu A, Leroux J-C, 2008. Organogels and their use in drug delivery - a review. J Controlled Release, 125: 179-192.

von Eckardstein K L, Patt S, Kratzel C, et al., 2005. Local chemotherapy of f98 rat glioblastoma with paclitaxel and carboplatin embedded in liquid crystalline cubic phases. J Neurooncol, 72: 209-215.

Walimbe T, Panitch A, Sivasankar P M, 2017. A review of hyaluronic acid and hyaluronic acid-based hydrogels for vocal fold tissue engineering. J Voice, 31: 416-423.

Wang B, Wu X, Li J, Hao X, et al., 2016a. Thermosensitive behavior and antibacterial activity of cotton fabric modified with a chitosan-poly (n-isopropylacrylamide) interpenetrating polymer network hydrogel. Polymers (Basel), 8: 110.

Wang F, Yang Z, Liu M, et al., 2020. Facile nose-to-brain delivery of rotigotine-loaded polymer micelles thermosensitive hydrogels: In vitro characterization and in vivo behavior study. Int J Pharm, 577: 119046.

Wang H, Sui H J, Zheng Y, 2019. Curcumin-primed exosomes potently ameliorate cognitive function in ad mice by inhibiting hyperphosphorylation of the tau protein through the akt/gsk-3beta pathway. Nanoscale, 11: 7481-7496.

Wang J, He W, 2019. Preparationand in-vitro properties of thermo-ion sensitive in-situ gel of rizatriptan benzoate for in-tranasal administration. China Pharmacist (中国药师), 22: 1143-1145.

Wang L, Wang X, Shen L, et al., 2021. Paclitaxel and naringenin-loaded solid lipid nanoparticles surface modified with cyclic peptides with improved tumor targeting ability in glioblastoma multiforme. Biomedicine & pharmacotherapy=Biomedecine & pharmacotherapie, 138: 111461.

Wang T, Chen L, Shen T, et al., 2016b. Preparation and properties of a novel thermo-sensitive hydrogel based on chitosan/hydroxypropyl methylcellulose/glycerol. Int J Biol Macromol, 93: 775-782.

Wang W, Hu J, Zheng M, et al., 2015. Multi-responsive supramolecular hydrogels based on merocyanine-peptide conjugates. Org Biomol Chem, 13: 11492-11498.

Wang W, Wat E, Hui P C, et al., 2016c. Dual-functional transdermal drug delivery system with controllable drug loading based on thermosensitive poloxamer hydrogel for atopic dermatitis treatment. Sci Rep, 6: 24112.

Wang W Y, Hui P C L, Wat E, et al., 2016d. Enhanced transdermal permeability via constructing the porous structure of poloxamer-based hydrogel. Polymers (Basel), 8: 406.

Wei W, Ma G-H, Hu G, et al., 2008. Preparation of hierarchical hollow $CaCO_3$ particles and the application as anticancer drug carrier. J Am Chem Soc, 130: 15808-15810.

Wood M J A, O'Loughlin A J, Lakhal S, 2011. Exosomes and the blood-brain barrier: Implications for neurological diseases. Ther Deliv, 2: 1095-1099.

Wu H B, Huo D F, Jiang X G, 2008. Advances in the study of lipid-based cubic liquid crystalline nanoparticles as drug delivery system. Yao Xue Xue Bao, 43: 450-455.

Xia H, Gao X, Gu G, et al., 2012. Penetratin-functionalized peg-pla nanoparticles for brain drug delivery. Int J Pharm, 436: 840-850.

Xia J, Liu Z, Chen Y, et al., 2019. Fabrication of thermo-sensitive lignocellulose hydrogels with switchable hydrophilicity and hydrophobicity through an sipn strategy. Rsc Advances, 9: 29600-29608.

Xiao S, Yan Y, Zhao J, et al., 2020. Increased microneedle-mediated transdermal delivery of tetramethylpyrazine to the brain, combined with borneol and iontophoresis, for mcao prevention. Int J Pharm, 575: 118962.

Xie Y L, Lu W, Jiang X G, 2006. Improvement of cationic albumin conjugated pegylated nanoparticles holding nc-1900, a vasopressin fragment analog, in memory deficits induced by scopolamine in mice. Behav Brain Res, 173: 76-84.

Xiong S, Liu W, Li D, et al., 2019. Oral delivery of puerarin nanocrystals to improve brain accumulation and anti-parkinsonian efficacy. Mol Pharm, 16: 1444-1455.

Xu X L, Li J J, Han S P, et al., 2016. A novel doxorubicin loaded folic acid conjugated pamam modified with borneol, a nature dual-functional product of reducing pamam toxicity and boosting bbb penetration. European Journal of Pharmaceutical Sciences, 88: 178-190.

Xu Y R, Asghar S, Yang L, et al., 2017. Lactoferrin-coated polysaccharide nanoparticles based on chitosan hydrochloride/hyaluronic acid/peg for treating brain glioma. Carbohydrate Polymers, 157: 419-428.

Yan G, Warner K S, Zhang J, et al., 2010. Evaluation needle length and density of microneedle arrays in the pretreatment of skin for transdermal drug delivery. Int J Pharm, 391: 7-12.

Yan Q, Wang W, Weng J, et al., 2020. Dissolving microneedles for transdermal delivery of huperzine a for the treatment of alzheimer's disease. Drug Deliv, 27: 1147-1155.

Yang H, Kang G, Jang M, et al., 2020. Development of lidocaine-loaded dissolving microneedle for rapid and efficient local anesthesia. Pharmaceutics, 12: 11-31.

Yang L, Gao S Y, Asghar S, et al., 2015a. Hyaluronic acid/chitosan nanoparticles for delivery of curcuminoid and its in vitro evaluation in glioma cells. International Journal of Biological Macromolecules, 72: 1391-1401.

Yang N, Wang Y, Zhang Q S, et al., 2017. Γ-polyglutamic acid mediated crosslinking pnipaam-based thermo/ph-responsive hydrogels for controlled drug release. Polymer Degradation and Stability, 144: 53-61.

Yang S C, Lu L F, Cai Y, et al., 1999. Body distribution in mice of intravenously injected camptothecin solid lipid nanoparticles and targeting effect on brain. J Control Release, 59: 299-307.

Yang T Z, Martin P, Fogarty B, 2015b. Exosome delivered anticancer drugs across the blood-brain barrier for brain cancer therapy in *danio rerio*. Pharm Res, 32: 2003-2014.

Yao W, Tao C, Zou J, et al., 2019. Flexible two-layer dissolving and safing microneedle transdermal of neurotoxin: A biocomfortable attempt to treat rheumatoid arthritis. Int J Pharm, 563: 91-100.

Ye R, Yang J, Li Y, et al., 2020. Fabrication of tip-hollow and tip-dissolvable microneedle arrays for transdermal drug delivery. ACS Biomater Sci Eng, 13: 2487-2494.

Yin Y, Wang J, Yang M, et al., 2020. Penetration of the blood-brain barrier and anti-tumour effect of a novel plga-lysogm1/dox micelles drug delivery system. Nanoscale, 12: 2946-2960.

Yu S, Xu X, Feng J, et al., 2019. Chitosan and chitosan coating nanoparticles for the treatment of brain disease. Int J Pharm, 560: 282-293.

Yu S, Zhang X, Tan G, et al., 2017. A novel ph-induced thermosensitive hydrogel composed of carboxymethyl chitosan and poloxamer cross-linked by glutaraldehyde for ophthalmic drug delivery. Carbohydr Polym, 155: 208-217.

Yuan D, L Z Y, Banks W A, 2017. Macrophage exosomes as natural nanocarriers for protein delivery to inflamed brain. Biomaterials, 142: 1-12.

Yuan W, Li Z, Xie X, et al., 2020. Bisphosphonate-based nanocomposite hydrogels for biomedical applications. Bioact Mater, 5: 819-831.

Zarebkohan A, Najafi F, Moghimi H R, et al., 2015. Synthesis and characterization of a pamam dendrimer nanocarrier functionalized by srl peptide for targeted gene delivery to the brain. European Journal of Pharmaceutical Sciences, 78: 19-30.

Zeng Y, Chen J, Li Y, et al., 2018. Thermo-sensitive gel in glaucoma therapy for enhanced bioavailability: In vitro characterization, in vivo pharmacokinetics and pharmacodynamics study. Life Sciences, 212: 80-86.

Zhang C, Chen J, Feng C, et al., 2014. Intranasal nanoparticles of basic fibroblast growth factor for brain delivery to treat alzheimer's disease. Int J Pharm, 461: 192-202.

Zhang C, Gu Z C, Shen L, et al., 2017. A dual targeting drug delivery system for penetrating blood-brain barrier and selectively delivering sirna to neurons for alzheimer's disease treatment. Current Pharmaceutical Biotechnology, 18: 1124-1131.

Zhang H X, Wu J, Wu J H, 2019. Exosome-mediated targeted delivery of mir-210 for angiogenic therapy after cerebral ischemia in mice. J Nanobiotechnol, 17: 29.

Zhang J, Wang S, Deng Z, et al., 2018. Ultrasound-triggered drug delivery for breast tumor therapy through irgd-targeted paclitaxel-loaded liposome-microbubble complexes. J Biomed Nanotechnol, 14: 1384-1395.

Zhang L, Pang L, Zhu S, et al., 2020a. Intranasal tetrandrine temperature-sensitive in situ hydrogels for the treatment of microwave-induced brain injury. Int J Pharm, 583: 119384.

Zhang L H, Pang L L, Zhu S Q, et al., 2020b. Intranasal tetrandrine temperature-sensitive in situ hydrogels for the treatment of microwave-induced brain injury. Int J Pharm, 583: 119384.

Zhang N, He J, Wu F, 2020c. Tuning the gelation behavior and cellular response of thermo-sensitive chitosan hydrogels. Materials Letters, 260: 126903.

Zhang Y L, Chang R, Duan H Z, et al., 2020d. Metal ion and light sequentially induced sol-gel-sol transition of a responsive peptide-hydrogel. Soft Matter, 16: 7652-7658.

Zhao D, Tang Q, Zhou Q, et al., 2018. A photo-degradable injectable self-healing hydrogel based on star poly (ethylene glycol) -b-polypeptide as a potential pharmaceuticals delivery carrier. Soft Matter, 14: 7420-7428.

Zhao X, Zhan S, Yang G, et al., 2020. Exploring trehalose on the release of levonorgestrel from implantable plga microneedles. Polymers, 12: 59-70.

Zhao Y, Ren W, Zhong T, et al., 2016. Tumor-specific ph-responsive peptide-modified ph-sensitive liposomes containing doxorubicin for enhancing glioma targeting and anti-tumor activity. J Control Release, 222: 56-66.

Zheng Y, Wang W, Zhao J, et al., 2019. Preparation of injectable temperature-sensitive chitosan-based hydrogel for combined hyperthermia and chemotherapy of colon cancer. Carbohydr Polym, 222: 115039.

Zhu H Y, Yang F X, 2006. Advances of ph-sensitive in situ gels research. Qilu Pharm Affairs (齐鲁药事), 25: 486-488.

Zhu L, Ao J, Li P, 2015. A novel in situ gel base of deacetylase gellan gum for sustained ophthalmic drug delivery of ketotifen: In vitro and in vivo evaluation. Drug Des Devel Ther, 9: 3943-3949.

Zhu Q W, Ling X Z, Yang Y L, 2019a. Embryonic stem cells-derived exosomes endowed with targeting properties as chemotherapeutics delivery vehicles for glioblastoma therapy. Adv Sci (Weinh), 6: 1801899.

Zhu S Q, Pang L L, Ma J Q, et al., 2020. The treatment of chronic eczema in mice by matrine hydrogels. J Int Pharm Res (国际药学研究杂志), 47: 731-737.

Zhu Y, Liu C, Pang Z, 2019b. Dendrimer-based drug delivery systems for brain targeting. Biomolecules, 9: 790.

Zhu Y F, Liu C Y, Pang Z Q, 2019c. Dendrimer-based drug delivery systems for brain targeting. Biomolecules, 9: 790.

Zhuang X, Xiang X, Grizzle W, et al., 2011. Treatment of brain inflammatory diseases by delivering exosome encapsulated anti-inflammatory drugs from the nasal region to the brain. Mol Ther, 19: 1769-1779.

Zorko M, Langel U, 2005. Cell-penetrating peptides: Mechanism and kinetics of cargo delivery. Adv Drug Deliv Rev, 57: 529-545.

Zuccato C, Tartari M, Crotti A, 2003. Huntingtin interacts with rest/nrsf to modulate the transcription of nrse-controlled neuronal genes. Nat Genet, 35: 76-83.

陈函，廉婷，杜远东，等，2020. 鼻用葛根素脂质体温敏凝胶剂的制备与质量评价. 化工科技，28: 41-46.
陈丽娟，鲁翠涛，赵应征，等，2015. 超声微泡用于脑胶质瘤靶向药物递送. 药学学报，50: 99-103.
方敏，2013. 姜黄素纳米结构脂质体载体的制备及其靶向性研究. 武汉：华中科技大学.

贾强，王可可，韩飞，等，2009. 氟比洛芬有机原位凝胶的制备及体外释放行为的考察. 中国药剂学杂志，7：365-371.

黎坚，崔文瑾，王理，2002. 可聚合凝胶因子的合成及其有机凝胶热力学研究. 有机化学，22：651-657.

刘晓英，2009. 脑靶向载药纳米胶束治疗胶质瘤和耐药性癫痫的实验研究. 上海：复旦大学.

陆恒，王雅杰，2017. 双靶向复方紫杉醇-拉帕替尼纳米胶束治疗乳腺癌脑转移的可行性研究. 药学服务与研究，17：87-91.

王玉丽，2002. 粘膜粘附纳米粒在肽类药物给药中的应用. 国外医学 药学分册，06：325-329.

谢贻琜，2012. 壳聚糖硬脂酸嫁接物给药系统的脑靶向研究. 杭州：浙江大学.

徐雄波，潘育方，黄志军，等，2012. 鼻腔给药尼莫地平纳米乳的制备及脑组织靶向性初步评价. 中国药学杂志，47：594-598.

姚静，周建平，平其能，等，2006. 类透明质酸壳聚糖微乳对小鼠血脑屏障通透性的影响. 药学学报，41：615-618.

第六章
脑靶向常用剂型评价方法

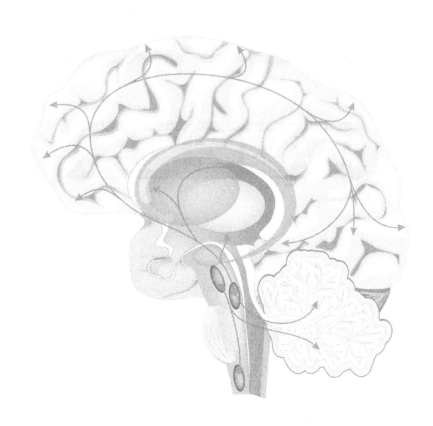

对脑靶向剂型而言，除需评价其本身理化性质外，脑靶向性的药代动力学及组织分布以及 BBB 开放性的评价对脑靶向效率评价都很重要。

第一节　脑靶向常用剂型理化性质评价

对不同剂型而言评价指标不同，比如微针的机械强度、应力变化，纳米制剂的粒径、Zeta 电位等。为叙述方便，本章将综合论述各指标评价方法，需根据具体剂型选择。

一、粒径

动态光散射（Dynamic light scattering，DLS）是最常用的纳米制剂粒径测定技术。它是通过测量样品中粒子的布朗运动，使用已建立的理论拟合实验原始数据从而得到粒子粒径和分布。其主要原理是：小粒子在液体中运动速度较快，而大颗粒运动相对缓慢；如果取一小段时间间隔（如 100μs）拍摄样品运动"图像"，可看出粒子移动距离，并换算出其粒径。相同时间内，如位移比较小，粒子位置接近，则样品中粒子较大；如位移较大，粒子位置变化很大，则样品中粒子较小（图 6-1）。

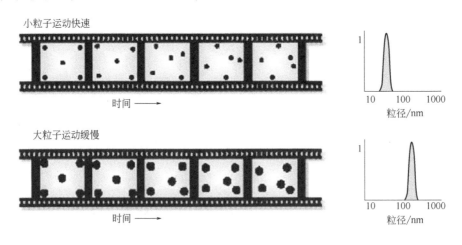

图 6-1　粒径测定原理示意图

粒径表征通常有三个参数，需进行区分：光强分布（Intensity distribution）、体积分布（Volume distribution）、数量分布（Number distribution）。光强、体积和数量分布之间的差别可用以下例子说明。假设体系中只含两种粒径（5nm 和 50nm）的粒子，但每种粒子数量相等的样品。对数量分布而言，两种粒子数量相等，因此两个峰比例为 1:1；对体积分布而言，50nm 粒子是 5nm 粒子体积的 1000 倍，因此二者峰面积比值为 1000:1；对光强度而言，粒子散射光强与其直径 6 次方成正比，因此 50nm 粒子与 5nm 粒子峰面积比值为 1000000:1（图 6-2）。

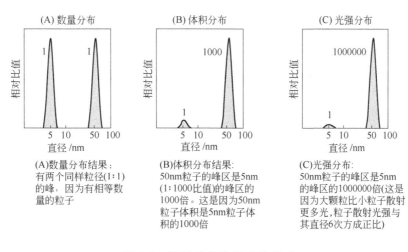

(A) 数量分布结果：有两个同样粒径(1:1)的峰，因为有相等数量的粒子

(B)体积分布结果：50nm粒子的峰区是5nm(1:1000比值)的峰区的1000倍。这是因为50nm粒子体积是5nm粒子体积的1000倍

(C)光强分布：50nm粒子的峰区是5nm的峰区的1000000倍(这是因为大颗粒比小粒子散射更多光，粒子散射光强与其直径6次方成正比)

图 6-2 粒径分布常用表达方式

二、Zeta 电位

大多数液体含有阴离子和阳离子，当带电粒子悬浮于液体中时，相反电荷的离子会被吸引到悬浮粒子表面；即带负电样品从液体中吸引阳离子，带正电样品从液体中吸引阴离子。接近粒子表面的离子将会被牢固吸附，而较远的则松散结合，形成扩散层。在扩散层内，有一个概念性边界：当粒子在液体中运动时，此边界内离子将与粒子一起运动；但此边界外离子将停留在原处——此边界称为滑动平面 (Slipping plane)。在粒子表面和分散溶液本体之间存在电位，此电位随粒子表面距离变化，称作 Zeta 电位 [图 6-3（A）]。

Zeta 电位大小表示纳米体系的稳定性趋势。如果悬浮液中所有粒子具有较大的正或负 Zeta 电位，将倾向于互相排斥，没有絮凝倾向；但如果粒子 Zeta 电位值较低，则无法阻止粒子接近并絮凝。稳定与不稳定悬浮液的通常分界线是+30mV 或-30mV。因此通常认为 Zeta 电位 > +30mV 或 < -30mV 的粒子体系最稳定。

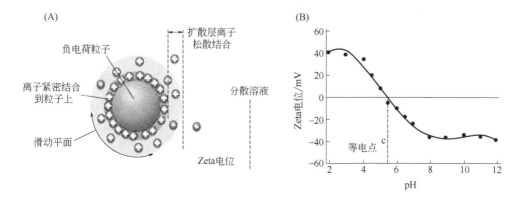

图 6-3 Zeta 电位示意图

影响 Zeta 电位的最重要因素是 pH，没有引用 pH 值的 Zeta 电位值，实际上没有

意义。想象悬浮液中一个粒子具有负 Zeta 电位，如果加入更强碱，粒子将倾向于得到更多负电荷；如果加入酸，在某一点负电荷被中和；进一步加入酸，则导致表面产生正电荷。因此，Zeta 电位应对照 pH 曲线，在低 pH 时带正电荷，而在高 pH 时带较低正电荷或负电荷。曲线通过零 Zeta 电位的点，叫作等电点（isoelectic point），正常情况下它是整个体系最不稳定的点 [图 6-3（B）]。

三、形貌表征

形貌表征是纳米粒、脂质体、胶束、微针等剂型的重要表征方法，可直观观察各剂型外观形态，而外观形态对释药、细胞吞噬、体内行为影响显著。形貌表征最常用的设备为电镜，包括透射电镜、扫描电镜、激光共聚焦显微镜等。根据不同剂型需选择不同电镜。

1. 透射电镜

透射电镜（Transmission electron microscope，TEM）整个光路系统需在高真空中运行，电镜样品室真空度一般是 $10^{-4}Pa \sim 10^{-3}Pa$，分辨率可达 0.05nm。一般采用负染法制备样品，由于重金属盐（磷钨酸、醋酸氧铀等）吸附在粒子表面，电子无法通过重金属区域，呈暗背景，而没有重金属的地方是亮背景（图 6-4）。基本步骤为：

① 取几微升样品滴在喷碳铜网表面，使液体尽量铺满整个铜网；
② 1min 后用滤纸从边缘吸走多余液体；
③ 滴加 5μL 左右 0.02g/mL 磷钨酸溶液（pH6.5），使其尽量铺开；
④ 1min 后吸走多余液体；
⑤ 空气中晾干后于 TEM 下观察粒子形态和大小。

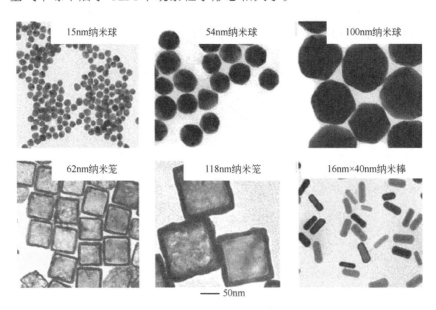

图 6-4 典型 TEM 图

2. 扫描电镜

扫描电镜（Scanning electron microscope，SEM）是在加速高压作用下将电子枪发射的电子经过多级电磁透镜汇集成细小（直径一般为 1~5nm）的电子束；在末级透镜上方扫描线圈的作用下，使电子束在试样表面做光栅扫描；入射电子与试样相互作用会产生二次电子、背散射电子、X 射线等各种信息。这些信息的二维强度分布随试样表面特征而变化，并转换成视频信号，再传送到同步扫描的显像管并调制其亮度，就可得到能反映试样表面状况的扫描图像（图 6-5）。

与光学显微镜及透射电镜相比，SEM 具有以下特点：

① 可直接观察样品表面结构，样品尺寸可大至 120nm×80nm×50nm；

② 样品制备过程简单，不用切成薄片；

③ 样品可在样品室中作三度空间平移和旋转，能从各种角度观察样品；

④ 景深大，图像富有立体感，扫描电镜景深较光学显微镜大几百倍，比透射电镜大几十倍；

⑤ 图像放大范围广，分辨率也比较高，可放大十几倍到几十万倍，基本上包括了从放大镜、光学显微镜直到透射电镜的放大范围；

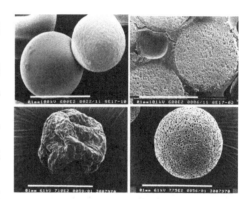

图 6-5　典型 SEM 图

⑥ 分辨率介于光学显微镜与透射电镜之间，可达 3nm；

⑦ 电子束对样品损伤与污染程度较小；

⑧ 在观察形貌同时，还可利用从样品发出的其他信号作微区成分分析。

样品制备分为上样和等离子溅射镀膜。上样可采用直接分散法和超声分散法。

直接分散法：双面胶粘在铜片上，将被测样品颗粒借助于棉球或碳化牙签直接散落在上面；用洗耳球轻吹样品，除去附着的和未牢固固定的颗粒；也可把载有颗粒的玻璃片翻转过来，对准已备好的试样台，用小镊子或玻璃棒轻轻敲打，使细颗粒均匀地落在试样台上。

超声分散法：将少量样品置于烧杯中，加入适量乙醇，超声振荡 5min 后用滴管滴加到铜片上，自然干燥。

等离子溅射镀膜一般采用在样品表面喷射金粉，主要步骤包括：样品放入溅射镀膜仪中，当真空度低于 13Pa 时开始镀膜；调节控制旋钮使电流为 6~8mA，镀膜时间5~10min。

3. 激光扫描共聚焦显微镜

激光扫描共聚焦显微镜（Confocal laser scanning microscope，CLSM）是一种新型高精度激光源加共聚焦显微镜，它利用激光作为光源，在传统光学显微镜基础上采用共轭聚焦原理和装置，利用计算机对观察分析对象进行数字图像处理。其特点是可对标本进行无损伤性的实时观察分析，得到细胞或组织内部微细结构的荧光图像（图 6-6）。其在药剂学中应用包括获取微球内部结构信息，对微囊内油相进行定位和定量，观察复合囊脂质颗粒中磷脂和甘油三酯分布。

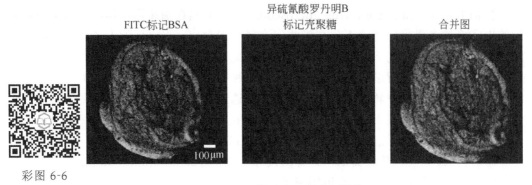

彩图 6-6

图 6-6　CLSM 照片

4. 原子力显微镜

原子力显微镜（Atomic force microscope，AFM）用一端固定而另一端装有纳米级针尖的弹性微悬臂检测样品表面形貌。当针尖扫描样品时，同距离密切相关的针尖-样品相互作用会引起微悬臂形变；AFM 利用照射在悬臂尖端的激光束反射接收来检测微悬臂形变。通过检测微悬臂产生的弹性形变量 ΔZ，根据微悬臂弹性系数 k 和函数式 $F=k\cdot\Delta Z$ 直接求出样品-针尖间相互作用 F。由于光杠杆作用原理，即使小于 0.01nm 微悬臂形变也可在光电检测器上产生 10nm 左右的激光点位移。

与电子显微镜相比，AFM 具有以下优势：①样品制备简单，样品导电与否都能适合该仪器；②操作环境不受限制，既可在真空，也可在大气中进行；③可对所测区域的面粗糙度值进行统计。

AFM 操作模式有三种，包括接触模式、非接触模式和轻敲模式（图 6-7）。

接触模式（Contact mode）：样品扫描时，针尖始终"接触"样品；此模式通常产生稳定的高分辨图像；针尖-样品距离通常在 1/10nm 的斥力区域。

非接触模式（Non-contact mode）：针尖在样品表面上方振动，始终不接触样品表面；针尖检测的是范德瓦耳斯力（Van der walls force）和静电力等长程力，对样品没有破坏作用；针尖-样品距离在几到几十纳米的吸引力区域。

轻敲模式（Tapping mode）：一种介于上述两种模式之间的扫描方式。扫描时，在共振频率附近以更大振幅（>20nm）驱动微悬臂，使针尖与样品间断地接触。当针尖没有接触到表面时，微悬臂以一定的大振幅振动，当针尖接近表面直至轻轻接触表面时，振幅将减小；而当针尖反向远离时，振幅又恢复到原值。此模式适用于分析柔软、具黏性和脆性的样品，也适合液体中成像。

AFM 通过检测探针-样品作用力可表征样品表面的三维形貌；其表面高低起伏状态能准确地以数值形式获取，对表面整体图像进行分析可得到样品表面粗糙度、颗粒度、平均梯度、孔结构和孔径分布等参数；对小范围表面图像分析还可得到表面晶形结构、聚集状态、分子结构、面积、体积等信息（图 6-8）。

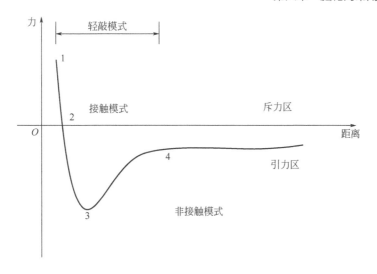

图 6-7 原子力显微镜操作模式示意图

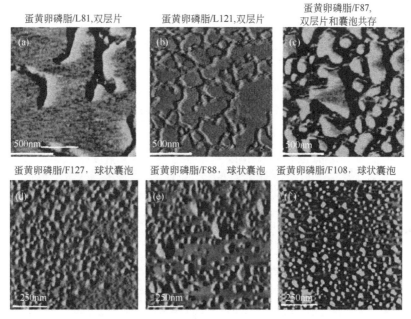

图 6-8 Pluronic 修饰蛋黄卵磷脂的 AFM 照片

L81, $(PEO)_2(PPO)_{40}(PEO)_2$; L121, $(PEO)_4(PPO)_{60}(PEO)_4$;
F87, $(PEO)_{61.1}(PPO)_{39.7}(PEO)_{61.1}$; F127, $(PEO)_{100}(PPO)_{65}(PEO)_{100}$;
F88, $(PEO)_{103.5}(PPO)_{39.2}(PEO)_{103.5}$; F108, $(PEO)_{132.6}(PPO)_{50.3}(PEO)_{132.6}$

彩图 6-8

5. 冷冻蚀刻电镜和冷冻电镜

冷冻蚀刻电镜（Freeze-fracture Transmission Electron Microscopy，FF-TEM）基本原理是基于低温下分散系中各个组分蒸气压不同，为了保证实验样品在处理过程中不失真，将样品在液氮中骤冷切断，断面保留了分散相在分散介质中的相关信息。其优点是：冷冻生物样品较常规电镜更接近生活状态，FF-TEM 所得到的是细胞内各种细胞器及细胞间各种连接等超微结构的三维图像，适用于在真空下不能观察的样品（如纳米泡）（图 6-9）。

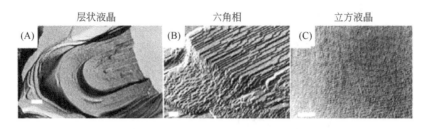

图 6-9 典型冷冻蚀刻电镜照片

其样品制备主要包括以下步骤：

① 快速冷冻，将样品放于液态乙烷或液氮中，冷冻速度为 105℃/s，此时冰呈玻璃态，不损伤结构；

② 低温平台，通过冷冻样品杆将样品置于低温平台上；

③ 低剂量成像技术，电子剂量为 $1000 \sim 2000e/nm^2$，Search 状态可放大 5000 倍，Exposure 状态可放大几万倍。需注意的是对于每一个样品，电子轰击可能导致样品熔化，因此只有 1 次拍照机会。

冷冻电镜（Cryo transmission electron microscopy，Cryo-TEM）可保持透明冰中水化组织样品、纳米乳、脂质体的微结构，主要包括高压冷冻、冷冻切片两个步骤，样品制备后需迅速完成观察（图 6-10）。

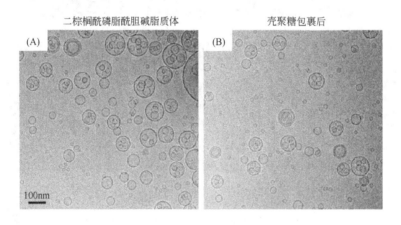

图 6-10 典型冷冻电镜照片

四、体外释放

体外释放基本上是评价所有剂型的重要指标，其目的是为了评价药物制备成不同制剂后释放情况，但多为体外评价。由于体外与体内环境的巨大差异，体外释放无法代替体内评价，只能作为处方工艺优化时一个初步筛选指标。

聚合物是影响药物释放的主要因素，主要包括 2 种机制：①扩散机制，药物由进入制剂的溶液溶解后，经孔隙扩散到介质中，制剂表面药物溶解及扩散可形成突释效应（Burst realease）；②降解机制，聚合物自身在体内降解，导致药物释放，但仍需药物首先溶解及扩散进入体液（图 6-11）。

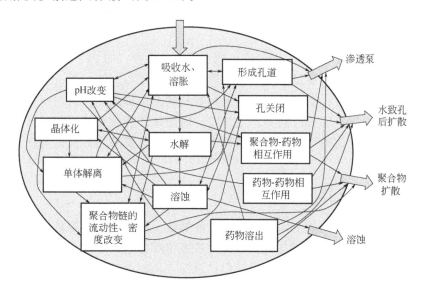

图 6-11　依赖于聚合物的复杂体外释药机制

对测定体外释放度，一般采用自行设计的方法使体外释放条件尽可能地模拟体内。测定温度一般为 37℃，释放介质体积通常远小于常规溶出度测定，可以只有几十毫升乃至几毫升，但必须满足漏槽状态。

1. 体外释放评价方法

① 培养法　培养法（Incubation method），亦称提取法（Extraction method），将一定量制剂直接置于一定体积介质中，在一定频率下振荡，定时取样，在取样同时补充相应体积新鲜介质或在测试后再将所取介质放回。该法主要缺点是取样过程中很难避免制剂损失。此外随聚合物酸性降解产物的形成和积累，介质 pH 值可能会持续下降，从而加速释放。而体内环境不同，降解产物比较容易从局部清除，从而维持在相对稳定 pH。

② 透析法　透析法（Dialysis method）将载药制剂放入透析袋中置于相应介质中，振荡频率可以是 50 r/min、75 r/min 或 1 周振摇数次。该方法有利于透析膜内外介质的交换，避免样品处理过程中损失和释放介质 pH 改变。

③ 药典的溶出度测定法　包括桨法、转篮法和循环流动池法（Recycling flow through）。不同方法适用于不同制剂，需根据具体情况选择。

2. 体外释放主要影响因素

介质 pH 值、离子强度以及加入的表面活性剂会影响药物溶解度、稳定性及聚合物降解速度。

① pH 值　组织环境 pH 为 7 左右，所以常采用介质为 pH7.4 磷酸盐缓冲液。巨

噬细胞和外周巨细胞可能会产生酸性和其他物质以加速聚合物降解，所以释放介质有时也会选用 pH4.0 醋酸盐缓冲液。但不管选用何种释放介质，最终判断标准是其能否与体内呈现良好的相关性。

② 离子强度　一般而言，离子强度会严重影响药物释放。奥曲肽微球释药速度随离子强度增加而降低。

③ 介质中蛋白质　介质中蛋白质可能会增加聚合物（如 PLA）溶解度，使其以伸展形式存在，而这种形式反过来又可加速降解，因此释药加快（Crotts et al., 1997）。

④ 温度　一般而言，温度升高会加速药物从制剂中释放。尤其对于缓控释制剂而言，可通过升高温度、延长时间等加速试验，缩短体外释放评价时间，与真实时间释放保持良好相关性，比如可建立加速条件下数小时与真实环境数天的对应关系（刘承等，2017）。

3. 体外释放的关注点

凝胶中药物释放受到以下因素影响：可降解性，响应性聚合物的浓度、大小、疏水性、孔径，药物浓度及药物与凝胶之间的特定相互作用。一般来说，可降解水凝胶中药物释放机制主要为扩散机制、溶蚀和扩散混合机制两种。而亲水性药物释放一般仅受扩散机制控制（Liow et al., 2016）。

药物和凝胶之间的相互作用可能影响药物释放。如喜树碱类药物易水解，从具有抗肿瘤活性的内酯形式转变为无活性的羧酸盐形式。将其与温敏型聚合物 PLGA-PEG-PLGA 或 PEG-PPG-PEG 制成凝胶后，可以有效形式持续释放数天，在第一阶段以扩散机制释放，后期通过溶蚀与扩散相结合的方式释放，活性内酯药物形式的平衡分数显著增大（Ci et al., 2014）。

五、流变学

流变学（Rheology）是研究物质流动和变形的科学。流动是变形的特例（连续变形），变形是力作用的最终结果，因此流变学也是研究形变与力之间关系的科学，研究应力和应变（应变速率）之间的关系。对 Q_{II} 相研究流变时提出了著名的 Slip-Plane 模型（Mezzenga et al., 2005）。假设样品在剪切力作用下，样品各个层面与外加剪切应力涡流面平行且排列一致（图 6-12）。当应变作用到样品上时，若样品面间无滑移，则说明应力仅作用在样品顶面上；如果样品发生滑移，则在第一个面上应变最大。可根据滑移面形变大小，分析体系黏弹性。此模型同样适合于 Lα、H_{II} 液晶及凝胶体系。

不同构型 Q_{II} 液晶的流变学特征表明，在脂质种类不变的情况下，水含量越高，晶格参数越大，弛豫时间越短；而在水含量相同时，调节脂质种类获得不同结构的液晶，其弛豫时间也不同。螺旋形弛豫时间明显长于双菱形，可能是由于螺旋形脂质组装更致密，表面积最小，药物从油水界面的扩散速度较双菱形慢（Speziale et al., 2018）。

对凝胶而言，流变学性质、黏度、机械性能是常规评价指标。一般选择旋转流变仪考察流变学性质。以温度敏感型凝胶为例，室温条件下，量取适量凝胶溶液滴加至旋转流变仪测试盘上，设置流变仪相关参数，以弹性模量（G'）和黏性模量（G''）为观察指标，观察其随温度的变化情况，将 $G'=G''$ 时温度作为相转变温度，即胶凝温度。

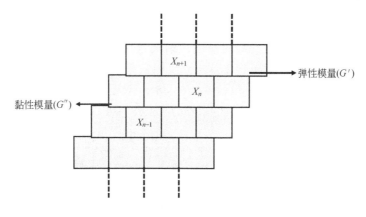

图 6-12　Slip-Plane 模型

六、黏度

黏度是生物黏附性制剂的重要评价指标，对实际应用有很大影响。黏度与温度关系密切，可使用旋转黏度计，选择合适的阻流棒和旋转速度，测量凝胶稳态黏度。

七、机械性能

机械性能是微针、凝胶等剂型重要考察指标，如采用质构仪考察凝胶机械性能。将凝胶溶液置西林瓶中，使其充分胶凝后，选择直径为 0.5in（1in=0.0254m）探头测定样品,测定条件为:测量模式为穿刺模式,探头运行速度为 1mm/s,运行距离为 5mm,每种样品测 3 次（Patel et al., 2019）。

八、偏光显微镜

区分不同类型液晶的重要技术手段包括偏光显微镜（Polarization microscope, PLM）、小角 X 射线散射（Small angle X-ray scattering, SAXS）等。

偏光显微镜是利用物质光学性质差异鉴定其结构的一种特殊显微镜。根据镜检结果判断物质是单折射（各向同性），还是双折射性（各向异性），如层状液晶（Lα）相、反相六角相液晶（H_{II}）（Rajabalaya et al., 2017）。视野下观察到均一状态暗视野可能是立方液晶（Q_{II}相）或各向同性液体，但 Q_{II} 黏度远大于后者，可用此特性区分二者，而乳剂则呈现明显水滴状。马耳他十字架或者丝状纹理、条纹揭示了 Lα 相特征，而 H_{II} 型在 PLM 下的典型特征是扇形纹理（图 6-13）。

九、小角 X 射线散射

小角 X 射线散射用于观察溶致液晶内部结构和形态。当 X 射线照射到样品上时，样品内部存在的不均匀纳米尺度的电子密度区导致入射光束周围的小角度范围内会出现散射 X 射线，根据样品各散射峰对应的散射矢量比值，可确定晶格类型（Ribeiro et al.，2019）。层状液晶（Lα）为 $1:2:3:4$；反相六角相液晶（H_{II}）为 $1:\sqrt{3}:2:\sqrt{7}$；体心立方液晶（Q_{II}-Im3m）为 $\sqrt{2}:\sqrt{4}:\sqrt{6}:\sqrt{8}$；双菱形立方液晶（$Q_{II}$-Pn3m）为 $\sqrt{2}:\sqrt{3}:\sqrt{4}:\sqrt{6}$；螺旋形立方液晶（$Q_{II}$-Ia3d）为 $\sqrt{3}:\sqrt{4}:\sqrt{7}:\sqrt{8}$。

立方液晶(各向同性)　　层状液晶(Lα)　　反相六角相液晶(H_{II})　　乳剂

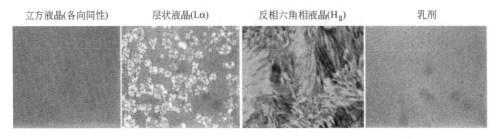

图 6-13　偏光显微镜典型照片

SAXS 可提供层间距信息，并由此计算出晶格参数，即液晶结构中晶格单元的尺寸，也就是相邻水通道中心点之间的距离，并进一步计算出水通道半径。当温度改变或添加剂改变时，相应 SAXS 图谱也发生变化，因此 SAXS 不仅能提供液晶内部分子排列的几何信息，还可由此推测客分子的增溶位置、相转变机制等。

利用 SAXS 研究了磷脂酰胆碱对甘油单油酸酯/三辛酸甘油酯/水形成的 H_{II} 相晶格常数的影响。体系中磷脂酰胆碱从 0～20%时，晶格参数从 5.71 nm 增加到 6.25 nm；相对于甘油单油酸酯，磷脂酰胆碱增大体系的晶格常数很可能是因为亲水头基的尺寸增大和酰基链延伸（Libster et al.，2007）。

十、差示扫描量热法

差示扫描量热法（Differential scanning calorimetry，DSC）是在程序控温条件下，根据物质在加热或冷却过程中发生物理化学性质（包括熔化、凝固、晶型转变、分解等）变化伴随的热效应测量样品和参比物的功率差。利用 DSC 可检测体系宏观、微观上理化性质变化，是液晶、环糊精包合物、磷脂复合物等常用表征方法。研究液晶相在不同扫描速率下随温度变化趋势发现，相转变活化能与系统体积变化成正比，且与活化能有关的尾链部分反式结构单元越多，相转变活化能越高（Lonhus et al.，2017）。

十一、核磁共振法

分子有序组合体各向异性程度的差异可利用核磁共振（Nuclear magnetic resonance，NMR）中四极裂分的方法进行测定，因此可用来判断相结构。若相结构为各向同性，NMR 图谱只出现一个单峰；若相结构为各向异性，NMR 图谱呈现两组对称的分裂峰，且分裂峰的裂分值Δ值大小与各向异性程度、重水含量有关。可按如下公式推算相结构：

$$\Delta = \frac{3}{m} n_b \frac{s}{w} \chi^s$$

式中，n_b 表示一个表面活性剂分子结合的水分子个数，$\frac{s}{w}$ 为体系中表面活性剂与水的含量比值，χ 为四极耦合常数，约为 220kHz。在 H_{II} 中 m 为 8，Lα 相中 m 为 4。

根据公式可得出，同一体系 Lα（两组分裂峰）裂分值Δ值大于 H_{II} 相，同样也可推断出体系含水量对Δ的影响。当双层液晶上层为各向异性时，分裂值为 322Hz；下层为各向同性，分裂值小到 1Hz，且各向异性液晶的分裂值呈温度依赖性，温度越高，分裂值越小（Reller et al., 2017）。

十二、红外光谱法

红外光谱法（Infrared spectrum，IR）是根据分子内部原子受到激发能作用产生振动及分子转动来鉴别化合物结构的方法，绝大多数化合物基频吸收带在中红外区（3～50μm）。此方法技术成熟，适用于包合物、液晶等表征。

用 H_{II} 液晶包裹多肽类药物——环孢菌素，傅里叶变换衰减全反射红外光谱法研究表明，GMO 羧基结构位于油水界面，其对液晶中间相的水合或脱水过程敏感。结构中 C=O 暴露于 2 种不同环境，一种是游离 C=O（1743cm⁻¹），一种是形成分子内氢键 C=O（1727cm⁻¹），其对羧基位置没有显著影响，但受载药量影响（Libster et al., 2009）。

第二节　药代动力学及组织分布

药代动力学研究主要评价各种药物剂型不同途径给药后体内分布，包括血中、脑内及主要脏器的分布及其参数测定，为药物体内动向提供直接依据。

除静脉给药外，其他不同途径给药后药物进入脑内有两个途径：①药物吸收入血后，有少部分可通过 BBB 进入脑内；②药物经 CSF、三叉神经、嗅神经等通路直接进入脑内，分布于脑内各区和脑脊液中。进入血液的药物可直接采用药物动力学参数分析；进入脑内的药物则需要通过某些参数间接评价药物入脑效率，判断药物入脑是直接还是间接的。具体而言，由于 BBB 存在，CNS 和血液形成相对独立的空间，药物主要通过以下方式进出脑组织：

① 药物经脑脊液进出：脑组织被脑脊液包绕，脑脊液中药物可进入脑实质内，可被淋巴系统排出一部分，也可跨过 BBB 外排至血液中；当然脑实质内药物也可进入脑脊液。

② 药物跨过 BBB 进入脑组织：如果药物脂溶性较好，可经血液跨过 BBB 进入脑组织。

③ 脑脊液和血液中药物直接交流：部分药物可经血液直接进入脑脊液，再分布至脑组织；相反途径也存在。

④ 药物经鼻腔进入脑组织和脑脊液：鼻腔给药后主要分为血液跨 BBB 途径和三叉神经、嗅神经直接途径使药物分布到脑内。

一、生物利用度

不同途径给药后可获得完整的药时曲线，经过相应软件处理获得相应结果，常采用 DAS、WinNonlin、NONMEN 等软件。常用参数包括达峰时间（T_{max}）、达峰浓度（C_{max}）、药-时曲线下面积（Area under the curve，AUC）、半衰期（$t_{1/2}$）、生物利用度（Bioavailability）等。

生物利用度（以 F 表示）是指药物经血管外给药后被吸收进入血液循环的速度和程度，是评价药物剂型和给药途径好坏的重要参数。计算公式如下：

$$F = \frac{AUC_{exe} \times D_{iv}}{AUC_{iv} \times D_{exe}} \times 100\% \tag{6-1}$$

其中，AUC_{exe} 和 AUC_{iv} 分别为血管外给药和静脉给药后血浆内药-时曲线下面积；D_{exe} 和 D_{iv} 分别为血管外给药和静脉给药时每千克体重给药剂量。

当比较相同给药途径不同剂型时，可用公式（6-2）计算相对生物利用度。

$$F = \frac{AUC_1 \times D_2}{AUC_2 \times D_1} \times 100\% \tag{6-2}$$

式中，AUC_1 和 AUC_2 分别为不同剂型入脑的药-时曲线下面积；D_1 和 D_2 分别为两种制剂的给药剂量。

二、脑靶向指数

药物脑靶向指数（Brain targeting index，DTI）可用来比较不同途径给药后药物脑靶向性，又称脑靶向效率（Brain targeting efficiency），其计算公式见公式（6-3）。

$$DTI = \frac{AUC_{途径1脑} / AUC_{途径1血浆}}{AUC_{途径2脑} / AUC_{途径2血浆}} \tag{6-3}$$

三、脑血比

脑血比（Brain-blood ratio）是指给药后脑内药物含量和血浆含量的比值（$R_{Brain-Plasma}$）。评价静脉给药的靶向制剂或其他给药途径的入脑效率可采用脑血比，即采用相同时间点的脑内药物浓度和血液浓度的比值来衡量药物跨过或绕过血脑屏障入脑的效率，通常采用对数形式 [公式（6-4）]。考虑到药物在脑内和血液中的消除速度不同，通常需要比较不同时间点的血脑比。因此，利用血脑比评价时可采用多点比较，精确计算可采用公式（6-5）。

$$R_{Brain-Plasma} = \lg\left(\frac{脑组织浓度}{血液浓度}\right) \tag{6-4}$$

$$R_{Brain-Plasma} = \lg\left(\frac{AUC_{脑}}{AUC_{血}}\right) \tag{6-5}$$

式中，$AUC_{脑}$ 和 $AUC_{血}$ 分别为药物在脑组织和血浆中的药-时曲线下面积。需注意的是，该指标只是考察药物进入脑组织的效率，并不能比较不同给药方式之间的效率。

四、脑摄取指数

脑摄取指数（Brain uptake index，BUI）是指待测药物/制剂和参比药物/制剂进入脑内的药量比值与其剂量比例的乘积，即为待测药物/制剂和参与药物/制剂效率的比值［公式（6-6）］。

$$\text{BUI} = \frac{\text{脑内待测药物量}}{\text{脑内参比药物量}} \times \frac{\text{待测药物注射剂量}}{\text{参比药物注射剂量}} \times 100\% \qquad (6\text{-}6)$$

公式（6-6）中采用的待测药物和参比药物为同一种给药途径，且在极短时间内（一般 15s）内采集脑组织样本，这对实验技术熟练程度要求较高。BUI 也是待测药物和参与药物的效率比，在参比药物入脑效率一定时，测出待测药物的效率比就可求出 BUI［公式（6-7）］。

$$\text{BUI} = E_{\text{待测药物}} \times E_{\text{参比药物}} \times 100\% \qquad (6\text{-}7)$$

式中，E 为药物通过血脑屏障的效率。当采用放射性同位素测定时，丁醇 BBB 通过率为 100%，水通过率为 75%。

五、脑药物直接转运百分比

脑药物直接转运百分比（Brain drug direct transport percentage，DTP）是考察药物经不同给药途径直接转运至脑组织的百分比。非注射途径给药后药物入脑来自两部分：一部分来自直接入脑途径，另一部分来自经血液跨 BBB 入脑。所以计算直接转运比时，需去除经血入脑的部分。以鼻腔给药为例，首先按公式（6-8）计算非注射途径给药后入血药物跨过血脑屏障部分的曲线下面积 $\text{AUC}_{\text{in-x}}$，再按公式（6-9）计算 DTP。

$$\frac{\text{AUC}_{\text{in-x}}}{\text{AUC}_{\text{in-plasma}}} = \frac{\text{AUC}_{\text{iv-brain}}}{\text{AUC}_{\text{iv-plasma}}} \qquad (6\text{-}8)$$

$$\text{DTP}(\%) = \frac{\text{AUC}_{\text{in-brain}} - \text{AUC}_{\text{in-x}}}{\text{AUC}_{\text{in-brain}}} \times 100\% \qquad (6\text{-}9)$$

式中，$\text{AUC}_{\text{in-brain}}$ 和 $\text{AUC}_{\text{iv-brain}}$ 分别为非注射给药和静脉给药时的脑药-时曲线下面积；$\text{AUC}_{\text{in-plasma}}$ 和 $\text{AUC}_{\text{iv-plasma}}$ 分别为非注射给药和静脉给药时的脑血浆药-时曲线下面积。

第三节　药物通过血脑屏障评价方法

一、体外评价

体外评价一般采用与 BBB 有类似结构特征的细胞模型来考察药物通透性。脑毛细血管内皮细胞 bEnd.3 细胞和星形胶质细胞常用于细胞摄取实验，评价纳米药物跨越 BBB 的摄取效率及摄取机制。体外细胞模型可在一定程度上取代活体动物实验，省时省力，特别适用于药物跨膜机理探讨及大规模药物筛选。

以香豆素-6 为荧光探针，利用高内涵成像仪考察转铁蛋白受体单克隆抗体 OX26 修饰的丹酚酸 B/黄芩苷纳米结构脂质载体（Nanostructure lipid carriers，NLC）在脑微血管内皮细胞 bEnd.3 的摄入情况。结果显示，与溶液组和未修饰 NLC 组相比，OX26

修饰的 NLC 组摄入量更高（Wu et al., 2018）。采用高速搅拌超声法制备蟾毒配体 NLC，以人胶质瘤细胞 U87-MG 为模型，采用 MTT 法评价游离药物及蟾毒配体 NLC 的体外抗肿瘤活性。结果表明，蟾毒配体 NLC 的细胞毒作用呈明显时间和浓度依赖性（李芳，2010）。

另外，采用数学模型及计算机辅助设计，可较为准确地筛选出能否透过 BBB 的临床前候选药物，对于有效缩短新药研发时间起到了关键作用。正电子发射体层成像（Positron emission tomography，PET）和磁共振波谱分析（Magnetic resonance spectroscopy，MPS）等也可用于研究脑内成分分析，能在体外监测脑内药物浓度和神经递质的变化。

二、体内评价

体内评价可最直接、最可靠地反映药物 BBB 通透性，包括脑组织匀浆法、微透析法和荧光成像法等。

1. 脑组织匀浆法

脑组织匀浆法是指给予动物一定剂量药物制剂后，在不同时间点处死动物，取出脑组织和血浆，测定其中药物浓度，定量描述脑中药物含量。缺点是由于生物样品需要在处死动物后采集，每只动物只能得到一个时间点的药物浓度，且动物间个体差异较大（Huang et al., 2016）。

SD 大鼠皮下注射鱼藤酮 NLC 和 PEG 修饰鱼藤酮 NLC 后，检测血浆和组织样品中鱼藤酮含量，比较不同制剂大鼠体内分布。结果显示，PEG 修饰后在脑组织（黑质、纹状体）中分布明显升高，具有明显脑靶向性（Li and Mao，2016）。

2. 微透析法

微渗析是以透析原理为基础，在不破坏生物体内环境的前提下，利用半透膜探针连续取样并分析其变化过程的新技术，可直接观察脑细胞外液中神经递质的动态变化（Pang et al., 2019）。目前，微透析技术广泛应用于研究阿尔茨海默病、精神分裂症、帕金森病、药物依赖性、兴奋剂检测等神经系统疾病的发病机理和治疗作用。

采用微透析活体取样技术在大鼠脑部海马区取样，HPLC-ECD 测定给药后脑透析液中丹参素冰片酯 NLC 和其长循环 PEG-NLC 中丹参素冰片酯和丹参素含量。结果显示，PEG-NLC 组脑透析液中药物浓度、持续时间明显高于丹参素溶液组和普通丹参素 NLC 组，脑靶向指数>1，具有明显脑靶向性（王玥月，2016）。

3. 荧光成像法

小动物活体成像技术（In vivo imaging system，IVIS）是一种非侵入式近红外荧光成像技术，因其具有安全无创伤、荧光信号强、定量精确、特异性和灵敏度高等特点，已广泛应用于医学研究及药物开发等领域。IVIS 可实时观察记录标记物在活体动物体内的迁移和分布，避免了牺牲大量实验动物以获取数据，同时也符合动物实验的伦理学要求。

用荧光分子 NIRD-15 标记乳铁蛋白修饰的姜黄素 NLC，小鼠尾静脉注射后，采用 IVIS 观察小鼠活体及离体器官中药物荧光强度。结果显示，与空白 NLC 相比，乳铁蛋白修饰的姜黄素 NLC 脑内荧光较强，说明其能主动靶向脑组织（Xiao et al., 2013）。

参考文献

Ci T, Chen L, Yu L, 2014. Tumor regression achieved by encapsulating a moderately soluble drug into a polymeric thermogel. Sci Rep, 4: 54-73.

Crotts G, Sah H, Park T G, 1997. Absorption determinesin vitroprotein release rate from biodegradable microspheres: Quantitative analysis of surface area during degradation. J Controlled Release, 47: B101-111.

Huang Y, Tao Y, Li R, 2016. In vivo evaluation of drug delivery from central nervous sytem to brain. Chin J New Drug, 25: 1013-1017.

Li Y N, Mao Q G, 2016. Distribution of rotenone nano-lipid carriers and their modifiers in rats. J Jiangsu Univ（Med Edi）, 26: 346-351+366.

Libster D, Aserin A, Wachtel E, 2007. An hii liquid crystal-based delivery system for cyclosporin a: Physical characterization. J Colloid Interface Sci, 308: 514-524.

Libster D, Ishai P B, Aserin A, 2009. Molecular interactions in reverse hexagonal mesophase in the presence of cyclosporin a. Int J Pharm, 367: 115-126.

Liow S S, Dou Q, Kai D, 2016. Thermogels: In situ gelling biomaterial. ACS Biomater Sci Eng, 2: 295-316.

Lonhus K, Budianska L, Lisetski L, 2017. Meaning of activation energy in phospholipid multibilayers phase transitions. Chem Phys Lipid, 206: 53-59.

Mezzenga R, Meyer C, Servais C, 2005. Shear rheology of lyotropic liquid crystals: A case study. Langmuir, 21: 3322-3323.

Pang X, Chen R, Zhao J, 2019. Advances in transdermal drug delivery system of traditional chinese medicine and its application in new formulations. Chin J New Drug, 28: 30-35.

Patel P, Mandal A, Gote V, 2019. Thermosensitive hydrogel based drug delivery system for sustained drug release. J Polym Res, 26: 131-143.

Rajabalaya R, Mus M N, Kifli N, 2017. Oral and transdermal drug delivery systems: Role of lipid-based lyotropic liquid crystals. Drug Design Develop Ther, 11: 393-406.

Reller M, Wesp S, Koos M R M, 2017. Biphasic liquid crystal and the simultaneous measurement of isotropic and anisotropic parameters by spatially resolved nmr spectroscopy. Chemistry, 23: 13351-13359.

Ribeiro I R, Immich M F, Lundberg D, 2019. Physiological neutral ph drives a gradual lamellar-to-reverse cubic-to-reverse hexagonal phase transition in phytantriol-based nanoparticles. Colliods Surf B Biointerfaces, 177: 204-210.

Speziale C, Ghanbari R, Mezzenga R, 2018. Rheology of ultraswollen bicontinuous lipidic cubic phases. Langmuir, 34: 5052-5059.

Wu Y M, Li X Y, Zhang Q, 2018. Study on salvianolic acid b/baicalin nanostructured lipid carrier modified by monoclonal antibody ox26. Chin Tradit Herbal Drugs, 49: 2801-2808.

Xiao Y Y, Chen X, Zou L, 2013. Preparation and brain targeting evaluation of lactoferrin modified nano-lipid carriers. Chin Pharm J, 48: 1755-1760.

李芳, 2010. 蟾毒配基静脉注射载药系统的研究. 沈阳: 沈阳药科大学.

刘承, 梅乐, 胡小琴, 等, 2017. 醋酸曲普瑞林缓释微球体外加速释放及体内外相关性研. 国际药学研究杂志, 44: 622-628.

王玥月, 2016. 丹参素冰片酯长循环纳米结构脂质载体的制备及其靶向性能研究. 西安: 西北大学.

第七章
常见脑部疾病动物模型建立

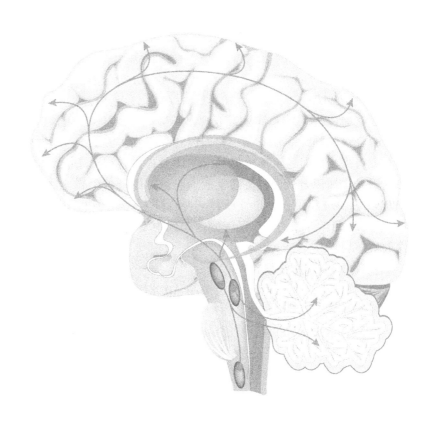

目前脑部疾病发病率逐年递增，构建理想的脑部疾病动物模型在探究病因、发病机制、药物筛选及靶向制剂等领域均发挥了重要作用。本章概述了常见脑部疾病动物模型建立，以求全面了解同一疾病模型不同类型的优缺点，便于在实际应用中选择。

第一节　阿尔茨海默病

阿尔茨海默病（Alzheimer's disease，AD）是常见神经退行性变性疾病之一，主要由神经突触丢失、炎症反应导致神经元变性进而表现为认知记忆功能衰退、行为能力丢失且伴有神经精神症状。其主要病理特征为神经原纤维缠结（Neurofibrillary tangles，NFTs）和老年斑（Senile plaque，SP）。

一、转基因模型

转基因模型是指通过 DNA 重组技术将基因组装载于外源性基因中实现染色体基因组中稳定表达，并遗传给后代。常见突变基因为人淀粉样前体蛋白基因（Amyloid precursor protein gene，APP）、早老素基因（Presenilin，PS）、tau 蛋白及载脂蛋白 E（Apolipoprotein E，apoE）基因。

1. 单转基因 AD 模型

（1）转 *APP* 基因小鼠模型

AD 模型小鼠脑部过度表达突变基因 *APP* 会导致 Aβ 累积、斑块沉积、认知损伤等。

模型构建（张晓燕等，2016）：人类 *APP* 基因与小鼠血小板源性生长因子（Platelet derived growth factor，PDGF）结合产生 *PDAPP* 基因，经显微注射法注入小鼠受精卵孕育可得 *PDAPP* 基因突变小鼠，其 *APP* 表达量是内源性的 10 倍。

表达 *APP* 基因的不同小鼠表现出不同病理特征。仅表达野生型人源 *APP* 基因小鼠表现为轻微的神经病理变化（罕园园和马开利，2013）；*APP23* 突变基因小鼠表现为神经元丢失，同时还可能发展为大脑淀粉样血管病；*APP22* 突变基因小鼠出现行为能力受损、认知能力受损、炎症反应、胆碱神经元丢失等 AD 表征；Tg2576 小鼠携带 APPswe 双突变模型表现出淀粉样病变及行为认知障碍。尽管未发现明显神经元丢失，但 15 ~ 18 月龄 Tg2576 小鼠大脑内嗅区中发现 SP 相关树突棘稳定性和突触结构完整性的破坏现象。

（2）转 *PS* 基因小鼠模型

AD 模型小鼠 *PS* 基因表达会提高 Aβ 水平，诱发神经炎症、突触丢失、血管病变，促进细胞凋亡，增强 Aβ 寡聚体神经毒性等。

PS 基因分为 *PS1*、*PS2* 基因。*PS1* 突变基因可激活神经元中 GSK-3β 信号通路从而促进 NFTs 形成；还可调控发育，敲除 *PS1* 基因可致死胚胎。条件性基因敲除 *PS1* 和（或）*PS2* 可导致类似 AD 神经病变的神经退行性变化，包括认知能力衰退和前脑退化等，但这些病例症状不依赖于脑内 Aβ 水平，其确切分子机理未明确。*PS1/PS2* 双基因敲除小鼠中发现大脑皮层中 Aβ42 水平显著降低，氧化损伤增加，单胺类神经递质在此小鼠前脑各区域中水平发生了随龄化的变化，且在前脑皮层、海马与前脑其他区域的变化趋势各有不同（张冬丽等，2009）。

（3）转 *tau* 基因小鼠模型

MAPT 是编码 tau 的基因，转入 FTDP-17 中的 *MAPT* 突变基因获得的 JNPL3 小鼠能产生 NFTs，10 月龄即出现运动缺陷及脊髓运动神经元的丢失，这是首个 tau 蛋白单独引发行为缺陷和神经元损伤的转基因模型（Lewis et al.，2000）。但转入人类野生型 *MAPT* 基因的小鼠未能产生 NFTs，并缺乏明显的神经病学症状。rTg4510 小鼠中表达可被强力霉素抑制的 *tau* 基因，抑制 tau 蛋白表达可在 NFTs 病变存在时恢复小鼠记忆功能，减少神经元丢失，提示存在可能更具有毒性的可溶性 tau 蛋白寡聚体或截短形式的 tau 蛋白（Ramsden et al.，2005）。Htau 小鼠表达人基因组 *MAPT* 基因，可表达全部 6 种人 tau 蛋白异构体，6 月龄可在神经元中检测到高磷酸化 tau 蛋白，15 月龄可在新皮层和海马区检测到 NFTs，在纹状体、小脑或脊髓未检测到或仅有少量 NFTs，与人类 AD 中的 tau 病变极为相似（Duff et al.，2000）。此类模型已成为研究 NFTs 病理特征及相关 tau 蛋白生化的有力工具。

（4）转 *apoE* 基因小鼠模型

表达 *apoE4*（*δ272~δ299*）的转基因小鼠可在脑皮质及海马中发现高度磷酸化的 tau 蛋白和 NFTs 样胞质细丝，6~7 月龄时出现学习与记忆障碍（Raber et al.，2004）。在 *apoE4* 的基因敲入小鼠中同样发现 *apoE4* 可通过增加磷酸化 tau 蛋白聚集引起 γ-GABA 能中间神经元的丢失，最终导致学习和记忆能力的下降（Bien-Ly et al.，2011）。与随机外源基因插入的转基因技术不同，基因敲入技术利用同源重组将 *apoE* 序列定位引入小鼠基因组，使蛋白质表达呈现自然构象且于胶质细胞中表达，同时呈现癫痫表型，病程变化与 AD 患者更类似（Dumanis et al.，2013），是转基因未来发展的一个趋势。

2. 多转基因 AD 模型

单基因动物模型的某些 AD 病理表征出现较晚或不出现以致其不能很好地模拟 AD 的病理过程，因此也经常利用多基因模型构建 AD 动物模型。

（1）双转基因小鼠模型

双转基因小鼠模型主要为：*APP* 和 *PS* 双转基因鼠、*APP* 和 *tau* 双转基因鼠、*APP* 和 *apoE* 双转基因鼠。

APP 和 *PS* 双转基因小鼠 Aβ 沉积及 SP 形成早于单基因模型，并且出现胶质细胞增生、高度磷酸化蛋白、神经元丢失及认知损伤等 AD 表征。将双转基因小鼠纯合体雄性种鼠与同窝阴性雌性鼠交配产生的双转基因后代小鼠进行实验，结果表明该小鼠很好地模拟了 AD 的病理表征及疾病进程。因此 *APP* 和 *PS* 双转基因小鼠相较于单基因小鼠可更快更明显地形成 AD 病理改变。

APP 和 *tau* 双转基因鼠解决了 *APP* 和 *PS* 双转基因小鼠未表现神经纤维缠结的不足，同时还具有 SP 病程，并且支持了淀粉样蛋白级联假说。*APP* 和 *tau* 双转基因可诱导 tau 蛋白病变致使淀粉样蛋白大量沉积、tau 蛋白高度磷酸化及神经元凋亡。

APP 和 *apoE* 双转基因鼠表现为剂量依赖性的 Aβ 沉积，通过与细胞膜上脂筏的共同作用影响可溶性 Aβ 的含量，促进 Aβ 沉积。研究表明 apoE 脂化程度越低，Aβ 沉积越多。所以可通过增加 apoE 脂化程度减少 Aβ 沉积，以实现治疗 AD 的目的。

（2）多重转基因小鼠模型

三重转基因鼠是在 *PSM146V* 基因敲入鼠的胚胎干细胞中显微注射包含 *APPswe* 和 *tauP30lL* 的共基因序列再经筛选而得。三重转基因小鼠模型出现 AD 病理特征依次为：神经元内 Aβ 沉积、突触缺陷及认知损伤、NFTs 和细胞外 Aβ 沉积、SP 及 NFTs 病变。各种 AD 病理表征均早于双转基因模型小鼠，且 Aβ 沉积量及 SP 出现量也明显多于双转基因模型。

二、非转基因模型

1. 衰老型 AD 模型

（1）自然衰老 AD 模型

自然衰老 AD 模型表现为皮质微血管结构改变和功能性障碍，淀粉样蛋白沉积，血管内皮细胞变性，血管生成抑制及静息灌注不足，等。狗神经系统、组织病理学及行为学与 AD 患者相似，因此可用于行为干扰、抗氧化饮食及免疫疗法的自然衰老模型。虽然自然衰老模型在 AD 研究中有重要作用，但仅能表现 AD 部分症状，有待于进一步研究。

（2）快速老化模型

SAMP8 小鼠是快速老化小鼠，表现出显著的认知记忆障碍、神经递质改变和氧化代谢异常等现象，且 Aβ 异常沉积发生率显著高于正常小鼠与 AD 患者脑部相应病理改变，与学习记忆功能衰退相符合。SAMP8 小鼠是目前研究 AD 病理机制较好的动物参考模型。

（3）D-半乳糖模型

D-半乳糖（D-gal）模型是代谢紊乱诱发的 AD 动物模型。皮下或腹腔注射 D-gal 可使模型动物基于氧化应激及衰老而诱发 AD。D-gal 模型造模时间短、价格低、操作简单、可重复性高，但缺乏 Aβ 沉积、神经纤维缠结形成、神经元损伤等典型 AD 病理特征（张慧叶等，2020）。

2. 致损伤型 AD 模型

（1）Aβ 模型

Aβ 是 SP 主要成分，体内外实验表明其具有明显毒性，最初认为它是导致 AD 的直接诱因。近来关于 Aβ 导致 AD 的质疑声不断。但在建模方面，Aβ 确能导致产生 AD 样特征。采用微型渗透压泵向大鼠脑室内灌注或向海马区定向注射 Aβ1-40、Aβ25-35、Aβ1-42 可获得 AD 模型（张晓燕等，2016）。该模型基本模拟了 AD 学习记忆能力衰退，SP 和胶质细胞炎症反应及脑淀粉样血管病等 AD 病理特征（齐鹏等，2013），且造模时间短，成功率高。不足在于该模型与 AD 慢性起病特点不符，并且造模的注射位点可能对脑组织造成损伤。

（2）铝中毒 AD 模型

铝作为神经毒性元素可促进 AD 患者大脑中 Aβ 多肽聚集，进一步纤维化成淀粉样斑，产生神经毒性并引发神经系统病变。通过颅内、皮下注射或胃内灌注 AlCl₃ 可获得铝中毒 AD 模型。铝中毒 AD 动物模型表现为神经元变性及凋亡、学习记忆障碍等 AD 病理特征，但造模周期较长，中枢胆碱能活性未降低，NFTs 不明显。

（3）链脲佐菌素、东莨菪碱诱导 AD 模型

链脲佐菌素（Streptozotocin）诱导模型表现为 Aβ 沉积、tau 蛋白异常磷酸化、胆碱能缺失，但造模死亡率高，无 NFTs 和老年斑形成。东莨菪碱诱导模型主要表现为胆碱能病变、记忆认知损伤，但无明显 AD 神经元变性、Aβ 沉积等典型病理特征（Ou et al.，2021）（图 7-1）。

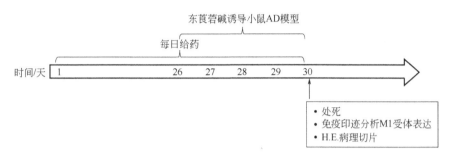

图 7-1 东莨菪碱造模示意图

其他像鹅膏蕈氨酸（Ibotenic acid）、使君子氨酸（Quisqualic acid）、海人草酸（Kainic acid）、脂多糖（Lipopolysaccharide）（Chen et al.，2020）也可用于建立 AD 模型。

（4）手术造模及臭氧/缺氧模型

手术造模为手术切断或电极损毁动物脑区海马窟窿伞，致使动物表现学习记忆障碍。但病理表征未出现 SP 和 NFTs，且手术创伤大，易导致动物死亡，成功率低，所以较少使用。

强氧化剂 O_3 与有机分子作用产生自由基，发生氧化作用，影响机体蛋白质活性。现阶段研究表明 O_3 致衰老动物模型与自然衰老模型表征近似。而缺氧 AD 模型脑组织生理病理变化及行为学障碍与人类 AD 相似。但两种模型不能模拟脑区特异性胆碱神经损伤，且缺乏部分 AD 病理学特征，所以应用较少。

第二节　帕金森病

帕金森病（Parkinson disease，PD）是一种常见的老年神经系统退行性变性疾病，表现为静止时手抖、运动迟缓、肌强直、姿势难以平衡等症状。目前常用治疗手段包括药物治疗、手术治疗、康复治疗等。但由于其发病原因及机制复杂，现阶段治疗手段只能延缓发作而不能治愈，故建立能模拟人类 PD 发病机制的实验动物模型对帕金森病发病机制探究及治疗进展具有重大意义。

一、神经毒素模型

神经毒素诱导是目前广泛用于模拟长期、晚期 PD 状态的造模方法，其操作简便、成本低廉，因此应用较广泛。现阶段常用神经毒素为：6-羟基多巴胺（6-hydroxydopamine，6-OHDA）、1-甲基-4-苯基-1,2,3,6-四氢吡啶（1-methyl-4-phenyl-1,2,3,6-

tetrahydropyridine，MPTP)、农药类神经毒素等。神经毒素能通过抑制神经复合物 I 而导致一系列 PD 病变。但神经毒素模型病程短，多表现为多巴胺能神经元缺失及坏死，且不能模拟 PD 突触核蛋白在神经系统大量堆积的典型病理特征。

1. 6-羟基多巴胺

6-OHDA 于 1960 年首次应用于 PD 动物模型，它是一种类似于儿茶酚的物质，将 6-OHDA 注射于黑质、纹状体、内前侧脑束而引发非酶促氧化反应，进一步抑制膜蛋白转运功能而导致神经复合物功能性抑制，进而引发线粒体功能异常及多巴胺能神经元坏死、缺失，最终导致神经系统退行性现象（杨东明等，2020）。

不同 6-OHDA 注射方式会引发不同病理临床表征。纹状体注射 6-OHDA 时，神经症状表现缓慢，病程较轻；于黑质及内侧前脑束注射，临床症状表现迅速，且较严重。单双侧注射 6-OHDA 也会表现出不同的病理表征：单侧注射模型的运动症状明显，常用于临床实验研究；双侧注射因为双侧运动障碍的出现不利于实验观察，所以应用较少。目前 6-OHDA 模型主要用于细胞、分子水平的研究及药物疗效评价等。

造模方法为将模型动物头部沿中线切开暴露颅骨，用小型电钻开颅进行颅内注射，注射完成后用碘伏消毒，伤口缝合；注意全过程 6-OHDA 避免光照（张思妍等，2020）。

2. 1-甲基-4-苯基-1,2,3,6-四氢吡啶

MPTP（杨东明等，2020）是一种高亲脂性呼吸复合物 I 抑制剂，与星形胶质细胞的单胺酶 B 结合，通过氧化作用形成有毒物质 MPP^+；当其积聚到一定量时，可通过囊泡转运蛋白进入囊泡发挥抑制呼吸复合物功能，进一步干扰线粒体使 ATP 合成受阻最终对线粒体产生不可逆损伤。MPTP 模型可较好地模拟 PD 临床症状，并可模拟 PD 经典特征——突触蛋白的沉积，所以应用较广泛。值得注意的是不同剂量注射可产生不同临床表现：单次高剂量脑内注射或重复低剂量腹膜注射可引起显著的神经元病变及明显的运动症状；而低剂量注射可引起渐进性多巴胺能神经元的损伤与运动症状。鉴于 MPTP 具有亲脂性，故常用静脉注射进行小鼠 PD 造模。

3. 鱼藤酮

鱼藤酮是农业除草杀虫剂的主要成分，属于类胡萝卜素神经毒素类物质，具有高度亲脂性，极易穿过血脑屏障，可不通过多巴胺转运受体进入多巴胺能神经元发挥神经毒素作用。具体作用机制为：进入神经元细胞的鱼藤酮抑制线粒体呼吸链复合物有关酶的活性，使线粒体处于氧化应激状态，进一步增加脂质过氧化反应最终加剧细胞氧化损伤（Gubellini and Kachidian，2015）。

鱼藤酮在不同实验条件下的致病速度也不尽相同，存在较大差异。体外实验表明：鱼藤酮会显著引起细胞凋亡与内质网应激反应，其导致病变的速度十分快；而当体内静脉注射后，其作用速度相对缓慢，长时间作用后，会出现较为显著的黑质纹状体多巴胺能神经元坏死与突触核蛋白沉积及典型的运动症状，如运动迟缓、肌肉强直、体位不稳、步态不稳等（Greenamyre et al.，2003）。此外，体内注射还可见明显的铁离子沉积与小胶质细胞增生。

不同的注射方式会产生不同的病理现象（Cannon et al.，2009）。通常所采用的静脉注

射会导致高死亡率，产生显著多巴胺能神经元坏死与典型运动症状，但其病理现象不可重复，具有个体差异；当采用双侧注射时，动物也会表现多巴胺能神经元坏死，并同时伴有明显运动失调与机体僵直，且通过左旋多巴治疗后，可缓解上述症状；而当胃内给药时，鱼藤酮会导致突触核蛋白最先沉积在胃神经丛中，并逐步转移到迷走神经背侧核，最终侵害中枢神经，而该现象也直接支持了 PD 疾病起源于肠道的假说（Alam et al., 2004）。

鱼藤酮 PD 模型可全面复制 PD 的病理与运动特征，且操作简便，成本低廉。但该模型的高死亡率与非典型 PD 病理表征仍是亟待解决的问题。静脉直射及胃内给药均可用于构建 PD 模型。

4. 百草枯

百草枯与鱼藤酮同属于农药类神经毒素，它是一种毒性极大的除草剂，主要是以1-1-二甲基-4-4-联吡啶阳离子盐为化学结构的物质，与 MPP^+ 结构极为相似，但该类物质不能透过血脑屏障，主要通过氨基酸转运受体进入大脑，通过激活死亡受体途径、线粒体信号途径、内质网应激途径等多种途径造成神经细胞凋亡，加速神经元自噬，最终导致神经元坏死（Berry et al., 2010）。长期注射后，小鼠会表现出明显的运动症状，大鼠则会表现出典型的焦虑与嗅觉障碍等症状。百草枯进入神经细胞后，通过氧化应激反应，产生大量 ROS；同时还会破坏谷胱甘肽的氧化还原平衡，使具有毒性作用的谷胱甘肽大量堆积，最终破坏了细胞的抗氧化机制，导致细胞代谢紊乱。值得注意的是，百草枯对线粒体复合物 I 的亲和力较低，其神经毒性不会抑制线粒体复合物 I 的作用（Czerniczyniec et al., 2011）。虽然其对黑质纹状体多巴胺能神经元毒性作用机制尚不明确，但多项研究表明静脉注射百草枯会导致运动功能障碍、多巴胺能神经元坏死（其坏死程度与注射剂量有关）、纹状体神经纤维缺失等，但不会改变纹状体神经节释放多巴胺的含量（McCormack et al., 2002）。注射高剂量百草枯会通过氨基酸转运受体进入多巴胺能神经元细胞中，同时通过有机阳离子转运受体进入非多巴胺能神经元细胞中，最终导致严重的神经细胞死亡，且该损伤现象并非只局限在多巴胺能神经元中（Rappold et al., 2011）。

百草枯模型最大的优点在于可模拟经典 PD 表征，即 α-突触核蛋白过表达与沉积，并最终表现沉积在黑质纹状体的多巴胺能神经元中，而这一现象与 PD 患者的临床表现最贴近。但百草枯导致的神经元损伤与死亡也仅能存在于多巴胺能神经元中，且由于目前其作用机制尚不明确，所以应用较少（杨东明等，2020）。

二、转基因模型

通过遗传学的基因敲除与转基因技术对特定物种的 PD 相关基因进行修饰，采用局部病毒注射和胚胎转基因方法可成功获得 PD 转基因动物模型（魏景宽和王正波，2020）。目前常见突变基因为 *SNCA*（α-突触核蛋白编码基因）、*Parkin*、*PINK1*、*DJ-1*、*ATP13A2* 和 *LRRK-2* 等。虽然转基因模型较少观察到黑质、纹状体等区域的神经损伤，但在研究 PD 病理变化及从基因分子水平探究 PD 发病机制中发挥了重要作用。

1. α-突触核蛋白

α-突触核蛋白是一种参与膜蛋白与囊泡动态平衡的可溶性小蛋白，其相关基因

PARK1 突变是诱导家族遗传性 PD 的主要因素，且当该基因发生点突变或 3 个以上的位点突变时，PD 发生概率将显著增加（Sharon et al., 2001）。该 PD 模型可模拟显著的 PD 运动症状但未见黑质、纹状体有关的神经损伤。

2. Parkin

Parkin 属于泛素连接酶，由 *PRKN* 基因编码，可诱导家族性、散发性 PD，具有早发性（Lücking et al., 2000）。已明确了超过 200 个 Parkin 相关基因与 PD 具有显著相关性，且大多为隐性遗传。

其具体作用机制为：该类基因功能障碍导致线粒体内蛋白质表达紊乱，造成线粒体功能受损，引发线粒体功能障碍。敲除 Parkin 相关基因的动物模型是最早使用的 PD 转基因动物模型之一（Dawson and Dawson, 2010）。最新研究表明，激活 Parkin 相关基因，可改善线粒体功能，恢复 PD 运动症状，或可治疗 PD 疾病。此外，Parkin 相关基因过度表达会保护黑质免受其他神经毒素作用，如 6-OHDA、病变突触核蛋白等。这一发现或为 PD 治疗提供了新思路。

3. PINK1

PINK1 是线粒体丝氨酸/苏氨酸蛋白激酶的一种，与线粒体功能稳定性密切相关。研究表明部分亚洲人和白种人的早发 PD 与 PINK1 突变有关（Matsuda et al., 2010）。该基因在感受线粒体相关膜电位、激活 Parkin 酶活性、促进损伤线粒体降解中发挥了主导作用。该模型通常不表现出 PD 典型病变——突触核蛋白沉积。但 *PINK1* 基因敲除小鼠表现出与 PD 患者前驱症状相似的步态和嗅觉障碍，所以该模型多用于 PD 前阶段的研究（Borghammer, 2018）。

4. DJ-1

DJ-1 基因编码的蛋白质作用广泛，其突变后可导致氧化应激反应功能紊乱，导致常染色体隐性 PD（Chen et al., 2005）。不同动物类型的该基因敲除模型会产生不同差异性。如敲除 *DJ-1* 基因小鼠仅表现为中度运动障碍，未见多巴胺能神经元坏死现象；而大鼠不仅出现黑质纹状体神经元坏死、缺失，同时伴有运动功能障碍等临床症状。

三、转基因神经毒素联用模型

转基因动物更容易受到神经毒素的作用，使造模效果更为显著。例如，将 MTPT 作用于 *DJ-1* 缺失小鼠后，其神经元坏死、缺失更为显著（Heinemann et al., 2016）。将鱼藤酮长期作用于 α-突触核蛋白转基因小鼠可观察到 PD 经典三联征，即进行性运动障碍、黑质纹状体变性与 α-突触核蛋白过表达。在 α-突触核蛋白基因敲除 PD 啮齿动物模型中注射 6-OHDA 后，黑质纹状体内大量多巴胺能神经元持续缺失与渐进性损伤，但不诱导 α-突触核蛋白过表达，可用于研究神经性物质与 PD 相关基因之间的相互作用关系。在双侧黑质纹状体内过表达 α-突触核蛋白的小鼠体内给予亚急性 MPTP 后，可观察到黑质纹状体对 MPTP 敏感性显著增加。

因此，联用模型使研究 PD 相关基因与神经毒素间的相互作用成为可能。联用模型还可更全面地了解 PD 疾病所导致线粒体的具体损伤过程,展示 PD 相关基因与机体的相互作用,了解外界环境如何诱发 PD 疾病。因此,转基因与神经毒素联用模型在研究 PD 疾病作用机制中具有重要作用。

不同类型 PD 动物模型的特征及与 PD 患者的差异比较见表 7-1。

表 7-1 不同类型 PD 动物模型的特征分析及与 PD 患者的差异比较

种类	动物模型	主要作用机制	主要作用途径	黑质纹状体退化	突触小体沉积	运动症状	与 PD 患者症状的差别
神经毒素模型	6-OHDA	抑制线粒体复合体I	注射在黑质体、内侧前脑束、纹状体	+	−	+	1.运动症状具有渐变性变化;2.无突触核蛋白沉积现象;3.病理变化完全不同
	MPTP	抑制线粒体复合体I	全身性注射(单次或多次)	+	−	+	1.无运动症状;2.病理变化完全不同
	农药类物质	不同物质不同,主要为抑制线粒体复合体I,产生活性氧物质	不同物质作用途径不同	+	+ / −	+	1.运动症状发展迅速;2.病理变化完全不同
	突触核蛋白	突触核蛋白沉积造成毒性	过表达、突变、注射突变体	+	+	+	
转基因模型	Parkin	泛素连接酶 F3 失活	突变	+ / −	+ / −	+ / −	1.运动症状相对较少;2.突触核蛋白沉积现象较少;3.多巴胺能神经元坏死、缺失现象较少
	PINK1 PARK6	线粒体损伤	敲除	+ / −	+ / −	+ / −	
	DJ-1 (PARK7)	氧化应激、线粒体功能失调	敲除	+ / −	+ / −	+ / −	

四、PD 模型常用动物

PD 动物模型使用动物种类广泛、多样,可大致分为啮齿类、灵长类、其他哺乳动物(小型猪、狗、猫)和其他动物 [秀丽隐杆线虫(*C. elegans*)、果蝇、斑马鱼]。啮齿类动物在神经毒素模型中使用最广泛,是经典的造模动物。其优点主要为:①大小适中,其解剖结构和临床症状与 PD 病人最相似;②饲养条件简单,成本较低;③操作简单,伦理问题较少。而转基因动物常使用秀丽隐杆线虫、果蝇等生物。其主要原因是这类动物结构简单,基因组信息较易获得,且生命周期较短。

灵长类动物在 PD 研究中使用较早,其优缺点分明,且该类动物在每次实验中使用数量较少。其优点主要是该类动物与人类亲缘性最高,实验结果最为接近,但缺点是饲养、操作复杂,成本较高,且使用数量局限,涉及伦理问题较多。

第三节 脑缺血-再灌注损伤模型

脑血管疾病严重危害人类身体健康,是世界范围内导致死亡和长期残疾的第三大原因,分为缺血性脑卒中和出血性脑卒中两大类,其中缺血性脑卒中占 80%～90%

（Gupta and Gupta，2017）。脑卒中高发生率、高致残率和高死亡率给社会及家庭带来沉重负担。为有效筛选治疗药物，提高缺血性脑卒中的治愈率和恢复率，得到接近人类脑梗死的理想大脑中动脉闭塞（Middle cerebral artery occlusive，MCAO）再灌注模型成为研究热点。但相对而言，该模型建立操作较复杂，建立稳定可靠的 MCAO 再灌注模型并提高模型成功率和可行性极具挑战性，需重点关注试验细节。

一、实验动物的选择

选择适当的动物模型是实验研究的基础。高度模拟临床人类脑血管疾病的发病病理过程，结合临床病理特点，建立符合人类疾病特点的动物模型对临床上脑缺血发病机制及药物筛选研究具有重要意义。常用于制备脑缺血模型研究的动物有狒狒、猴、兔、犬和鼠等，各有优缺点：狒和猴的高级神经中枢与人类非常相近，但费用高、饲养难；犬脑血管与人类差异较大，颈内外动脉间吻合网丰富，若只阻断单根颅内动脉很难形成稳定的病灶；兔的大脑皮质不够发达，研究效果不理想（孟胜喜和霍清萍，2016）；啮齿类动物饲养成本低且繁殖快，是目前最常用的实验研究动物。目前，大鼠是心脑血管疾病研究最常使用的实验动物之一，其食性与人类相近，且脑组织病变特点与临床患者类似。

需注意不同体型大鼠制备模型的成功率不同。动物体重越小死亡率越高：体重180g 以下大鼠死亡率高达 70%，而体重 350g 以上大鼠的死亡率低于 10%，但体重350g 以上大鼠体重过大、血管较粗，导致模型制备成功率降低。因此需要选择体重适宜的大鼠制备模型，250～300g 大鼠建模成功率较高（杨赞章和陈虹，2008）。此外，大鼠生命力顽强，抗感染能力强，易存活，适于建模。

二、局灶性脑缺血-再灌注模型

大脑中动脉闭塞方法是目前局灶性脑缺血-再灌注模型常用的方法。动脉闭塞法应用较多的是线栓法、光化学法。线栓法是目前应用较普遍的造模方法，

1. 线栓法

线栓法是目前最常用的局灶性脑缺血-再灌注模型制备方法（甘雨等，2018）。相较于其他方法，线栓法不需要特殊设备，且不需开颅处理，模型损伤较小，生理指标受影响较小。故造模成功率高，应用广泛。

造模主要步骤包括：麻醉大鼠，颈前区消毒，纵行切口颈部正中，分离肌肉及筋膜，暴露右侧颈总动脉（Common carotid artery，CCA），分离迷走神经，依次剥离颈外动脉（External carotid artery，ECA）和颈内动脉（Internal carotid artery，ICA），依次结扎关闭 ECA、ICA、CCA，将线栓插入 CCA 下方 10mm 切开的小口中，松开 ICA 微动脉夹，将血栓缓缓送入直至遇到轻微阻力，线栓继续下行(18.0±0.5)mm 后停止，缝合切口。2h 后再灌注，即将线栓抽至 CCA 内，大脑中动脉恢复供血。该方法造模过程中许多细节需注意。

（1）栓线材料的选择

选择合适的线栓是模型成功的关键，线栓要软硬适度。为减少动物损伤、提高

成模率，实验用栓线也在不断改善。栓线种类有尼龙线、鼠须、钓鱼线等、常规所用栓线材料为尼龙线（林竹贞和皮荣标，2007）。尼龙线直径均一、弧度及硬度适中，不仅可大幅度提高模型制备成功率，还节约了栓线制作时间。但尼龙线硬度不够、韧性不高，易在弯曲血管处停留，且在一定温度时易变软，使其入颅比较困难，进线深度不够常导致脑缺血模型失败。鼠须具有良好的硬度和弹性，内在性质均一，使用鼠须代替尼龙线可克服尼龙线韧性差的缺陷，显著提高模型制备成功率；但鼠须直径不一，头端难以处理，无法完全阻塞血管。钓鱼线内在性质均一，硬度及弹性良好，头端易处理，可作为良好的栓线材料。近年来大多使用钓鱼线作为栓线首选材料。

（2）栓线制备

目前常用的栓线头端处理方法有 3 种：Longa 法、Koizmi 法和石蜡法。

Longa 法是将栓线的头端烧成球形，目前大部分研究采用此方法制备栓线头端。但采用 Longa 法栓线操作时插线困难，易穿破血管，再灌注后易引发动脉血管破裂出血，导致再灌注成功率较低。在上述研究的基础上，对 Longa 法进行改进，将栓线头端烧成小圆头，制成头端大小一致、钝圆光滑的栓线，将栓线头端浸入 0.1%多聚赖氨酸溶液中，浸泡完全后置于 60℃烤箱中烘干备用（Reglodi et al., 2000）。用其制备 MCAO 模型的成功率达到 100%。

Koizmi 法是在栓线头端涂抹硅酮。将栓线头端加热后使其头端变圆钝，再将多聚赖氨酸溶液涂于距栓线头端 20mm 处，发现涂抹多聚赖氨酸溶液的线栓制备 MCAO 模型的成功率提高，大鼠死亡率下降（Belayev et al., 1996）。比较多聚赖氨酸和硅酮处理的栓线发现，硅酮处理的线栓模型成功率、稳定性和重复性均优于多聚赖氨酸处理的模型（李振宗等，2018）。

石蜡法是使用加热熔化的固体石蜡处理栓线取代 Koizmi 涂硅酮的方法。固体石蜡加热熔化后处理的栓线均一性良好，石蜡与栓线紧密黏附，插线后导致的脑梗死体积比其他栓线插线后形成的脑梗死体积更大，死亡率更低。石蜡化学性质非常稳定，不与血液中成分发生反应，且经石蜡处理的栓线粗细适中、头端光滑圆钝，对血管壁无刺激，不易对血管壁造成直接损伤。比如在距栓线插入端 5mm 内均匀涂抹石蜡，简便省时，能保证良好的栓塞效果；经石蜡处理栓线的 MCAO 模型成功率可达 100%（Zuo et al., 2012）。需注意的是，大鼠体重与所使用的栓线长度成正比，可根据大鼠体重选择栓线长度。

（3）左右侧动脉选择

模型制备过程中，动脉选择十分重要。MCAO 再灌注模型中左侧与右侧大脑动脉栓塞差异的研究显示，左侧再灌注 24h、48h 及 72h 后神经功能缺损评分显著低于右侧，左侧缺血程度较右侧重，左侧神经元数量缺失严重，海马细胞排列十分紊乱，脑梗死体积明显大于右侧。由此可见，模型制备时选择右侧动脉栓塞的成功率较高，且较安全可靠（高焕民等，2014）。颈部手术可能对左侧大脑迷走神经造成损伤，对心脏、血压产生较大影响。实际手术操作中要尽量避免损伤大鼠的颈部周围组织，其中迷走神经尤为重要；一旦刺激迷走神经，极易引起大鼠呼吸暂停和心脏停搏（陈春富和李劲松，1996）。左侧动脉栓塞可能损伤迷走神经，易引起严重的神经功能损伤，因此为减少大脑外在因素的影响，应尽量选择右侧动脉，且右侧动脉栓塞更有助于体温和血压的平稳（张传灼等，2014）。

（4）手术切口位置

目前大鼠 MCAO 颈部手术切口有颈部正中切口和颈部外侧切口两种，大多数研究者采用大鼠颈部正中切口。首先将大鼠以仰卧位固定于操作台上，颈前区消毒，切开时依次经过颌下腺、下颌淋巴结、胸锁乳突肌、胸骨舌骨肌等，钝性分离肌肉及筋膜，充分暴露右侧颈总动脉（俞璐等，2018）。颈内动脉分支的翼腭突动脉较粗，且走行与颈内动脉一致，多数情况下插线易插入分支翼腭突动脉而不能入颅，故可暴露翼腭突动脉而不结扎，让栓线越过翼腭突动脉插入颅内，保证充分地再灌注。手术中需分离和保护气管、迷走神经和舌咽神经丛等，此操作易伤及左侧迷走神经，对心脏造成影响，手术风险和难度较高，对操作者要求较高。颈部外侧切口手术视野好，血管和肌肉易于分离，气道分泌物产生少，不需要辅助呼吸，且对器官刺激性小，手术较简单，成功率较高（陈春富和李劲松，1996）。颈部外侧切法操作中适当调整血管和线栓的进入角度可提高模型制备的成功率（胡华等，2018）。因此颈部外侧切口可降低手术难度和动物死亡率，手术视野暴露较充分，对气管刺激小，出血量较少，对大鼠损伤小，有利于实验动物存活。

（5）栓线插入位置

栓线插入位置对模型成功也有很大影响。目前栓线插入方法主要有两种，一种是采用颈外动脉切口位置插入栓线的传统方法，将合适的栓线从颈外动脉缓慢插入，后向下轻按颈外动脉，使栓线成直线插入颈内动脉，以便栓线沿颈外动脉经过颈总动脉分叉处入颈内动脉，到大脑前动脉，后至大脑中动脉。栓线插入需缓慢送入颈内动脉，遇有轻微阻力停止，之后可将外留的多余栓线涂黑，残端尽量保留长一些，以便再灌注时拔线。线栓插入深度一般为(18.0±0.5)mm，并可在术前标记栓线 18mm 位置，若进线遇到阻力时，进线长度已达 18mm，应立即停止进线，以免造成蛛网膜下腔出血；若不到 18mm，则可缓慢退出 2～3mm，重新调整角度再缓慢送入颈内动脉。从颈外动脉插入栓线可保留颈总动脉的完整性，且由于栓线与颈内动脉近似成直线，为颈外动脉再灌注的血流通畅提供了条件，可实现充分复灌（陈岚等，2012）。从颈外动脉插入的栓线绕过颈总动脉、颈内和颈外血管形成的分叉再进入颈内动脉时，更易进入大鼠大脑中动脉。但栓线进入颈内动脉的实验操作要求较高，由于颈外动脉较细，插入过程中易被扯断或剪断而不能有效控制出血量，且对动物损伤大，故操作难度较大。

另一种方法是栓线从颈总动脉经颈内动脉直接插至大脑中动脉的起始部，再灌注时抽回栓线至颈总动脉内，此方法操作较简单；优点是可不分离颈内动脉、迷走神经等，对血管刺激较小，避免了迷走神经受损而影响心脏等，对生理结构的损伤也较小，可形成稳定的梗死灶。但颈总动脉的结扎需通过前后交通动脉实现再灌注，而再灌注血流是非正常生理性流向，因此难以保证大鼠的正常血供，反复插入易加重血管损伤，增加死亡率。因此需要根据具体的实验要求选择适当制备方法建立脑缺血再灌注模型。

（6）手术注意事项

大脑对缺血再灌注损伤的耐受程度与术前体内葡萄糖浓度密切相关，故术前大鼠应自由进食，以确保大鼠体内葡萄糖浓度。若术后大鼠情况欠佳，可补充 1%葡萄糖溶液以提高大鼠耐受力，缩短苏醒时间，提高成功率。手术时手术室温度需要保持在

28℃左右，手术台可用烤灯（距离 60cm 高度）持续照射保温，防止手术过程中大鼠因亚低温而受损。在整个手术过程中，要实时监测大鼠的直肠温度，并保持循环加热垫的温度，以保证大鼠 37℃体温，尽量保持手术过程中大鼠生命体征的稳定（Jiang et al.，2018）。此外，围术期护理也很重要。术后 48 h 内动物死亡率最高，若安全度过危险期则存活率明显提高，故需实时监测大鼠体温，保证良好的生命体征。

2. 光化学法

对模型大鼠全身注射光敏染料（如玫瑰红）及通过颅骨局部照射诱导大脑皮层损伤来制备脑缺血-再灌注模型的方法称为光化学法。该方法可实现病灶大小和位置的高度重复性。光化学诱导的脑损伤机制包括血管内皮损伤、血小板活化和随后的血栓性血管闭塞，但光血栓性病变的发展与功能性血小板或血浆凝固无关，因此，光血栓并不反映血管缺血性脑损伤或卒中。

三、全脑缺血-再灌注模型

全脑缺血-再灌注模型主要包括二血管阻断加低血压法大鼠模型、三血管阻断法（双侧颈总动脉和基底动脉）大鼠模型、四脑动脉闭塞大鼠模型（四血管阻断法）、颈动脉分流大鼠模型、四脑动脉闭塞加放血制备兔全脑缺血模型、沙土鼠全脑缺血再灌注损伤模型等。其中四血管阻断法和二血管阻断加低血压法应用普遍（陈路等，2015）。

四血管阻断法造模：麻醉大鼠并暴露枕骨皮肤。用尖端直径 0.5mm 电凝器插入大鼠第一颈椎两侧翼小孔，烧灼双侧椎动脉致使永久性闭塞。24h 后，于大鼠颈部正中切口暴露颈总动脉，动脉夹夹住阻断，15min 后打开动脉夹，进行再灌注实验。

二血管阻断加低血压法造模：麻醉大鼠，进行右侧股动脉插管，接入生物机能记录系统监测动脉血压。于大鼠正中切口找到左侧颈静脉，静脉注射 150IU/kg 肝素。左颈静脉回抽血液，至平均动脉压达 35～40mmHg，动脉夹夹闭双侧颈总动脉，缺血期开始。其间经颈静脉回抽放血或静脉注射回输血液保持平均动脉压在 35～40mmHg。缺血期 15min 打开动脉夹，回输血液为灌注期。

第四节　癫痫

癫痫（Epilepsy）是大脑神经元突发性异常放电，导致短暂的大脑功能障碍的一种慢性疾病。临床表现为发作性意识障碍、肌肉阵挛等其他各种发作性症状。其发病机制复杂、共病多，相当一部分病例治疗困难、预后不良。所以选择合适的动物模型对于研究癫痫发病机制及筛选新型抗癫痫药物具有重要意义（方锦颖等，2018；乔治东和杨光路，2020）。

一、急性惊厥模型

急性惊厥模型模拟癫痫发作时临床表现，用以探究癫痫发作时发病机理及筛选新型抗癫痫药物。

1. 最大电休克模型

最大电休克（Maximal electroshock，MES）模型可模拟人类癫痫强直阵挛发作，是应用最多的急性惊厥模型。

造模：小鼠双耳加电极，进行强电流短时刺激（频率 50Hz，电流 25mA，电压 80V，时间 0.2s）。小鼠出现后肢强直表示造模成功。

MES 模型方法简便、成功率高、成本低，多用于癫痫发病机制研究及药物筛选。经典抗癫痫药物苯妥英及苯巴比妥均由 MES 模型筛选而得。

2. 戊四氮癫痫模型

戊四氮（Pentylenetetrazol，PTZ）是中枢神经系统兴奋剂，注射可引起急性癫痫发作。造模方法为小鼠腹皮下或腔注射大剂量 PTZ（80mg/kg）。PTZ 模型表现为失神及肌阵挛，与惊厥相似，且造模简单，成本低廉，所以应用广泛。抗癫痫药乙琥胺是由 PTZ 模型筛选而得。

3. 锂-匹鲁卡品模型

匹鲁卡品（Pilocarpine）为胆碱能受体激动剂。氯化锂可增强机体对匹鲁卡品的敏感性，故二者结合用于构造癫痫动物模型。造模方法为模型动物腹腔注射氯化锂（3mg/kg）24h 后，再次腹腔注射匹鲁卡品（25mg/kg）。需注意的是模型动物注射匹鲁卡品 30min 前，需腹腔注射甲基莨菪胺（2mg/kg）用以拮抗匹鲁卡品引起的外周胆碱反应。

锂-匹鲁卡品（Lithium-pilocarpine）模型是研究癫痫理想模型，可引起持续癫痫状态且对多种抗癫痫药物具有耐药性。但该模型动物死亡率较高。

4. 急性简单部分发作模型

急性简单部分发作模型可实现单次局灶性发作，且未伴有神经元损伤及海马硬化并发症，适用于研究局灶性癫痫。其造模方法为：向模型动物脑皮质区注射 γ-氨基丁酸拮抗剂青霉素 G（剂量为 300IU～1500IU，8μL），5min 后用脑电图检测到注射部位存在异常放电即为造模成功。

二、慢性癫痫模型

1. 点燃模型

点燃模型（Kindling model）分为电点燃模型和化学点燃模型。其作用机理是通过低强度电流或低剂量试剂间歇高频刺激脑神经元，达到降低癫痫阈值、提高神经元敏感性的效果，从而导致癫痫表现出原发性和反复性。

（1）电点燃模型

电点燃模型（Electrical kindling model）大鼠表现出海马区突触可塑性降低、长时程增强效应减弱，是研究癫痫学习记忆功能及相关机制的理想模型。但电点燃模型中筛选得到的高效抗癫痫药物在耐药性局灶性癫痫发作的患者中却不一定具有较高的临床疗效。造模方法为：大鼠海马 CA1 区埋入电极，低强度电流反复刺激（每天 12 次，每次间隔 10min），大鼠出现强直伴摔倒现象表明造模成功。

（2）化学点燃模型

海人藻酸和匹鲁卡品是化学点燃模型（Chemical kindling model）的主要诱导剂。海人藻酸又称红藻氨酸，是一种兴奋性神经毒性氨基酸，主要损伤脑部海马区域，也是一种具有高度选择性的脑组织破坏神经毒剂。匹鲁卡品除作用海马区外还可损伤脑皮质。化学点燃模型可引起永久性神经元丢失、突触重塑、颗粒细胞苔藓纤维增生等病理表征，主要用于难治性颞叶癫痫的机制研究及抗癫痫新药开发。其造模方法为腹腔内反复注射低剂量神经毒素。

2. 外伤后癫痫模型

脑外伤是癫痫常见病因，根据损伤程度不同可分为局灶性脑损伤模型、弥漫性脑损伤模型、混合性脑损伤模型、昏迷模型和重复脑震荡模型。

一般造模方法为：纵向切开大鼠头皮，暴露颅骨，在前囟前后 3mm、矢状缝左侧旁开 2mm 处，用牙科钻钻一直径 5mm 小孔，再行气管插管术，大鼠固定于流体冲击装置的立体定位仪上，冲击头垂直安装于小孔内，周边以牙托粉密封。流体冲击装置中注入 37℃ 已排出气泡的生理盐水。调整重锤大小及高度使重锤从恒定角度下落，打击储水池一端的橡皮垫，液体经过冲击头被快速注入颅腔，引起脑损伤。

外伤会伴随出血、瘢痕及形成钙化，血液中铁离子沉积于瘢痕及钙化部位，致使神经元异常放电从而引发癫痫。故可通过微量注射器注射 5～10μL 氯化铁或氯化亚铁于模型动物脑皮层模拟伤后癫痫。但该模型缺陷在于造模成功率低。

三、遗传性癫痫模型

遗传性癫痫模型系指某些易感癫痫的动物品种。主要包括听源性动物模型和转基因动物模型。

1. 听源性癫痫模型

听源性惊厥是由高强度声音引发的癫痫病症。一些品系动物由于对声音的异常敏感性，中强声音即可诱发癫痫，主要包括 Krushinsky-Molodkina 大鼠、Genetically Epilepsy-Prone 大鼠、Wistar Albino Glaxo/Rijwijk（WAG/Rij）大鼠、Wistar Audiogenic 大鼠及 DBA/2N 小鼠。听源性癫痫（Audiogenic epilepsy）模型除了癫痫样行为外还同时兼具焦虑、抑郁样行为，说明癫痫可能与其他神经性疾病存在紧密联系。

2. 转基因癫痫模型

通过模拟临床基因突变致使癫痫发作的模型为转基因癫痫模型。基因可分为三类：离子通道及相关受体基因、非离子通道基因及 X 连锁基因。斑马鱼难治性癫痫模型（张琦等，2020）是通过将第 282 位脯氨酸密码子突变为丝氨酸的人 *GABRG2* 基因转入斑马鱼中，使其成为具有难治性癫痫表征的斑马鱼系。还可以通过 Mic19 特异性敲除的方式构建自发性癫痫的动物模型。

转基因癫痫模型与临床实际情况相符，是较为理想的癫痫模型。但其缺陷在于造模过程复杂，成本高，有待于进一步研究推广。

四、耐药性癫痫模型

耐药癫痫模型是在不同模型进行抗癫痫药物筛选时得到的不反映药物治疗效果的耐药性模型。如拉莫三嗪耐药性大鼠、苯妥英耐药性大鼠等。由于独特的耐药特性，此类模型可用于抗癫痫药物的耐药机制研究，从而促进新型治疗药物的研发。常见癫痫各种诱导方法比较见表 7-2。

表 7-2　常见癫痫各种诱导方法的比较

诱导方法	操作	适应证	优缺点
最大电休克实验	通过耳夹连接小鼠耳朵，向耳朵电击输送电压为 500V、频率为 50Hz、固定电流强度为 25mA 的交流电，持续时间为 0.2s	强直-阵挛发作	诱导急性癫痫发作，与人类癫痫发作时大脑异常放电相似，但对于临床中自然反复发作的癫痫以及耐药性癫痫没有意义
戊四氮	将戊四氮注入大鼠颈部中线的松弛皮肤褶皱中	肌阵挛发作和失神发作	诱导急性癫痫发作，对于临床中自然反复发作的癫痫以及耐药性癫痫没有意义
6Hz 实验	在小鼠的角膜上放置角膜电极，给予 44mA（6Hz）的电流刺激	局灶性发作	与人类癫痫发作时大脑异常放电相似
电点燃	对杏仁核或海马体重复施加阈下电刺激	局灶性发作	在电点燃模型中显示出高效能的抗癫痫药物在耐药性局灶性癫痫发作的患者中却未必有更高的临床功效
红藻氨酸盐	大鼠海马内注射红藻氨酸盐	各种颞叶癫痫，包括难治性癫痫	操作难度大，但癫痫发作与临床发作相似，前有相似的神经病理损伤
毛果芸香碱	大鼠腹腔内注射毛果芸香碱	各种颞叶癫痫，包括难治性癫痫	操作难度大，但癫痫发作与临床发作相似，前有相似的神经病理损伤
梭曼	大鼠腹腔内注射梭曼	癫痫持续状态	毒性大，剂量需谨慎

五、癫痫常见评价指标

癫痫动物模型诱导成功后，不仅会产生癫痫样行为，动物模型大脑的影像学、病理结构、各种蛋白质表达水平及空间学习和记忆都会有改变。

1. 行为改变

癫痫发作的行为表现使用 1972 年改良的 Racine 量表评分来测量行为性癫痫的发作：0 级，无发作反应；1 级，节律性口角、耳或面部肌肉抽动阵挛发作；2 级，点头并伴随更严重的面部肌肉抽动阵挛发作；3 级，出现前肢阵挛发作但不伴随直立；4 级，前肢阵挛发作伴随直立；5 级，全身强直阵挛发作而跌倒。当模型动物发作达到

4~5 级即认为癫痫模型建造成功（Cho et al.，2019）。

2. 影像学改变

对癫痫发作的动物模型，尤其是存在癫痫持续状态的动物模型进行脑部核磁共振检查发现：在 T2 加权像上，海马体积明显减少，位于大脑双侧的体感皮质、运动皮质、尾状壳蛋白、视觉皮质、丘脑、海马、扣带状皮质、脾后皮质、听觉皮质和顶叶缔合皮层在不同时间点会有不同程度的信号降低，且在癫痫持续状态发作后 1~3 周会表现出信号最大程度的降低（Christiaen et al.，2019）。

3. 病理改变

啮齿类动物癫痫模型与人类颞叶癫痫病的颞叶病理改变极其相似，如颞叶硬化、神经胶质细胞增生、苔藓纤维出芽和海马锥体神经元丢失等（Gupta and Schnell，2019）。海马（CA1、CA3 和齿状回）、杏仁核、丘脑和皮层在癫痫持续状态发生后的 4 周内发生神经元变性。在癫痫持续状态发生 1 周后，小胶质细胞增生达到高峰，4 周后，星形胶质细胞增生达到高峰。在癫痫持续状态发生 1 周后，可在齿状回中观察到苔藓纤维异常出芽，最多 2 周达到高峰；且在癫痫持续状态发生 1 周后，海马 CA3 区和齿状回中发现神经元丢失（Bertoglio et al.，2017）。

4. 蛋白质分子水平的变化

癫痫发作后病灶区蛋白质分子表达水平会有一定变化。在发生癫痫持续状态的动物模型中可检测到星形胶质细胞丢失的梨状皮质中 67kDa 的层粘连蛋白受体表达下降，进而导致肌营养不良蛋白和 AQP4 水通道蛋白表达下降，而这又会引起血管表皮生长因子和层粘连蛋白表达增加（Park et al.，2019）。此外，杏仁核和梨状皮质中 γ-氨基丁酸受体的表达在癫痫持续状态后 24h 会显著下降，且在 5 天后有少量恢复，15 天后再次降低（Bascuñana et al.，2019）。

5. 空间学习和记忆水平的改变

在各种方法诱导的癫痫动物模型中，尤其是反复自发性发作的动物模型均有空间学习和记忆能力的明显下降。通过 Morris 水迷宫试验和野外旷场实验发现，癫痫发作的动物需要消耗更长的时间和运动更远的距离到达目的地。野外旷场实验中，癫痫发作的动物总活动时间和距离增加，安静状态时间明显减少，这可能是频繁的癫痫发作导致动物空间学习记忆能力的严重损害（Liu et al.，2019）。

第五节　抑郁

抑郁（Depression）是以显著而持久的心境低落为主要临床特征，重症抑郁可引发自杀。抑郁症的发病因素涉及遗传、环境、疾病诱发（卒中、睡眠障碍）等。主流观点认为脑内单胺类神经递质低下是抑郁的主要原因，所以现阶段抗抑郁药物的研发是通过提高单胺类神经递质水平达到抗抑郁目的（甘记兴等，2020）。抑郁动物模型的构建在筛选抗抑郁药物中发挥了重要作用，同时也是进一步探究抑郁发病机制的重要推动力。

目前常见抑郁动物模型有应激法、利血平诱导法、脂多糖诱导法、糖皮质激素诱导法、手术造模、基因敲除及联合应用造模法等。应激法因其高特异性广泛用于抑郁机制病因的研究，利血平诱导法、脂多糖诱导法、糖皮质激素诱导法多用于抗抑郁药物的筛选，造模时间短。基因敲除抑郁模型则应用于探究特定基因在机体抑郁中产生的影响。

一、抑郁造模方法

1. 应激法

（1）大鼠获得性无助模型

大鼠在多次经历不可逃避电刺激之后，应对可逃避电刺激条件下失去逃避能力，可模拟抑郁患者面对现实无奈和绝望的行为及心理。大鼠获得性无助模型产生的行为及神经生化变化与抑郁患者临床表征极为相似。缺点在于抑郁持续时间短和重复性低（张磊阳等，2017）。造模方法简述如下。

诱导试验期：将大鼠置于底部安置电网的实验箱（0.8mA，15s/次，间隔60s）。

回避反应学习期（3～5天）：将大鼠放回箱体自由活动5min后进行回避训练。3s灯光刺激-3s电击(0.8mA+灯光)-24s间隔，次数60次。

试验期：大鼠在灯光或灯光加电击刺激下逃避到箱体另一侧记为逃避一次，不逃避到箱体另一侧为逃避失败。

（2）慢性未知刺激大鼠模型

慢性未知刺激大鼠模型是通过随机给予大鼠不同的应激因子以模拟人类抑郁表征（张磊阳等，2017）。该模型可模拟抑郁核心症状——快感缺乏，且抑郁持续时间久，是目前应用最广泛的抑郁模型。造模时间长及重复性低是此模型的不足之处。

造模方法为：大鼠每天接受随机顺序的未知刺激，包括禁水禁食40h（2次）、高温环境（40℃、5min）、冷水游泳（4℃、5min）、电击（1mA，10s/次，间隔1min）、高速水平晃动（2次、30min）、昼夜颠倒（2次）。造模21天，最后通过糖水偏好测试造模是否成功。

（3）慢性社会失败模型

慢性社会失败模型是指本体大鼠作为同等优势大鼠的从属个体，被动接受优势压力而塑造的抑郁模型（张磊阳等，2017），主要模拟社会中自我面对优秀人物所产生的社交回避、焦虑、兴趣缺失等抑郁特征。该模型可较好地模拟抑郁的社会属性压力，缺点在于耗资大、干扰因素多，且不适用于雌性物种。

造模方法：将两种动物放置于新环境中，实验动物接受3次物理失败后将二者分开，允许有视觉、嗅觉、听觉接触（24h，重复10次）。

（4）单一物理应激模型

单一物理应激模型主要分为慢性束缚应激和慢性强迫游泳应激模型（张磊阳等，2017）。两种模型均模拟在面对无法逃脱境地所面临的绝望情绪导致的抑郁状态。慢性束缚应激模型可模拟非损伤性刺激，与人体身心性疾病历程相似；造模时间长是该模型的不足之处。强迫性游泳应激模型操作简单、成本低，具有高敏感度，但对于人类多样性抑郁的模拟程度不足。

慢性束缚应激造模方法：将模型动物置于有通气孔的聚酯透明材料的调节圆柱形束缚器内，每日束缚 3h，连续 28 天。

慢性强迫游泳应激造模方法：将实验动物置于盛有水的透明玻璃缸中，25℃温水游泳，每日 15min，连续 14 天或(10±0.5)℃冷水游泳，每日 5min，连续 20 天。

2. 利血平诱导模型

利血平最初通过外周交感神经末梢消耗儿茶酚胺达到降血压作用，同样也可借用利血平此种机制消耗机体去甲肾上腺素及 5-羟色胺（5-hydroxytryptamine，5-HT）致模型动物体温下降、快感缺失、运动能力降低达到致抑郁效果。利血平抑郁模型操作简便、造模时间短及成功率高，不足之处在于动物死亡率高，且与人体发病机制存在一定差异。

大鼠急性抑郁造模方法为大鼠单次腹腔注射利血平（4mg/kg）；大鼠慢性抑郁造模方法为大鼠腹腔重复注射利血平（0.5mg/kg），重复 10 天，每天注射 1 次。

3. 脂多糖诱导模型

该模型通过注射脂多糖激活机体免疫系统，从而释放炎症细胞进一步产生神经炎症，最终使模型动物自主活力降低、快感缺乏达到致抑郁效果（王雪雪等，2020）。该模型动物种类单一，仅能用于小鼠，但操作简单，且产生的免疫激活及行为改变与患者临床表征相近。可通过腹腔、脑内注射脂多糖造模。

4. 糖皮质激素诱导抑郁模型

糖皮质激素可使大鼠下丘脑-垂体-肾上腺轴亢奋，进一步使机体负反馈调节机制受损，从而使模型动物体内糖皮质激素高表达，与临床抑郁症患者相似（王雪雪等，2020）。该模型优点在于操作简便、重复性高、可控性高。缺点是实验结果易受糖皮质激素的副作用影响。可通过大鼠腹腔重复注射皮质酮或促肾上腺皮质激素或地塞米松造模。

5. 手术构建抑郁模型

手术构建抑郁模型主要分为双侧卵巢切除模型、双侧嗅球切除模型、卒中后抑郁模型、血管性抑郁模型（王雪雪等，2020）。

（1）双侧卵巢切除模型

摘除卵巢致使模型动物机体雌激素水平迅速下降，出现焦虑及绝望等抑郁症状。该模型操作简便，病理特征与女性患者临床症状相似，不足之处在于仅限于雌性动物研究。可通过麻醉实验动物后进行双侧卵巢摘除手术实现造模。

（2）双侧嗅球切除模型

位于端脑前端的嗅球损伤会导致边缘-下丘脑轴紊乱，导致模型动物情绪、行为异常及内分泌紊乱进而表现出易怒等高情绪性抑郁样表征。双侧嗅球切除模型所产生生理行为学改变与抑郁患者相似，但死亡率高、术后恢复期长是该模型的缺陷。可通过实验动物麻醉后嗅球吸除法摘除实验动物双侧嗅球实现造模。

（3）卒中后抑郁模型

卒中后抑郁模型可降低齿状回新生细胞向神经元分化的转化率，提高星形胶质细胞分化率，使模型动物表现出快感缺失、绝望等抑郁样症状。该方法优势在于模型构造时间短，而手术过程复杂、动物死亡率高是缺点。可采用大脑中动脉闭塞及空间行为限制共同作用构建该模型，1周空间行为限制加2h缺血，共计4周可构建成功。

（4）血管性抑郁模型

全脑性缺血损伤可严重创伤脑区神经元，使海马区产生功能性损伤，导致模型动物体内单胺类神经递质水平降低，从而产生自发活动降低等抑郁样行为。该模型可模拟多种抑郁样表征，但造模时间长且过程复杂。

造模方法：切开小鼠颈部皮肤暴露双侧颈总动脉，止血夹阻断血液2次，15min/次，持续15天。

6. 基因敲除抑郁模型

敲除模型动物抑郁相关基因可构建抑郁或抗抑郁模型（王雪雪等，2020）。*SERT*（5-HT转运体）、*a2*肾上腺受体敲除可构建抑郁动物模型；*NAT*（去甲肾上腺激素转运体）、*DAT*（多巴胺转运体）、*5-HT1A*基因敲除可构建抗抑郁动物模型。基因敲除抑郁模型可用于探究特定基因在抑郁中的作用，但在抑郁研究中适用性会受到一定限制。

7. 联合应用抑郁模型

有时单一技术模型不足以模拟系统抑郁样特征，为了提高实验准确性及数据可靠性，可联合多种造模方法构建抑郁模型。如：慢性未知刺激结合孤养刺激法、双侧卵巢切除结合慢性未知刺激法、双侧嗅球切除结合慢性未知刺激法等。

二、常用抑郁模型动物

目前应用于抑郁造模的动物有啮齿动物（大鼠、小鼠）、非人灵长类动物（恒河猴、食蟹猴等）、斑马鱼、树鼩等，雌雄均有。

1. 啮齿动物

啮齿动物具有模型稳定、容易获取、价格较低等诸多优势，广泛用于各类抑郁模型的建立。动物品系有Sprague-Dawley、Wistar大鼠，C57BL/6、ICR、KM小鼠等。

2. 非人灵长类动物

与啮齿类动物相比，非人灵长类动物脑部发育与人类极其相似，且有与人类相似的社会环境和丰富的行为模式，是研究抑郁发病机制较理想的实验动物。利用恒河猴建立冬季抑郁模型，可更好地模拟季节性情绪障碍患者的行为学变化（Feng et al., 2019）。食蟹猴抑郁行为主要体现在蜷缩、睁眼、活动度降低等方面，由于食蟹猴群体具有严格的社会等级，可能更适合应激性抑郁模型的研究（李炜等，2018）。

3. 斑马鱼

斑马鱼（*Danio rerio*）与哺乳动物在遗传和生理上具有高度同源性，迅速成为生物医学中一种新型模式生物，可用于分析与抑郁、焦虑相关的学习、记忆能力评价。

4. 树鼩

与啮齿类动物相比，树鼩（*Tupaia belangeri*）作为新型抑郁动物模型，具有许多灵长类特有表型，并且由于对应激极度敏感和雄性间好斗的特点，更适合于社会挫败应激相关的抑郁模型建立、机制研究和新药开发（Wei et al.，2016）。

三、抑郁评价指标

1. 行为学指标

通过情绪、自主活动力、学习记忆能力、饮食、体温等方面可评价抑郁行为，如体质量、摄食量、行为学指标等。行为学指标又可具体分为糖水偏好实验（Sucrose preference test，SPT）、强迫游泳实验（Forced swim test，FST）、悬尾实验（Tail suspension test，TST）、旷场实验（Open field test，OFT）、休克逃避实验（Shock avoidance）、条件性恐惧实验（Fear conditioning）、高架迷宫实验（Elevated plus maze，EPM）、颅内自刺激实验（Intracranial selfstimulation，ICSS）、新颖性抑制喂养实验（Novelty-suppressed feeding test，NST）、Morris 水迷宫实验（Morris water maze，MWM）、Y 迷宫实验等。

2. 生化指标

（1）单胺能假说
该理论认为中枢神经系统突触间隙单胺类神经递质浓度水平或功能下降是抑郁发生的主要原因。脑组织中去甲肾上腺素（Noradrenaline，NE）、5-HT、多巴胺（Dopamine，DA）为抑郁公认的生化指标，抑郁动物模型脑组织中 5-HT、NE、DA 含量下降（Yang et al.，2019）。

（2）神经内分泌假说
HPA 轴功能亢进是抑郁主要发病机制也是目前较为公认的一种假说。临床证据表明抑郁患者血浆促肾上腺皮质激素释放激素、ACTH 和皮质醇含量明显增加，这可能是大脑皮层感受应激性刺激，将信号传递到下丘脑，增强了 HPA 轴的功能，从而增加了糖皮质激素分泌水平（Gong et al.，2016）。抑郁动物血清中皮质醇（CORT）和 ACTH 水平显著升高（Song et al.，2019）。

（3）细胞因子假说
该理论认为前炎性细胞因子，如白细胞介素-6（Interleukin-6，IL-6）、白细胞介素-1β（IL-1β）、肿瘤坏死因子 α(Tumor necrosis factor-α，TNF-α)等参与免疫激活和炎症的发生，与抑郁发病有关（Miller and Raison，2016）。抑郁动物模型脑组织中 IL-6、IL-1β、TNF-α 蛋白水平显著上调（Jia et al.，2017）。

（4）神经可塑性假说
该理论认为神经可塑性失调参与了抑郁的病理过程，神经营养因子是评价神经可塑性的重要指标，其中脑源性神经营养因子（Brain-derived neurotrophic factor, BDNF）在抑郁发病过程中起着关键作用，BDNF 表达下降亦可作为抑郁评价的参考指标（Lim et al., 2018）。各抑郁动物模型优缺点比较见表 7-3。

表 7-3　各抑郁动物模型的优缺点

建模方法	具体方案	优点	缺点
应激法	CMS	与人类抑郁症状相似	造模时间长，可靠性较低
	CUMS	诱导持续时间久	造模周期长，耗资多，实验条件高，设备复杂，重复性较低
	CRS	非损伤性刺激，与人类身心性疾病的致病过程有相似性	造模时间长
	CFSS	高敏感度，操作简单，成本低	模拟人类的抑郁症状多样性较困难
	LH	引起行为现象以及神经生化	抑郁持续时间短，重复性较低，易受主观影响
	CSDS	可更好地模拟人类慢性应激中的社会属性	耗资多，空间要求大，易受外在因素干扰，不适合雌性动物研究
糖皮质激素诱导		操作简单易行，实验重复性及可控性好	糖皮质激素的副作用可能干扰实验结果
利血平诱导		造模时间短，操作简单，模型成功率高	动物死亡率较高，急性造模方法与人类抑郁发生机制有一定的差异
脂多糖诱导		造模方法简单、易操作，引起的免疫激活和行为改变与人类抑郁的临床症状相似	研究对象多为小鼠
手术造模	OVX	操作简单，可重复性高，致病机制与临床女性患者的病理机制吻合度高	仅限于雌性动物模型的研究
	OB	造成的动物抑郁生理和行为学等改变与人类颇为类似，可靠性高	手术操作要求高，动物死亡率较高，术后恢复期较长
	VD	建模时间短	手术过程较复杂，动物死亡率较高
	PSD	建模时间短，与临床卒中患者由肢体瘫痪行动受限所导致的抑郁状态相似	手术操作要求高，手术过程较为复杂
基因敲除抑郁模型	SERT-KO α2 肾上腺受体-KO	可探索特定基因在抑郁中的特定作用	在抑郁研究中的适用性可能受到限制（抑郁非单基因导致）
联合应用造模法	CUMS+孤养刺激 CUMS+OB CUMS+OVX	可靠性高，可模拟多种抑郁症状	造模时间长，过程复杂

第六节　创伤后应激障碍

创伤后应激障碍（Post-traumatic stress disorder, PTSD）是指个体经历重大创伤事件后产生的个体延迟出现和持续存在的精神障碍（孙浩然等，2020）。由于 PTSD

发病机制尚不明确，所以 PTSD 模型构建对临床治疗具有重大意义。

一、单程长时刺激模型

单程长时刺激模型（Single prolonged stress，SPS）模型是首个模拟 PTSD 患者下丘脑-垂体-肾上腺（Hypothalamic-pituitary-adrenal gland，HPA）轴改变的模型（方锦颖等，2018）。大鼠为 SPS 最常见造模动物，SPS 大鼠表现为睡眠异常，空间、认知记忆以及社会交互和恐惧消退受损，焦虑水平和恐惧记忆水平提高，等。且上述行为表征具有时间依赖性。但仅采用 SPS 建立模型并不会损伤恐惧记忆的消退，诱导 PTSD 核心症状的 SPS 步骤有待进一步研究。常用造模方法为：束缚模型动物 2h，24℃水中强迫游泳 20min，乙醚蒸气麻醉至无意识后，置于安静环境 7～14 天。

二、束缚应激模型

束缚应激（Restraint stress，RS）模型通过束缚模型动物使其产生 PTSD 样焦虑症状，根据束缚时间不同分为急性应激模型和慢性应激模型。急性应激大鼠模型表征为肾上腺功能紊乱，焦虑水平提高，血浆皮质酮水平上升，持续急性束缚应激破坏小鼠部分系统的生理节奏，诱导更高频率的排尿行为；慢性应激模型还会表现出痛觉过敏现象。连续 21 天（6h/d）的束缚应激可导致模型动物海马区神经元树突尖端萎缩、空间记忆功能受损、体重降低。而连续 13 天（6h/d）的束缚，模型动物的记忆感知功能可在短期内增强。

常用造模方法为乙醚麻醉后，用纸带束缚大鼠前肩、前上肢及胸部，限制前上肢搔抓头面部，但不控制其活动。

三、足底电击模型

足底电击（Foot-shock，FS）模型可表征 PTSD 的表面效度，如睡眠认知障碍、高觉醒、恐惧反应、社交回避、肾上腺皮质功能减退等。电流强度 1.5mA、持续时间为 2s 的 FS 可催生小鼠 PTSD 核心症状——条件性恐惧记忆，致使雄性小鼠产生持久性社交回避。还可改变小鼠睡眠模式，使觉醒时间增多，快速眼动睡眠时间减少，长期损伤认知能力。FS 协同 SPS 可增强模型动物的条件性恐惧行为。

四、水下创伤模型

水下创伤（Underwater trauma，UWT）模型模拟"溺水"应激创伤事件可帮助了解应激、认知和学习之间的关系。水下创伤模型可通过促进海马 CA1 区促炎性环合氧酶的过度表达，损伤创伤记忆形成的核心脑区——腹侧海马。水下创伤大鼠可出现持续一个月的焦虑行为及空间记忆受损现象。

造模方法：置大鼠于除去平台的水迷宫中游泳 1min，用金属网从水中捞起大鼠，使之不能随意游动。

五、时间依赖性敏感化模型

自然环境下敏感化是对威胁的基本反应，它可增强逃生反应，保护受试者免受未来的危险。时间依赖性敏感化（Time-dependent sensitization，TDS）范式包括一系列短暂而强烈的刺激，随着时间流逝，建模可对不同的应激源产生长期、逐渐放大的应激反应。常见应用于该模型的应激源有心理性应激源（如暴露于黑匣子或者固定束缚）和药理性应激源（例如注射可卡因）。尽管应激源类型多样，但该动物模型表现出的共同特点是时间依赖性的敏感化，即时隔很久之后施加与之前相同或不同的二次刺激，第二次受到刺激与之前未受过刺激的动物相比，对压力的生理和行为反应显著改变。TDS 范式的作用通过行为长期改变，神经递质浓度，神经内分泌和免疫系统反应，及对药物的敏感性改变等多个水平进行观测（Antelman et al., 1990）。

六、生命早期应激模型

经历生命早期应激的儿童更易患 PTSD，而母婴分离作为一种生命早期不良事件是 PTSD 形成的主要因素。在动物研究中模拟母婴分离而获得生命早期应激（Early life stress，ELS）模型，具体操作为仔鼠在出生后一段时间内（通常为前 21 天），每天与母亲分离一段时间。母婴分离会使大鼠的惊反射增强，焦虑样行为增多，在成年期应对轻度应激时皮质酮分泌过多。母婴分离后的症状表现存在性别差异，但成年后雄性和雌性鼠均表现出焦虑水平的提高（Kalinichev et al., 2002）。

七、社交失败模型

社交失败（Social defeat stress，SDS）模型广泛用于研究经历反复多次应激的个体行为反应及生理机制。SDS 模型的建立通常使用同种雄性鼠，一方为具有侵略性的"定居者"，另一方为"侵入者"，以"侵入者"和"定居者"同处于"侵入者"所占领的区域，双方交战打斗，通常"侵入者"处于劣势并投降。小鼠和大鼠均可建立 SDS 模型，但该模型无法体现女性面对的社会压力，因此雌鼠不能使用此方法建立 PTSD 模型。SDS 的一致结果是社交回避水平的提高，具体表现为更少地与同种动物接触。其他表现为高警觉和快感缺乏（蔗糖偏好下降，颅内自我刺激奖赏阈值增加）及奖赏、激励行为和奖赏回路的损害。SDS 模型也混合了其他与 PTSD 相关的表现，例如对热刺激痛觉减退，对机械刺激痛觉过敏，但对于恐惧学习的研究结果并不一致。

在生物学方面，SDS 通过减少前额皮层控制的中介效应使杏仁核活动增多，强力诱导持久性的中枢和外周神经的炎症（Reader et al., 2015）。同时 SDS 可损害睡眠，使快速眼动睡眠减少，非快速眼动慢波睡眠增多（Kamphuis et al., 2015）。

八、社会隔离模型

社会隔离（Social isolation，SI）模型又称孤交、孤养。单独饲养模型鼠 3~4 周，使其丧失与同龄鼠的接触，从而造成行为、生理上的功能失调及分子机制的改变，如血浆中促肾上腺皮质激素（Adrenocorticotropic hormone，ACTH）及皮质酮水平的下降，对急性应激性刺激的反应增强，增加了垂体对外源性促肾上腺皮质激素释放激素（Corticotropin-releasing hormone，CRH）的敏感性，且通过地塞米松抑制试验可测试发现 HPA 轴负反馈受损。SI 模型能很好地模拟 PTSD 患者对应激事件的回避行为（表现为恐惧反应增强）和恐惧记忆消退的障碍。

九、天敌应激模型

天敌应激（Predetor-stress，PS）范式包括单一应激暴露，如无保护地暴露于天敌或有护栏地暴露于天敌，又或暴露于天敌的气味之下。

PS 模型表现为回避、夸张的恐惧反应、高警觉、痛觉过敏、HPA 轴负反馈增强等。现阶段研究表明 PS 模型还可诱导持续的脑部炎症，且对抗炎治疗敏感。

十、不可预计性应激模型

不可预计性应激（Unpredictable variable stress，UVS）模型为抗抑郁模型，由于其可模拟 PTSD 相关行为，所以又可作为 PTSD 动物模型。该范式通过不同应激源刺激模型产生行为生理异常表征。应激源包括垫料潮湿、无垫料、笼子倾斜、居住拥挤、悬尾、束缚应激、食物或水剥夺、天敌气味应激、热刺激、不可逃避电击、剧烈的声刺激或光刺激、社交应激、强迫游泳和昼夜颠倒等。除特定线索性回避行为外，UVS 可诱导大多数 PTSD 相关行为。UVS 还可使模型恐惧环路异常，诱导 HPA 轴相应后续应激或地塞米松的负反馈调节。造模方法为每天随机接受以上几种应激源刺激，持续 1～8 周。

第七节　低氧脑损伤

高原具有独特的生态环境，其中低压低氧对人体影响较大。人体进入海拔大于 2500m 高原地区后容易引发急性高原疾病，可引发头痛、恶心、失眠等相关症状，严重者可引发高原水肿危及生命。低氧脑损伤（Hypoxia brain injury）是常见高原病，建立低压低氧脑损伤动物模型对于机制研究及研发相应治疗药物具有重要意义。

一、低氧环境模拟舱法

低压低氧环境模拟舱法是目前构建低压低氧动物模型的常用方法（史清海等，2012）。该方法操作简便，成本低廉，可较好地模拟低氧脑损伤相关生理表征。

造模步骤如下所述。

① 将大鼠置于模拟舱（温度，22～26℃；湿度，55%～60%）中，持续向模拟舱内注入新鲜空气提供氧气以排出 CO_2（速度为 5.5L/min），并以 40m/s 速度升至模拟

海拔 4000m，持续 8h，24h 自然昼夜交替，自由摄食取水。

② 将大鼠置于低压低氧舱内，自由进食和饮水，以 300m/min 速度匀速减压至 360Torr（1Torr=133.3224Pa，0℃），稳压 2h，再以 300m/min 速度增压至室内压力，每天 1 次，连续 3 天（陶磊等，2014）（图 7-2）。

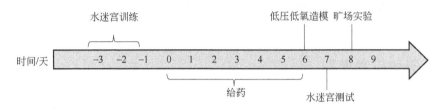

图 7-2　低氧环境模拟舱法建立低氧脑损伤模型

二、自然环境造模法

自然环境造模法是通过将模型动物送至高原环境进行实地造模（黄雅倩等，2019）。该方法优点在于可全方面、多层次地模拟低氧脑损伤患者的各种生理病理表征。但造模过程耗资大、过程繁琐。

第八节　睡眠剥夺

睡眠是一种警觉性及反应性均降低的机体状态，具有快速可逆性，是人类生命活动得以延续的重要生理功能。但随着生活节奏的加快，失眠已经成为现代社会高发疾病。长期失眠会导致记忆受损、干扰机体免疫功能致使自主神经功能紊乱，严重者可导致死亡。在紧急任务或加班条件下，也可造成长时间无法睡眠的剥夺状态。所以建立睡眠剥夺模型对失眠机制研究及促眠药物研发、执行紧急任务具有重要意义。啮齿类动物大鼠与人类睡眠稳态和神经生化调节机制相似，多用于睡眠剥夺模型的构建。黑腹果蝇目前也广泛应用于简单睡眠剥夺研究（刘陶等，2018）。

根据睡眠过程中脑电图表现、肌肉张力变化及眼球运动状况，可将睡眠过程分为快速眼动睡眠（Rapid eye movment sleep，REM sleep）和非快眼动睡眠（Non rapid eye movement sleep，NREM sleep）两种不同时相，在正常情况下，两者有规律地交替循环进行，快速眼动睡眠主要用于恢复脑力，而非快速眼动睡眠主要用于恢复体力。在人类因各种因素所导致的睡眠障碍中，很少有完全的睡眠剥夺，一般为部分睡眠剥夺，而被剥夺的部分正是睡眠时相中的快速眼动睡眠时相。

一、异相睡眠剥夺模型

异相睡眠剥夺模型又称快速眼动相睡眠剥夺模型，多用于大鼠选择性睡眠模型的构建（厚玉姣等，2020）。最常用的两种方法为水平台环境剥夺法和水上网格法。网格法相较于平台法增加了大鼠活动范围，消除了固定隔离的影响，也降低了环境应激对模型动物的干扰。

水平台环境法：利用厚80mm的玻璃制作110cm×70cm×45cm的玻璃睡眠剥夺箱。箱内放置15个高8cm，直径6.3cm金属小平台，平台之间相距15cm。实验中，箱内注水深度7cm，水温保持22℃左右，玻璃睡眠剥夺箱上面置网盖，网盖上放置饲料及饮水瓶。大鼠可自由摄食摄水，当其进入睡眠状态时，身体肌张力降低后头部触水，惊醒。

水上网格法：采用1个长105cm、宽65cm的长方形钢丝网板，置于小平台上组建一个大的网格平台。网格由相互间隔2.0cm的不锈钢条组成，可避免大鼠落入水中，其余条件与小平台组条件一致，正常对照组单笼饲养。昼夜光照、室内温度和饲养条件各组相同。

二、完全睡眠剥夺模型

轻柔刺激法和强迫运动法是目前大小鼠完全睡眠剥夺常用的方法。轻柔刺激法是通过轻触模型鼠尾巴、胡须或刷毛、晃动笼等方法控制模型鼠保持清醒（厚玉姣等，2020）。强迫运动法一般指水平转台剥夺法，通过水平圆盘承载大鼠，通过机器控制大鼠运转速度，大鼠保持运动状态从而达到剥夺睡眠的目的，该模型还可用于氧化应激通路的研究。该模型最大优点在于释放了控制劳动力（图7-3）。

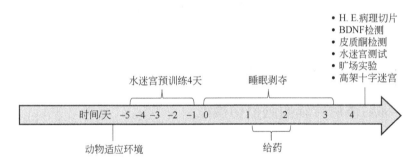

图7-3　完全睡眠模型建立及评价流程图

除以上造模方法外，还有夹尾刺激法、轻触法、换笼法（芮霞，2015）等。夹尾刺激法是通过止血钳夹大鼠尾部（尾部皮肤不破损出血），再将夹尾大鼠放入鼠笼，由其尖叫及与其他大鼠厮打致使整笼大鼠处于紧张恐惧状态，进而剥夺大鼠睡眠。轻触法是指在小鼠出现斜靠点头等现象时，通过轻拍鼠笼建立睡眠剥夺模型。换笼法是指通过频繁更换鼠笼，使模型鼠不停处于陌生环境达到神经紧张状态，进而达到睡眠剥夺目的。轻触法与换笼法结合可使睡眠剥夺模型效果更佳。

三、化学试剂刺激模型

向大鼠体内注射化学试剂也可达到剥夺睡眠的目的。如：大鼠下丘脑腹外侧视前区注射鹅膏蕈氨酸及大鼠腹腔注射氯苯丙氨酸均可构建大鼠睡眠剥夺模型。注射化学试剂在模型构建的操作性和准确性上差异较大，且结果可靠性也受到多方面因素影响。

四、生物钟基因修饰模型

per 家族基因是调节生物钟的核心基因，具有生物节律调节作用（厚玉姣等，2020）。*per* 基因敲除小鼠生物钟模型表明 *per1*、*per2* 基因均可单独维持昼夜节律，但单独 *per3* 基因则不足以达到控制昼夜节律的效果。同时通过基因修饰的果蝇剥夺睡眠模型可稳定地表现失眠症状，对于揭示睡眠机制及研究生物钟基因具有重要意义。

五、中医剥夺睡眠模型

中医剥夺睡眠模型主要用于中医辨证治疗失眠症，可分为肝郁化火、心肾不交、阴虚血少证三种大鼠失眠模型。肝郁证为失眠常见证型，此类模型大鼠主要采用慢性束缚法构建，可用于研究宏观表征和微观生物学指标。

第九节　辐射脑损伤

辐射性脑损伤指恶性头颈部肿瘤、动静脉畸形或肺癌脑转移患者接受放射治疗而引发的脑部损伤。辐射性脑损伤表现为头痛、厌食等症状，中枢神经系统损伤为主要损伤类型。由于目前辐射脑损伤机制尚不明确，其治疗方法有限。构建合适的辐射脑损伤动物模型对于阐明辐射脑损伤致病机制及研发有效药物具有重要意义。啮齿类鼠模型是目前广泛应用的辐射脑损伤动物模型。

一、α 辐射体诱导辐射脑损伤模型

放射性 α 粒子核素具有传递线密度高、射程短、生物毒性大等优点。α 辐射体诱发辐射脑损伤主要通过铀诱发脑区神经损伤。模型动物脑侧室注射浓缩铀后，^{235}U 可进入脑中，主要滞留于神经细胞间隙及细胞核内，从而诱发神经细胞损伤（古桂雄等，2001）。该模型操作简便，可导致大鼠体质量、脑质量下降，生理性反射延迟，并具有浓度依赖性。

造模方法：取新生大鼠（仔鼠须出生不满 24h）称重，暴露大鼠颅骨进行侧脑室穿刺注射 ^{235}U。

二、γ 射线诱导辐射脑损伤模型

该模型是通过 γ 射线反复多次照射模型大鼠从而引发脑损伤（邢诒刚等，2003）。随照射时间、次数的增加，模型大鼠摄食量减少，出现短暂亢奋后转为长时抑郁。该模型可引发脑组织神经元坏死、细胞空泡性变形、脑组织水肿及局部坏死。该方法能较好地模拟放射性脑损伤的全过程。

造模方法：模型大鼠麻醉后（10%水合氯醛，3.5mL/kg，腹腔注射）固定于 ^{60}Co源。源皮距 100cm，照射野大小为 2cm×3cm，吸收剂量率为 0.84Gy/min，吸收剂量为 7Gy/次，1 次/d，连续照射 6 天，总吸收剂量 42Gy。

三、热记忆膜固定辐射脑损伤模型

热记忆膜固定辐射脑损伤模型是通过热记忆膜固定罩固定大鼠照射体位，采用不同剂量电子线单次全脑照射，构建辐射脑损伤大鼠模型（王琛等，2004）。该模型操作简便、重复率高、计量准确。且在模型大鼠清醒状态下进行辐射造模，排除了麻醉药对结果的干扰，普遍应用于早期放射性脑损伤研究。

造模方法：根据大鼠体型制得热记忆膜（比利时 Orfit 公司产品，70℃热水中软化，冷却后固定成型）固定罩固定大鼠。采用定位照射技术借助 4MeV 电子线对大鼠俯卧位进行 15Gy 全脑垂直照射，剂量率为 200～210 cGy·min^{-1}，源皮距 100cm。

四、重离子诱导辐射脑损伤模型

重离子诱导的辐射脑损伤模型是通过 $^{12}C^{6+}$ 离子束照射大鼠诱发的脑损伤大鼠模型（颜春鲁等，2021；颜春鲁等，2020；张朝宁等，2018）。鉴于重离子在肿瘤放疗中广泛应用，所以构建重离子诱导辐射脑损伤模型对于探究重离子诱发脑损伤机制及如何防治具有重要意义。

造模方法：大鼠麻醉后（10%水合氯醛，0.3mL/100g）用铝皮屏蔽脑区以外区域，给予 2Gy $^{12}C^{6+}$离子束单次照射，能量为 165 MeV·u^{-1}，线性能量传递为 20 keV·μm^{-1}，吸收剂量率为 0.2 Gy·min^{-1}，照射剂量为 4 Gy。

五、辐射剂量

不同辐射剂量对大鼠模型产生不同病理影响，辐射剂量越大，损伤越严重。常用辐射剂量对辐射脑损伤的影响见下表（表 7-4）（Yang et al.，2016）。

表 7-4　辐射剂量、时间对重离子诱导辐射脑损伤模型的影响

辐射吸收剂量/Gy	时间/周	影响
≤5	≤4	细胞凋亡在照射后立即开始，凋亡细胞数在约 3Gy 时达到稳定水平
6~10	≤4	海马神经减少、细胞增殖降低、凋亡细胞数量显著增加、增殖细胞数量显著减少、胶质细胞短暂凋亡
6~10	>4	海马神经减少、急性反应性胶质增生、前体细胞增殖完全消失
15	≤4	血脑屏障通透性增加、神经元凋亡增加、细胞活力下降超过 20%
20	≤4	照射后 1h 胶质细胞凋亡率呈剂量依赖性增加，4h 达到高峰，24h 恢复到基础水平。认知功能短暂受损

续表

辐射吸收剂量/Gy	时间/周	影响
20	>4	细胞增殖和脑源性神经营养因子/磷酸化 CREB 信号转导减少
25	>4	胼胝体变性伴有胼胝体损伤
30	≤4	新生神经元数量减少 67%、长期神经元存活率降低
30	>4	急性认知障碍、新生神经元数量减少（几乎不存在）、长期神经元存活率降低
40	≤4	严重认知障碍、脑含水量增加、血脑屏障渗透性增加、皮层附近的顶叶白质中神经元的某种松散和不规则排列以及血管变性
40	>4	严重认知障碍、脑含水量增加、血脑屏障渗透性增加

参考文献

Alam M, Mayerhofer A, Schmidt W, 2004. The neurobehavioral changes induced by bilateral rotenone lesion in medial forebrain bundle of rats are reversed by l-dopa. Behav Brain Res, 151: 117-124.

Antelman S M, Cunnick J E, Lysle D T, 1990. Immobilization 12 days (but not one hour) earlier enhanced 2-deoxy-d-glucoseinduced immunosuppression: Evidence for stressor-induced timedependent sensitization of the immune system. Prog Neuropsychopharmacol Biol Psychiatry, 14: 579-590.

Bascuñana P, Gendron T, Sander K, 2019. Ex vivo characterization of neuroinflammatory and neuroreceptor changes during epileptogenesis using candidate positron emission tomography biomarkers. Epilepsia, 60: 2325-2333.

Belayev L, Alonso O F, Busto R, 1996. Middle cerebral artery occlusion in the rat by intraluminal suture. Neurological and pathological evaluation of an improved model. Stroke, 27: 1616-1622.

Berry C, La Vecchia C, Nicotera P, 2010. Paraquat and parkinson's disease. Cell Death Differ, 17: 1115-1125.

Bertoglio D, Amhaoul H, Van Eetveldt A, 2017. Kainic acid-induced post-status epilepticus models of temporal lobe epilepsy with diverging seizure phenotype and neuropathology. Front Neurol, 8: 588.

Bien-Ly N, Andrews-Zwilling Y, Xu Q, 2011. C-terminal-truncated apolipoprotein (apo) e4 inefficiently clears amyloid-beta (abeta) and acts in concert with abeta to elicit neuronal and behavioral deficits in mice. Proc Natl Acad Sci USA, 108: 4236-4241.

Borghammer P, 2018. How does parkinson's disease begin? Perspectives on neuroanatomical pathways, prions, and histology. Mov Disord, 33: 48-57.

Cannon J R, Tapias V, Na H M, 2009. A highly reproducible rotenone model of parkinson's disease. Neurobiol Dis, 34: 279-290.

Chen L, Cagniard B, Mathews T, 2005. Age-dependent motor deficits and dopaminergic dysfunction in dj-1 null mice. J Biol Chem, 280: 21418-21426.

Chen W, Li R, Zhu S, et al., 2020. Nasal timosaponin bii dually sensitive in situ hydrogels for the prevention of alzheimer's disease induced by lipopolysaccharides. Int J Pharm, 578: 119115.

Cho K O, Kim J Y, Jeong K H, 2019. Increased expression of vascular endothelial growth factor-c and vascular endothelial growth factor receptor-3 after pilocarpine-induced status epilepticus in mice. Korean J Physiol Pharmacol, 23: 281-289.

Christiaen E, Goossens M G, Raedt R, 2019. Alterations in the functional brain network in a rat model of epileptogenesis: A longitudinal resting state fmri study. Neuroimage, 15: 202.

Czerniczyniec A, Karadayian A G, Bustamante J, 2011. Paraquat induces behavioral changes and cortical and striatal mitochondrial dysfunction. Free Radic Biol Med, 51: 1428-1436.

Dawson T M, Dawson V L, 2010. The role of parkin in familial and sporadic parkinson's disease. Mov Disord, 25: S32-S39.

Duff K, Knight H, Refolo L M, 2000. Characterization of pathology in transgenic mice over-expressing human genomic and cdna tau transgenes. Neurobiol Dis, 7: 87-98.

Dumanis S B, DiBattista A M, Miessau M, 2013. Apoe genotype affects the pre-synaptic compartment of glutamatergic nerve terminals. J Neurochem, 124: 4-14.

Feng X L, Che H L, Ba X Y, 2019. Direct sunlight exposure reduces hair cortisol levels in rhesus monkeys (macaca mulatta). Zool Res, 40: 583-586..

Gong M J, Han B, Wang S M, 2016. Icariin reverses corticosterone-induced depression-like behavior, decrease in hippocampal brain-derived neurotrophic factor (bdnf) and meta-bolic network disturbances revealed by nmr-based metabonomics in rats. J Pharm Biomel Anal, 123: 63-73.

Greenamyre J T, Betarbet R, Sherer T B, 2003. The rotenone model of parkinson's disease: Genes, environment and mitochondria. Parkinsonism Relat Disord, 9: 59-64.

Gubellini P, Kachidian P, 2015. Animal models of parkinson's disease: An updated overview. Revue neurologique. Rev Neurol (Paris), 171: 750-761.

Gupta K, Schnell E, 2019. Neuronal network remodeling and wnt pathway dysregulation in the intra-hippocampal kainate mouse model of temporal lobe epilepsy. PLoS ONE, 14: e0215789.

Gupta S, Gupta Y K, 2017. Combination of zizyphus jujuba and silymarin showed better neuroprotective effect as compared to single agent in mcao-induced focal cerebral ischemia in rats. J Ethnopharmacol, 197: 118-127.

Heinemann S D, Posimo J M, Mason D M, et al., 2016. Synergistic stress exacerbation in hippocampal neurons: Evidence favoring the dual-hit hypothesis of neurodegeneration. Hippocampus, 26: 980-994.

Jia M M, LI C X, Zheng Y, 2017. Leonurine exerts antidepressant-like effects in the chronic mild stress-induced depression model in mice by inhibiting neuroinflammation. Int J Neuropsychopharmacol, 20: 886-895.

Jiang J, Dai J, Cui H, 2018. Vitexin reverses the autophagy dysfunction to attenuate mcao-induced cerebral ischemic stroke via mtor/ulk1 pathway. Biomed Pharmacother, 99: 583-590.

Kalinichev M, Easterling K W, Plotsky P M, 2002. Long-lasting changes in stress-induced corticosterone response and anxiety-like behaviors as a consequence of neonatal maternal separation in long-evans rats. Pharmacol Biochem Behav, 73: 131-140.

Kamphuis J, Lancel M, Koolhaas J M, 2015. Deep sleep after social stress: Nrem sleep slow-wave activity is enhanced in both winners and losers of a conflict. Brain Behav Immun, 47: 149-154.

Lewis J, McGowan E, Rockwood J, 2000. Neurofibrillary tangles, amyotrophy and progressive motor disturbance in mice expressing mutant (p301l) tau protein. Nat Genet, 25: 402-405.

Lim D W, Um M Y, Han T, 2018. Standardized citrus unshiu peel extract ameliorates dexamethasone-induced neurotoxicity and depressive-like behaviors in mice. Metab Brain Dis, 33: 1877-1886.

Liu H, Stover K R, Sivanenthiran N, 2019. Impaired spatial learning and memory in middle-aged mice with kindling-induced spontaneous recurrent seizures. Front Pharmacol, 10: 1077.

Lücking C B, Dürr A, Bonifati V, 2000. Association between early-onset parkinson's disease and mutations in the parkin gene. N Engl J Med, 342: 1560-1567.

Matsuda N, Sato S, Shiba K, 2010. Pink1 stabilized by mitochondrial depolarization recruits parkin to damaged mitochondria and activates latent parkin for mitophagy. J Cell Biol, 189: 211-221.

McCormack A L, Thiruchelvam M, Manning-Bog A B, 2002. Environmental risk factors and parkinson's disease : Selective degeneration of nigral dopaminergic neurons caused by the herbicide paraquat. Neurobiol Dis, 10: 119-127.

Miller A H, Raison C L, 2016. The role of inflammation in depression: From evolutionary imperative to modern treatment target. Nat R ev Immunol, 16: 22-34.

Ou G, Chen W, Yang M, et al., 2021. Preventive effect of nasal timosaponin bii-loaded temperature-/ionsensitive in situ hydrogels on alzheimer's disease. J Traditional Chinese Medical Sciences, 8: 59-64.

Park H, Choi S H, Kong M J, 2019. Dysfunction of 67-kda laminin receptor disrupts bbb integrity via impaired dystrophin/aqp4 complex and p38 mapk/vegf activation following status epilepticus. Front Cell Neurosci, 13: 236.

Raber J, Huang Y, Ashford J W, 2004. Apoe genotype accounts for the vast majority of ad risk and ad pathology. Neurobiol Aging, 25: 641-650.

Ramsden M, Kotilinek L, Forster C, 2005. Age-dependent neurofibrillary tangle formation, neuron loss, and memory impairment in a mouse model of human tauopathy (p301l). J Neurosci, 25: 10637-10647.

Rappold P M, Cui M, Chesser A S, 2011. Paraquat neurotoxicity is mediated by the dopamine transporter and organic cation transporter-3. Proc Natl Acad Sci USA, 108: 20766-20771.

Reader B F, Jarrett B L, McKim D B, 2015. Peripheral and central effects of repeated social defeat stress: Monocyte trafficking, microglial activation, and anxiety. Neuroscience, 289: 429-442.

Reglodi D, Somogyvari-Vigh A, Vigh S, 2000. Delayed systemic administration of pacap38 is neuroprotective in transient middle cerebral artery occlusion in the rat. Stroke, 31: 1411-1417.

Sharon R, Goldberg M S, Bar-Josef I, 2001. A-synuclein occurs in lipid-rich high molecular weight complexes, binds fatty acids, and shows homology to the fatty acid-binding proteins. Proc Natl Acad Sci USA, 98: 9110-9115.

Song J, MA W, GU X Y, 2019. Metabolomic signatures and microbial community profiling of depressive rat model induced by adrenocorticotrophic hormone. J Transl Med, 17: 224.

Wei S S, Yang H J, Huang J W, 2016. Sini powder extract produces antidepressant-like effects in a chronic social defeat stress model of depression in tree shrews. J Chin Pharm Sci, 25: 458-465.

Yang L, Yang J, Li G, et al., 2016. Pathophysiological responses in rat and mouse models of radiation-induced brain injury. Molecular Neurobiology, 54: 1022-1032.

Yang S J, Song Z J, Wang X C, 2019. Curculigoside facilitates fear extinction and prevents depression-like behaviors in a mouse learned helplessness model through increasing hippocampal bdnf. Acta Pharmacol

Sin, 40: 1269-1278.

Zuo X L, Wu P, Ji A M, 2012. Nylon filament coated with paraffin for intraluminal permanent middle cerebral artery occlusion in rats. Neurosci Lett, 519: 42-46.

陈春富, 李劲松, 1996. 栓线法大鼠局灶性脑缺血模型的研究. 中风与神经疾病, 13: 18-19.

陈岚, 曹良勋, 钱贻崧, 2012. 缺血再灌注时间对小鼠大脑中动脉闭塞模型的影响. 中国新药杂志, 21: 1292-1295.

陈路, 李玮玮, 刘春慧, 2015. 制备脑缺血再灌注损伤动物模型的研究进展. 中国生化药物杂志, 35: 158-160+167.

方锦颖, 陈光耀, 李龙梅, 等, 2018. 孤养对单次延长应激建立的创伤后应激障碍模型大鼠行为学的影响. 中国比较医学杂志, 28: 32-35.

甘记兴, 庞德兵, 辇红星, 2020. 鼠尾悬吊法建立小鼠抑郁模型后其 hpt 轴功能变化. 国际精神病学杂志, 47: 674-676+685.

甘雨, 马进, 袁媛, 等, 2018. 线栓法制备 sd 大鼠局灶性脑缺血再灌注模型的实践与评价. 西部中医药, 31: 12-14.

高焕民, 刘丽丽, 齐明山, 2014. 大鼠左右大脑中动脉缺血再灌注模型比较. 中华老年心脑血管病杂志, 16: 863-866.

古桂雄, 朱寿彭, 王六一, 等, 2001. α 辐射体诱发发育脑损伤的动物模型研究. 中国工业医学杂志, 14: 197-199.

呙霞, 2015. 睡眠剥夺小鼠模型的建立及宁心安神法的干预作用. 武汉: 湖北中医药大学.

罕园园, 马开利, 2013. 阿尔兹海默症转基因小鼠模型研究进展及评价. 中国实验动物学报, 21: 97-101.

厚玉姣, 石晓静, 苗雯蓉, 等, 2020. 睡眠剥夺动物模型最新研究进展. 世界睡眠医学杂志, 7: 740-744.

胡华, 刘杰, 张燕辉, 2018. 线栓法制作大鼠大脑中动脉梗死模型的体会与造模失败原因分析. 中西医结合心脑血管病杂志, 16: 1359-1361.

黄雅倩, 李慧祯, 李梦馨, 等, 2019. 针刺干预对高原缺氧模型大鼠脑损伤的保护作用研究, 新时代 新思维 新跨越 新发展——2019 中国针灸学会年会暨 40 周年回顾, 中国湖北武汉: 7.

李炜, 吴青原, 连斌, 2018. 笼养食蟹猴攻击-屈服行为下的自然抑郁模型探究. 上海交通大学学报 医学版, 38: 1408.

李振宗, 赵育梅, 袁辉, 2018. 大鼠线栓法局灶性脑缺血模型的改良. 中国微侵袭神经外科杂志, 23: 419-422.

林竹贞, 皮荣标, 2007. 啮齿类脑缺血动物模型的研究进展. 中国神经精神疾病杂志, 33: 574-576.

刘陶, 郁婧, 钱召强, 等, 2018. 两种睡眠剥夺模型对小鼠情绪和学习记忆的影响. 陕西师范大学学报 (自然科学版), 46: 77-82.

孟胜喜, 霍清萍, 2016. 局灶性脑缺血动物模型的研究进展. 中西医结合心脑血管病杂志, 14: 1366-1370.

齐鹏, 杨晓庆, 杜志敏, 等, 2013. 阿尔兹海默症动物模型的研究现状. 新乡医学院学报, 30: 838-841.

乔治东, 杨光路, 2020. 癫痫模型制作. 世界最新医学信息文摘, 20: 129-130.

史清海, 伏建峰, 葛迪, 等, 2012. 急性低压低氧应激导致大鼠认知功能损伤研究. 西北国防医学杂志, 33: 4-7.

孙浩然, 徐艳玲, 李长江, 等, 2020. 创伤后应激障碍的啮齿类动物模型研究进展. 中国实验动物学报, 28: 254-259.

陶磊, 毛燕, 张国荣, 2014. 低压低氧后处理对创伤性脑损伤大鼠神经功能预后的影响. 安徽医科大学学报，49：872-878.

王琛，谢红，田野，等，2004. 清醒状态下大鼠放射性脑损伤实验模型的建立. 苏州大学学报（医学版）（04）：455-458.

王雪雪，陶柱萍，厉颖，等，2020. 抑郁动物模型的研究进展及在中医药中的应用. 中国中药杂志，45：2473-2480.

魏景宽，王正波，2020. 非人灵长类帕金森病模型研究进展. 生命科学，32：676-682.

邢诒刚，唐亚梅，孙颖，等，2003. 急性放射性脑损伤鼠模型的建立. 中华放射医学与防护杂志（04）：43-44.

颜春鲁，安方玉，刘永琦，等，2021. 黄芪汤对 ~ (12)c ~ (6+)离子辐射脑损伤模型鼠 bcl-2/nf-κb 信号通路的调控机制研究. 中国现代应用药学，38：1-7.

颜春鲁，安方玉，刘永琦，等，2020. 黄芪汤对重离子辐射（~(12)c ~ (6+)）所致大鼠放射性脑损伤的保护作用. 辐射研究与辐射工艺学报，38：40-49.

杨东明，杨利峰，赵德明，等，2020. 帕金森病动物模型的研究进展. 中国实验动物学报，28：397-404.

杨赞章，陈虹，2008. 线栓法制备大鼠局灶性脑缺血模型的改进与体会. 时珍国医国药，19：2189-2190.

俞璐，曹晓华，赵政，2018. 线栓法制备大鼠大脑中动脉脑缺血模型的改进与经验探讨. 神经损伤与功能重建，13：79-81.

张朝宁，李金田，刘永琦，等，2018. 归芪益元膏对重离子辐射旁效应损伤大鼠肺肾组织 caspase-3 及 caspase-9 表达的影响. 解放军医学杂志，43：278-282.

张传灼，李文美，李勇，2014. 肠道淤血再灌注在大鼠肝脏缺血再灌注损伤中的作用. 中国现代普通外科进展，17：594-597.

张冬丽，梁立韵，嵇婷婷，2009. Presenilin-1/presenilin-2 双基因敲除小鼠脑中单胺类神经递质变化的研究. 生物化学与生物物理进展，36：1436-1441.

张慧叶，种文强，李昂，等，2020. 阿尔茨海默症动物模型研究概述及其非实验死亡原因的分析. 中国医药导报，17：36-40+64.

张磊阳，贺敏，李玥，等，2017. 抑郁症动物模型的研究进展. 中国比较医学杂志，27：92-97.

张琦，刘东，沈丁玎，等，2020. 一种斑马鱼难治性癫痫模型的构建方法及应用：202010170209. 8.

张思妍，王宝，陶凯，等，2020. 帕金森病大鼠模型的建立及超声影像评价. 中华超声影像学杂志，29：540-544.

张晓燕，张璐，于莹，2016. 阿尔兹海默症动物模型的研究进展. 实验动物科学，33：68-70.

第八章

常用行为学评价方法与设备

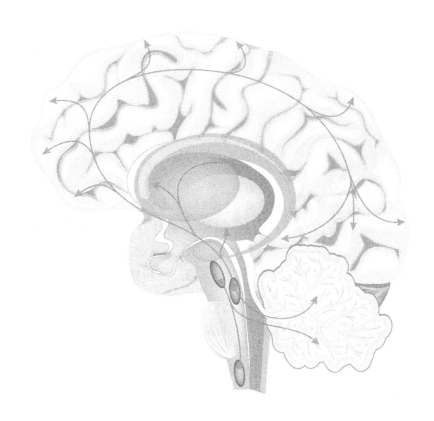

动物行为学（Ethology）主要侧重于科学和客观地研究自然条件下的动物行为，研究对象包括动物的沟通行为、情绪表达、社交行为、学习行为、繁殖行为、疼痛及成瘾性等，是现代神经科学研究的重要技术之一。目前主要行为学评价方法包括学习记忆实验、抑郁行为实验、焦虑行为实验、恐惧行为实验、自发活动行为实验、节律行为实验、攻击行为实验、防御行为实验、繁殖行为实验、社会行为实验（沟通行为、利己行为、等级行为）等。其中研究最多的是学习记忆、情绪和运动行为。

第一节　学习记忆行为评价方法及设备

学习是个体后天与环境接触、获得经验而产生的行为变化的过程；记忆是指对学习获得经验或行为的保持，包括获得、巩固、再现及再巩固四个环节。学习和记忆二者是互相联系的神经活动过程，学习过程中必然包含记忆，而记忆总是需要以学习为先决条件。目前已有多种设备用于评价学习记忆能力。

一、八臂迷宫

八臂迷宫（Eight arm radial maze）是研究动物空间记忆的迷宫模型，主要用于不同药物干预、不同疾病模型动物的学习、记忆、觅食策略、空间认知等方面的研究（刘波等，2019）。

1. 主要组成

八臂迷宫主要由八边形中央区和与其连接的八条工作臂组成，配合视频采集系统（图 8-1）。

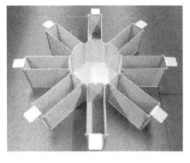

图 8-1　八臂迷宫

2. 原理

每个臂尽头有食物提供装置，根据分析动物取食策略，即进入每臂的次数、时间、正确次数、错误次数、路线等参数，可反映出实验动物的空间记忆能力。相对而言，八臂迷宫操作简便可行，且能区分短期工作记忆和长期参考记忆，现已被广泛用于学习、记忆、认知功能评价。

3. 一般实验步骤

① 动物适应实验环境 1 周后，称重，禁食12h。此后每天训练结束后限制性地给予正常饲料（根据体重不同，大鼠 16～20g，小鼠 2～3g），使体重保持在正常进食的80%～85%。

② 第二天，迷宫各臂及中央区分散着食物颗粒（每只 4～5 粒，直径 3～4mm）。然后同时将 4 只动物置于迷宫中央（通往各臂的门打开），让其自由摄食、探究 10min。

③ 第三天重复第二天的训练，让动物在没有强烈的应激条件下再次熟悉迷宫环境。

④ 第四天起，动物单个进行训练，在每个臂靠近外端食盒处各放一颗食粒，让动物自由摄食。食粒吃完或 10min 后将动物取出。

⑤ 第五天，将食物放在食盒内，重复前一天的训练，一天 2 次。

⑥ 第六天以后，随机选 4 个臂，每个臂放一颗食粒；各臂门关闭，将动物放在迷宫中央，30s 后，臂门打开，让动物在迷宫中自由活动并摄取食粒，直到动物吃完所有 4 个臂的食粒。如经 10min 食粒仍未吃完，则实验终止。每天训练两次，其间间隔 1h 以上。

八臂迷宫主要记录以下 4 个指标：①工作记忆错误（Working memory errors），即在同一次训练中动物再次进入已经吃过食粒的臂；②参考记忆错误（Reference memory errors），即动物进入不曾放过食粒的臂；③总的入臂次数；④测试时间，即动物吃完所有食粒所花的时间。

此外，行为学视频分析系统还可记录动物在放射臂内及中央区的活动情况，包括运动距离和运动时间等。通常连续 5 次训练的工作记忆错误为零、参考记忆错误不超过 1 次时，可开始药物测试或脑内核团结构毁损实验。一般先给溶剂（如生理盐水），再给削弱记忆的药物，然后加用增强记忆的药物，剂量由低到高。

4. 应用实例

八臂迷宫实验在轻度认知功能损伤、阿尔茨海默病、抑郁症等与记忆、空间认知能力相关的研究中应用广泛。

采用八臂迷宫测试人参皂苷 Rg1 对阿尔茨海默病小鼠学习记忆功能障碍的改善作用（王晓英等，2001）。

成年雄性 Wistar 白化大鼠口服 $AlCl_3$ 溶液诱导 AD 模型后给予利拉糖肽（Liraglutide）治疗。用工作记忆错误数（再次进入之前访问过的臂，表示为短期记忆）和参考记忆错误数（进入没有诱饵的臂，表示为长期记忆）作为正确反应的百分比进行测量。正确反应率的计算公式如下：正确反应率（%）=正确反应次数/实验次数×100%。结果表明，AD 组参考记忆错误数和工作记忆错误数显著增加（$p < 0.01$）。AD 组出现错误的总时间高于对照组，表明大鼠空间记忆受损。与对照组相比，AD 组找到诱饵臂的时间显著增加，而利拉糖肽组时间比 AD 组显著减少，表明记忆有明显改善。因此胰高血糖素样肽-1 模拟药物利拉糖肽对大鼠行为具有神经保护作用（Abd El-Rady et al., 2021）。

6 月龄雄性蒙古沙鼠两侧颈总动脉结扎诱导短暂性脑缺血模型，造模前每组沙鼠每天训练 1 次，连续训练 3 天。造模后进行八臂迷宫测试实验，在每条臂末端放置食物，每只沙鼠都被放在八臂迷宫的中央平台上，在沙鼠到达已经到过的臂末端之前，记录错误次数。与对照组相比，模型组错误次数显著增加，造模后给予绿原酸治疗后错误数明显减少。提示绿原酸可减轻认知功能障碍，并对短暂性前脑缺血具有神经保护作用（Lee et al., 2020）。

二、Morris 水迷宫

Morris 水迷宫（Morris water maze）是英国著名心理学家 Morris 于 20 世纪 80

年代初设计并应用于学习记忆机制研究的一种实验方法，在 AD 研究中应用非常普遍。Morris 水迷宫不仅用于研究与空间学习记忆相关的脑区功能评价，还被广泛应用于新药开发/筛选/评价、药理学、毒理学、神经生物学等多个学科的科学研究，是学习与记忆研究的首选经典实验（董雯等，2018）。

1. 主要组成

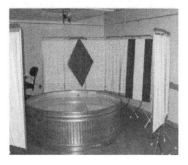

图 8-2　水迷宫实验设备

一个圆形水池（用于大鼠、小鼠水迷宫的水池直径不同，分别为 160~200cm、100~150cm，高度为 50~60cm）（图 8-2），保持温度 25℃左右；一个可移动位置并隐藏在水面下的平台（大、小鼠平台直径分别为 10~12cm、5~6cm，高度为 30cm），一套图像自动采集处理系统。

2. 原理及步骤

动物的求生本领促使它们在游泳过程中寻找平台，经典的 Morris 水迷宫，测试程序主要包括定位航行试验和空间探索试验两个部分。其中定位航行试验（Place navigation）历时数天，每天将动物面向池壁分别从 4 个入水点放入水中若干次，记录其寻找到隐藏在水面下平台的时间，即逃避潜伏期（Escape latency）。空间探索试验（Spatial probe）是在定位航行试验后去除平台，然后任选一个入水点将动物放入水池中，记录其在一定时间内的游泳轨迹，考察动物对原平台的记忆。

主要步骤如下：

① 把大小鼠从饲养环境转移到看不到水池或空间线索的地方，在测试前至少适应 30min 新环境。

② 在平台上放置一面旗帜或图标以增加其可见度。

③ 开始测试时，轻握住鼠尾，将鼠轻轻面向池壁放入水中。

④ 如果动物能在 60s 内找到平台，让其在平台上停留 5s，然后放回原位。如果 60s 内找不到平台，则直接把它放到平台上，停留 20s，再放回原位。

⑤ 根据软件中编写程序，不同象限均重复上述过程。

⑥ 测试完成后，将动物擦干并确保正常体温，放回原饲养笼。

⑦ 定位航行试验：从平台上取下旗帜，向水池中加水使平台浸没到水面以下 1cm。定位航行时把动物从其中一个象限面朝池壁放入水池，记录动物 60s 内找到水面下平台的时间；若 60s 内找不到平台，则实验者引导其找到平台。每次训练间隔 30s，每天训练 1~2 次，连续进行 3~9 天。通过计算机专业软件记录其找到平台的时间、轨迹、游泳速度等指标。

⑧ 空间探索实验：主要用于考察动物对于原平台位置的记忆能力。撤去平台后，让动物在水池内自由游泳，记录 60s 内动物在各象限中时间及经过原先平台位置的次数。为了排除大鼠运动和感觉功能的影响，可使平台露出水面观察大小鼠从某一固定点入水至爬上平台的时间。

Morris 水迷宫评价指标主要包括：持续时间（潜伏期）、总路程、平均速度、四个象限时间和路程、初始角、外环区域路程、中环区域路程、中心区域路程、第一次穿越平台时间及穿越次数、搜索策略等。每个指标的意义各不相同，需根据具体试验目的选择。

3. 应用实例

对脑缺血模型小鼠进行缺血后处理，再给予 L-肌肽治疗。水迷宫实验连续 4 天进行训练，平台放于目标象限保持不变，每天改变起始象限。第 5 天进行测试，移除平台，允许每只小鼠探索水池 90s，记录小鼠在四个象限的平均时间，发现与仅进行缺血处理的小鼠相比，L-肌肽组小鼠在目标象限中的平均时间显著增加，这表明在给予 L-肌肽后，动物的学习和记忆能力有了显著提高（Virdi et al., 2020）。在 Morris 水迷宫任务的三天学习过程中，成人神经发生基因敲除模型动物表现出宏观和微观睡眠结构的变化。小鼠总睡眠时间和非快速眼动期睡眠时间明显减少，且与记忆巩固相关的睡眠特异性神经元振荡受损（Sippel et al., 2020）。具有抗氧化抗炎作用的飞燕草素能使 Meyert 基底核（Nucleus basalis of Meyert, NBM）损伤大鼠在 Morris 水迷宫中目标象限内停留时间更长，可以作为 AD 及其相关疾病的治疗佐剂（Soomaayeh and Leila, 2020）。

向 C57BL/6J 小鼠（雄性，11 ~ 12 周龄）腹腔注射脂多糖诱导神经炎症建立认知障碍模型，在造模 6h 后进行了 Morris 水迷宫测试，数据显示脂多糖组的小鼠比对照组的小鼠找到平台的时间更长，表明脂多糖能造成记忆力不足引发认知障碍，与海马中小胶质细胞的活化及脑内炎性细胞因子水平升高效应一致。该模型的成功建立及其机制探讨对于研究与神经炎症相关的认知障碍和神经退行性变性疾病非常重要（Zhao et al., 2019a）。

同样采用脂多糖，C57BL/6（雄性，10 ~ 11 周龄）小鼠脑室内注射脂多糖建立术后认知障碍模型，治疗组给予对乙酰氨基酚，通过水迷宫实验，模型组小鼠比对照组小鼠找到平台的潜伏期增加，治疗组的潜伏期则比模型组减少，表明对乙酰氨基酚可能具有改善认知的作用（Zhao et al., 2017）。

三、巴恩斯迷宫

巴恩斯迷宫（Barnes maze）是美国学者 Carol A Barnes 1979 年发明的用于检测动物空间记忆的模型。巴恩斯迷宫利用啮齿类动物避光喜暗且爱探究的特性而建立的。动物获得的强化是从一个光亮、敞开的平台上面逃往位于平台下面的一个黑暗、狭小的箱里。该箱称为目标箱，经过训练，动物学习并记忆目标箱的位置。该模型对动物的应激性刺激较小，动物不需要限食，基于其天生的探索特性，应用噪声、强光和暴露的开放环境作为应激手段，在记忆行为研究中较为常用。尤其适用于与应激相关的记忆研究以及基因敲除小鼠的行为表型研究（图 8-3）。

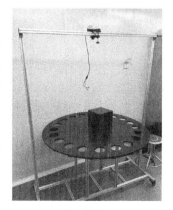

图 8-3 巴恩斯迷宫

1. 主要组成

根据实验条件的不同，巴恩斯迷宫仪器可能具有不同的参数，包括平台材料、颜色和孔的数量。一般来说，一个可旋转的圆形平台，颜色通常为白色或黑色，以确保视频跟踪程序可以将动物与背景区分开。平台直径为 100～122cm，带有 18 个圆孔（直径 9.5cm）或 40 个圆孔（直径 5cm），距地面约 90cm。暗箱（即目标箱或逃生箱）位于其中一个圆孔（称为目标洞或逃生洞）下方与其相连，其他圆孔则为空洞，不与任何物体相连。迷宫边缘 100～200cm 处周围悬挂灰色或白色窗帘，迷宫线索可放置在窗帘上，比如彩色几何形状等以提供视觉空间提示。此外，可以将光源（如 500W 泛光灯）均匀固定在迷宫上方，常作为厌恶刺激激发动物进入黑暗的逃生箱。亦有添加蜂鸣器或与强光组合作为厌恶刺激，但这也可能会分散动物注意力，有碍动物空间探索行为，可根据具体实验条件进行选择。摄像机位于迷宫上方与计算机相连，构成数据采集追踪系统，可记录动物运动轨迹和指标数据。

2. 实验步骤

以下前三个阶段是巴恩斯迷宫用于空间学习和记忆的经典方法，后两个阶段延伸用于评估动物认知灵活性。

① 适应阶段：将动物放入迷宫中，自由探索 1min，然后将其轻轻放到逃生洞中，盖上盖子，让动物待 2min 后再放回原笼中。

② 学习阶段：24h 后将动物从笼中取出，轻轻放在迷宫中央。启动计时器，观察动物探索情况。若动物进入逃生洞，则计为一次逃逸，让动物在孔中停留 30s，若动物在 180s 内未进入逃生洞，则将其轻轻放于逃生洞中，封盖逃生洞 30s。30s 后移出动物并放回原笼中。每只动物间隔 10～15min，利用这一间隙用乙醇（10%～75%）清洁迷宫。动物每天训练 2 次，连续 5 天。第二次训练之前将迷宫随机转动一至数个洞的位置，但目标箱始终固定在同一方位。

③ 学习探索实验：将动物从笼中取出，轻轻放在迷宫中央。启动计时器，允许动物探索迷宫 90s，观察动物探索情况。

④ 逆向学习实验：在以上"学习探索实验"结束 24h 后，将逃生洞旋转 180°，并在整个反向测试中保持恒定。重复"学习阶段"对动物的训练步骤，每天 2 次，连续 3 天。

⑤ 逆向学习探索实验：将动物从笼中取出，轻轻放在迷宫中央。启动计时器，允许动物探索迷宫 90s，观察动物探索情况。

3. 实验指标

① 到达目标箱的逃逸潜伏期（Primary escape-latency）：首次找到目标洞之前的时间。

② 到达目标箱的错误次数（Primary errors）：首次找到目标洞之前探究其他洞的次数。一次错误定义为动物把头伸向或探究任何一个非目标洞，包括专注于探究同一个非目标洞。

动物记忆力减弱主要表现为动物成功获得一次逃逸之前的错误次数比对照组增多，其次到达目标箱的潜伏期延长；记忆力增强则表现相反，即错误次数减少，到达目标箱的潜伏期缩短。

③ 搜索策略：动物使用三种不同的策略来探索迷宫，即随机的、连续的、空间的。

随机策略，动物随机无序搜索穿行迷宫；连续策略，动物以顺时针或逆时针方式连续搜索相邻的孔；空间策略，动物在搜索目标孔之前会直接移动到目标孔或目标孔相邻1~2个孔，这通常在非认知障碍动物中几次连续训练后出现。

4. 注意事项

① 考虑实验的特定目标，例如空间学习、参考记忆（短期/长期）、认知灵活性。

② 选择合适的测试对象，小鼠或大鼠及其品系、遗传背景等，例如 C57BL/6J 小鼠有相当多的探究行为，适合于巴恩斯迷宫实验。

③ 进行初步研究以标准化实验方案，例如厌恶刺激的添加。

④ 确保在实验和测试期间保持实验条件和环境恒定。

⑤ 考虑并避免所有易混淆和影响动物行为的因素，例如气味提示、动物年龄与运动能力。

⑥ 尽可能获得足够多的数据，以充分分析和表征测试动物的行为。

5. 应用实例

通过向 C57BL/6J 小鼠（12 周龄）海马 CA1 区注射海藻酸建立颞叶癫痫病动物模型，在注射后 4 周进行了巴恩斯迷宫实验。对小鼠训练 4 天，第 5~12 天进行探索测试。在学习阶段，随着训练时间的增加，模型组与对照组到达目标孔的逃逸潜伏期和错误次数逐渐减少，在测试阶段，模型组的逃逸潜伏期和错误次数均高于对照组。对所有小鼠的搜索策略记录分析，癫痫小鼠从随机搜索转变为连续搜索，并继续使用连续搜索策略，对照组小鼠的搜索策略从随机-连续-空间变化，并更多采用空间搜索策略。癫痫小鼠学会了如何通过使用系统的、连续的搜索策略，但它们不会学习和记忆逃生孔的空间位置，即向小鼠海马内注射海藻酸致癫痫导致其在空间学习记忆和活动上明显受损（Van Den Herrewegen et al.，2019）。

通过放置在 C57BL/6J 小鼠（雄性，12~16 周龄）头部上方的聚苯乙烯可压缩材料自由落体撞击小鼠头部，撞击 3 次，每次间隔 72h，造成轻度创伤性脑损伤，并于受伤 30min 后腹腔注射鼠尾草酸。在第 15 天采用巴恩斯迷宫进行了短期记忆和长期记忆测试，分别在连续 3 天（每天 4 次训练）后的 30min 和 24h 进行记忆测试。测试结果均显示，经鼠尾草酸处理的小鼠比对照组找到目标孔的时间更短，错误次数更少，表明鼠尾草酸能够改善由轻度创伤性脑损伤引起的认知和行为障碍（Maynard et al.，2019）。

野生型 C57BL/6J 小鼠（雄性，4~5 月龄）在异氟醚麻醉后进行开腹手术，给药组在手术后腹腔注射人参皂苷 Rg1。在第 6 天进行巴恩斯迷宫测试。对动物进行 4 天的空间学习阶段训练，每次 3min，每天 2 次，间隔 15min，在训练后第 1 天和第 8 天进行测试。训练后第 1 天和第 8 天，与对照组相比，异氟醚/手术组逃逸潜伏期和错误次数均增加，具有显著性差异，而人参皂苷 Rg1 给药组则减弱了这一趋势，且与异氟醚/手术组相比具有显著性差异。另外，各组实验操作未对小鼠的逃逸速度造成影响。因此，人参皂苷 Rg1 能减轻异氟醚/手术诱导的神经认知障碍（Miao et al.，2019）。

采用四血管闭塞法构建去卵巢 SD 大鼠（雌性，3 月龄）全脑缺血模型，通过巴恩斯迷宫实验证明全脑缺血后给予 G 蛋白偶联雌激素受体治疗可逆转认知功能障碍（Bai et al.，2020）。

四、新物体识别

新物体识别（Novel object recognition test，NOR）是利用动物先天对新物体有探索倾向的原理而建立的学习记忆测试方法。根据动物探索物体的时间建立关于记忆的推论来测量识别记忆能力，被广泛用于啮齿类动物认知受损模型研究。新物体识别测试操作简单，能快速提供数据，只需两次实验测试即可，与其他学习、记忆评价方法相比，新物体识别不需要学习训练，无需禁食禁水，不用施加惩罚或奖赏刺激，对动物的应激影响较小（图 8-4）。新物体识别测试已被用于研究阿尔茨海默病、帕金森病、自闭症谱系障碍、精神分裂症、创伤性脑损伤和肿瘤化疗中出现的认知记忆缺陷。

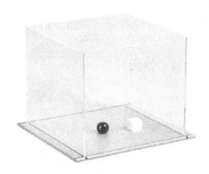

图 8-4 新物体识别示意图

1. 实验步骤

实验通常分为三个阶段：习惯阶段（适应期）、熟悉阶段（学习期）、测试阶段（测试期）。

① 习惯阶段：将动物从笼中取出，放到空旷场地中间，自由探索 5min。

② 熟悉阶段：在习惯阶段 24h 后，将两个相同的物体放在场地的相对象限中，面对两个物体等距位置放入动物，探索 5min。

③ 测试阶段：在熟悉阶段 1h 后，将其中一个物体换成新颖物体，两物体相对放置，面对两个物体等距位置放入动物，探索 5min。

2. 注意事项

① 在熟悉和测试阶段，若实验动物的品系活动探索性较低，对两个物体的探索时间未达到 20s，可适当延长探索时间，比如 10min。

② 每个阶段，每只动物实验结束后，用 70%乙醇清洁场地和物体，以免气味影响。

③ 物体选择不尽相同，但应具有相似程度的复杂性（纹理、形状、颜色图案和亮度等），避免潜在性的偏好导致结果误差。通常使用比动物体积相同或稍大的物体。物体由非易碎材料制成，避免在实验中物体损坏影响实验及对动物造成伤害。

3. 实验指标

测试阶段采用识别指数（Discrimination index，DI）作为衡量指标。定义与计算有所不同，现总结以下 2 种计算方式以供参考，其中 TN=探索新物体时间，TF=探索熟悉物体时间。

$$DI=TN/(TN+TF) \tag{8-1}$$

DI 值在有的文献中定义为"探索时间百分比"，数值介于 0 到 1 之间，通常用其百分比值，数值超过 50%表示对新物体进行了更深入的研究。

$$DI=(TN-TF)/(TN+TF) \tag{8-2}$$

DI 数值介于-1 ~ 1 之间，正值表示研究新对象的时间更多，负值表示研究熟悉对象的时间更多，数值为零表示花在两个物体上的时间相等。该值是最常用的计算指标。

4. 应用实例

研究运动训练是否影响与 AD 相关的识别记忆和空间记忆缺陷，实验采用 *APPswe/PS1ΔE9*（淀粉样前体蛋白/早老素，简称 APP/PS1）转基因小鼠（雌性）进行运动训练，分为早期运动组和晚期运动组，模拟阿尔茨海默病发展变化。小鼠跑步机加以温和的电击（0.6mA，间隔<2s），每只小鼠每天晚上 7 点至 9 点以 15m/min 的速度运动 60min，每 30min 休息 1.5min，每周 5 天，持续 12 周或 24 周。新物体识别实验训练 5min，测试 10min，对物体的探索被定义为鼻子或前爪与物体的直接接触，排除总探索时间<8s 的动物参与测试。实验指标用识别指数（DI）表示，DI 定义为对新物体的探索时间/测试期对两个物体的总探索时间。数据表明，运动组小鼠识别指数高于未进行训练的小鼠，对新物体的探索偏好具有显著性差异，但与对照组仍存在显著性差异。从运动时期数据来看，APP/PS1 小鼠的运动治疗越早，新物体识别记忆改善越好，免受随着年龄增长而恶化的记忆障碍。因此，运动或许是一种有希望的治疗方法，可以预防及改善阿尔茨海默病引起的认知缺陷（Tan et al.，2020）。

利用自动睡眠剥夺仪建立睡眠剥夺模型研究染料木素对慢性睡眠剥夺诱导的认知功能障碍的保护作用。ICR 小鼠（雄性，4 周龄）被放置于睡眠剥夺仪中适应 2 天后进行连续睡眠剥夺 14 天，同时口服染料木素（10mg/kg、20mg/kg、40mg/kg）。在新物体识别测试中，首先进行为期 3 天的适应阶段，即允许动物在空的场地自由探索 10min。熟悉 5min、30min 后进行测试，测试时间为 5min。本实验中小鼠的探索行为被定义为在距离物体不超过 2cm 的地方嗅探或用鼻子触摸物体，不包括坐在物体上。在测试阶段，识别指数 DI =(TN-TF)/(TN+TF)。在实验熟悉阶段，从对物体的探索时间和总探索时间可以看出，各组小鼠的探索行为水平相同，无位置偏好，表明各组小鼠对物体的探索能力没有差异。在测试阶段，模型组识别指数较对照组明显下降（$p<0.01$），染料木素（10mg/kg）剂量组虽能提高睡眠剥夺小鼠的 DI，但差异不显著（$p>0.05$），20mg/kg、40mg/kg 剂量组的 DI 较模型组显著升高（$p<0.01$）。这些结果表明，睡眠剥夺损伤小鼠的认知记忆能力，而给予染料木素治疗可改善这些缺陷（Lu et al.，2020）。

研究产前服用美沙酮对青少年后代的长期行为和神经生物学影响。雌性 SD 大鼠交配前口服一定剂量美沙酮至子代出生 14 天后。新物体识别实验在习惯阶段的操作有所不同，在习惯阶段 24h 前，将两个物体（塑料积木）放在每只大鼠的笼中，随后大鼠在装置场地自由探索 5min 后返回笼中。熟悉阶段，两个物体放在场地中，大鼠等距面对两个物体，探索 5min。1h 后进行测试，其中一个熟悉的物体被一个新的物体（塑料小雕像）取代，每只大鼠被放回场地探索 3min。探索行为被定义为与物体的直接接触，包括用嘴、鼻子或爪子触摸物体。识别指数用 $T_N/(T_{TOT})$ 计算，其中 T_N =探索新物体时间 (s)，T_{TOT} =总探索时间 (s)，即探索新物体和熟悉物体的总时间。暴露于美沙酮的后代识别率降低了 31%，与对照组相比具有显著性差异（$p < 0.001$），但子代性别之间无差异，揭示

了孕期服用美沙酮可能会造成子代认知能力缺陷（Lum et al., 2021）。

五、跳台

在开阔空间内，动物大部分时间都在边缘与角落里活动。在方形空间中心设置一个高平台，底部铺以通电铜栅。当把动物放在平台上时，它几乎立即跳下平台，并向四周进行探索（图8-5）。如果动物跳下平台时受到电击，其正常反应是跳回平台以躲避伤害性刺激。多数动物可能再次或多次跳至铜栅上，受到电击后又迅速跳回平台。多次训练后，动物形成记忆而不跳下平台。药物或其他因素（如脑损伤）会增强或者削弱这种记忆保存时间，从而评价其影响。这是典型的跳台实验（Diving platform）。

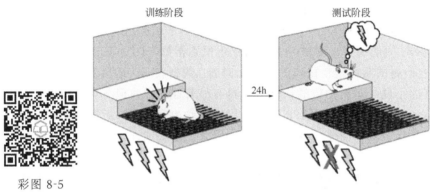

彩图 8-5

图 8-5　跳台实验

跳台实验可用于观察药物对学习、记忆过程的影响。尤其适合于药物的初筛，缺点是动物的回避性反应差异较大，因此需要检测大量的动物，可通过对动物进行预选或按学习能力分类别进行后续试验。

1. 跳台实验主要评价指标

① 观察时间：动物在实验箱中活动的总时间。
② 潜伏期：实验开始后动物第一次从平台上跳下的时间。
③ 错误次数：整个观察期内动物一共从平台上"成功跳下"来的次数，"成功跳下"的行为需要满足软件中定义的刺激延迟时间阈值。
④ 安全区总时间：动物停留在平台上的时间。
⑤ 刺激区总时间：动物在电击区域的时间，也称为错误时间。
其中潜伏期和错误次数指标是评价学习记忆能力的重要指标。

2. 应用实例

雄性 ICR 小鼠连续预防给药左旋奥拉西坦 5 天，第 5 天给药 15min 后，除空白组分别采用东莨菪碱、亚硝酸钠和乙醇建立了小鼠记忆获得障碍、记忆巩固障碍和记忆再现障碍模型。30min 后进行跳台训练，训练结束 24h 后记忆测试。学习训练时先将小鼠置跳台测试箱内适应环境 3min，然后立即通以 36V 电流，小鼠受电击后，其正常反应是跳到安全平台以便躲避电击。记录每只小鼠第一次跳上跳台的反应时间和 5min 内受到的电击次数即错误次数，这两项作为学习成绩。测试时将小鼠放于跳台上，记录小鼠第一次跳下跳台的时间，即逃避潜伏期和 5min 内错误次数，此两项作为记忆成绩。行为学实验结果显示，模型对照组小鼠在跳台实验中的反应时间、错误次数均显著增加，逃避潜伏期显著缩短，造成小鼠学习记忆障碍，表明造模成功。而给予左旋奥拉西坦后，各剂量组小鼠的学习记忆能力明显提高，提示左旋奥拉西坦可以改善记忆损伤模型动物的学习记忆能力（樊文香等，2021）。

六、避暗穿梭

避暗穿梭根据动物的逃避方式分为穿梭箱主动逃避程序和穿梭箱被动逃避程序。前者要求动物主动从有厌恶刺激的箱中逃离，后者则要求动物通过对先前的环境记忆不进入有厌恶刺激的箱体。

避暗实验依鼠类的嗜暗习性设计，设备由一明一暗两个箱子组成，二者之间有一个门连接，实验过程分为训练过程和测试过程。训练阶段可进行单次电击训练或者多次电击训练，单次电击训练过程将动物放入明箱，当其进入暗箱后给予电击，随即取出；多次训练为设置训练的时间，允许小鼠多次进入暗箱，并给予电击，在一段时间后，几个小时或者一两天，对其进行测试，记录其避暗潜伏期和错误次数等参数。因其操作简单使其成为在较低等动物上研究药效学、脑部损伤等相关的工作记忆方面应用最广泛的实验方法之一。

1. 主要组成

穿梭箱主要由长宽均为 20cm、高 15cm 的四个小室构成，每个小室密闭且不透光，顶部连接照明灯，底部由可通电的光栅构成，连接一个可调节电压表（图 8-6）。

2. 实验步骤

小鼠有避明趋暗的习性，当它进入一个与暗空间相连的明空间时就会很快进入暗空间并停留在里面。采用暗环境被动回避法，穿梭箱分隔明暗两室，由拱形小门（6cm×8cm）相通，两室底布以铜栅，暗室底部的铜栅通以

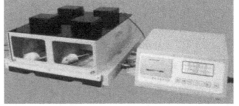

图 8-6　避暗穿梭仪

30V 电压（郭思媛等，2016）。造模结束前 24h 将大鼠背向洞口放入明室，大鼠趋暗习性促使其自动进入暗室，当其四足全部进暗室时，暗室开始通电，大鼠受到电击后自动逃回明室，至大鼠在明箱内大于 5min 不进入暗室完成学习。测定期在训练后 24h，再次将大鼠背对洞口置于明室，同时开始计时，记录大鼠第一次进入暗室时间，即为潜伏期。观察 9min，始终未进入的大鼠潜伏期规定为 540s。头部进入并且两前爪攀孔沿记为 1 分，两前爪进入暗室为 2 分，四爪全部进入为 3 分，记录错误总积分。

3. 应用实例

避暗穿梭实验主要用于测试药物作用后实验动物学习和记忆改善情况。通过避暗

穿梭对比两种实验小鼠的主动回避时间（段巍鹤等，2015）。采用颈总动脉短暂闭塞法诱导雄性 Wistar 大鼠脑缺血-再灌注损伤，一周后使用穿梭箱进行被动回避测试，以评估大鼠的记忆功能。在习惯化阶段，大鼠被放置在光照室，5s 后打开小门，让大鼠进入暗室，立即关门，持续 10s。半小时后进行采集试验，动物一进入暗室，通过暗室底部的金属网施加 2 s 的电击（1mA），20s 后取出动物放回笼子里。隔日后将大鼠再次放置于光照室，不加电击，5s 后打开小门。记录大鼠进入暗室的潜伏期和停留在暗室的时间，总时长 300s。与对照组相比，脑损伤显著减少避暗潜伏期，显著增加大鼠在暗室的时间，给予帕罗西汀则使大鼠避暗潜伏期增加，大鼠在暗室的停留时间显著减少，且帕罗西汀治疗组在被动回避测试中比预防组表现更好。因此，帕罗西汀能够减轻大鼠脑缺血诱导的被动回避记忆功能障碍（Sheikholeslami et al.，2021）。

大麻素配体 HU-210 对双侧嗅球切除术诱导的抑郁样状态 Wistar 大鼠（雄性）学习和记忆过程的影响。采用避暗穿梭仪进行实验，方法同上，大鼠进入黑暗的隔间后门被关闭，电击（0.3～0.35mA，3s）。在训练实验后 24h 进行测试（无电击），大鼠被放置在光照隔间，通过测定大鼠进入黑暗隔间的时间（潜伏期）来估计潜伏期，时长 180s。结果表明 HU-210 通过延长潜伏期，部分改善双侧嗅球切除大鼠的学习和记忆障碍（Velikova et al.，2020）。

第二节　情绪评价设备

情绪行为是一种瞬时变化的心理与生理现象，反映了机体对不断变化的外界环境所采取的适应模式。从心理学的层面来说，情绪是对客观事物的态度体验和行为反应，为人和动物所共有，主要分为抑郁、焦虑、恐惧三类行为。由于动物的情绪体验难以用语言表达，故行为实验是其主要的评价方法。

抑郁行为是动物面临环境应激等因素长期、慢性作用时，出现快感缺失、行为绝望、获得性无助等情绪反应；焦虑行为本质上是动物新奇环境探索心理和对其恐惧而形成的冲突产生的行为。抑郁行为实验方法主要包括获得性无助、强迫游泳、悬尾、糖水偏爱、新奇物体探索、旷场实验等；焦虑行为实验方法主要有高架十字迷宫、旷场、明暗箱、新奇环境摄食抑制、饮水冲突实验等。

一、旷场实验

旷场实验（Open field test，OFT）也叫敞箱实验，是常用的动物行为学实验。OFT 可以检测大鼠或者小鼠自发活动行为（Locomotor activity）和探索行为（Investigative behavior），是评价实验动物在新异环境中自主行为、探究行为与紧张度的一种方法。OFT 可测试动物的自发活动情况，也用于测试动物对开阔环境的焦虑行为。例如动物对新开阔环境的恐惧而主要在四周区域活动，在中央区域活动较少；但动物的探究特性又促使其产生在中央区域活动的动机。中枢兴奋药物可以明显增加动物的自发活动而减少探究行为，一定剂量的抗精神病药物可以减少探究行为而不影响自发活动。

区域通常分为四角、四周及中央区域，软件自动统计这些区域内实验动物的活动路程、滞留时间、进入次数、平均速度。需要注意：关于区域的划分有很多不同的方式，实验者通常将箱体底部划分成 9 宫格、16 宫格或者 25 宫格。

1. 旷场常用评价指标

① 运动总距离：反映大鼠的运动情况。如抑郁模型大鼠的水平运动距离大大减少，多躲避于旷场一角不动。

② 中央区域进入总次数：反映大鼠的焦虑情况。抗焦虑药物可以在不改变一般运动情况的前提下增加大鼠的中央区进入次数；抑郁模型大鼠中央区进入次数也会大幅度下降。

③ 中央区域滞留时间：反映大鼠的焦虑情况。抗焦虑药物可以在不改变一般运动情况的前提下增加大鼠的中央区滞留时间；抑郁模型大鼠中央区滞留时间也会大幅度下降。

④ 直立次数：反映大鼠垂直水平活动情况，主要反映大鼠的探究行为。抑郁模型大鼠对外界环境的好奇性或探究兴趣下降，表现出直立次数显著下降。

⑤ 尿便数量：反映大鼠的焦虑情况。但是由于尿便数量受影响因素多并不能充分反映出大鼠的焦虑情况。

2. 主要组成

实验装置由旷场反应箱和数据自动采集和处理系统两部分组成。大鼠旷场反应箱高 30～40cm，底边长 100cm，内壁涂黑，底面平均分为 25 个 4cm×4cm 小方格，小鼠旷场反应箱高 25～30cm，底边长 72cm，内壁涂黑，底面平均分为 64 个小方格。正上方 2m 处架一数码摄像头，其视野可覆盖整个旷场内部。旷场光照为全人工照明，可人为设定"白天"和"黑夜"，白天由两侧墙壁的 4 只节能灯发出约 200lx 照度的模拟，夜晚由一侧墙壁的红外光源提供照明。实验人员和计算机等设备位于另一房间以减小对动物的干扰，实验室背景噪声控制在 65dB 以下（图 8-7）。

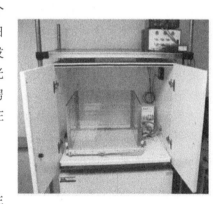

图 8-7　旷场实验设备

3. 原理及步骤

以实验动物在新奇环境之中某些行为的发生频率和持续时间等，反映实验动物在陌生环境中的自主行为与探究行为，以尿便次数反映其紧张度。实验在安静的环境下进行，将动物放入箱内底面中心，同时进行摄像和计时。观察一定时间后停止摄像，观察时间可根据实验拟定，一般为 3～5min。每次实验完毕需清洗方箱内壁及底面以免上次动物余留的信息（如动物的大小便、气味）影响测试结果。根据计算机软件设计可观察的穿格数和中央区域停留时间参数，如单位时间内动物在中央格停留时间，某一肢体越过的格子数为水平得分，后肢站立次数为垂直得分，和尿便次数、运动速度、运动距离、休息时间、沿边运动距离、中央运动距离等。

4. 注意事项

① 在开始实验前，提前 30min～1h，将动物放到测试室内适应环境。
② 整个测试过程应保持安静，减少动物因新环境带来的压力。
③ 每只动物实验结束，用 70%乙醇清洁场地，避免气味影响动物行为。

5. 应用实例

通常，受到压力的动物在开阔区域活动较少，喜欢靠近四周及其周围活动则是焦虑行为迹象表征，焦虑程度较低的动物倾向于在场地中央的开放区域活动。在测量焦虑方面，应该注意的是，不应过度解释该测试的结果，应与其他焦虑行为的测试结果进行比较，如高架十字迷宫和明暗箱等。

通过旷场实验分析星形胶质细胞在 Sig1R 的作用下被直接激活产生抗抑郁物质对小鼠的抗抑郁作用（Wang et al., 2020）。

探索新生小鼠暴露于氯胺酮是否会影响成年期的焦虑情绪和探索行为，雄性 Balb/c 和 C57BL/6 小鼠出生后第 7 天腹腔注射氯胺酮，重复 3 次，间隔 4h。在成年时，使用旷场评价探索和焦虑样行为，选用中央路程、中央潜伏期、穿越中央次数作为指标。结果显示：中、低剂量和高剂量均使 C57BL/6 小鼠在旷场中的中央潜伏期增加、穿越中央次数和中央路程减少，即焦虑样行为增加、探索行为增加；而在 Balb/c 小鼠中、高剂量和低剂量对小鼠的焦虑样行为和探索行为均无显著影响。因此，遗传因素可能影响氯胺酮治疗新生儿类焦虑样和探索行为。这也是大多数动物行为学实验选用 C57BL/6 品系小鼠的原因（Akillioglu and Karadepe, 2021）。采用明/暗转换、旷场、高架十字迷宫等试验评价了雄性 C57BL/6J 小鼠从青年到老年（8、47、73 和 99 周龄）过程中与年龄相关的行为学变化，发现小鼠的运动能力随年龄增加而降低，在旷场中心区域活动的时间随年龄增加而增加（Shoji and Miyakawa, 2019），本实验提供了除遗传因素和环境因素外，不同年龄阶段（青年、壮年和老年）雄性 C57BL/6J 小鼠行为特征的基本信息。

研究低频重复经颅磁刺激（Repetitive transcranial magnetic stimulation, rTMS）是否可以减轻抑郁和焦虑样行为。采用腹腔注射戊四唑诱发 SD 大鼠（雄性，180～220g）癫痫模型，注射后 4h 进行低频 rTMS 治疗。在第 8 和 15 天分别进行旷场实验，大鼠放在一个深灰色的塑料箱（100cm×100cm×35cm），每次持续 5min，通过录像系统对动物的总运动路程、速度进行分析和量化。低频 rTMS 治疗后大鼠总运动路程和速度较模型组均有改善，具有显著性差异，15 天实验数据更为明显。因此，低频 rTMS 可以改善癫痫大鼠的抑郁和焦虑，但不能减轻癫痫的严重程度。可将低频 rTMS 作为抗癫痫药物的辅助治疗，为癫痫及抑郁、焦虑的治疗提供一些思路和参考（Wang et al., 2019）。

二、高架十字迷宫

高架十字迷宫（Elevated plus maze, EPM）是评价啮齿类动物焦虑反应的实验方法，相较伤害性刺激所致小鼠焦虑行为检测（如电刺激、噪声刺激、饮食剥夺和暴露在捕食者气味等）该实验具有操作简单的优点，能直观反映小鼠的条件应答。EPM 实验是在高架 Y 型迷宫的基础上发展而来的。EPM 由开臂（Open arms）和闭臂（Closed arms）各两条组成，呈十字形交叉，距地面有一定高度，双臂交叉部分为中央区。其原理是利用动物对新异环境的探究特性和对高悬敞开臂的恐惧形成矛盾冲突行为来考察动物的焦虑状态。进入开放臂次数及停留时间与大鼠的焦虑情绪成负相关，进入开放臂次数越少，停留时间越短，说明动物的焦虑情绪越严重。EPM 实验可用于苯二氮草类药物的抗焦虑作用研究及筛选具有抗焦虑作用的新药，也被用于研究精神性药物滥用的影响等。

1. 常用评价指标

① 进入开放臂次数（Open arm entry，OE）：进入到任一开放臂的次数，以动物的四肢均进入臂内为准或者以动物身体 80%进入臂内为准。

② 开臂活动（Open arm time，OT）：动物四肢全部进入或者身体 80%进入开臂内的持续时间。

③ 进入闭臂次数（Closed arm entry，CE）：进入到任一闭臂的次数，以动物的四肢均进入臂内为准或者以动物身体 80%进入臂内为准。

④ 闭臂活动（Closed arm time，CT）：动物四肢全部进入或者身体 80%进入闭臂内的持续时间。

⑤ 向下探究次数（Head-dipping，HD）：实验动物置身于中央区域或者开臂时，一边用前爪握住迷宫边缘一边把头部和肩部伸出开臂的边缘向迷宫下面探究的行为次数。

⑥ 闭臂后腿直立次数（Rearing）：也叫闭臂支撑性站立，动物在闭臂前腿抬起以后腿支持身体直立的次数。

⑦ 中央区域活动：中央区域指的是开臂和闭臂连接交叉的区域，实验动物在这个区域内的活动路程和滞留时间。

⑧ 进入开放臂和封闭臂的总次数（OE+CE）：表示大鼠的运动力（Locomotor activity）。

⑨ 进入开放臂次数比例（OE%）：OE/(OE+CE)×100%。

⑩ 开放臂停留时间比例（OT%）：OT/(OT+CT)×100%。

焦虑动物的 OE%和 OT%会明显降低，经典抗焦虑药物则使两者升高，OE+CE 反映了动物的运动活性。HD 反映了动物在非保护区内的探索行为，代表动物对陌生环境的好奇探究或因恐惧而寻求逃避，与焦虑程度有一定相关性。

2. 主要组成

迷宫有两个开放臂（45cm×10cm）、两个闭合臂（45cm×10cm×30cm）、一个中间区（4cm×4cm），迷宫离地面 50cm，迷宫的地板和闭合臂的边都是由黑色的塑胶构成的。除此之外，还需要高架硬件、USB 采集卡、视频线、摄像机、摄像机支架、摄像机电源、软件光盘等视频监控分析系统（图 8-8）。

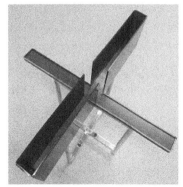

图 8-8　高架十字迷宫

3. 原理及步骤

啮齿类动物由于嗜暗性会倾向于在闭臂中活动，但出于好奇心和探究性又会在开臂中活动，在面对新奇刺激时，动物同时产生探究的冲动与恐惧，这就造成了探究与回避的冲突行为，从而产生焦虑心理。而抗焦虑药物能明显增加进入开臂的次数与时间，十字迷宫距离地面较高，相当于人站在峭壁上，使实验对象产生恐惧和不安心理。实验开始时将小鼠从中央格面向开放臂放入迷宫，记录 5min 内的活动情况。观察指标包括：开放臂进入次数，开放臂停留时间，闭合臂进入次数，闭合臂停留时间。计算开放臂停留时间比例，开放臂进入次数比例，高架十字迷宫中总进入次数。实验完成后将小鼠取出，将两臂清理干净，喷洒酒精除去气味，最后用动物行为学软件进行数据分析。

4. 应用实例

并非所有实验室都使用相同的仪器，这些差异可能会影响实验结果。主要包括开放臂有或没有壁架、闭合臂使用透明或不透明材料。THorii Yasuyuki 等人验证了无壁式开放臂+透明壁封闭臂的组合相比，无壁式开放臂+不透明壁封闭臂的组合对抗焦虑药物效果的检测灵敏度更高（Yasuyuki et al., 2018）。

通过高架十字迷宫实验表明雌性大鼠在开放臂停留时间较雄性大鼠长，而在闭合臂停留的时间较雄性大鼠短，提示雌性大鼠比雄性大鼠更不容易焦虑（Alaa et al., 2017）。

建立 C57BL/6J 小鼠（雄性，8 周龄）单一连续应激模型（Single prolonged stress, SPS）诱导啮齿类动物的创伤后应激障碍（Post traumatic stress disorder, PTSD）样症状，在造模 15 天后进行高架十字迷宫实验。与模型组小鼠比较，给予一定剂量番茄红素的小鼠进入开臂的时间增加，与给予阳性药盐酸舍曲林的小鼠具有同等效果，且两种药物对小鼠的整体运动时间均不造成影响。结合一系列生理指标水平的变化证明番茄红素可能通过抗神经炎症反应和抗氧化应激作用减轻小鼠 PTSD 样行为缺陷，为临床非抗抑郁药治疗 PTSD 提供参考（Li et al., 2020a）。

采用高架十字迷宫评估颅脑外伤引起的焦虑情绪，用闭臂时间与开臂时间的比值作为实验指标，比值越大，表示在闭臂花费的时间越多，开臂的时间越少，表明焦虑加剧。比值越小，表示小鼠在开臂时间相对较长，冒险行为更多。小鼠颅脑外伤模型是通过在异氟烷麻醉后，用气动驱动活塞橡胶尖端轻微撞击头部中线顶区，撞击 2 次，间隔24h建立的。分别在造模后第 7、10 天，第 1、2 和 3 月及第 6、7 和 8 月进行行为学评价，结果显示：模型组比对照组探索闭臂的时间更长，且随着时间的推移，在 6~8 月时差异增大并逐渐稳定。使用其他数据进行分析，例如单一闭臂时间或开臂时间也得到了相同的结果（Cheng et al., 2019）。

研究单独使用或联合应用经颅激光生物调节和亚甲蓝对不可预测的慢性温和型应激（Chronic unpredictable mild stress, CUMS）引起的小鼠学习和记忆障碍的治疗效果，对 Balb/c 小鼠（雄性，8 周龄）进行连续 4 周的 CUMS（包括禁水禁食、强迫游泳等不同的压力条件）处理分组进行经颅激光辐射和亚甲蓝治疗。第 29 天进行高架十字迷宫实验，选用开臂停留时间比例（OT%）、开臂次数比例（OE%）、开臂闭臂总时间（TAE）作为实验指标。与模型组相比较，单一使用经颅激光辐射和亚甲蓝治疗均能增加开臂探索比，二者之间无显著差异，但联合应用效尤为甚。经颅激光辐射和亚甲蓝能逆转 CUMS 小鼠空间记忆障碍和焦虑情绪（Meynaghizadeh-Zargar et al.，2020）。

三、强迫游泳

强迫游泳实验（Forced swimming test，FST）是 Porsolt RD 于 1977 年首次建立的用于检测抗抑郁药物的作用的实验（Porsolt et al.，1977）。强迫游泳实验易于建立，在不同实验室内具有高重复性，主要用于制备抑郁症动物模型或者研究抗抑郁、镇静以及止痛类药物，特别适合作为临床前模型和药物筛选尝试。

1. 主要设备组成

游泳桶（大鼠直径，250mm；小鼠直径，150mm）、视频采集模块、枪式摄像机（图 8-9）。

2. 原理及步骤

基于啮齿类动物逃避水的自然倾向，通过将实验动物置于一个局限的环境中（如水中），动物在该环境中拼命挣扎试图逃跑又无法逃脱，从而提供了一个无可回避的压迫环境，持续一段时间后，动物即表现出典型的"不动状态"，反映了一种"行为绝望"状态，记录处于该环境的动物产生绝望的不动状态过程中的一系列参数。这种行为绝望模型与抑郁症类似，而且对绝大多数抗抑郁药物敏感，

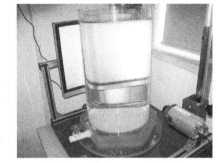

图 8-9　强迫游泳实验设备

且其药效与临床药效显著相关，所以被广泛用于抗抑郁药物的初选。实验中，具有抑郁样表型的动物更早放弃游泳，不动时间增加，而抗抑郁药物可以逆转这种效果。

3. 参数设置

① 圆筒直径：Porsolt 提出的强迫游泳池的原始直径是 10cm，根据具体实验条件可以使用一个直径与原始直径 10cm 相近的圆筒。

② 水的深度：小鼠尾巴不能碰到圆筒底部，否则会影响小鼠的行为。Porsolt 最初对 FST 的描述中 6cm 的水位是足够的，但是随着实验发现小鼠会碰到圆筒底部，现在一般水位至少是 10cm。

③ 水温：较高的温度（35℃）可能导致强迫游泳后的静止时间较短，在冷水中游泳时迅速形成的静止可能是严重的脑体温过低抑制神经功能所致。目前，大多数研究使用的水温在 23℃到 28℃之间。

最常被引用的方法是，在一个装有 12cm 水位的玻璃罐中（21cm×12cm），在 (22±1)℃的条件下，在 6min 的时间内测量不动时间（Aley and Kulkarni，1989）。

4. 一般步骤

① 实验前 1h，将动物置于行为实验室内适应环境。

② 轻拿动物尾巴底部将其放入已设置好的水池中，让实验动物持续游泳 6min，记录其行为。

③ 取出动物，用纸巾轻轻擦去多余的水，然后放回笼中。

④ 清空并冲洗烧杯，重新注入干净的温水，检查记录温度，进行下一只动物的实验。

⑤ 统计静止时间（Immobility time）和初始静止潜伏期用于数据分析。

5. 注意事项

① 从水池中取出动物后，用纸巾擦干，放回笼子，注意保温，避免失温。

② 实验中若小鼠沉到水面以下，应立即停止试验，并将动物移走，查看情况，以确保其安全。

6. 应用实例

强迫游泳实验是研究抑郁症药理学及其发病机理、筛选观察抗抑郁药物研究中较为可靠的模型。其主要的特点是药物作用的高度特异性，能够很好地将抗抑郁药物与强安定和抗焦虑药加以区别，且大多数抗抑郁药所产生的效应与临床效价显著相关，这已被广大学者所接受。

1996 年，Detke 团队增加了对 FST 中主动行为如攀爬、垂直运动、游泳、在水面上水平移动和跳水的评估，有助于区分大鼠抗抑郁药物的主要类别，以去甲肾上腺素为靶向抗抑郁药的治疗选择性地增加了攀爬行为而影响 5-羟色胺神经传递的药物增强了游泳行为（Detke and Lucki，1996）。

采用改良小鼠强迫游泳试验观察犬尿喹啉酸（Kynurenic acid，KYNA）的抗抑郁作用，并研究血清素（Serotonin，SER）、去甲肾上腺素、多巴胺（Dopamine，DA）、乙酰胆碱（Acetylcholine，Ach）、N-甲基-D-天冬氨酸、γ 氨基丁酸亚基 A(γ-ABAA) 受体的类抗抑郁作用。小鼠分别用相应的受体拮抗剂如盐酸赛庚啶（Cyproheptadine Hydrochloride，CPH）、酚苄明、盐酸育亨宾、盐酸普萘洛尔、氟哌啶醇（Haloperidol，HPD）、阿托品、MK-801 或荷包牡丹碱（Bicuculline，BCL）进行预处理。Charles Dawley 小鼠（CD1，雄性，6 周龄）通常被用作抑郁症动物模型，小鼠被放置在直径 12cm、高度 30cm 的玻璃圆柱体中，充水至 20cm 高度，(25±1)℃。首先进行 15min 的预测试，24h 后进行 3min 的测试。采用时间采样技术，计算攀爬、游泳和静止的时间。结果显示：KYNA 逆转了静止、攀爬和游泳的时间，表明 KYNA 具有抗抑郁的类似作用；盐酸赛庚啶抑制了 KYNA 对不动、攀爬和游泳时间的抗抑郁作用；而氟哌啶醇减少了攀爬时间，双库林影响不动和攀爬时间，且阻止了 KYNA 对游泳时间的作用，表明 KYNA 的抗抑郁作用与 5-羟色胺 2 型血清能受体相互作用强，与多巴胺受体相互作用弱，与 γ-ABAA 受体相互作用适度（Tanaka et al.，2020）。

雄性 C57BL/6J 小鼠腹腔注射（R）-氯胺酮、（S）-氯胺酮后 30min 和 24h 分别进行强迫游泳实验，将小鼠置于 13cm 水位的圆柱体（高 24cm×直径 17cm）中，水温 (25±1)℃。第 1 天将小鼠置于水池中 6min 诱导无助状态，第 2 天将小鼠置于水池中 6min 测量静止时间。静止的定义是漂浮在水面上不挣扎，仅进行维持头部露出水面的动作。结果显示：两者均显著缩短了小鼠在强迫游泳实验中的静止时间，且（S）-氯胺酮的有效剂量低于（R）-氯胺酮。提前 24h 给药的结果与前面相同，表明这两种化合物具有持续的抗抑郁作用（Fukumoto et al.，2017）。

强迫游泳还可应用于抑郁症之外的研究，如研究丹参水提物对强迫游泳诱导的 C57BL/6 小鼠（4 周龄）免疫抑制模型的免疫调节作用。强迫游泳实验采用亚克力塑料池（宽、深、长：90cm×45cm×45cm），水深 38cm，水温保持在(34±1)°C。治疗结束最后 3 天连续进行强迫游泳实验。强迫游泳的评价标准是小鼠在水中保持不动或上升到水面的呼吸时间达到 7 秒。与对照组相比，强迫游泳运动 3 天的自然杀伤细胞活性和 th1 相关细胞因子（白介素-2、白介素-12、干扰素-γ）显著降低，提示强迫游泳可作为一种生理应激，通过累积活性氧介导淋巴细胞凋亡增加，导致 T 淋巴细胞和表面标记物比例失衡。丹参提取物对平衡 T 淋巴细胞和表面标记物有效，通过改善免疫细胞的功能来增强免疫功能，这些发现拓宽了天然产物免疫疗法的应用（Shin et al.，2020）。

四、学习无助系统

1. 简介

彩图 8-10

美国心理学家塞利格曼，在 1967 年研究动物时发现，把狗关在笼子里，只要蜂音器一响，就给狗施加难以忍受的电击；狗关在笼子里逃避不了电击，于是在笼子里狂奔，屎滚尿流，惊恐哀叫。多次实验后，只要蜂音器一响，狗就趴在地上，惊恐哀叫，也不狂奔。后来实验者在给电击前，把笼门打开，此时狗不但不逃，而是不等电击出现，就倒地呻吟和颤抖。它本来可以主动逃避，却绝望地等待痛苦的来临，这就是习得性无助（图 8-10）。

学习无助实验模型为一种抑郁症动物模型，当实验动物被置于一种不可逃避的厌恶刺激环境（如足部电休克）时，会产生绝望行为，表现为对刺激不再逃避，并干扰了以后的适应性反应（Adaptive response）。此时动物脑内儿茶酚胺水平降低，被公认为是一种抑郁状态。

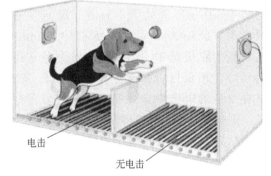

电击

无电击

图 8-10　习得性无助实验示意图

2. 主要组成

SuperShocker 控制器、SuperLH 软件、拥有条件刺激装置（喇叭、荧光灯、电栅栏）的学习无助箱，例如大鼠穿梭箱（穿梭箱有两室，每室 30cm×20cm×30cm，中间通路 7cm×7cm，可以人为开闭，箱底为不锈钢栅条，条间距离为 1cm，两室的栅条可以分别通电，当其中一室与刺激器接通时另一室则为安全室）或者底部可通电的条件恐惧箱（图 8-11）。

3. 一般步骤

第一天：将动物分组进行不可逃避的电休克即制作前休克动物（Pre-shocked animals）。具体做法是将穿梭箱的中间通路关闭，将动物放入箱内通过底部的电栅条接受

0.8mA、15s 的足部电刺激（也有报道 0.4mA、10s），每分钟 1 次，共 60 次，总刺激时间

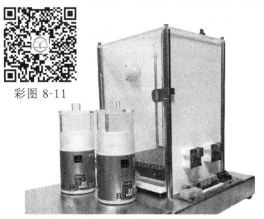

彩图 8-11

图 8-11　条件恐惧箱

为 15min。非前休克动物（Nonpreshocked animals）只放入箱内而不进行电刺激，时间相同。第二天开始给药，采取一周慢性给药方法，如果剂量较大可以每天分次给药（参考药物剂量：去甲丙咪嗪每天 10mg/kg 和 20mg/kg。与对照组比可有显著性，并呈量效关系）。最后一次给药后 24h，进行条件回避实验（Conditioned avoidance testing），将动物放入穿梭箱适应 5s，然后进行实验，条件刺激为铃声，非条件刺激为足部电休克 0.8mA，在铃声 3s 后开始刺激，当动物逃到安全室后停止铃声和刺激，如未能逃避时刺激达 30s 时停止。每分钟 1 次，共进行 30

次，刺激间隔 27s。如果动物在铃声开始的 3s 内逃到安全室，记录主动回避成功一次，逃避潜伏期为 0，刺激后才逃避者其潜伏期记录是从刺激开始到逃避完成的时间，到最后未能逃避者，则潜伏期为 30s。

4. 应用实例

枸橼酸他莫昔芬诱导 CreER^{T2} 重组酶表达可暂时控制成年啮齿动物的特异性突变，C57BL/6 小鼠（雄性，8 周龄）腹腔注射枸橼酸他莫昔芬连续 7 天，注射 4 周后建立小鼠习得性无助模型。在训练过程中小鼠被暴露在装有不锈钢网格地板的震动室中，连续三天给予不同时间和间隔的电击，每次训练包括 100 次不可预知的足底电击（0.3mA），每次训练总计 90min。在测试过程中小鼠被置于装有不锈钢网格地板的穿梭箱中，穿梭箱的各个舱室由一扇小门隔开，并在每个舱室的顶部装有信号灯。小鼠自由探索穿梭箱 5min，在 25s 穿梭逃脱实验中分析无助行为；当小鼠在 25s 的电击中穿过笼子时，记录逃跑潜伏期；若小鼠在电击过程中没有穿过笼子，则计为失败。在习得性无助模型中，枸橼酸他莫昔芬治疗的小鼠逃脱次数和逃脱潜伏期没有改变，但小鼠的运动活动发生了改变，表现为在旷场实验中的运动路程减少、直立次数增加，但高架十字迷宫和强迫游泳实验均未有明显差异。因此，枸橼酸他莫昔芬可能影响动物习得性无助的过程，在设计实验时可加以参考（Li et al.，2020b）。

在仙茅苷对抑郁模型小鼠海马细胞凋亡的作用及其机制研究中应用了学习无助实验。雄性 C57BL/6 小鼠，分为学习无助组和仙茅苷给药组进行模型复制，连续 3 天在同一时间内给予学习无助组和仙茅苷高、中、低剂量组小鼠不可避免的足底电击（0.7mA，每次电击 20s，间隔随机 30 次）。正常对照组小鼠置于相同的环境中，但不给予足底电击。结果显示：仙茅苷能明显缩短学习无助模型小鼠强迫游泳实验中的不动时间，减少海马齿状回区的神经细胞凋亡的数量，减弱其星形胶质细胞活化。仙茅苷在学习无助诱导的抑郁样行为中具有神经保护作用（申丰铭等，2019）。

彩图 8-12

五、场景恐惧实验系统

场景恐惧实验系统（Fear conditioning system，FCS）主要用于小型啮齿类动物（大、小鼠）环境相关条件性恐惧实验研究。

1. 主要组成

实验系统由测试盒、电击刺激控制系统、声音刺激控制系统、红外视频跟踪和记录系统以及动物行为分析系统组成，具体设备有隔音箱、刺激器、刺激底架、活动箱、摄像机、噪声计、视频采集盒等（图 8-12）。

2. 原理及步骤

啮齿类动物在恐惧时会表现出特有的不动状态（Immobility）的防御姿势。僵住行为定义为除呼吸运动外全身其余的肌肉运动均消失的一种刻板行为，是啮齿动物表达恐惧的方式。

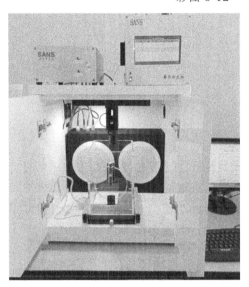

图 8-12 场景恐惧实验设备

抗抑郁药和抗中枢兴奋药可以明显缩短僵住状态持续的时间。实验过程中，实验对象被给予一个声音信号（条件刺激），随后再给予电击（非条件）刺激。该训练称为条件性训练，训练结束后动物进行声音信号或环境联系性实验。一般情况下啮齿类动物对相应的环境和不同环境下同样的声音信号都会做出明显的条件性恐惧反应，如静止不动。条件恐惧实验也常被用来分析实验动物的长期及短期恐惧记忆及恐惧消退情况。

3. 应用实例

场景恐惧实验一般用于实验动物创伤后应激障碍、焦虑症状。采用场景恐惧实验检测大鼠行为学变化，僵住反应时间百分比反映大鼠对斯金纳箱这一场景的恐惧记忆程度，同时反映大鼠的焦虑样症状（杜青等，2018）。由记录系统及动物行为分析系统计算出僵立时间占总的测试时间的百分比，即可得到小鼠恐惧记忆的量化分析（李楠，2019）。条件性恐惧模型被认为是研究创伤后应激障碍机制和评价药物作用的重要模型，特别是对于恐惧记忆的获得、提取和消退等阶段的研究（魏肇余等，2020）。

Elamipretide（SS-31）是一种新型线粒体靶向抗氧化剂。C57BL/6 小鼠（雄性，10~11 周龄）脑立体定位注射脂多糖诱导认知功能障碍模型，立体定位注射前 30min 腹腔注射 Elamipretide（SS-31）。情境性恐惧实验第 1 天，小鼠习惯 2min，每 2min 接受 2s 足部电击（0.5mA）4 次，第 4 次电击后 2min 返回笼子。第 2 次实验于脑立体定位显微注射后小鼠在同一室内探索 6min，通过分析小鼠的僵住时间来评估恐惧记忆。结果发现：与模型组相比，Elamipretide（SS-31）治疗组显著减少僵住时间，减轻了脂多糖诱导的记忆损伤。因此，Elamipretide 可能在预防氧化应激和神经炎症损伤方面具有潜在的治疗潜力（Zhao et al., 2019b）。

麻醉会导致认知障碍，手术可能会加重麻醉引起的神经毒性和神经行为缺陷。小鼠在 3%七氟醚麻醉下进行简单的剖腹手术。采用条件恐惧实验评估麻醉剂对学习记忆能力的影响，每只小鼠在恐惧箱中探索 180s，然后给予持续 60s 的声音（80 dB，3600Hz）刺激，随后立即进行轻度足部电击（0.8 mA，0.5s）。每只小鼠在恐惧箱里停留 390s，测量小鼠僵住时间来评估学习记忆功能。结果发现：在麻醉和手术后第 7 天，麻醉手术显著减少了小鼠的僵住时间，因此，麻醉和手术可诱发海马依赖性认知障碍（Zhang et al., 2017）。

六、高架 O 迷宫

高架 O 迷宫（Elevated zero maze, EZM）是高架十字迷宫的升级改良版，采用开放臂和闭合臂交替的环形设计，克服了在十字迷宫中，当老鼠走到尽头必须原路返回后才能进入其他区域的弊端。啮齿类动物（例如大鼠、小鼠）有探究行为，放入 O 迷宫后会主动探究开臂，但又惧怕开臂中高悬敞开的环境。抗焦虑药物能够增加开臂探究活动，致焦虑剂则相反。

1. 主要组成

直径 100cm、高 50cm 圆形平台，两个开放臂和两个闭合臂、摄像机及 USB 视频采集卡（图 8-13）。

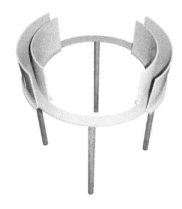

图 8-13　高架 O 迷宫

2. 原理及步骤

将实验动物面向中心放置在开放臂上，记录在开放部分花费的时间、第一次进入开放部分的潜伏期、进入开放部分的次数、重新站立的次数（小鼠在两条后腿上垂直站立的次数）、整理的次数（自我清洁行为）、头部下沉的次数（头部朝向地板的向下运动）以及排尿和排便的次数。此外，根据摄像机记录及分析以下参数：首次进入开放区的潜伏期、在开放区花费的时间、进入开放区的次数、在迷宫中行进的距离、距离比（在开放区行进的距离/在迷宫中行进的总距离）和移动时间（小鼠主动探索迷宫的时间）。每次实验后迷宫均需用 50%乙醇清洗。

3. 应用实例

通过 O 迷宫实验观察慢性炎性疼痛模型大鼠的焦虑样情绪（邵芳冰等，2020）。使用苯二氮䓬类、巴比妥类、酒精等不同药理学类群的标准抗焦虑药物，验证了高架 O 迷宫作为抗焦虑活性研究工具的有效性，并将结果与高架十字迷宫进行了比较，发现高架 O 迷宫为研究焦虑活动提供了更好的动物模型（Kulkarni et al., 2007）。为了系统地研究长期炎性疼痛对探索行为和应激应对策略的影响，在注射完全弗氏佐剂后

4 周和 6 周对雄性 C57BL/6J 小鼠进行了强迫游泳实验、高架 0 迷宫和旷场实验，发现炎性疼痛并未在强迫游泳实验中诱发被动压力应对策略，也没有降低在高架 0 迷宫和旷场实验中的探索行为（Burek et al.，2021）。

C57BL/6J 小鼠（雄性，8 周龄）诱导重复性脑震荡脑损伤，造模第 22 天进行高架 0 迷宫测试。小鼠被单独放置在一个开放和封闭的象限边界，面对封闭象限的内部，并允许自由探索迷宫 5min。结果显示：脑损伤小鼠在 0 迷宫的明亮和开放区域花费了更多时间，表明动物的焦虑有所减轻。这种在高架迷宫中类似焦虑行为的减少有时被称为"行为抑制"，有研究表示在小鼠脑损失一周后的 0 迷宫测试中出现焦虑，在 5 周以内焦虑逐渐降低（Tucker et al.，2019）。

第三节　运动行为评价设备

运动行为实验方法包括一般运动行为学评价如旷场实验，协调运动评价如转轮、平衡木实验等，肌力评价如握力实验，耐力行为学评价如负重游泳、跑台实验等。

动物的运动如跑、跳跃、游泳等是实验动物行为学研究的重要组成部分。动物运动功能丧失或削弱就不能承担复杂的行为学实验任务，比如迷宫训练、社交行为甚至觅食等活动都会受限，从而影响实验结果。另外，运动功能障碍也是帕金森病、脑缺血等中枢神经系统疾病的主要临床表现。因此，运动功能检测是实验动物行为学检测的重要内容。

一、滚轴实验

滚轴实验（Rotarod test）需要动物在滚轴上保持平衡并连续运动，用于检测动物的协调性（图 8-14）。

通过评估平衡和运动协调等功能的损害，滚轴测试已被广泛用于间接评估测试啮齿动物的最小神经功能缺陷。这种行为分析方法在发现和开发新药的过程中越来越重要，因为它操作简单，可对大量化合物进行评估。

建立 C57BL/6 雄性小鼠脑外伤控制性皮质冲击模型，合成装载神经保护药物 Tat-NR2B9c 肽的自组装可激活蛋白质纳米颗粒 TN-APNPs 给予治疗。滚轴实验中小鼠以 4r/min 的速度放置在旋转横梁上 1min，然后在 5min 内将速度进一步提高到 40r/min，并将小鼠留在原地继续 2min，统计小鼠下落速度和下落时间，重复三

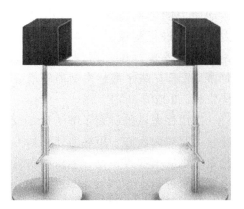

图 8-14　滚轴实验

次。但未能发现不同组的小鼠之间运动能力具有显著差异（Wu et al.，2019）。

通过滚轴实验评估由几种药物载体引起的成年雄性 CD-1 小鼠运动损伤（6～7 周龄）以评价载体的神经毒性。小鼠被放置在一个加速旋转的平衡木上（直径 3cm）保持平衡，该装置以 10r/min 的恒定速度旋转。在训练过程中，动物被放置在旋转杆上

至少连续三次试验 90s。在实验当天，训练后的小鼠注射给药载体，其运动/神经毒性表现为动物无法维持平衡至少 60s。每组小鼠给药后，在预先设定的时间点（0.5h、1h、1.5h、2h、2.5h、3h、3.5h、4h）将小鼠放置在旋转杆上，记录掉落时间。实验中，成功完成测试的动物的数量及在旋转杆上停留的时间（s）用于统计分析。结果显示：所有的水载体（0.9%氯化钠、0.5%羧甲基纤维素）显示是安全的，其他常用的载体，如二甲亚砜、聚乙二醇-400 和丙二醇均导致小鼠明显的神经运动障碍，使小鼠在杆上停留的时间显著减少（Matias et al.，2018）。

二、握力实验

握力实验（Grip strength）是根据大小鼠善于攀爬，喜用爪抓持物体的习性而设计，主要用于检测啮齿类动物肌肉力量和神经肌肉接头功能（图 8-15）。

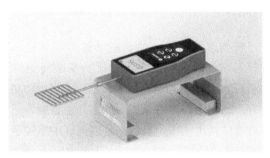

图 8-15　握力实验

抓力测定仪（Grip strength meter）对大、小鼠抓力进行测试以评价药物、毒物、肌肉松弛剂、中枢神经抑制剂、兴奋剂等对动物肢体力量的影响程度，同时也可对动物的衰老、神经损伤、骨骼损伤、肌肉损伤、韧带损伤程度以及其恢复程度进行鉴定，这是一种使用范围很广的仪器。适合大、小鼠不同大小的爪子，适合动物前肢、后肢以及四肢的抓力测试，系统能自动检测动物最大抓力值并记录。仪器自带分析软件自动计算均值的功能进行数据导出，方便实验人员进行生物学统计。

将 ICR 小鼠分为不同剂量组，通过前肢握力实验观察五味子酸性多糖对小鼠运动耐力的影响以探讨其对小鼠抗疲劳的作用机制。末次给药 30min 后，应用握力测试仪进行测试，记录小鼠的最大握力。结果显示，与空白组相比，低剂量组无显著性差异，中、高剂量组小鼠前肢握力数值明显增加，且高剂量组数值增加更多。提示五味子酸性多糖能够增强小鼠运动能力，且该作用可能具有剂量依赖性（牛佳牧等，2020）。

采用握力试验研究了维生素 D 不足是否会导致老年（24～28 月龄）小鼠出现功能衰退和虚弱状态。用握力计评估 C57BL/6J 雄性小鼠（24 月龄）的握力，在每次试验中，小鼠被放置在设备上，并与地面平行拉动，直到失去抓地力。在每个时间点，小鼠分别进行 5 次实验，试验间休息 10s。5 次实验中最好的 3 次求平均得到每只小鼠的最终得分。结果发现维生素 D 不足组（125 IU/kg）小鼠的握力下降，充足组（8000 IU/kg）则没有异常（Seldeen et al.，2020）。

三、圆筒实验

圆筒实验（Rearing Cylinder）是针对于不对称中枢神经系统疾病的研究工具。主要研究啮齿类动物在贴壁站立的过程中肢体不对称使用的情况（图 8-16）。本实验对神经退行性变性疾病，如帕金森、肌萎缩侧索硬化、阿尔茨海默病和脑缺血有重要意义。

1. 原理和步骤

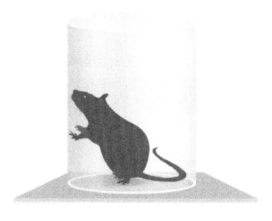

图 8-16　圆筒实验

将小鼠放置在一个透明的有机玻璃圆筒内，观察动物在直立状态下使用上肢的偏好。一般而言，小鼠在正常状态下多会使用双上肢碰触攀爬圆筒壁以做出探索行为，但损伤后使用伤侧肢体的频率会明显下降，因而可以通过评估损伤侧肢体的使用频率和意愿反映小鼠的损伤恢复状况。

动物放置在透明有机玻璃圆筒里（直径 15cm×高度 20cm），每次动物直立状态下上肢接触圆筒壁完成（双上肢放回地面为标记）记为 1 次，记录 15min 内的发生次数。实验正式开始前三天动物会被放置到圆筒里适应 15～20min。

2. 实验指标

分析结果使用首次攀爬（Initial rear）和序贯攀爬（Subsequential rear）表示，每次攀爬动物都会面临使用哪侧肢体的选择，故存在首次攀爬（左、右、双侧）和序贯攀爬（左、右、双侧）不同的结果。

（1）首次攀爬：动物直立后第一次使用上肢攀爬圆筒壁的行为，每次肢体直立后只存在一次首次攀爬（记 1 分），记录首次攀爬的时间便于后期检查。

左侧：使用左上肢碰触攀爬。

右侧：使用右上肢攀爬碰触。

双侧：同时使用两侧上肢攀爬，肢体前后放置到圆筒壁的时间>0.25s。

（2）序贯攀爬：动物在首次攀爬后继续对圆筒壁做出的探索攀爬行为。同样面临三种选择，左、右、双侧，每次序贯攀爬的完成均记一分，可能存在>1 分的情况。若首次攀爬被定义为左，则序贯攀爬只能是左或者双侧；若首次攀爬被定义为右，则序贯攀爬只能是右或者双侧；若首次攀爬被定义为双，则序贯攀爬只能被定义为双侧。

左侧：在首次攀爬后动物继续使用左侧上肢攀爬圆筒壁的行为，每次使用均记一分，若右上肢在左上肢之后碰触了圆筒壁则记为双侧。

右侧：在首次攀爬后动物继续使用右侧上肢攀爬圆筒壁的行为，每次使用均记一分，若左上肢在右上肢之后碰触了圆筒壁则记为双侧。

双侧：每次序贯攀爬中双侧上肢继续攀爬圆筒壁的行为，序贯双侧可以发生在任何类型的首次攀爬和序贯攀爬之后，该类型攀爬可以是交替使用双上肢亦可以是同时使用双上肢。在非轮流的情况下，连续发生的单侧肢体碰触攀爬不计为单侧或双侧的序贯攀爬。一旦被记为序贯双侧，则接下来所有的序贯碰触只能继续是序贯碰触而非左或右侧碰触。不记录所有下降过程中的攀爬碰触，除非动物未完全低头又发生了至少一次攀爬。

3．应用实例

将大鼠置于透明的树脂圆筒中 3～10min，记录大鼠后肢站立时前肢最初承重触及筒壁的次数，并分别记录左、右侧触及和双侧触及的次数。大鼠在局灶性脑缺血后，通过圆筒实验检测出大鼠的前肢使用情况具有不对称性，且在前肢垂直探索筒壁的过程中，更倾向于使用正常前肢（俞璐等，2017）。

四、水平楼梯实验

水平楼梯实验（Horizontal ladder）是测试小鼠肢体在水平楼梯上的行走控制能力。水平横梯跑道（长 100cm×宽 13cm）由两块有机玻璃组成，横梯间隔 1cm。动物饲养笼放置于跑道末端促使动物通过横梯跑道回笼（图 8-17）。

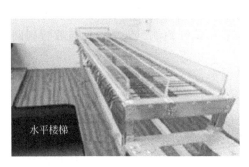

图 8-17　水平楼梯实验

水平梯测试是一种动态运动学分析，可以评估许多参数，如足部故障评分、前爪评分、关节角度、行走模式分析和跟踪测试。该测试是最完整、最复杂的行为和功能评估之一，需要注意在实验中必须对动物进行训练以避免偏见和动物的焦虑。

对雄性、雌性 Wistar 大鼠进行水平楼梯实验以测试周围神经功能的正常模式，是成本低、操作简单、可靠的检测方法，且雄性和雌性大鼠之间没有差异。行为学实验的设置、操作和计算都会根据具体的实验条件有所改变，水平梯实验中分数的计算标准也有所不同，采用了以下分数计算标准，以供参考：0——总失误，摔倒发生；1——脚从阶梯上滑下来；2——四肢从阶梯上滑下来，但没有导致摔倒，也没有中断步态循环；3——四肢放在一个阶梯上，但在它承重之前，很快就举起来放在另一个阶梯上；4——在不接触第一个阶梯的情况下，跨越到另一个阶梯上；5——前肢腕部或趾部或后肢的后跟或趾部置于阶梯上；6——用全部重量支撑将一肢的手掌中部放在阶梯上。评分后取平均值，用于分析（Teixeira et al.，2020）。

鼻内给药低剂量（3IU/d）胰岛素（重组人胰岛素注射液，优泌林 Humulin®）治疗 6-羟多巴胺帕金森大鼠，通过水平梯测试评估大鼠的运动障碍。测试设备是由两块丙烯酸玻璃墙（100cm×35cm）与直径 3mm 的金属梯连接而成的。该设备有 50 个孔，用于间隔 10mm 的阶梯，阶梯随机放置，以形成大鼠无法识别的模式。墙壁之间的宽度为 5cm，使大鼠有足够的空间向前走，但却无法转身。在梯子的末端有一个与玻璃墙平齐的逃生箱，以制造大鼠穿越的动机。

实验分为训练和测试，共计两天，测试时统计大鼠在水平梯上总的脚滑次数（错误/步数）。在水平梯实验中，6-羟多巴胺帕金森大鼠错误步数明显增加，比对照组增加 2～3 倍，而胰岛素治疗组降低了模型大鼠的错误步数，改善大鼠的运动功能。因此，鼻内胰岛素可作为一种有潜力的帕金森病治疗途径（Fine et al.，2020）。

五、转棒式疲劳仪

转棒式疲劳仪可以用来测试大鼠、小鼠的疲劳和协调性，可用于药物对骨骼松弛作用和中枢神经抑制作用。

1. 主要组成

以 YLS-4C 转棒式疲劳仪为例，主要包括直径 30mm、长 60mm 转棒，微型打印机，跌落光电自动记录（图 8-18）。

2. 一般步骤

疲劳实验：小鼠在不停转动的棒上，按其旋转方法相反的方向运动，剧烈运动，使体内产生过多的乳酸不能及时地排出和转化，肌肉很快就进入疲劳状态，从而小鼠从棒上跌落下来。抗疲劳药物能使其运动产生的乳酸迅速排出和转化，从而减缓肌肉的疲劳程度，达到抗运动疲劳的效果，使小鼠在转棒上的时间延长。

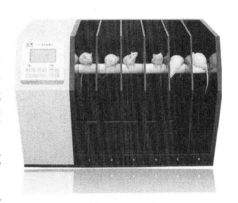

图 8-18　转棒式疲劳仪

骨骼肌松弛实验：给小鼠腹腔注射骨骼肌松弛药物，如氯化筒箭毒、氯化琥珀酰胆碱等药物，阻断神经肌接点，使小鼠在很短的时间内从转棒跌落下来，以此来检测骨骼肌松弛药物和抗骨骼肌松弛药物的作用。

中枢神经抑制实验：给小鼠使用中枢神经抑制药物后，小鼠协调性变差能在很短的时间里从转棒上掉下来，以此来检测其药物的作用。

3. 应用实例

转棒式疲劳仪可做疲劳实验、骨骼肌松弛实验、中枢神经抑制实验以及其他需用运动方式检测药物作用的实验，如毒性对运动能力的影响、体内某种物质缺乏对运动能力的影响及心脑血管药物对运动能力的影响等。

番荔枝叶水乙醇提取物的抗抑郁和抗焦虑作用评价：将动物放置在旋转棒上，采用坠落次数和持续时间评估动物的运动障碍，给药组比模型组坠落次数减少，持续时间增加，表示番荔枝叶水乙醇提取物可能具有镇静作用，改善了焦虑状态和运动协调能力（Monteiro Á et al.，2020）。

通过转棒疲劳实验评估小鼠的运动功能，将小鼠放在固定杆上，起始速度 4r/min，在 3min 内升至 34r/min，然后匀速转动，持续 10min，记录小鼠的掉落时间记为坠落潜伏期。恢复 10min，每只小鼠总共进行 3 次实验，取最长坠落潜伏期。在超氧化物歧化酶 1（SOD1）的 *SOD1G41S* 和 *SOD1G41D* 基因对小鼠运动功能影响的研究中，发现 *SOD1G41D* 组坠落潜伏期显著低于 *SOD1G41S* 组，*SOD1G41D* 基因表达在提高重组腺病毒相关病毒模型小鼠的运动能力方面优于 *SOD1G41S* 基因（任曼丽等，2020）。

六、实验跑台

主要用于大鼠、小鼠等啮齿类小动物的跑步运动训练，可取代传统的游泳训练，使训练强度指标更加准确，是体能、耐力、运动损伤、营养、药物、生理和病理等实验的必要手段之一。

1. 主要组成

以 ZH-PT 大鼠跑台为例（图 8-19）。

① 共 5~8 条跑道（可选），每条长 550mm，宽 85mm，高 120mm。

② 跑道速度无级可调，范围在 0~70m/min。

③ 计长、速度采用数码管显示，计长最大 9999m，速度范围为 0~70m/min。

④ 电刺激开关控制，刺激电流 0~2mA 可调（电压 220V）。

⑤ 红外线控制发光、发声。

⑥ 使用电压 220V 单相，频率 50Hz，总功率 200W。

⑦ 参数：长 850mm，宽 560mm，高 350mm，重约 35kg。

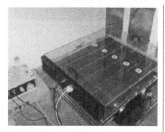

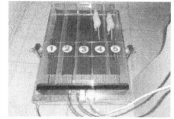

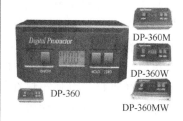

6跑道跑台规格：
单道尺寸：1000mm×96mm×120mm
跑罩尺寸：1000mm×640mm×130mm
跑台外形尺寸：1000mm×880mm×570mm

5跑道跑台规格：
单道尺寸：750mm×90mm×120mm
跑罩尺寸：750mm×460mm×130mm
跑台外形尺寸：860mm×700mm×470mm

配备电子角度仪：
量程：4×90°（0~360°）
工作温度：5~40℃
工作湿度：≤85%
显示分辨率：0.1°
精度：0.2°
电源：CR2032 3V锂电池

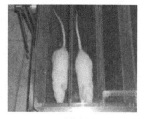

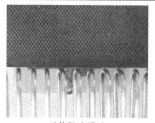

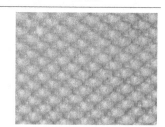

多动物模式　　　　　动物防夹设计　　　　　动物防滑跑带

图 8-19　大鼠跑台

2. 原理及步骤

体育运动可以改善慢性睡眠缺失引起的认知功能下降和情绪障碍，跑台运动改善大鼠认知功能及焦虑样行为，显著削弱大鼠焦虑样行为，减少空间学习记忆能力的下降。

3. 应用实例

在实验中应用中强度跑台运动干预训练方案，将 EX 及 CSD+E 组大鼠实施跑台运动 8 周，跑台训练时大鼠跑速 18～21m/min，5%坡度运动 8 周（60min/d，6 天/周，每周一到周六），每周日允许大鼠休息 1 天。结果证明：中等强度跑台运动增强 CSD 大鼠学习记忆能力，削弱大鼠焦虑样行为（崔建梅等，2019）。

七、自主跑轮

自主跑轮是啮齿类动物自主运动装置,动物通过自身的自发运动来推动跑轮转动。笼内动物长期活动的信息，如跑轮转动方向、转数、累计总行程等，使用软件进行长度计算记录，也是研究动物生活节律实验必备工具。

1. 主要组成

由转轮组件、不透光的笼体以及转动方向速度传感器组成（图 8-20）。

2. 原理及步骤

跑轮原始图是由小鼠跑轮运动实验的原始数据生成的图像，横坐标表示一天之内的各个时间点，纵坐标代表的是跑轮的时间（天），图中黑色的阴影部分为小鼠正在进行跑轮，而空白部分则说明小鼠处于休息状态。跑轮运动线形图是将运动情况转化为线性的显示图，横坐标显示为跑轮的时间（天），纵坐标代表跑轮的运动量情况，黑色曲线代表小鼠在运动，是将小鼠每 5min

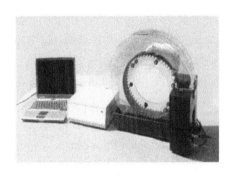

图 8-20　小鼠跑轮

的跑轮圈数所记录的点连接起来形成的，而曲线与曲线之间的间隔部分说明小鼠当时处于休息期。

跑轮白天夜间活动比图：将小鼠平均每日的运动总量算作"1"，黑色部分为小鼠平均每日主观夜间活动量占全天总活动量的比值，白色部分是小鼠平均每日的主观夜间活动量占全天总活动量的比值（CT_0 至 CT_{12} 为小鼠的主观白天，而 CT_{12} 至 CT_0 为主观夜晚）。

跑轮自由运转周期图：在 12h 光照/12h 黑暗有规律光照条件下，小鼠运动周期接近 24h；而在全黑暗条件下，内源性昼夜节律为主导，运动周期一般都会偏离 24h，被定义为自由运转周期（Free running period）。小鼠自由运转周期常常小于 24h，采用以下方法进行计算：首先将连续两日开始运动的时间点相减求差得出一个昼夜循环的时间长度，再将所有的时间长度求平均值，即为自由运转周期。

3. 应用实例

采用跑轮行为学手段观察慢性给予食欲素受体拮抗剂 Suvorexant 能否有效减轻 9

月龄APP/PS1小鼠在12h光照/12h黑暗的光暗交替环境和持续黑暗环境中的昼夜节律紊乱，并探讨其可能机制（周芳，2019）。通过研究自主跑轮运动可有效改善 AD 模型小鼠的空间记忆以及焦虑抑郁情绪，改善杏仁核内炎性细胞因子表达，从而发挥其脑保护作用（张楠等，2017）。

参考文献

Abd El-Rady N M, Ahmed A, Abdel-Rady M M, et al., 2021. Glucagon-like peptide-1 analog improves neuronal and behavioral impairment and promotes neuroprotection in a rat model of aluminum-induced dementia. Physiol Rep, 8: e14651.

Akillioglu K, Karadepe M, 2021. Effect neonatal ketamine treatment on exploratory and anxiety-like behaviours in adulthood. Clin Psychopharmacol Neurosci, 19: 93-103.

Alaa A, Dorota Ł, Katarzyna K-K, 2017. The histamine h3 receptor antagonist e159 reverses memory deficits induced by dizocilpine in passive avoidance and novel object recognition paradigm in rats. Frontiers in Pharmacology, 8: 709.

Aley K O, Kulkarni S K, 1989. Gaba-mediated modification of despair behavior in mice. Naunyn Schmiedebergs Arch Pharmacol, 339: 306-11.

Bai N, Zhang Q, Zhang W, et al., 2020. G-protein-coupled estrogen receptor activation upregulates interleukin-1 receptor antagonist in the hippocampus after global cerebral ischemia: Implications for neuronal self-defense. J Neuroinflammation, 17: 45.

Burek D J, Massaly N, Doering M, et al., 2021. Long-term inflammatory pain does not impact exploratory behavior and stress coping strategies in mice. Pain, 162:1705-1721.

Cheng W H, Martens K M, Bashir A, et al., 2019. Chimera repetitive mild traumatic brain injury induces chronic behavioural and neuropathological phenotypes in wild-type and app/ps1 mice. Alzheimers Res Ther, 11: 6.

D Sippel J, Schwabedal J, Snyder C, 2020. Disruption of nrem sleep and sleep-related spatial memory consolidation in mice lacking adult hippocampal neurogenesis. Scientific Reports, 10: 16467.

Detke M J, Lucki I, 1996. Detection of serotonergic and noradrenergic antidepressants in the rat forced swimming test: The effects of water depth. Behav Brain Res, 73: 43-46.

Fine J M, Stroebel B M, Faltesek K A, et al., 2020. Intranasal delivery of low-dose insulin ameliorates motor dysfunction and dopaminergic cell death in a 6-ohda rat model of parkinson's disease. Neurosci Lett, 714: 134567.

Fukumoto K, Toki H, Iijima M, et al., 2017. Antidepressant potential of (r)-ketamine in rodent models: Comparison with (s)-ketamine. J Pharmacol Exp Ther, 361: 9-16.

Kulkarni S K, Singh K, Bishnoi M, 2007. Elevated zero maze: A paradigm to evaluate antianxiety effects of drugs. Methods & Findings in Exper imental & Clinical Pharmacólogy, 29: 343-348.

Lee T K, Kang I J, Kim B, et al., 2020. Experimental pretreatment with chlorogenic acid prevents transient ischemia-induced cognitive decline and neuronal damage in the hippocampus through anti-oxidative and anti-inflammatory effects. Molecules, 25: 3578.

Li F, Xiang H, Lu J, et al., 2020a. Lycopene ameliorates ptsd-like behaviors in mice and rebalances the neuroinflammatory response and oxidative stress in the brain. Physiol Behav, 224: 113026.

Li X, Du Z J, Chen M Q, et al., 2020b. The effects of tamoxifen on mouse behavior. Genes Brain Behav, 19: e12620.

Lu C, Lv J, Jiang N, et al., 2020. Protective effects of genistein on the cognitive deficits induced by chronic sleep deprivation. Phytother Res, 34: 846-858.

Lum J S, Bird K M, Wilkie J, et al., 2021. Prenatal methadone exposure impairs adolescent cognition and gabaergic neurodevelopment in a novel rat model of maternal methadone treatment. Prog Neuropsychopharmacol Biol Psychiatry, 110: 110281.

Matias M, Silvestre S, Falcão A, et al., 2018. Considerations and pitfalls in selecting the drug vehicles for evaluation of new drug candidates: Focus on in vivo pharmaco-toxicological assays based on the rotarod performance test. J Pharm Pharm Sci, 21: 110-118.

Maynard M E, Underwood E L, Redell J B, et al., 2019. Carnosic acid improves outcome after repetitive mild traumatic brain injury. J Neurotrauma, 36: 2147-2152.

Meynaghizadeh-Zargar R, Sadigh-Eteghad S, Mohaddes G, et al., 2020. Effects of transcranial photobiomodulation and methylene blue on biochemical and behavioral profiles in mice stress model. Lasers Med Sci, 35: 573-584.

Miao H H, Wang M, Wang H X, et al., 2019. Ginsenoside rg1 attenuates isoflurane/surgery-induced cognitive disorders and sirtuin 3 dysfunction. Biosci Rep, 39: BSR20190069.

Monteiro Á B, Kelly de Souza Rodrigues C, Petícia do Nascimento E, et al., 2020. Anxiolytic and antidepressant-like effects of annona coriacea (mart.) and caffeic acid in mice. Food Chem Toxicol, 136: 111049.

Porsolt R D, Bertin A, Jalfre M, 1977. Behavioral despair in mice: A primary screening test for antidepressants. Arch Int Pharmacodyn Ther, 229: 327-36.

Seldeen K L, Berman R N, Pang M, et al ., 2020. Vitamin d insufficiency reduces grip strength, grip endurance and increases frailty in aged c57bl/6j mice. Nutrients, 12: 1-14.

Sheikholeslami M A, Ghafghazi S, Pouriran R, et al., 2021. Attenuating effect of paroxetine on memory impairment following cerebral ischemia-reperfusion injury in rat: The involvement of bdnf and antioxidant capacity. Eur J Pharmacol, 893: 173821.

Shin J, Kim O K, Kim S, et al., 2020. Immunomodulatory effect of a salvia plebeia r. Aqueous extract in forced swimming exercise-induced mice. Nutrients, 12: 2260.

Shoji H, Miyakawa T, 2019. Age-related behavioral changes from young to old age in male mice of a c57bl/6j strain maintained under a genetic stability program. Neuropsychopharma cology Report, 39: 100-118.

Soomaayeh H, Leila S, 2020. Effects of delphinidin on pathophysiological signs of nucleus basalis of meynert lesioned rats as animal model of alzheimer disease. Neurochemical Research, 45: 1636-1646.

Tan Y X, Liu G C, Chen H L, et al., 2020. Exercise-induced cognitive improvement is associated with sodium channel-mediated excitability in app/ps1 mice. Neural Plast, 2020: 9132720.

Tanaka M, Bohár Z, Martos D, et al., 2020. Antidepressant-like effects of kynurenic acid in a modified forced swim test. Pharmacol Rep, 72: 449-455.

Teixeira R K C, Calvo F C, Santos D R D, et al., 2020. Criteria for assessing peripheral nerve injury. Behavioral and functional assessment in non-operated wistar rats. Acta Cir Bras, 35: e202000702.

Tucker L B, Winston B S, Liu J, et al., 2019. Sex differences in cued fear responses and parvalbumin cell density in the hippocampus following repetitive concussive brain injuries in c57bl/6j mice. PLoS One, 14: e0222153.

Van Den Herrewegen Y, Denewet L, Buckinx A, et al., 2019. The barnes maze task reveals specific impairment of spatial learning strategy in the intrahippocampal kainic acid model for temporal lobe epilepsy. Neurochem Res, 44: 600-608.

Velikova M, Doncheva D, Tashev R, 2020. Subchronic effects of ligands of cannabinoid receptors on learning and memory processes of olfactory bulbectomized rats. Acta Neurobiol Exp (Wars), 80: 286-296.

Virdi J K, Bhanot A, Jaggi A S, 2020. Investigation on beneficial role of l-carnosine in neuroprotective mechanism of ischemic postconditioning in mice: Possible role of histidine histamine pathway. International Journal of Neuroscience, 130: 983-998.

Wang S, Mao S, Yao B, et al., 2019. Effects of low-frequency repetitive transcranial magnetic stimulation on depression- and anxiety-like behaviors in epileptic rats. J Integr Neurosci, 18: 237-243.

Wang Y, Ni J, Gao T, 2020. Activation of astrocytic sigma-1 receptor exerts antidepressant-like effect via facilitating cd38-driven mitochondria transfer. Glia, 68: 2415-2426.

Wu P, Zhao H, Gou X, et al., 2019. Targeted delivery of polypeptide nanoparticle for treatment of traumatic brain injury. Int J Nanomedicine, 14: 4059-4069.

Yasuyuki T, Iain M, Maiko K, 2018. Testing animal anxiety in rats: Effects of open arm ledges and closed arm wall transparency in elevated plus maze test. Journal of Visualized Experiments, 136: 1-6.

Zhang C, Zhang Y, Shen Y, et al., 2017. Anesthesia/surgery induces cognitive impairment in female alzheimer's disease transgenic mice. J Alzheimers Dis, 57: 505-518.

Zhao J, Bi W, Xiao S, et al., 2019a. Neuroinflammation induced by lipopolysaccharide causes cognitive impairment in mice. Sci Rep, 9: 5790.

Zhao W, Xu Z, Cao J, et al., 2019b. Elamipretide (ss-31) improves mitochondrial dysfunction, synaptic and memory impairment induced by lipopolysaccharide in mice. J Neuroinflammation, 16: 230.

Zhao W X, Zhang J H, Cao J B, et al., 2017. Acetaminophen attenuates lipopolysaccharide-induced cognitive impairment through antioxidant activity. J Neuroinflammation, 14: 17.

崔建梅, 郭燕兰, 李中华, 2019. 跑台运动对慢性睡眠剥夺大鼠行为学改变、海马炎症因子及海马齿状回 bdnf/trk b 信号通路的影响. 体育科学, 39: 62-72.

董雯, 王守安, 陈秀娇, 等, 2018. 阿尔茨海默病动物模型神经行为学评价方法研究进展. 常州大学学报（自然科学版），30：87-92．

杜青，杨琴，凌佳，等，2018．百合疏肝安神汤对焦虑性抑郁症模型大鼠行为学及 hpa 轴的影响．中国新药杂志，27：2400-2406．

段巍鹤，郑宏亮，陆美林，2015．Ras-grf1 基因敲除小鼠的行为学研究．长春理工大学学报（自然科学版），38：160-163．

樊文香，李晓敏，徐驰，2021．左旋奥拉西坦对小鼠学习记忆功能障碍的影响．中国药科大学学报，52：77-83．

郭思媛，王旭，马捷，2016．不同睡眠剥夺时间对大鼠下丘脑内单胺类神经递质的影响．现代生物医学进展，16：1032-1035．

李楠，2019．Ghrelin/ghs-r1a 通路对小鼠学习记忆的影响及机制研究．青岛：青岛大学．

李哲，2019．Cx3cl1-cx3cr1 通路参与小胶质细胞 m2 型极化对老年鼠术后认知功能的影响及机制研究．沈阳：中国医科大学．

刘波，王杨，李志杰，2019．应用于行为学研究中八臂迷宫实验方法的改良．实验动物与比较医学，39：226-230．

牛佳牧，刘嘉玮，林慧娇，等，2020．五味子酸性多糖对小鼠抗疲劳作用的实验研究．北华大学学报（自然科学版），21：730-733．

任曼丽，赵晓晶，张志远，2020．超氧化物歧化酶 1 g41s 和 g41d 在小鼠中枢神经系统过表达对其运动功能影响的初步研究．中国临床神经科学，28：361-370．

邵芳冰，房军帆，王思思，2020．慢性炎性痛模型大鼠诱发焦虑抑郁样情绪行为观察．中国实验动物学报，28：167-174．

申丰铭，杨三娟，张峥嵘，2019．仙茅苷对学习无助抑郁模型小鼠海马细胞凋亡的作用及其机制研究．安徽中医药大学学报，38：38-43．

王晓英，陈霁，张均田，2001．人参皂苷 Rg_1 对 β-淀粉样肽（25-35）侧脑室注射所致小鼠学习记忆障碍的改善作用及其机制．药学学报（01）：1-4．

魏肇余，薛瑞，李光香，2020．氯胺酮单次注射对创伤后应激障碍模型动物场景恐惧行为的影响及机制．中国药理学与毒理学杂志，34：104-111．

俞璐，曹晓华，夏明，2017．大鼠局灶性脑缺血模型神经功能缺损行为学评价工具的研究进展．神经损伤与功能重建，12：536-539．

张楠，王莉智，杨桂姣，等，2017．自主跑轮运动对阿尔兹海默病模型小鼠认知、情绪以及杏仁核炎性因子表达的影响．神经解剖学杂志，33：741-747．

周芳，2019．Orexin 双受体拮抗剂 suvorexant 对 app/ps1 小鼠昼夜节律紊乱及认知行为损伤的改善作用及机制研究．太原：山西医科大学．